腫瘍病理鑑別診断アトラス
造血器腫瘍

編集：
定平吉都
[川崎医科大学教授]
北川昌伸
[東京医科歯科大学教授]

監修：腫瘍病理鑑別診断アトラス刊行委員会
坂本穆彦・深山正久・真鍋俊明・森永正二郎

文光堂

執筆者一覧(五十音順)

阿保亜紀子	岩手医科大学医学部病理学講座病理病態学分野講師
新井文子	東京医科歯科大学大学院医歯学総合研究科血液内科学分野講師
荒関かやの	埼玉医科大学医学教育センター講師
伊藤雅文	名古屋第一赤十字病院病理部副院長・部長
糸山進次	埼玉医科大学総合医療センター病理部客員教授
大倉　貢	川崎医科大学附属病院中央検査部
大島孝一	久留米大学医学部医学科病理学講座病理学2教授
大竹浩也	山形大学医学部病理診断学講座
太田秀一	昭和大学医学部病理学講座臨床病理診断学部門名誉教授
茅野秀一	埼玉医科大学医学部病理学教室准教授
北川昌伸	東京医科歯科大学大学院医歯学総合研究科包括病理学分野教授
木村芳三	久留米大学医学部医学科病理学講座病理学2
近藤敏範	川崎医科大学血液内科学講師
定平吉都	川崎医科大学病理学1教授
佐藤　孝	岩手医科大学医学部病理学講座病理病態学分野准教授
塩沢英輔	昭和大学医学部病理学講座臨床病理診断学部門講師
杉原　尚	川崎医科大学血液内科学教授
瀧本雅文	昭和大学医学部病理学講座臨床病理診断学部門教授
竹下盛重	福岡大学医学部病理学教室教授
対馬秀樹	長崎大学原爆後障害医療研究所原爆・ヒバクシャ医療部門 血液内科学研究分野
通山　薫	川崎医科大学検査診断学教授
中山吉福	独立病院機構九州医療センター病理検査科検査部長
西村広健	川崎医科大学病理学1
弘井　誠	高知大学医学部附属病院病理診断部准教授
光谷俊幸	昭和大学医学部病理学講座臨床病理診断学部門 藤が丘病院・臨床病理診断科教授
宮内　潤	東京歯科大学市川総合病院臨床検査科教授
宮﨑泰司	長崎大学原爆後障害医療研究所原爆・ヒバクシャ医療部門 血液内科学研究分野教授
物部泰昌	川崎医科大学病理学1
山川光徳	山形大学医学部病理診断学講座教授
山田　梢	福岡大学医学部病理学教室

序文

　造血器腫瘍の診断は，臨床症状，骨髄や末梢血の塗抹標本，骨髄吸引クロットあるいは骨髄生検標本，フローサイトメトリー，染色体分析，および遺伝子解析に基づいて行われる．このうち病理検査室に提出されるのは，骨髄吸引クロットや骨髄生検組織である．骨髄は比較的採取されやすいため，病理に提出される材料の中で，その占める割合は比較的多いと思われる．しかし，病理検査が造血器腫瘍の診断のカギとなるような機会は，ドライタップ時を除いてほとんど経験されない．このことは，日本血液学会と日本リンパ網内系学会により作成された「造血器腫瘍取扱い規約」がリンパ・造血器腫瘍の国際分類であるWHO分類を参考にしながらも，リンパ系腫瘍以外の造血器腫瘍に関する病理組織形態学には言及していないことからも明らかである．そもそも近年のWHO分類は，リンパ・造血器腫瘍で次々に明らかになっている染色体・遺伝子異常を積極的に取り入れ治療に役立てようとする意図で作成されたものであるが，基本的には，形態学や免疫細胞化学的な知識に立脚したものあって，細胞および組織形態学的検査なしでこれを運用することはできない．

　一方，われわれ病理医にとってWHO分類は，ほぼ全ての造血器腫瘍の最新の病理組織学的内容を含んでいるので，非常に馴染みやすいものとなっている．そこで，本書ではWHO分類 第4版を柱とした組織分類を提示し，それを病理組織学的視点から詳細に解説した．鑑別診断で重要なものはそれぞれの腫瘍の中でも述べてあるが，日常診療でよく遭遇する鑑別診断については，「鑑別ポイント」として別項目にまとめた．また，病理医が知っておくと役立つような造血器腫瘍の画像診断・治療方針に関しては，血液内科医にも記載していただいた．そして，血液内科医が病理診断報告書に何を求めているか，言い換えれば病理医が何を病理診断書に記載しておかなければならないかを別項目としてまとめた．そのため，本書を「検鏡前の確認事項」「組織型と診断の実際」「鑑別ポイント」「臨床との連携」の4部に分け，さらに分類や概説では表せない必要事項を「トピックス」として随所に盛り込んだ．

　本書が本邦における造血器腫瘍の病理診断のゴールドスタンダードとなれば幸いである．

平成25年5月

定平　吉都

北川　昌伸

腫瘍病理鑑別診断アトラス

造血器腫瘍

目次 CONTENTS

第1部　検鏡前の確認事項 — 1

I. 骨髄評価のための基礎知識 — 2
1. 骨髄の採取 — 2
2. 塗抹標本の取扱い方 — 5
3. 病理標本の取扱い方 — 17
4. フローサイトメトリー，染色体分析，FISH，遺伝子診断 — 23

II. 成人の骨髄病理標本の評価 — 34
1. 骨髄標本の作製 — 34
2. 骨髄組織標本の評価法 — 35
3. 造血細胞の分布の評価 — 42
4. 骨髄線維化の評価 — 42
5. 鉄沈着の評価 — 43

III. 小児の骨髄と白血病の特徴 — 45
1. 小児の骨髄の特徴 — 45
2. 小児白血病の特徴 — 46

第2部　組織型と診断の実際 — 51

I. 骨髄増殖性腫瘍 — 52
1. *BCR-ABL1* 陽性慢性骨髄性白血病 — 52
2. 真性赤血球増加症 — 58
3. 原発性骨髄線維症 — 63
4. 本態性血小板血症 — 70
5. 肥満細胞症 — 74

II. 好酸球増加および *PDGFRA*，*PDGFRB* または *FGFR* 遺伝子異常を伴う骨髄系ならびにリンパ系腫瘍と慢性好酸球性白血病 — 79

- Ⅲ．骨髄異形成/骨髄増殖性腫瘍 ———————————————————————— *85*
  - 1．慢性骨髄単球性白血病（CMML）———————————————————— *85*
  - 2．若年性骨髄単球性白血病（JMML）———————————————————— *90*
  - 3．*BCR-ABL1* 陰性非定型慢性骨髄性白血病（aCML）—————————————— *91*
  - 4．著明な血小板増加症に関連した環状鉄芽球を伴う不応性貧血（RARS-T）—— *93*

- Ⅳ．骨髄異形成症候群 ———————————————————————————— *97*
  - 1．総　論 ———————————————————————————————— *97*
  - 2．各　論 ——————————————————————————————— *104*
    - 1）RCUD ————————————————————————————— *104*
    - 2）RARS ————————————————————————————— *107*
    - 3）RCMD ————————————————————————————— *109*
    - 4）RAEB ————————————————————————————— *111*
    - 5）MDS with isolated del（5q）————————————————————— *120*
    - 6）MDS 分類不能型（MDS-U）————————————————————— *122*
    - 7）ICUS と IDUS ——————————————————————————— *122*

- Ⅴ．小児骨髄異形成症候群 ————————————————————————— *126*

- Ⅵ．急性骨髄性白血病と関連の前駆細胞腫瘍 ——————————————————— *134*
  - 1．頻度の高い遺伝子異常を伴う急性骨髄性白血病 —————————————— *134*
  - 2．骨髄異形成関連変化を伴う急性骨髄性白血病 ——————————————— *148*
  - 3．治療関連骨髄腫瘍 —————————————————————————— *155*
  - 4．急性骨髄性白血病，NOS ——————————————————————— *159*

- Ⅶ．骨髄肉腫 ———————————————————————————————— *176*

- Ⅷ．Down 症候群関連骨髄増殖性疾患 ————————————————————— *180*
  - 1．概　説 ——————————————————————————————— *180*
  - 2．一過性骨髄造血異常症（TAM）————————————————————— *180*

造血器腫瘍 目次

　　　3．Down症候群関連骨髄性白血病（ML-DS） 182

Ⅸ．芽球性形質細胞様樹状細胞腫瘍 185

第3部　鑑別ポイント　189

Ⅰ．芽球増加をきたす骨髄性腫瘍の鑑別 190
　　　1．腫瘍性芽球増殖 190
　　　2．骨髄性腫瘍の治療後の病態 193
　　　3．骨髄性腫瘍との鑑別を要する病態 194

Ⅱ．骨髄低形成をきたす骨髄性腫瘍の鑑別 196

Ⅲ．骨髄線維化をきたす骨髄の鑑別 203
　　　1．骨髄増殖性腫瘍（MPN） 203
　　　2．悪性リンパ腫・リンパ性白血病 205
　　　3．悪性腫瘍の骨髄転移 206
　　　4．骨髄線維化をきたす非腫瘍性病態 206
　　　5．先天性疾患，代謝異常症，ほか 207

Ⅳ．巨核球の形態異常をきたす骨髄性腫瘍の鑑別 208
　　　1．骨髄異形成症候群（MDS） 208
　　　2．骨髄異形成／骨髄増殖性腫瘍（MDS/MPN） 210
　　　3．骨髄異形成関連変化を伴う急性骨髄性白血病 210
　　　4．骨髄増殖性腫瘍（MPN） 210
　　　5．急性巨核芽球性白血病（AMKL） 212

Ⅴ．赤芽球増加をきたす骨髄性腫瘍の鑑別 214
　　　1．巨赤芽球性貧血と赤芽球増加を伴う骨髄異形成症候群（MDS）の鑑別 214
　　　2．二次性赤血球増加症と真性赤血球増加症との鑑別 214

3．赤芽球が骨髄有核細胞の50％以上を占める骨髄性腫瘍の鑑別 ———————— 216

Ⅵ．骨髄浸潤パターンからみた悪性リンパ腫の鑑別 ———————————————— 219
　　　1．骨髄検査の現状と反応リンパ球の出現様式 ————————————————— 219
　　　2．各種悪性リンパ腫の骨髄浸潤様式 ——————————————————————— 220

Ⅶ．免疫組織化学による造血器腫瘍の鑑別 ———————————————————— 227
　　　1．骨髄標本における免疫組織化学（IHC）の意義 ——————————————— 227
　　　2．骨髄生検および吸引クロット標本の固定 ————————————————— 227
　　　3．骨髄病理診断に用いられる抗原 ———————————————————————— 227
　　　4．各造血器腫瘍におけるIHC ——————————————————————————— 233
　　　5．骨髄肉腫の診断 ———————————————————————————————— 236
　　　6．骨髄病理標本の診断のために準備すべき抗体 ——————————————— 237

241　第4部　臨床との連携

Ⅰ．造血器腫瘍の画像診断 ———————————————————————————————— 242

Ⅱ．MDSにおけるリスク分類 ———————————————————————————————— 249

Ⅲ．急性骨髄性白血病におけるリスク分類 ———————————————————————— 253

Ⅳ．造血器腫瘍における治療効果判定（分子標的治療を含む）————————————— 260

Ⅴ．放射線障害と造血器腫瘍 ——————————————————————————————— 269

Ⅵ．病理診断報告書の記載法 ——————————————————————————————— 274

索引 —— 281

第 1 部
検鏡前の確認事項

第1部　検鏡前の確認事項

I．骨髄評価のための基礎知識

1　骨髄の採取

はじめに

　骨髄は全身の骨に広く分布している造血組織で，一つの巨大な臓器である．血液細胞は骨髄で産生され，その寿命を終えるまで一定の数に保たれている．骨髄中に異変が起こるとこの恒常性が破綻し，その結果は末梢血に反映される．このような状態を疑った場合に行うべき検査が，骨髄検査である．骨髄検査には骨髄穿刺と骨髄生検が含まれ，それぞれ目的に応じて実施される．表1に骨髄検査の目的と適応を示す[1]．

1．骨髄穿刺検査

1）検査の目的と適応

　骨髄穿刺検査の目的は各血球系（赤血球，顆粒球，リンパ球，単球，血小板）の造血能と形態学的異型性の評価である．造血器腫瘍，特に急性白血病の病型診断においては本検査が中心的役割を果たす必須の検査である．原発不明な癌の存在を疑った場合にも，後述する骨髄生検と併せて有用な検査となる場合がある．また，不明熱精査の過程で結核や骨髄炎などを疑った場合にも，無菌的に採取した骨髄血を用いた培養やPCR（polymerase chain reaction）法による検査が原因菌の同定に役立つ．

2）検査部位と方法

　穿刺針は幾つかの種類があるが，小宮式穿刺針が一般的である（図1）．検査部位としては成人では主に胸骨（第2～3肋間または胸骨柄）か腸骨（後腸骨棘）が選択される．場合によっては腸骨稜や前腸骨棘が選択される．日本血液学会からは，「成人に対する骨髄穿刺の穿刺部位に関する注意」の声明が出されており，医療事故のリスク回避などの面から腸骨での穿刺が推奨されている．腸骨（後腸骨棘）は骨が大きく貫通の危険性が低いため安全に検査でき，たとえ骨髄がdry tapの場合でも速やかに骨髄生検を実施できる利点がある．腸骨骨髄が脂肪に置換されていて，造血能を正確に評価できない場合（特に高齢者）や，体位の保持が困難な場合などは胸骨での穿刺が試みられる．胸骨の厚みは約1cmで，穿刺針が骨を貫通して大動脈損傷や心タンポナーデを起こす危険があるため，手技に習熟した医師が実施するべきである．骨髄穿刺検査の禁忌は，血液凝固異常が疑われる場合や穿刺部位周辺に炎症が存在する場合である．血小板減少のみであれば，検査後の止血確認を十分に行えば検査自体は実施可能である．患者が血小板機能を抑制する薬剤を服用している場合も止血に十分注意が必要である．

【穿刺の方法】

① 穿刺部位を注意深く定め，皮膚を消毒する．
② 局所麻酔薬を用いて皮内→皮下→骨膜の順で麻酔を行う．特に骨膜は痛みが強いので十分に麻酔しておく．
③ 骨膜が麻酔されていることを確認し，穿刺針を骨に対して垂直にゆっくりと錐を揉み込むように骨髄内へ刺入する．
④ 骨皮質を貫通すれば穿刺針は自立するので，内針を抜き取り注射器を用いて骨髄血を0.3～0.5mL程度素速く吸引採取する．吸引量が多い場合や吸

表1 | 骨髄検査の目的と適応（文献1より改変）

1. 末梢血に異常がみられる場合	・末梢血球数の異常がある場合 　骨髄造血能の評価 　造血器腫瘍の診断（病型分類も含めて） ・末梢血中に異常細胞が出現した場合 　造血器腫瘍および他の悪性腫瘍の骨髄転移の有無 ・骨髄感染症の診断（粟粒結核など）
2. 末梢血に異常がみられない場合	・悪性リンパ腫の病期評価 ・骨髄感染症の診断（粟粒結核など） ・先天性代謝異常疾患の診断

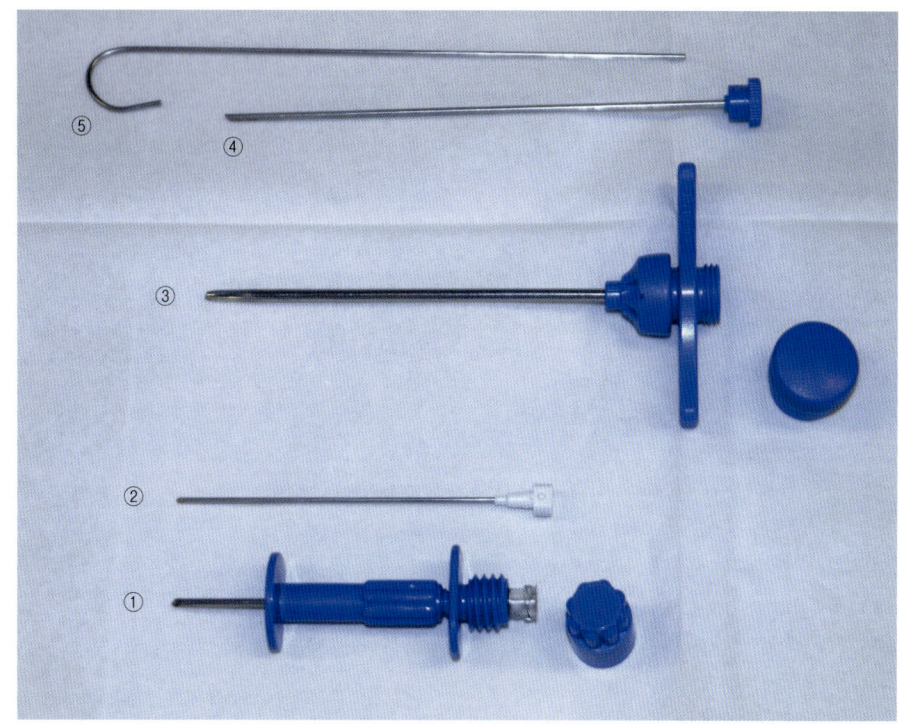

図1 | 骨髄穿刺針（小宮式）と骨髄生検針（Jamshidi針）ディスポーザブル製品の一例
①穿刺針，②内針，③生検針（外針），④生検針（内針），⑤探針（プローブ）．

引採取に手間取った場合は，末梢血の混入が多くなり評価が困難となるので注意する．
⑤採取された骨髄血を用いて直ちに塗抹標本の作製などを行う．標本作製にあたっては迅速な作業を必要とするため，臨床検査技師と協力して実施することが望ましい．
⑥次に染色体分析やフローサイトメトリーに供する検体として，少量のヘパリンの入った注射器で3～5mLほど骨髄血を採取する．この際，PCR法を用いる検査を行う場合には，抗凝固薬はEDTA（ethylenediamine tetraacetic acid）のほうが望ましい．

⑦検査が終了したら穿刺針を抜き，穿刺部を圧迫して止血する．

3) 採取検体の処理

採取した検体を用いて，以下の検査を実施することが可能である．用途に応じて必要量を採取する．

a) 骨髄吸引で採取した骨髄血
・塗抹標本作製（10枚程度，ドライヤーなどで速やかに乾燥）
・押しつぶし（圧挫伸展）標本作製
・有核細胞数の算定
・巨核球数の算定

- 病理検査用のクロット標本作製（10％ホルマリン液などで固定）

標本の作製法にはスライドグラス上の骨髄血を一方向に塗抹伸展する「ウエッジ法」と，2枚のスライドグラスに骨髄血を挟み込む「押しつぶし法」がある．前者では個々の細胞形態の詳細な観察が可能であるが，組織構造は評価できない．押しつぶし法では組織構造は比較的保たれるが，個々の細胞形態はわかりにくくなる．

b）抗凝固薬添加で採取した骨髄血
- 染色体分析
- 細胞表面マーカー解析
- 遺伝子解析
- 細胞の分離保存

前項でも述べたとおりヘパリンはPCR反応を阻害することがあるので，PCR法を用いた検査を行う場合はEDTAを用いて採取する．

2．骨髄生検

1）検査の目的と適応

骨髄生検は骨髄穿刺検査と同様の手法で，穿刺針よりやや大きい専用の生検針（Jamshidi針）（図1）を用いて骨髄組織そのものを採取する検査である．侵襲はやや大きくなるが，dry tapの場合や骨髄細胞密度や線維化の程度を評価したい場合，悪性リンパ腫の病期決定，骨髄癌腫症，結核やサルコイドーシスなどの肉芽腫形成疾患の診断などの場合に適応となる[2]．

骨髄生検の利点は，①造血組織の構造や細胞密度を把握しやすく，巨核球の分布状況や異型性をとらえることができる，②線維化の有無や程度，膠様変性など造血組織の背景を評価できる，③悪性リンパ腫を含めた腫瘍細胞の骨髄浸潤・転移の把握および治療後の微小残存病変の検出，④後日に免疫染色などを追加できること，などが挙げられる．

2）検査部位と方法

骨髄生検は後腸骨棘で行う．禁忌は骨髄穿刺検査に準じる．
① 消毒から骨膜の局所麻酔までは骨髄穿刺と同様に行う．
② 生検部の皮膚をメスなどで2～3mm切開する．
③ 生検針を骨に対して垂直に刺入し，骨皮質を貫通させる．生検針が自立したことを確認して内針を抜き，外針のみをゆっくり回転させながら骨髄内へ2～3cm進める．
④ 外針の上端を持ち，回転させながら，針自体も回転させて，針の先端の組織を断ち切る．
⑤ 外針を抜き取り，先端から探針（プローブ）を入れて組織片を回収する．正確な評価のためには最低でも1cm以上の長さが必要である．穿刺部は十分に圧迫止血を行う．

3）採取検体の処理

採取した組織片を固定する前に，まずスタンプ標本を作製する．組織片を固定液（10～20％ホルマリン液，ブアン液など）に入れて固定すれば，必要に応じてヘマトキシリン-エオジン（HE）染色，鍍銀染色，各種免疫染色などが可能である[3]．

（近藤敏範，杉原　尚）

文　献

1） 日本血液学会（編）：骨髄穿刺・骨髄生検．血液専門医テキスト，南江堂，2011，pp47-49
2） 伊藤　満：骨髄吸引と生検の適応と方法．定平吉都（編）：わかりやすい骨髄病理診断学．西村書店，2008，pp11-14
3） Bain BJ：Bone marrow trephine biopsy. J Clin Pathol 54：737-742, 2001

第1部　検鏡前の確認事項

I．骨髄評価のための基礎知識

2　塗抹標本の取扱い方

はじめに

骨髄塗抹標本の作製は，骨髄穿刺時に患者のベッドサイドで作製される場合と抗凝固剤（EDTA-3KまたはEDTA-2Na）を添加した骨髄液として検査室に送られ塗抹作製される場合がある．患者のベッドサイドでの塗抹は，穿刺術者とは別に研修医などの若手医師が塗抹を担当する場合と検査技師が現場に出向いて穿刺行為の介助や塗抹を行う場合がある．いずれの場合にしても患者からの痛みを伴った貴重な検体であり，造血器腫瘍の診断・治療効果の判定のみならず，化学療法，放射線の影響による造血状態の把握や癌の骨髄転移の有無などの把握には極めて有用である．本項では，①観察しやすい塗抹標本とはどのような状態か，②どのように塗抹すればよいか，③塗抹された標本から得られる情報にはどのようなものがあるか，④また標本をどう取扱えばよいか，を実例を示しながら解説する[1,2]．

1．骨髄塗抹標本の作製について

1）塗抹方法と塗抹標本の良否

末梢血液塗抹標本と同様に引きガラス法（ウェッジ法，ストリッヒ法）にて塗抹される場合がほとんどであるが，ごく稀に遠心塗抹法（スピナー法）[*1]で作製される場合がある（図1～3）．引きガラス法で長い塗抹標本にするには，塗抹用スライドガラスと引きガラスとの角度を小さくゆっくりと塗抹し，短く塗抹するときは，角度は大きく速く塗抹することで可能となる（ベッドサイドでの塗抹の場合は，通常

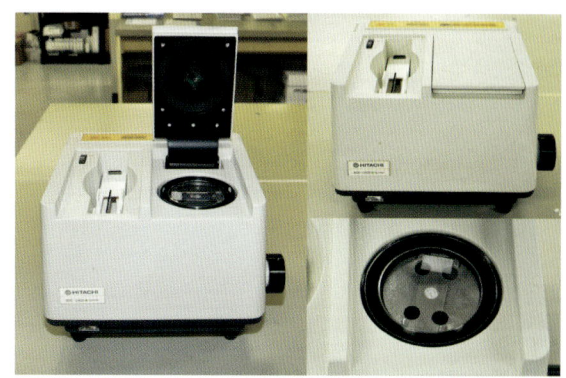

図1 ｜ スピナー標本作製機（日立製作所製）

抗凝固剤は添加しないので手早くする必要がある．また，患者の骨髄細胞数や貧血・多血の状態とも大きく関係するので，最初に塗抹した感覚を参考に2枚目以降の塗抹の仕方を変化させ，適正な標本になるように作製する）（図2）．

次に塗抹標本の良否に関して記述する．図4aは，塗抹用スライドガラスの1/2～2/3に収まるように塗抹されており，塗抹むらもなく均一に染色されている（観察に適した標本）．図4bのように厚く短い標本は塗抹の途中で引きガラスを上にあげてしまい

[*1]：遠心力を利用した塗抹方法で引きガラス法で崩壊する細胞が多数存在するとき（異型リンパ球増加時など）に使用している（検体量が200μLと多くを必要とするので骨髄液ではほとんど利用できない）．図3では引きガラス法とスピナー法とを比較したものでスピナー法が細胞形態をよく保持できている（好中球崩壊例）．

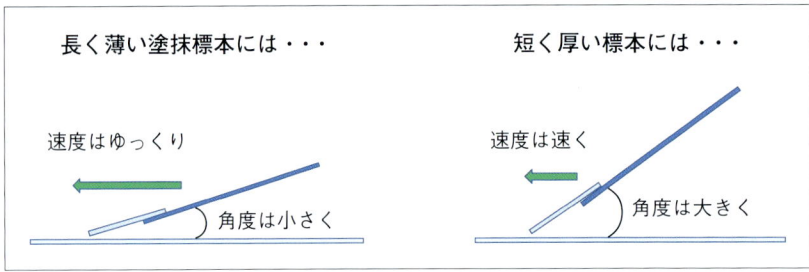

図2 | 引きガラス法における塗抹標本作製法

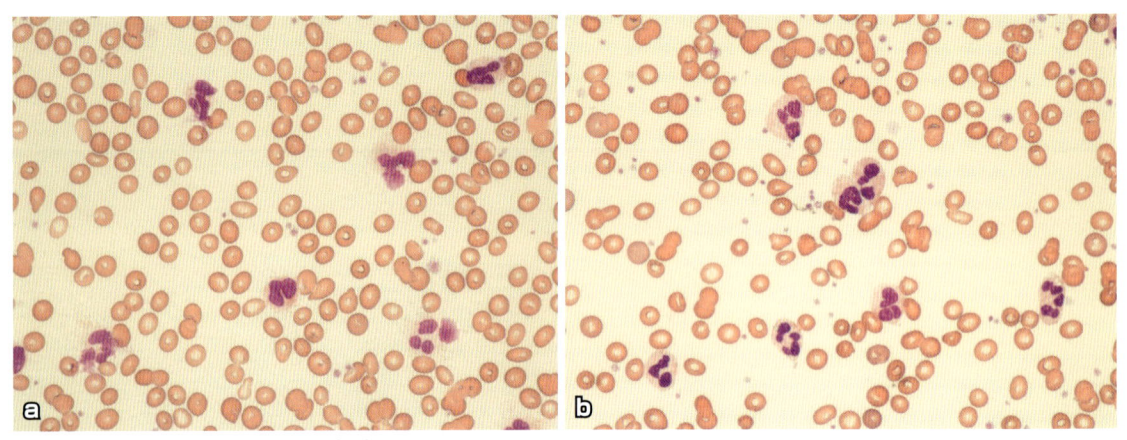

図3 | スピナー標本による細胞形態保持
a：引きガラス法．b：スピナー法．

引き終わり部分に骨髄液が滞っている標本である．このような場合では塗抹が均一でないため観察部位には細胞分布に差が生じることがあったり，細胞観察に適した部分が極めて少ないため鏡検に支障をきたすことになる．図4cのように長すぎる標本は，顕微鏡ステージに載せた際に端が鏡検し難くなるばかりでなく，骨髄細片や巨核球などの大型細胞は引き終わり部分に偏在してしまう．またこの標本は塗抹時の塗抹速度や角度が何度も変化しているために標本に縞模様ができてしまっている．このため細胞の分布状態は均一とならず変化のある部分に大型細胞が集まりやすくなる．図4dのように塗抹を途中で止めてしまうと塗抹の引き終わり部分が厚くなり，骨髄細片や巨核球などの大型細胞が集まってしまう．さらに標本は厚くなるため細胞密度の判定や巨核球の分布判定に支障をきたすことになる．図4eのようにスライドガラスに対して塗抹が短い場合は，観察に適した部分が少なくなる．いずれの場合も塗抹したら，直ちにドライヤーの冷風や扇風機を利用して急速に強制乾燥させる必要がある．乾燥塗抹標本となるわけであるが，風を当てながら標本を観察していると湿った部分が徐々に乾燥していく様がみえるが，この乾燥段階は標本中の血漿成分が乾いているだけなので，しばらく風に当てて細胞中に含まれる水分を十分に除去させてやる必要がある．

2）塗抹標本の肉眼的所見（外観）

染色された塗抹標本の外観（肉眼的所見）を観察することでも様々な情報を得ることができる場合があり，その実例を提示する．図5aは，健常人由来骨髄標本であるが，この標本と比べて図5bの標本には全体的に赤味が少なくみえ，骨髄細片も大きく数も多い．このような場合は，貧血を伴う骨髄細胞の過形成が考えられる．図5cは，標本全体が厚みがあり，好塩基性（青味）が強く染まっている．極度の過形成骨髄で多発性骨髄腫のような血漿蛋白異常を疑う所見である．図5dは，図5bに比べさらに貧血の程度が強く，骨髄細胞の過形成具合も強い検体である．図5eは，穿刺吸引から塗抹までの時間がかかりすぎており，ほとんど凝固を起こしている標本である．急性前骨髄球性白血病の場合は，播種性血管内凝固 disseminated intravascular coagulation（DIC）を併発している場合が多いので塗抹最初の1，2枚は普通に塗抹できても，それ以降は図5eのよう

図4 | 塗抹標本の良否

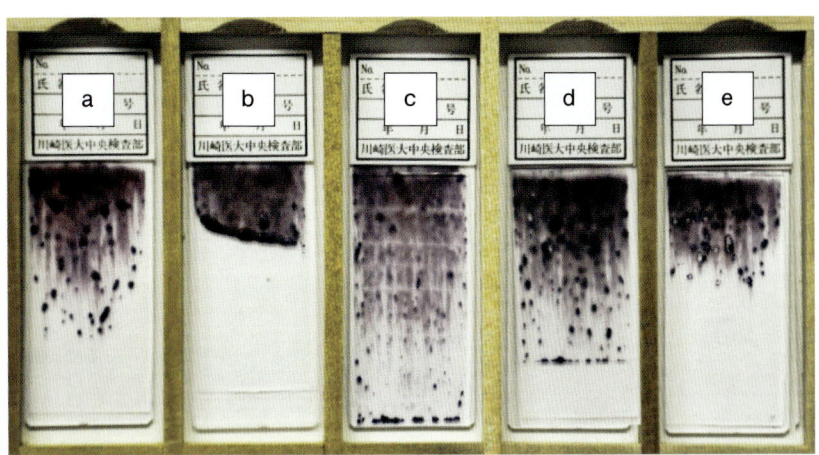

図5 | 塗抹標本の外観

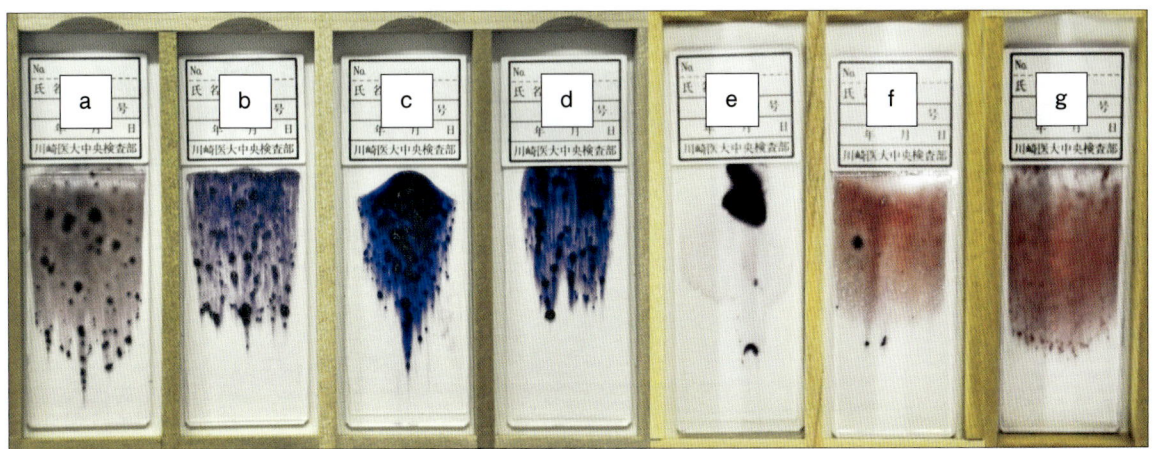

になることは珍しくない．穿刺吸引から塗抹までの時間がかかっていないのに最初から凝固する場合は凝固異常（DIC）の併発を疑わせる所見である．**図5f**は，化学療法後の回復期患者の骨髄標本で，骨髄が完全に回復しておらず骨髄細片の入り具合が悪い．また穿刺吸引が上手く実施できていない場合にも，末梢血液の混入比率が多くなるため類似の標本になりやすい．**図5g**は小さな骨髄細片が引き終わりにあるようにみえるが，穿刺吸引に手間取ったためフィブリン塊が析出したり，血小板凝集塊があたかも骨髄細片のようにみえる場合である．**図6**は**図4**に，**図7**は**図4，5**に対応する標本の一部を拡大したものである．**図5g**の場合，標本の引き終わり部分の拡大像をみると骨髄細片でないことがよくわかる（**図7-5g**および**図8-5g**）．また，dry tapのときにもみられるが，塗抹時の肉眼的確認時に骨髄細片かどうかの判定に苦慮する場合がある．

3) 塗抹標本の顕微鏡的所見（弱拡大）

標本の肉眼的外観所見は前述したが，それらの標本の弱拡大での所見においても様々な情報を得ることができる．**図6-4b**は，**図4b**標本の引き終わり部分の拡大であるが，引き終わり部分には骨髄液が溜まり，細胞密度・巨核球数の判定が困難となる場合があり，由来不明の細胞集塊がみられた場合でも細胞観察が困難となることがある．**図8-4b**は**図4b**の弱拡大像（×40）である．**図6-4c-1**は，**図4c**の拡大像であるが，いずれの写真も縞模様がみられ明らかに均一に塗抹されていないことがわかる．**図9**の弱拡大像（×40）でも画像中央部分（黒色破線で囲んでいる）で帯状に塗抹が薄くなっている部分がみられる．**図6-4c-2，4d**は，いずれも塗抹を引ききらず止めてしまっている標本であり，**図6-4b**と同様に骨髄液（骨髄細片）が溜まっており，**図10**はその拡大像である．**図7-4e**は，**図4e**の部分拡大像であ

8　第1部　I. 骨髄評価のための基礎知識

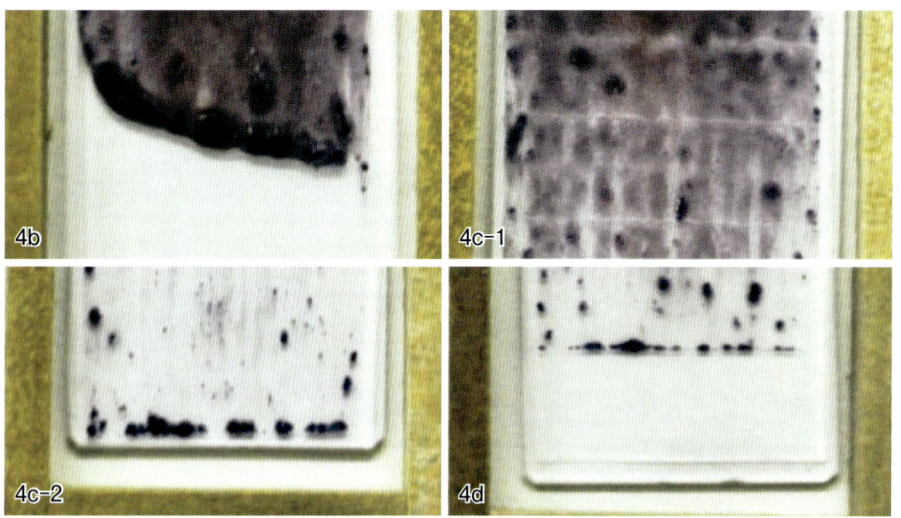

図6 ｜ 図4b〜dの部分拡大

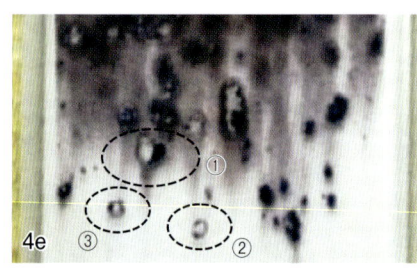
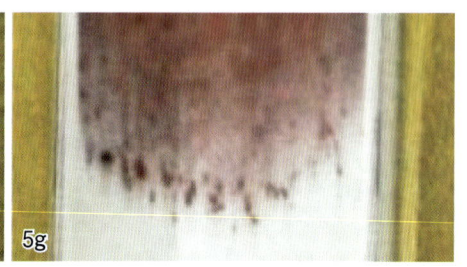

図7 ｜ 図4eおよび図5gの部分拡大

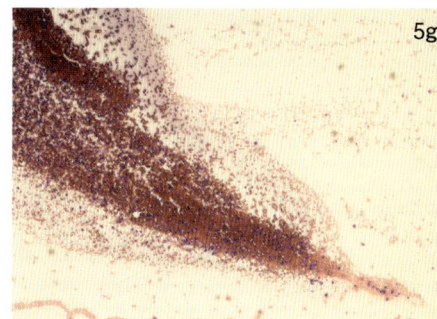
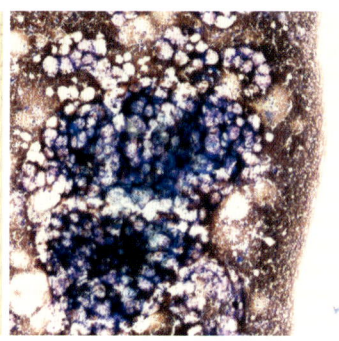

図8 ｜ 引き終わり部分の拡大像（図7-5g, 図6-4b）

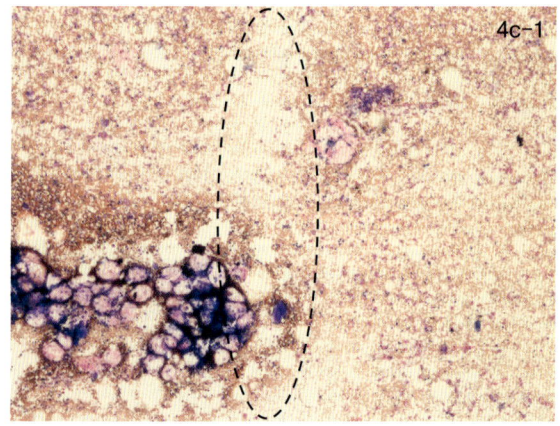

図9 ｜ 標本の塗抹むらの拡大像（図6-4c-1）

るが，この標本の3ヵ所に破線で囲んだ部分があり，その弱拡大像（×40）が図11である．この拡大では骨髄細片が剝がれかかったもの（図11-4e①）と細片の中央部分が完全に剝がれ落ちた状態（図11-4e②）であり，図4eの全体像でも実標本をみると何となく剝がれている状態が観察できる．骨髄細片は標本作製時には存在していても染色時の水洗で流れてしまう場合（特に著明な過形成骨髄の場合）があるので注意が必要である．骨髄細片が完全に乾燥していない場合や巨大な細片の場合でよく起こる．また，

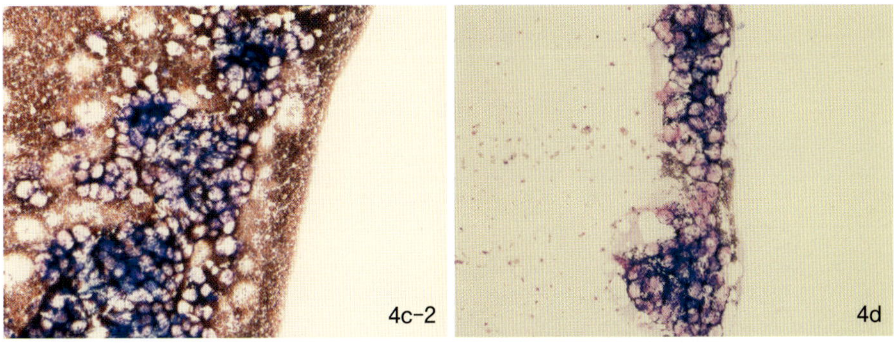

2．塗抹標本の取扱い方　9

図10 ｜ 引き終わり部分の拡大像（図6-4c-2, 図6-4d）

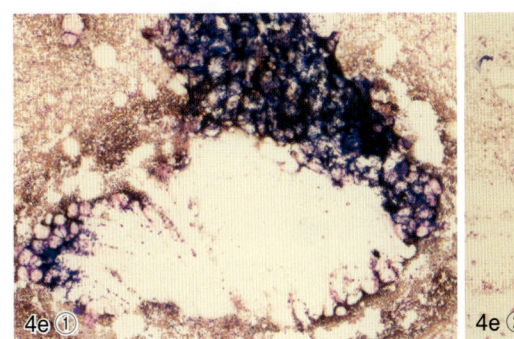

図11 ｜ 骨髄細片（図7-4e 破線内①②の拡大）

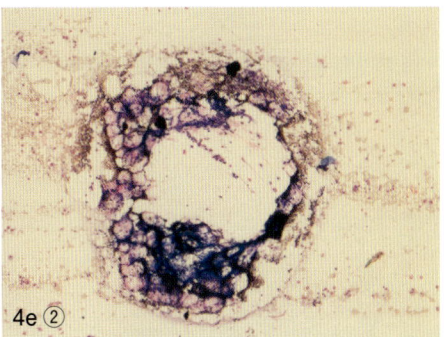

骨髄細片は，オイル鏡検後のキシレンでの除去時に脱落することもあるので丁寧に扱う必要がある．

4）抗凝固剤添加による塗抹標本

前述したようにベッドサイドでの標本作製では，抗凝固剤は添加せず塗抹標本を作製する．しかしながら，研修医の修練として研修医が塗抹を担当していたり，検査室側のマンパワー不足などの理由で穿刺現場に検査技師が出向けない場合にはCBC（complete blood cell）検査用採血管[*2]（EDTA-3KまたはEDTA-2K入り：図12）に骨髄液を入れ素速く混和した後，検査室へ送られた検体で塗抹標本が作製される場合が少なからずあるのも事実である．塗抹方法は無添加骨髄液の場合と同様であるが，良い標本作製のためには幾つかの注意点が挙げられる．

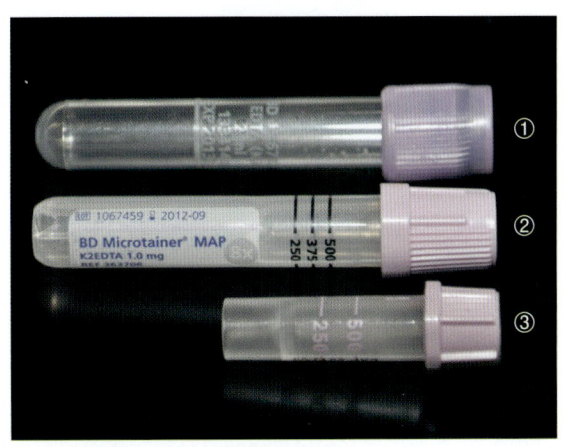

図12 ｜ 通常および小児用微量採血管（ベクトン・ディッキンソン（BD）社製，EDTA-2K）

[*2]：小児用微量採血管（ベクトン・ディッキンソン社製，EDTA-2K）は，末梢血液検査用ではあるが，骨髄液を添加して素速くよく混和することで凝固を阻止することができる．末梢血液の採取目安として250と500μLに線が入っているので目安にすることができる（図12③：46mm）．また中間の375μLに線が入っており，通常採血管と同サイズのもの（75mm）もある（図12②）．実際には，採取骨髄液の量は少ない場合が多々あるので1滴でもあれば作製可能である．ただしこのような場合は，抗凝固剤との混合比率が高くなるので早急に標本を作製する必要がある．通常のCBC検査用採血管でも使えるが試験管が長いため管壁に付着しやすいのでロスが大きい．また2mLの採血量に合わせて抗凝固剤が入っており，相対的に抗凝固剤の濃度が高くなるので注意が必要である（図12①）．

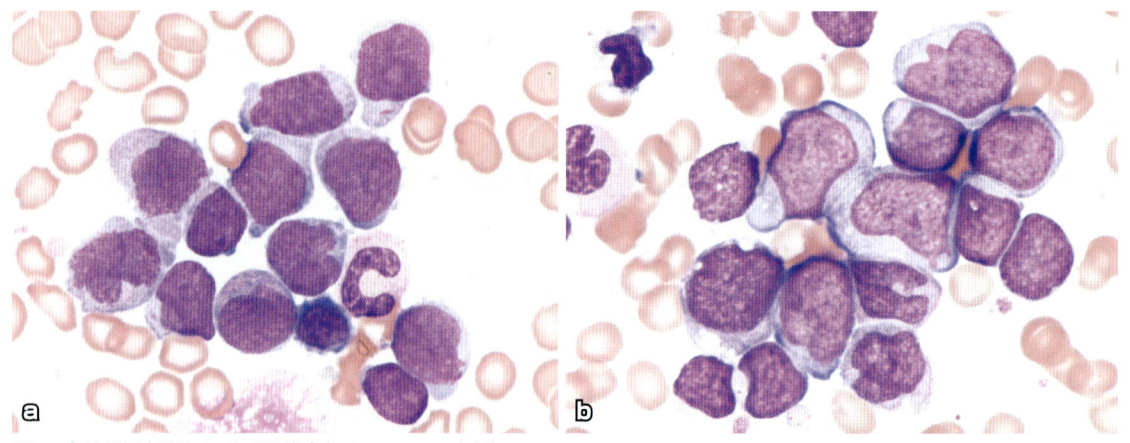

図13 │ 抗凝固剤添加による形態変化（FAB：M4症例）
a：未添加，b：添加後．

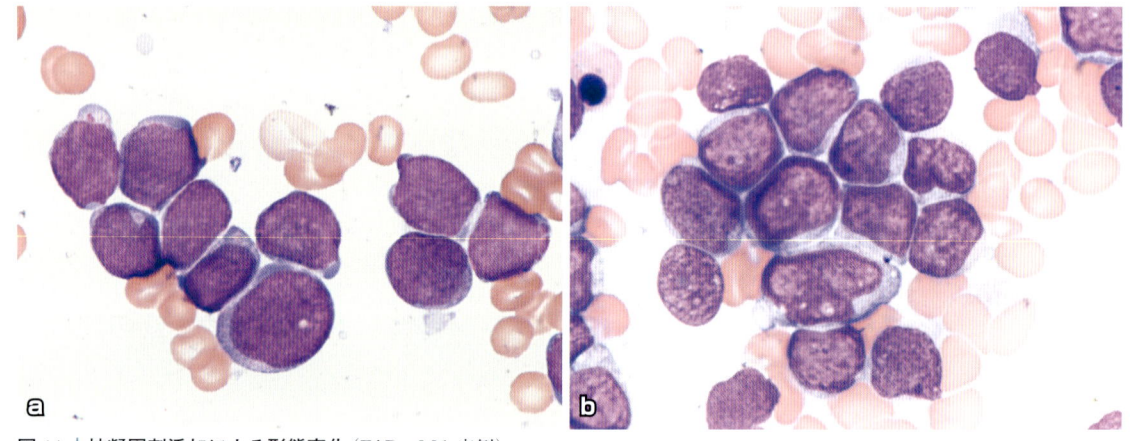

図14 │ 抗凝固剤添加による形態変化（FAB：M1症例）
a：未添加，b：添加後．

　採取された骨髄液が少ないため抗凝固剤との混合比率が高くなる場合や抗凝固剤と混合されてからの経過時間が長いと（図12 ③の場合には，検体採取量は250と500 μLに採量用線が入っているので目安にできる），細胞の核クロマチン凝集具合が無添加の場合に比べて強くなる（核クロマチンは粗剛化）傾向があるので，骨髄異形成症候群 myelodysplastic syndrome（MDS）といった細胞の詳細な観察が必要な場合には特に気をつけなければならない[3-5]．また急性白血病時の芽球といった病的細胞におけるクロマチンの凝集変化への影響も大きい．このため採取量は規定量以下にならないようにすることと標本塗抹までの時間は30分以内（可能な限り早く！）を順守すべきと筆者らは考えている．図13，14はそれぞれ同一症例における EDTA 未添加と添加後の標本を比較したものである．いずれの場合も未添加と比べ添加後のクロマチンは凝集を起こし粗剛化している．

2．染色方法

1) 普通染色（Romanowsky 染色）

　血液細胞形態領域における普通染色には，Wright 染色，Giemsa 染色，Wright-Giemsa 二重染色，May-Grünwald-Giemsa 二重染色がある．各施設さまざまな染色法が使用されており，日臨技による全国アンケート調査によると，約75％はいずれかの二重染色を施行（May-Giemsa 染色の比率は約7割）しており，約20％は Wright の単染色で，残り約5％は不明であった．日臨技や検査血液学会では，末梢血，骨髄血いずれの場合でも二重染色を推奨しており，細胞の核クロマチンと顆粒を同時に良好に染めるには，やはり二重染色が適していると考えている．Wright-

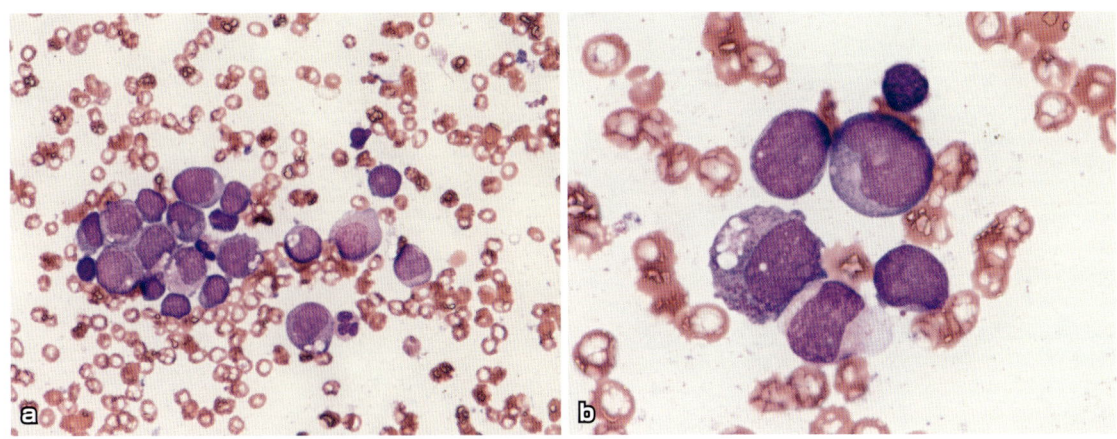

図15 | 乾燥不完全による赤血球形態への影響

Giemsa二重染色，May-Grünwald-Giemsa二重染色は若干の染色性に違いはあるものの，実務上の差はない．Wright-Giemsa二重染色はMay-Grünwald-Giemsa二重染色に比べ全体的に赤味が強い傾向（好酸性）に染まる（言い換えればMay-Grünwald-Giemsa二重染色はWright-Giemsa二重染色より青味（好塩基性）の強い染まりになる）．染色方法や染色液中に含まれる色素などに関する詳細事項は，他書を参考にしていただきたい[6,7]．本項では染色時に注意すべきことと染色後の標本観察時（骨髄標本）の注意点を記述する．

2）染色時の注意点

a）標本乾燥について

Romanowsky染色は，Romanowsky効果を利用した染色であり，標本は乾燥固定標本を使用する．Giemsaの単染色をする場合には，予めメタノールで固定してから希釈調整したGiemsa染色液で染める必要があるが，Wright染色原液やMay-Grünwald染色原液はメタノールに色素を溶解させているのでメタノールによる前固定の必要はなく，細胞固定を兼ねて染色ができるようになっている．しかし，染色を急ぐあまり標本乾燥を十分に行っていないと細胞に空胞ができたりするので注意が必要である．図15は乾燥不完全のために赤血球中の水分が残っていたため，形態保持不良の赤血球（空胞化）になってしまった例である．標本乾燥が不完全な場合は，白血球系よりも赤血球形態への影響が大きく，末梢血液標本で赤血球形態を観察する際に，球状赤血球のような臨床上非常に意義のある形態異常を見逃すことにもなりかねない．前述の1-1）"塗抹方法と塗抹標本の良否"の項でも記述しているが，骨髄標本は末梢血液標本に比べて細胞成分が多いので乾燥に十分時間をかける必要がある．特に貧血症例の場合は十分に乾燥させるべきである．どうしても急ぐ場合はドライヤーの冷風を10分程当てた後染色を施す．筆者らの施設では，通常塗抹標本はマッペに並べ扇風機の前で1時間程度風に当て十分乾燥させた後に染色している．

b）染色前の作業

骨髄標本には骨髄細片marrow particleが存在し，その骨髄細片を観察することで細胞密度cellularityを判定するわけであるが，乾燥させた後すぐ染色を施すとこの骨髄細片が剥がれ落ちたりすることがある〔前述1-3）"塗抹標本の顕微鏡的所見"を参照〕．このため四つ折りにしたティッシュペーパーにスライドガラスの塗抹面を強く押し当てて，細片中の脂を吸い取らせつつ細片を潰し，スライドガラス面に密着させる作業を行う．この作業で細片は剥がれにくくなり，脂も吸い取れるので染色性も向上する（標本が十分に乾燥していないとティッシュペーパーに細片が付着してしまうので注意が必要である）．また細片は染色液の水洗時に水流を強くかけすぎると剥がれ落ちてしまうが，あまり慎重にやりすぎると図16のように標本中に色素のゴミが残留し，標本観察に支障をきたす．

3．骨髄標本観察の手順

骨髄標本の分類前にするべきことを中心に標本観

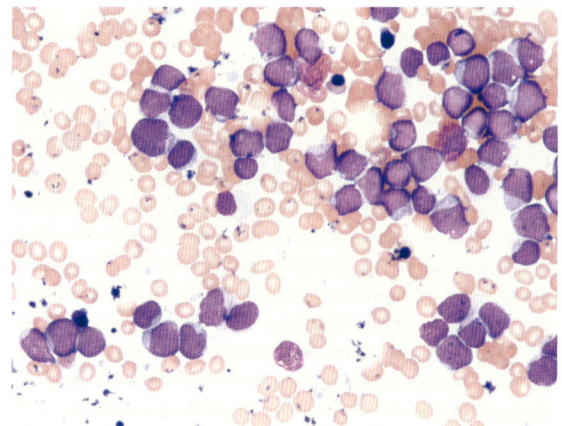

図16 │ 染色時の水洗不良によるゴミ

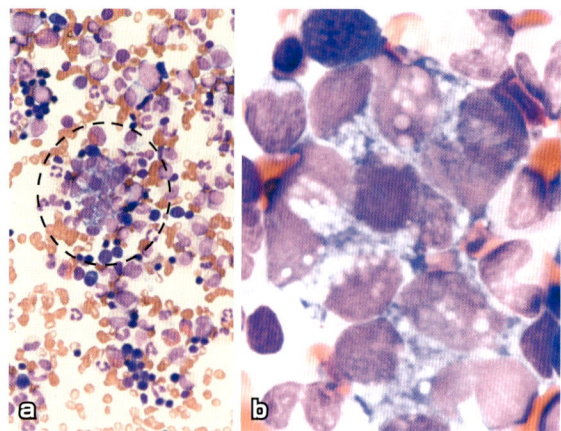

図17 │ 骨髄への癌転移像（前立腺癌例）

察の一連の流れを概説する．

1) 弱拡大（総合倍率×40，×100）での観察

まず最初に標本観察を顕微鏡的に観察する前に標本ラベルの名前が観察該当患者のものと一致しているかどうかの確認を行い，次いで塗抹状態や染色性を肉眼で観察する〔前述1-3）を参照〕．最初からいきなり中拡大（×400）に上げて観察してしまうと標本全体像が把握できない．接眼レンズの倍率を（×10）にしておき，対物レンズの倍率を（×4）として総合倍率（×40），次に対物レンズ（×10）として総合倍率（×100）で標本全体像の観察を行う．

a) 総合倍率（×40）における観察

この倍率では標本全体像の把握と細胞密度の判定を行う．×40で引き終わり部分に集中している骨髄細片を観察して骨髄細胞cellと脂肪細胞fatの比較をし，細胞密度の推定を行うが，なるべく多くの骨髄細片を観察して判定を行う（F/C ratio）．全ての細片で骨髄細胞と脂肪細胞の比率が同じとは限らず，同一標本内で過形成と低形成が混在していることも珍しくない．骨髄細片の細胞密度に関する判定やクロット標本との比較に関しての詳細は筆者らの他書を参考いただきたい[8]．

この倍率（×40）では骨髄細片での細胞密度の判定のほかに骨髄以外の由来細胞の有無に関しても観察しておく必要がある．主なものとして非造血器腫瘍の骨髄への転移が挙げられる．おおまかには癌の骨髄転移の頻度は組織学的には腺癌が最も多く，次いで小細胞癌が多い．扁平上皮癌や移行上皮癌は低頻度である．臓器別では前立腺，乳腺，肺，甲状腺，胃といった臓器由来の腺癌の場合が多い．腺癌細胞の多くの場合は，大小不同のある細胞が集合重積性に細胞集塊を形成している場合が多い（図17：高分化腺癌の骨髄転移例）が，低分化になるほど集合重積性は低下し細胞は散在傾向が出てくる．骨髄転移による骨変化はまず海綿骨に現れ，進行に伴い緻密骨へ拡大していくとされており，海綿骨を形成する骨梁には最も早く骨変化が生じてくる．乳癌，前立腺癌は骨新生優勢の造骨型，肺癌，甲状腺癌などは骨破壊の優勢な溶骨型が多いことで知られている．また集塊の大きさが小さいため×40では気がつかなくても後の×100で観察する際に気がつくこともあったり，逆に骨髄細片と類似した集塊のため見過ごされる可能性もあるので違和感のある集塊は必ず倍率を上げて観察する必要がある（図18）．また，細胞集塊像をみかける都度不明ならば倍率を上げて確認する必要がある．図19は組織球の集塊が前述した癌細胞集塊様にみえる例である．

b) 総合倍率（×100）における観察

×40での観察は細胞密度の判定を主体としてこの倍率でも気がつく大きさの大型細胞や細胞集塊を観察することになるが，次のステップの鏡検倍率は×100を用いる．この倍率では×40と同様の注意を払いながら，塗抹標本上の巨核球分布状況から巨核球数の程度判定を行う．接眼レンズの視野サイズには視野数20，22，25と様々なものがある（一般的に視野数22が標準的[*3]である）．巨核球は大型細胞であるので引きガラス法にて塗抹されると引き終わり部分に集まる傾向（骨髄細片と同様）にあるので，引き終わりを中心に視野が重複しないようにステージ

2．塗抹標本の取扱い方　13

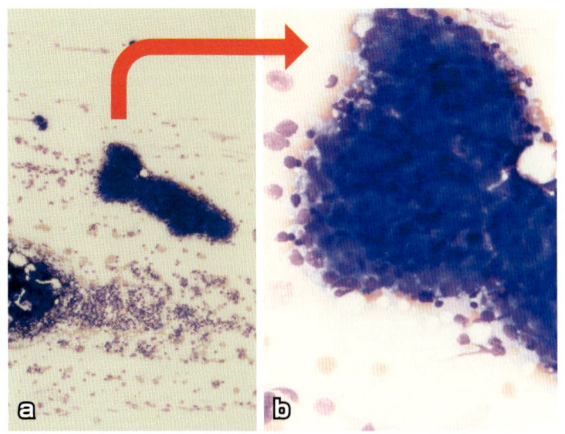

図18 ｜ 骨髄細片と転移癌細胞集塊（前立腺癌例）

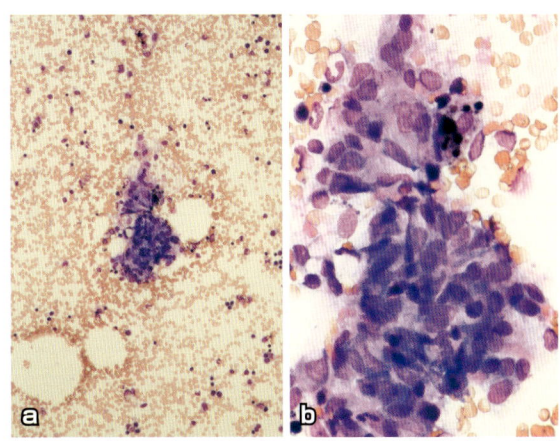

図19 ｜ 組織球の集塊

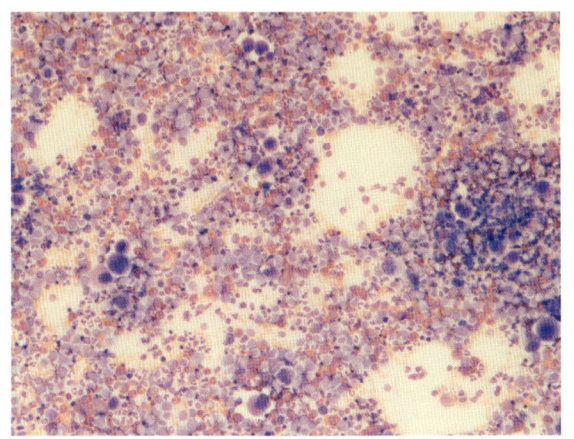

図20 ｜ 弱拡大の巨核球

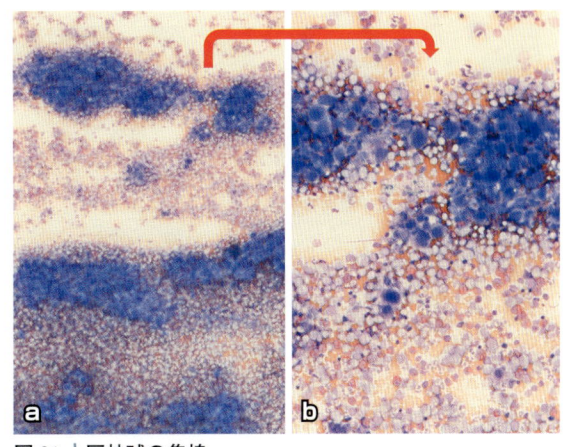

図21 ｜ 巨核球の集塊

を移動させ1視野における巨核球数の出現頻度を観察し，標本全体像として増減の判定を行う．視野数22の場合，平均2～3/視野の出現頻度が標準的である．

　図20（×100）は巨核球数の著明な増加症例である．図21a（×40）は一見骨髄細片のようにみえるが拡大すると巨核球の集塊（図21b，×200）であることがわかる．図22は骨髄細片がなく末梢血液で希釈された標本である．このような骨髄液の採取時には殆どの場合は引き終わりに偏ってしまうことになるので，鏡検時には注意が必要である（巨核球がないものと誤認される）．また，パルボウイルスB19の感染によって巨大前赤芽球様細胞 giant proerythroblast-like cell がみられる場合にも全体像を観察しているときに見出されやすい（図23，×200，inset ×400）．

*3：視野数とは接眼レンズの視野絞りの直径を mm で表した値のことである．標本上のどのくらいの範囲をみることができるかは，接眼レンズの視野数によって決まることになる．実際の接眼部で観察されている標本上での範囲（実視野 field of view：F.O.V）は以下の式で表わされる．
F.O.V.＝接眼レンズの視野数／対物レンズの倍率（mm）
視野数22なら F.O.V は 2.2mm となるので視野数20では F.O.V は 2.0mm で約10％短縮された範囲となり，観察視野面積は約17％減となる．視野数25なら F.O.V は 2.5mm で約14％延長された範囲となり，視野面積は約130％となる．

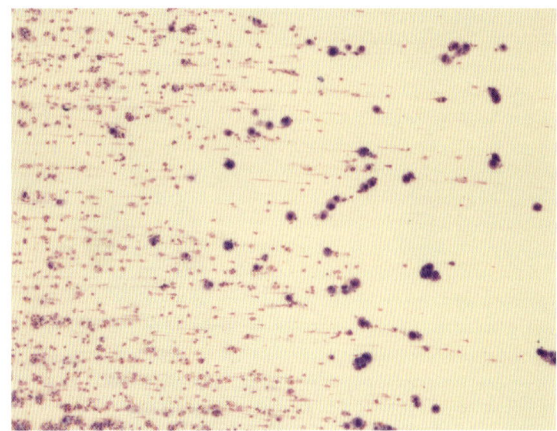

図22 | 引き終わりに偏った巨核球

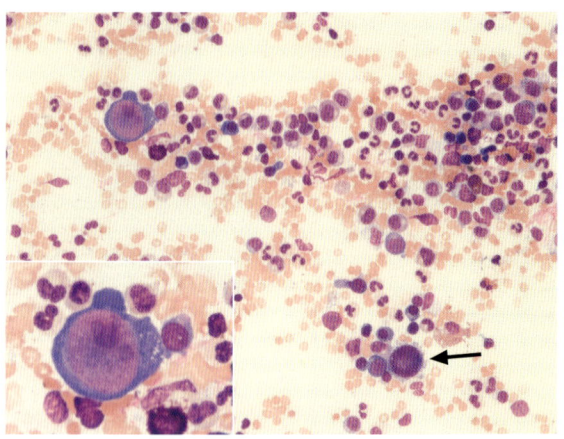

図23 | パルボウイルスB19感染細胞
パルボウイルスB19感染細胞は巨大化した巨赤芽球様細胞にみえる．矢印の細胞は，弱拡大ではあるが突起状の細胞質，核クロマチン量の増加が窺える濃染単核より小型巨核球と考えられる．

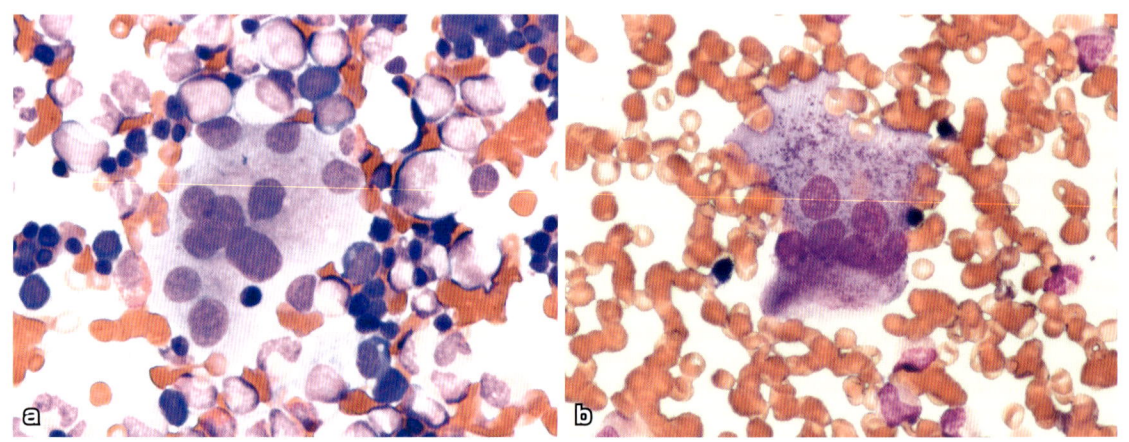

図24 | 形態類似細胞の鑑別
a：分離核様巨核球．周囲の細胞と比較すると大型であり，巨核球特有の細胞質辺縁は不明瞭である．周辺核は完全に分離し孤立しているが，中心部の核には一部核糸でつながる部分がみられる．厳密にはMDSのときにみられるような分離核巨核球とはいえないがほぼ同等の状態である．b：破骨細胞osteoclast．核糸でつながることなく完全に孤立散在した多核である．細胞質には大小不同のあるアズール好染性顆粒が多数認められる．

2）中拡大（×200，×400）での観察

この倍率では，弱拡大でみた細胞や集塊で判別不能であったものの確認作業や，標本分類する前の細胞の成熟段階の移行像や詳細な染色状態の把握を行う．この倍率までは，×40～×400まで適時切り替えながら使用することになる．図24, 25は弱・中拡大の鏡検時によくみられる細胞とその類似細胞の画像である．

3）強拡大（×1,000）での観察

総合倍率×1,000における対物レンズは，油浸系のものと非油浸系の×100が存在する．油浸系レンズは観察用オイルを使用するため，同クラスの対物レンズを比較するとレンズ開口数のより大きいものが使えるので解像度がよい．ただオイルの除去作業が煩わしいので使用していない施設もある．対物レンズのオイル除去は石油ベンジンを用い，標本のオイル除去にはキシレンを用いる（注：対物レンズのオイル除去にキシレンを用いると，レンズ故障につながる）．この倍率で細胞分類を実施するわけであるが，個々の細胞をより詳細に観察するには油浸系レンズの使用が薦められる（対物レンズの開口数が大

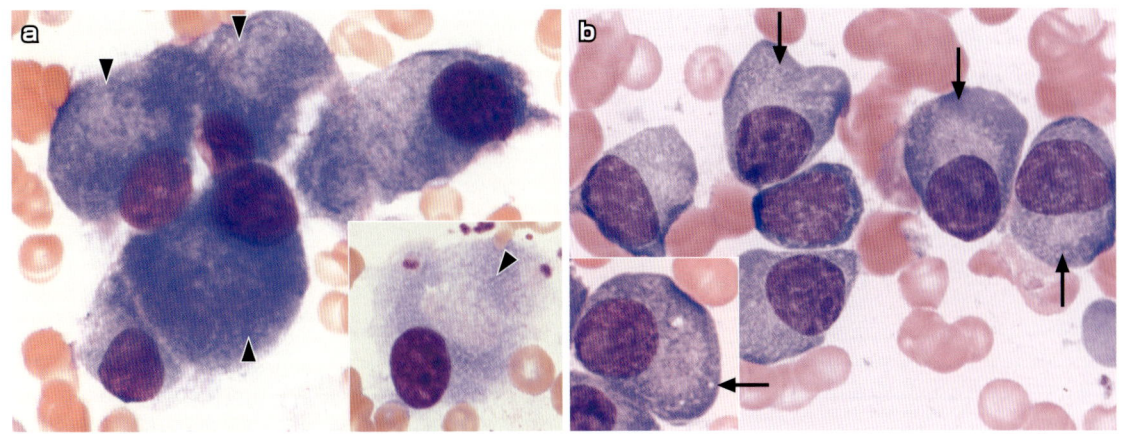

図 25 | 形態類似細胞の鑑別
a：骨芽細胞 osteoblast．単一あるいは数個の細胞集団として出現する．形質細胞 plasma cell（b）と比較すると骨芽細胞は細胞質辺縁が不明瞭なことが多く，明庭部分（矢頭）が核より離れた部分に存在する．b：形質細胞．細胞質辺縁の境界が明瞭であり，明庭部分（矢印）が核と隣接しており，核周明庭となっている．

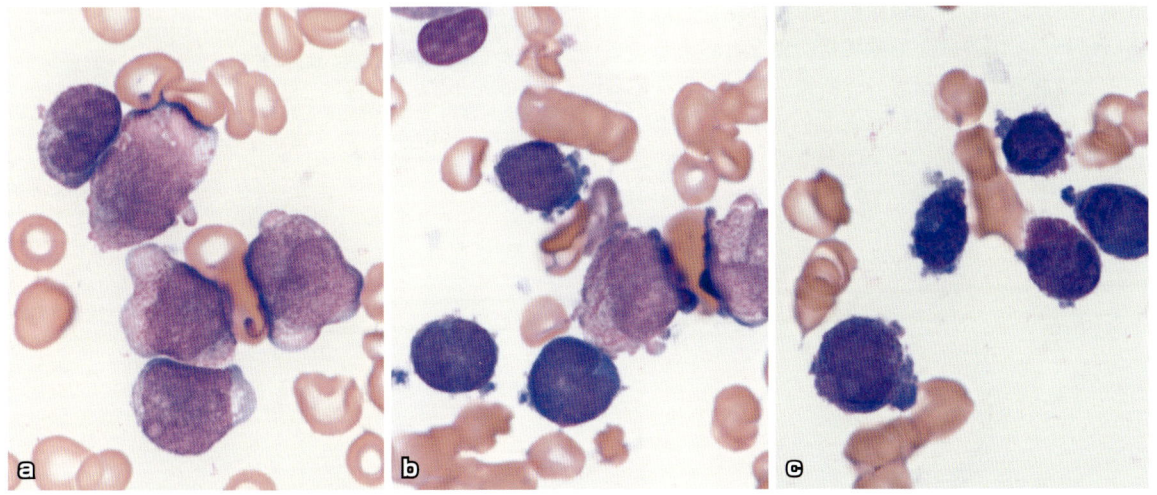

図 26 | 標本観察部位による細胞所見の違い（FAB：M3症例，×1,000）
a：最適部位，b：やや厚い部位，c：厚い部位．標本の観察部位における細胞所見の比較であるが，塗抹が厚い部分になるほど乾燥が遅れるため細胞は収縮し小型化する．核クロマチン構造ばかりでなく細胞質や顆粒の状態までも不明瞭となるので，細胞同定は極めて困難となる．

きく解像度がよい）．

4）観察部位の選定

弱拡大（×40，×100）において細胞密度の判定から巨核球数の判定過程における注意事項を記載したが，細胞観察・分類時における部位の選択も重要である．基本は末梢血液標本と同様の血球が重なりあっておらず細胞が均一に伸展している部位を選択するが，末梢血標本のように塗抹は均一ではないので分類作業の過程で随時適切な部位を選択する必要がある．図 26 は観察部位による細胞所見の違いを表したものである．また分類時の視野（ステージ）の移動方法は，塗抹標本の長軸に対して直角方向に分類する方法と長軸方向に沿って分類する方法がある．骨髄標本では長軸方向に沿って分類すると細胞分布に偏りがある場合が少なくないので，塗抹の長軸に対して直角方向に分類する方が偏りが少なく分類できる．図 27 では塗抹時に骨髄細片が通過した跡とその上下において（黒色破線で区別）細胞分布に差があるのがわかる．

本項では骨髄塗抹標本の作製・染色方法と標本の外観からわかることや骨髄標本観察の手順について

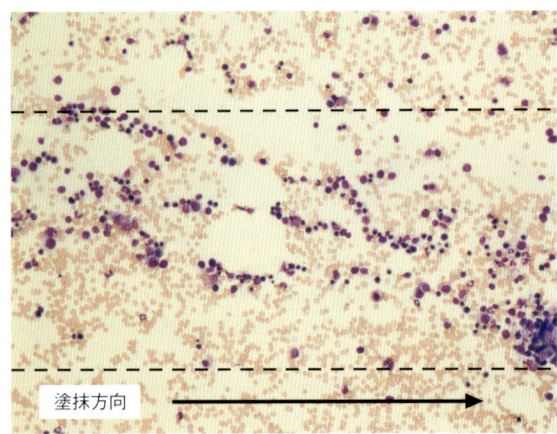

図 27 ｜ 骨髄細片の通った跡

解説したが，限られた塗抹標本を全体像から個々の細胞にわたって詳細な形態異常所見をとらえることが重要である．また病態の診断鑑別には骨髄採取日と同日の末梢血標本を観察する必要があることも忘れてはならない．

（大倉　貢，通山　薫）

文　献

1) 巽　典之，土屋達行，久保田勝英 他：骨髄標本分析法—スクリーニング方法と考え方—，ベックマン・コールター（株），2007，pp15-39
2) 巽　典之，土屋達行，東　克己 他：見逃してはいけない骨髄スクリーニング所見と末梢血所見，ベックマン・コールター（株），2008，pp13-37
3) 朝長万左男，松田　晃（編）：不応性貧血（骨髄異形成症候群）の形態的学異型成に基づく診断確度区分と形態診断アトラス．厚生労働科学研究費補助金難治性疾患克服研究事業　特発性造血障害に関する調査研究班，2008，pp5-15
4) 小澤敬也（編）：特発性造血障害疾患の診療参照ガイド 平成 22 年度改訂版，厚生労働科学研究費補助金　難治性疾患克服研究事業　特発性造血障害に関する調査研究班，2011，pp61-98
5) Brunning RD, Orazi A, Germing U et al：Myelodysplastic syndromes. in Swerdlow SH, Campo E, Harris NL et al (eds)："WHO Classification of Tumors of Haematopoietic and Lymphoid Tissues", IARC Press, Lyon, 2008, pp88-107
6) 渡辺明朗：普通染色（ギムザ・ロマノウスキー染色）の基礎．寺田秀夫（監）：血球カラーアトラス，武藤化学，2001，pp71-76
7) 亀井喜恵子：普通染色（ギムザ・ロマノウスキー染色）の実際．寺田秀夫（監）：血球カラーアトラス，武藤化学，2001，pp77-84
8) 大倉　貢：骨髄塗抹標本と骨髄クロット・生検標本の比較．定平吉都（編）：骨髄病理診断学，西村書店，2008，pp88-99

第1部 検鏡前の確認事項

I．骨髄評価のための基礎知識

3 病理標本の取扱い方

1．骨髄検体

病理組織標本として検討対象となる検体は，骨髄生検検体と吸引検体のクロット標本である．生検のほとんどは腸骨からの生検組織であるが，脊椎骨からの生検の場合もある．生検針の違いにより，採取される検体には大きな違いがある．近年はディスポーザブル生検針を用いるため，従来の再生可能な生検針に比べ良好な検体が採取されるようになった．生検針のゲージにより採取される検体は左右され，8Gや11Gで採取される検体に比べ13Gの検体は検体不良となる場合が多い．小児では細い生検針が用いられる場合が多いため，十分な検体が採取されない場合がある．

吸引組織は，安全性のため腸骨からの吸引が推奨されている．場合によっては熟練者により胸骨からの吸引検体が採取される場合がある．胸骨からの検体は，腸骨からの検体に比べcellularityが高い傾向があり，同一症例でも腸骨では全くの脂肪髄であっても，胸骨からの検体で高いcellularityの組織がみられることがある．

2．骨髄検体の処理方法

1）固定

固定液は通常の組織診断と同様の10〜20％のホルマリン液が用いられる．緩衝ホルマリンを用いる場合もあり，検体を電顕検索に用いる場合には通常ホルマリン固定に比べよりよい固定条件が得られるが，電顕検索にはグルタールアルデヒド固定液での処理が必要である．

骨髄はホルマリン色素が出現しやすく，中心部が固定不良になりやすい．ホルマリン色素が出る条件は，固定液の管理が不良で調整されて長時間経ったものや，室温で長時間保管され酸化した固定液はよくない．不必要な長時間固定はホルマリン色素を析出する．新鮮な固定液が望ましいが，冷蔵庫などで低温管理したホルマリン固定液は安定している．Schaefer固定液はグルタールを加えたホルマリン固定液であるが[1]，免疫染色，遺伝子解析では，良質な10％ホルマリン固定を凌ぐ結果は得られない．ホルマリン濃度は10％が20％ホルマリン液に比べ遺伝子検索での優越性があり，高い濃度のホルマリンではしばしば遺伝子検索ができない．固定時間は固定不良を避ける必要あるが，24時間以内で十分である．週末など包埋までに時間がかかる検体は，冷蔵庫で保管すると，ホルマリン色素の析出を予防できる．

2）クロット標本作製

穿刺吸引された骨髄液は，スライドグラスや時計皿に広げ，塗抹標本の作製や，フローサイトメーター用の細胞を採取し，残った検体が凝血した段階で，静かにホルマリン固定液に移す．大きな検体の場合，提出された検体をカミソリで割面を入れて固定することにより良好な固定と多くのサンプルを確保できる（図1）．末梢血の混入は，クロット標本観察では阻害要因とならないので，溶血などによる末梢血の除去は不要である．

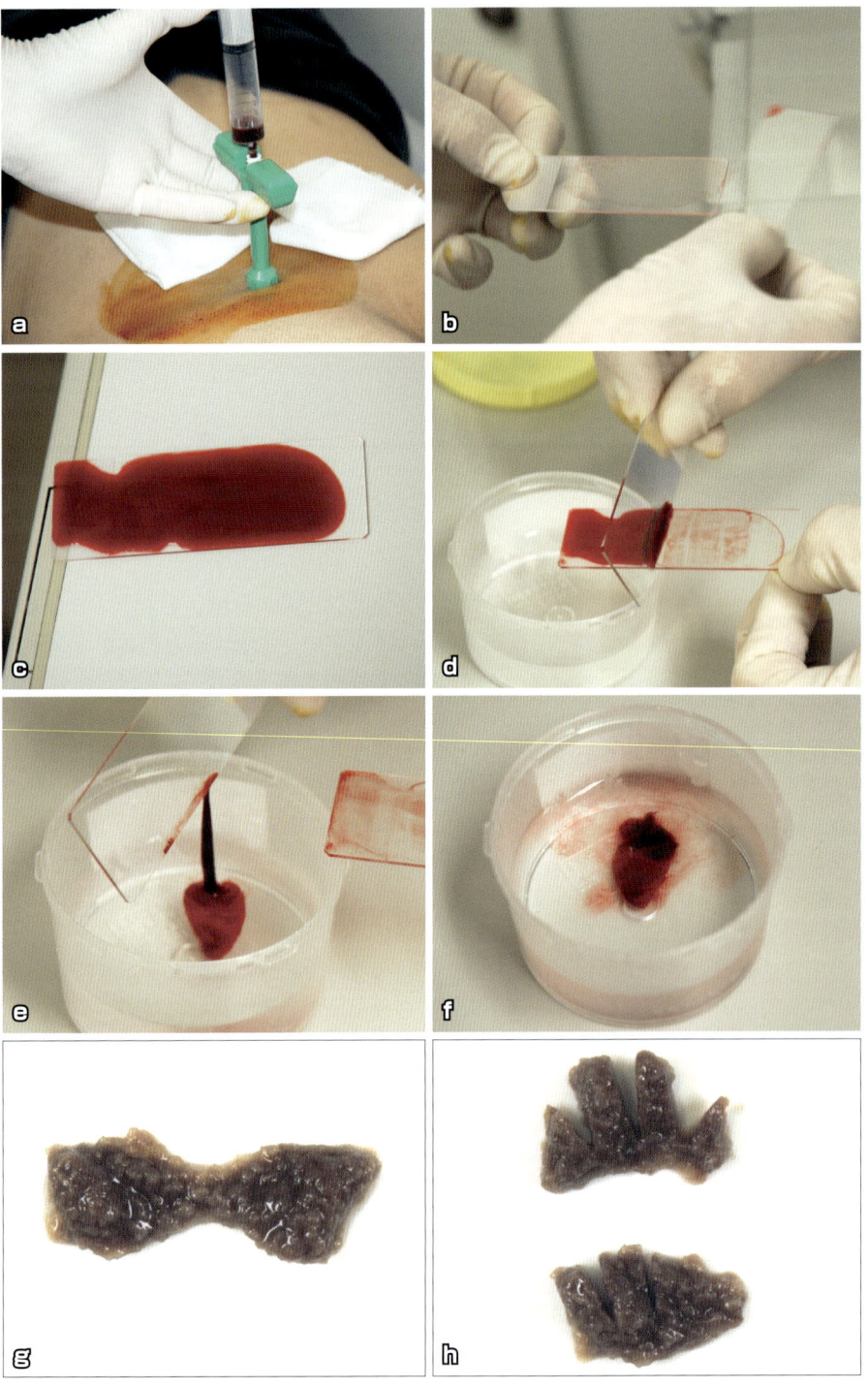

図1 | クロット標本作製手順 a：後腸骨稜に骨髄穿刺針を刺入し，骨髄液を吸引する．b,c：骨髄液は塗抹標本を作製(b)，残りの骨髄液をスライドガラスに展開凝血させる(c)．d〜f：凝血検体を静かにホルマリン固定液に浸漬する．g,h：固定されたクロット検体(g)は，固定が不良となりやすいため，表面が固定された段階で，カミソリで割を入れて固定する(h)．

3) 脱灰操作

骨髄生検標本の脱灰は，蟻酸などを用いた酸脱灰が迅速性に優れるため従来広く用いられてきた．脱灰の程度の調整が難しいためしばしば過脱灰や，中和不良により染色性の低下が生じる（図2）．免疫染色は比較的染色可能であるが，酸処理に伴うDNAの変性が強く遺伝子検索には適さない．骨髄生検ではEDTA（ethylenediamine tetraacetic acid）脱灰が現時点では最も適切な脱灰方法である．酸脱灰に比べ時間がかかるが，通常の染色だけでなく，免疫染色

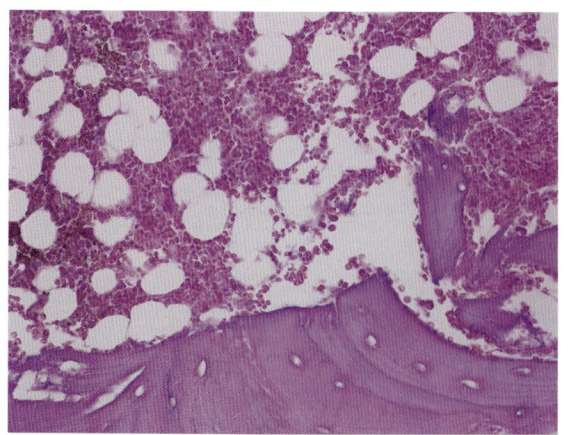

図2 蟻酸脱灰された骨髄生検標本
過脱灰もしくは中和不良は染色不良の原因となり，特に核がヘマトキシリンで染色されず赤い標本となる．

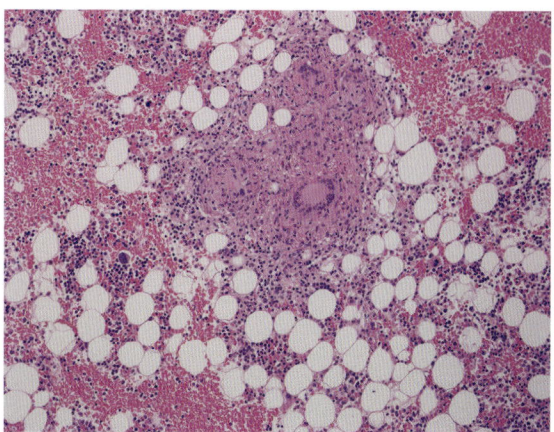

図3 類上皮肉芽腫
類上皮肉芽腫はHE染色のほうが同定が容易である．

に優れDNAの回収率でも格段に優れ，組織FISH（fluorescence *in situ* hybridization）法での検討も可能である．骨髄生検検体は市販の0.5M 2Na塩EDTA液（pH 7.0）による脱灰で，室温6時間以内に脱灰できるが，中心部まで十分に脱灰するためには室温でオーバーナイトが適当である．長時間のEDTA脱灰では細胞が収縮する傾向があり，不必要に長い脱灰を行わないことが重要である．

ブアンBouin固定はピクリン酸による脱灰効果があるため，脱灰操作を別に加えないで標本作製が可能で，免疫染色にも十分応用可能な手技である[2]．通常のホルマリン固定とHE染色での染色態度に違いがあり，慣れないと細胞診断が難しい．

3．標準的染色方法

1）ヘマトキシリン・エオジン染色（HE染色）

HE染色は標準的な染色法であるが，血液細胞同様に組織標本はGiemsa染色の有用性が高い．HE染色は，細胞分化の識別に限界がある．HE染色は，転移性腫瘍や，肉芽腫診断には有用で，巨核球の同定，間質の変化を観察するにはGiemsa染色より適する（図3）．

2）Giemsa染色

組織標本のGiemsa染色は，塗抹標本とほぼ同等に造血細胞の分化段階を評価可能である．Giemsa染色は分別が最も重要で，赤血球が通常の赤さを示

表1 Giemsa染色

染色液	Giemsa液	4 mL
	メタノール	5 mL
	0.5％炭酸ナトリウム水溶液	16滴
	0.01Mリン酸緩衝液（pH 6.8）	160 mL

1. 脱パラフィン，水洗後，蒸留水を通す
2. Giemsa染色液（よく混和する）室温1時間
3. 1％酢酸水溶液で分別．液の色が変わったら新しい液と交換する
4. 蒸留水を通す．分別不足の場合はしばらく蒸留水に水浸する
5. 100％エタノールに浸漬，鏡検し分別する
6. アルコール脱水，透徹，封入

し，顆粒球の核の内部構造がわかる程度の分別が必要である．メタクロマジアを呈する肥満細胞mast cellの顆粒が識別できる程度の分別がよい（図4）．芽球のみからなる標本のGiemsa染色は，脱色が速やかで分別が難しい．Giemsa染色は，細胞質に重点を置いた染色であり，細胞質を評価できるかがその染色の善し悪しを決める．

3）naphthol AS-D chloroacetate esterase染色（ASD染色，Leder法），Giemsa重染色法（図2）

ASD染色は，パラフィン標本で可能な酵素組織染色で，顆粒球系細胞のペルオキシダーゼ染色とほぼ同等の価値を有する顆粒球同定に優れた染色である[3]．ヘマトキシリンによる核染色よりもGiemsa染

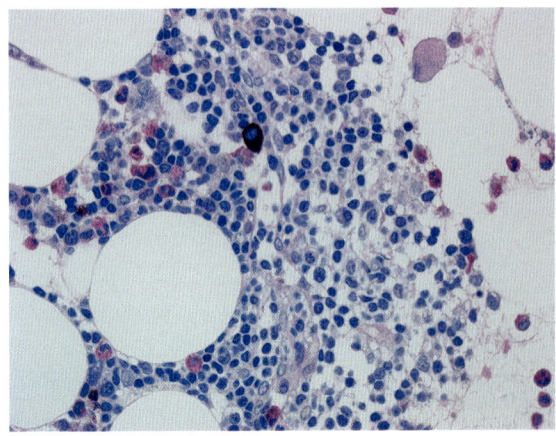

図 4 │ AS-D Giemsa 染色
AS-D Giemsa 染色では, 肥満細胞がメタクロマジアを呈する細胞質内顆粒が明瞭に染色され, 分別のよい指標となる.

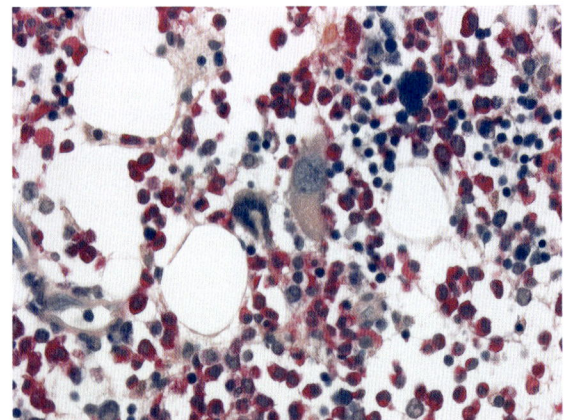

図 5 │ 化学療法後の立ち上がりの骨髄クロット標本 (AS-D Giemsa 染色)
cellularity 40％程度の正形成髄で, 赤色に染色される分化型顆粒球は分化程度の同定が可能である.

表 2 │ ASD-G 染色手技

1. 脱パラフィン, 水洗
2. naphthol ASD 染色液　30 分
   ① A液：4％ニューフクシン　　　　　　125 μL
   　　　　4％亜硫酸ナトリウム　　　　　125 μL
   ＊4％ニューフクシン (12.5 mL)
   　　ⓐ 蒸留水　　　　　　　　　　　　10 mL
   　　ⓑ ニューフクシン　　　　　　　　0.5 g
   　　ⓒ 2N HCl　　　　　　　　　　　　2.5 mL
   　　を混和する.
   ② 使用直前に 60 秒程よく混和し, 0.1M リン酸緩衝液 (pH 7.4) を 47.5 mL 加える.
   ③ B液：naphthol AS-D chloroacetate　25 mg
   　　　　N, N-dimethylformamide　　　　2.5 mL
   　　　　を混和する.
   ④ A液と B液を使用直前によく混和し, 染色液とする.
3. 流水水洗 10 分
4. Giemsa 染色液 (0.1M リン酸緩衝液 (pH 6.4))　1 時間
5. 1％酢酸水で分別
6. 脱水 (100％エタノールあるは 100％プロパノール), 透徹, 封入

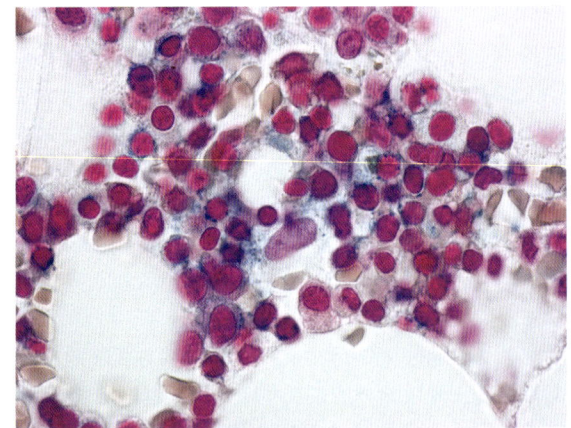

図 6 │ 鉄芽球性貧血症例 (Berlin blue 染色)
鉄染色陽性顆粒を赤芽球に認める.

色との重染色は, 各系統の識別性に優れる (図 5). 標準的な染色として推奨される[4].

4) 鉄染色

赤芽球過形成を伴う造血障害や骨髄異形成症候群 (MDS) の診断には, 鉄染色が有用な情報を提供する. 巨赤芽球様変化の強い赤芽球過形成で異形成が乏しい場合は, 鉄芽球性貧血を疑い鉄染色を行う必要がある. マクロファージや間質に鉄色素が多い場合は, 赤芽球の細胞質に顆粒状の陽性所見を探す必要がある. 環状鉄芽球は, ミトコンドリアに過剰な鉄が沈着するので, ミトコンドリアに一致した顆粒状の陽性所見として認識される (図 6).

5) 鍍銀染色

線維化の同定に鍍銀染色は必要で, アザン Azan 染色に比べ線維化の初期から同定が可能であり, 骨髄生検では必須の染色である (図 7).

3. 病理標本の取扱い方　21

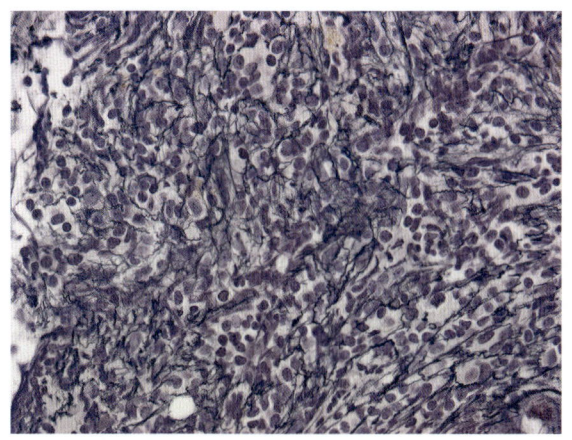

図7 | 線維化を伴うMDS症例（鍍銀染色）
Grade 1相当の繊細な線維化は鍍銀染色での評価が重要である．

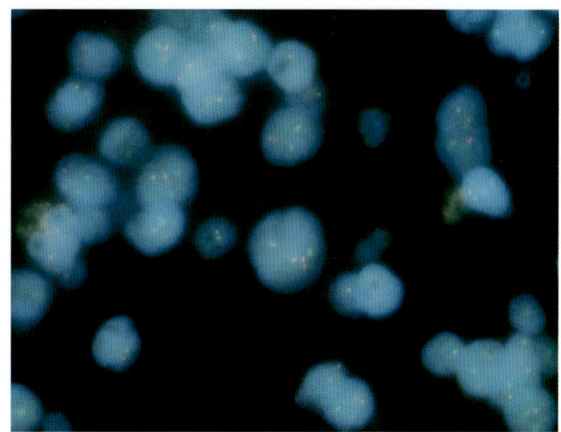

図8 | 組織FISHによる顆粒球肉腫の*PML-RARA*融合遺伝子の同定（PML-RARA 組織FISH）

表3 | 組織FISH法

パラフィン切片の前処理	エージング：標本を0.1% NP-40/2×SSCに浸け37℃30分浸透
1. 脱パラ（10～15分）・浸水処理 2. 0.01M HCl（一晩放置） 3. 十分に水洗 4. 加熱処理：予め溶液を80℃で加温する（耐熱バットを使用） 　0.1% NP-40加0.01Mクエン酸緩衝液（80℃, 50～60分） 5. 室冷（約30分） 6. 2×SSC（2回洗浄） 7. 0.01M HCl（37℃, 5分） 8. 0.3%ペプシン/0.01M HCl（37℃, 数分）（ペプシン：SIGMA社, P-6887） 9. 0.01M PBS（2回洗浄） 10. 0.05M MgCl₂/0.01M PBS（5分） 11. 10%ホルマリン/0.05M MgCl₂　0.01M PBS（10分） 12. 十分に水洗 13. 0.01M PBS	脱水洗浄：　70%エタノール　　室温, 1分 　　　　　　85%エタノール　　室温, 1分 　　　　　　100%エタノール　室温, 1分 冷風乾燥 染色体DNAの変性：標本を2×SSC/70% form amide　80℃で5～10分浸透 脱水洗浄：　70%冷エタノール　4℃, 1分 　　　　　　85%冷エタノール　4℃, 1分 　　　　　　100%冷エタノール　4℃, 1分 DNAプローブ変性 　タッピング 　よく撹拌 　78.5℃ 5～10分で変性，遠心し遮光保存 冷風乾燥 ハイブリダイゼーション 　・45～50℃のホットプレート上に標本を置きDNAプローブ10μLを載せ，カバーガラスを被せハイブリダイゼーション． 　・スライドガラスとカバーガラスの間を十分量のペーパーボンドを用いてシールする．湿潤箱で12～48時間35～37℃インキュベーション 洗浄：標本を湿潤箱から取り出す．カバーガラスを押さえながらペーパーボンドだけを剥がす 　0.3% NP-40/2×SSC　室温, 5分 　0.3% NP-40/2×SSC　恒温槽78.5℃, 2分以内 　2×SSC　　　　　　室温, 5分 対比染色：標本を取り出したら乾燥させずにDAPIを10～15μL載せてカバーガラスをかける 鏡検：適切なフィルターを用いた蛍光顕微鏡で観察する．
・HE染色後のFISHは1% HCL/アルコールで10分脱色処理してから通常の処理を行う． ・固定の弱い場合は，10%ホルマリン/ドライゾールか10%ホルマリン/0.01M PBS pH7.2で3分再固定する．	

6）PAS（periodic acid-Schiff）染色

顆粒球細胞質，分化型赤芽球の細胞質，巨核球細胞質など様々な造血細胞で陽性の細胞質をみる．細胞の同定に有用な染色とはいえない．通常の診断において必要な染色ではない．

4．分子病理学的検討のための検体処理

通常のホルマリン固定でも，十分DNAを回収可能であり，生検検体であってもEDTA脱灰検体であ

れば通常のPCR検索やFISH法に使用可能である．長時間固定した検体や酸脱灰処理を行った検体では，DNAの断片化が強く分子病理学的検討に適さない場合がある．組織FISHは病理標本上で特定の遺伝子異常を検出できる優れた病理検索法であるが，通常の固定標本であれば，適切な酵素処理による除蛋白により分子交雑可能であり，今後病理診断への応用が高い可能性がある（図8）．我々の施設で用いられている組織FISHのプロトコールを示しておくが（表3），それぞれの施設での評価が必要である．

5．電顕検体

免疫染色や分子病理診断法の発達により電子顕微鏡での評価が必要な局面は極めて限られてきたが，電顕的形態に特徴がある疾患では現在でも重要な検索手技である．末梢血に検討対象細胞が多数出現している場合は，末梢血のバフィーコートに直接電顕固定液を重層することで固定できる．骨髄に検討対象細胞が存在し，その細胞密度が低い場合は多数のブロックからの選択が重要である．確実にmarrow particleを採取するためにはシャーレなどに骨髄液を入れ，小さな塊として見出されるmarrow particleを電顕固定液に入れて固定する．

（伊藤雅文）

文　献

1) Schaefer HE：How to fix, decalcify and stain paraffin embedded bone marrow biopsies. in Lennert K, Huebner K (eds)："Pathology of the Bone Marrow", Fischer, Stuttgart 1984, pp33-53
2) 定平吉都, 小谷泰一, 小林博久：骨髄標本における特殊検査 (1)特殊染色, 免疫染色. 病理と臨床 19：1071-1078, 2001
3) Leder LD：Ueber die selective fermentcytochemische Darstellung neutrophiler myeloischer Zellen und Gewebsmastzellen am Paraffinschnitt. Klin Wochenschr 42：553, 1964
4) 伊藤雅文：骨髄. 外科病理マニュアル. 病理と臨床 26 (臨増)：261-266, 2008

第1部 検鏡前の確認事項

I．骨髄評価のための基礎知識

4 フローサイトメトリー，染色体分析，FISH，遺伝子診断

はじめに

悪性腫瘍の定義の変化と細胞表面マーカー，遺伝子検査の必要性

悪性腫瘍，すなわち"がん"とは，元来は異型性をもった細胞が塊を形成しながら増大し，浸潤かつ転移をして個体を死に至らしめる疾患を指し，診断の基本は形態異常の確認であった．ところが，近年，腫瘍発症のメカニズムが分子レベルで解析，解明されるようになると，悪性腫瘍とは単に形態異常をもって増殖，進行する疾患ではなく，細胞に遺伝子の突然変異が後天的に生じた結果，一つの異常細胞の制御を逸脱した増殖と不死化が起こり（クローナルな増殖），発症する疾患として理解されるようになった．

さらに，造血器腫瘍に関しては，造血細胞の分化の詳細な過程が明らかになったこと，そしてフローサイトメトリー flow cytometry などの検査法の発達により，細胞1つひとつの性質が詳細に解析できるようになったことから，腫瘍細胞の起源や，その正常細胞のカウンターパートの解析が可能になった．これらの結果を基に2008年に改訂された World Health Organization（WHO）分類 第4版（以下；WHO 分類）では，腫瘍細胞のもつ遺伝子異常とその分化段階によって造血器腫瘍が分類されている[1]．

このような背景から，現在の造血器腫瘍の診療は，詳細な細胞の性質，特にその細胞表面に発現する蛋白質（細胞表面マーカー），および遺伝子異常の解析なくしては行えなくなった．これらの検査は WHO 分類に則った診断の際のみならず，薬剤，特に分子標的薬などの治療法の選択，さらには予後の予測にも必要不可欠である．

本項ではそれらの検査法のうち，フローサイトメトリー，染色体分析，蛍光 in situ ハイブリダイゼーション fluorescence in situ hybridization（FISH），遺伝子検査（polymerase chain reaction（PCR）およびサザンブロッティング）について，原理，方法とともに具体例を挙げて解説する．

1．フローサイトメトリー

1）原理

細胞浮遊液をマイクロキャピラリーに流しながら，一定波長のレーザー光を当て，それが細胞に当たり散乱する際の光線の強度を検出することによって，細胞の性質を光学的に解析する検査である．

検出器は同時に複数の波長のことなった光線を検出できるため，複数の蛍光色素で細胞を染めれば一つの細胞の複数の情報（発現蛋白質，形態，増殖能，アポトーシスなど）を同時に得ることができる．通常は2種類の蛍光色素 fluorescein isothiocyanate（FITC）（最大蛍光波長530nm，緑）と R-phycoerythrin（PE）（最大蛍光波長575nm，赤）をそれぞれ結合した抗体で同時染色し二次元のグラフで表示することが多い．

2）どのような場合に用いるか

細胞表面マーカーの発現パターンにより，正常細胞と異常細胞の詳細な鑑別ができ，診断に役立つため，診断時には必ず行う．造血器腫瘍は，遺伝子異

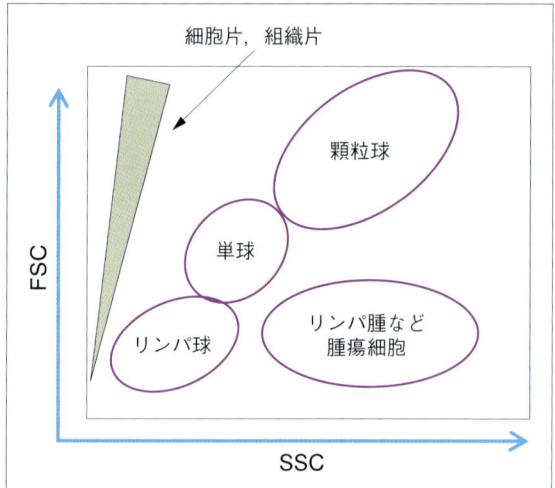

図1｜FSC/SSC スキャッターサイトグラムによる細胞集団の分離
FSC (forward scatter) は前方散乱光で，細胞の大きさを反映する．SSC (side scatter) は側方散乱光で細胞の内部構造の複雑さを示す．

常とともに，腫瘍細胞の正常カウンターパートを基準に分類されているため，腫瘍細胞の性質が詳細に解析できる本法による細胞表面マーカーの解析は，正しい病型診断には不可欠であり，モノクローナル抗体薬の治療標的分子の発現検索に使用することもある．また，B 細胞性腫瘍では，免疫グロブリン軽鎖の偏位（後述）の有無で腫瘍性（クローナルな）増殖か否かを判断できる．これは特に腫瘍細胞が異型性に乏しい場合や，検体量が少ない場合に威力を発揮する．

生細胞のみに施行でき，凝固，固定検体，凍結検体では解析はできないことに注意が必要である．よって，生検時には検体は全てホルマリン固定せず，一部を本検査に充てることを心がけたい．また，検体中に腫瘍細胞の比率が少ない場合，解析は困難である．

3) 解析法

異常な細胞の集団を検出することが読影，解釈の基本である．

通常の検索では，以下に述べる forward scatter (FSC)，side scatter (SSC)，CD45 などの強度によって細胞を幾つかの集団に分けたのち（ゲーティング gating），異常細胞集団を抽出する．

異常細胞として，以下の 3 項目が挙げられる．

① 本来発現しているべき表面マーカー（汎 T および汎 B マーカーなど）の一部が欠損している細胞集団．
② 免疫グロブリンの偏位，あるいは両者が陰性，もしくは共陽性である B 細胞集団．
③ 本来は発現のない他の系統の細胞のマーカーが発現している腫瘍細胞．例：T 細胞集団における CD10（血管免疫芽球性 T 細胞リンパ腫 angioimmunoblastic T-cell lymphoma），B 細胞集団における CD5（マントル細胞リンパ腫 mantle cell lymphoma），混合形質性急性白血病 mixed phenotype acute leukemia（**表 1** 参照）．

● 以下に結果の解釈のポイントについて具体例を挙げて解説する．

a) FSC，SSC

FSC とはレーザー光線の軸に対して前方に散乱する光のことで，細胞表面で生じる散乱，回折，屈折光からなり，細胞の大きさを反映する．SSC はレーザー光線の軸に対し 90°の角度で側方に散乱する光

表1｜混合形質性急性白血病 mixed phenotype acute leukemia

1) 骨髄系マーカー，そして T もしくは B 細胞のマーカーをもつ複数の異なった芽球の集団を認める．
2) 同一細胞が骨髄系マーカーと T 細胞系もしくは B 細胞系のマーカーをもつ芽球の集団を認める．

骨髄系マーカー
  myeloperoxidase が陽性
   もしくは
  単球系への分化傾向を認める（少なくとも右の 2 つが陽性：非特異的エステラーゼ，CD11c，CD14，CD64，lysozyme）
T 細胞系マーカー
  cytoplasmic CD3（フローサイトメトリーによる CD3ε 鎖の検出）
   もしくは
  surface CD3（混合形質性急性白血病では稀）
B 細胞系マーカー
  CD19 強発現 + 少なくとも右の 1 つが強陽性：CD79a，cytoplasmic CD22，CD10
  CD19 弱発現 + 少なくとも右の 2 つが強陽性：CD79a，cytoplasmic CD22，CD10

4．フローサイトメトリー，染色体分析，FISH，遺伝子診断　　25

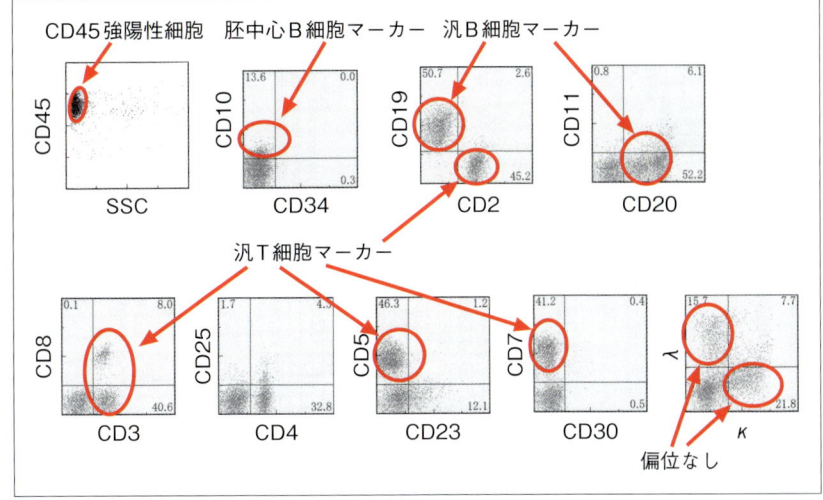

図2｜反応性リンパ節腫脹のリンパ節フローサイトメトリー
CD45強陽性細胞をゲーティングすると汎T抗原，汎B抗原は欠失なく発現しており，B細胞は約53％，T細胞は約47％であった．胚中心マーカーであるCD10の発現は約13％で，κ，λの比は15.7/21.8で偏位を認めないことから，リンパ濾胞の過形成を伴う反応性リンパ節腫脹と判断した．

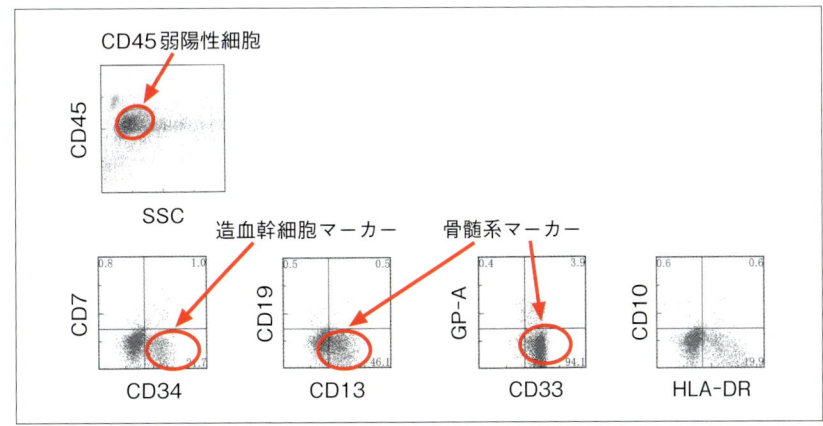

図3｜急性骨髄性白血病（AML with maturation）の骨髄フローサイトメトリー
CD45弱陽性の細胞をゲーティングするとCD13，CD33が陽性であった．B，T細胞マーカーの発現は認めなかった．さらに幹細胞のマーカーであるCD34も陽性であった．

のことで，細胞質の顆粒，核の形態などで生じる散乱光からなり，細胞の内部構造の複雑さを示す．
　まず，FSCとSSCで組織片や必要のない細胞を除外し，目的とする細胞集団を選択して（ゲーティング）その集団で細胞表面抗原の強度を解析する（**図1**）．

b）CD45
　CD45は血液細胞に広く発現する表面蛋白であるが，その発現の強弱で，リンパ球，芽球（白血病細胞），骨髄球，赤血球などを分離することができる．成熟リンパ球はCD45が強陽性である（**図2**）．芽球はFSCとSSCではリンパ球と区別が困難であるが，CD45は弱陽性（**図3**）であることから，検出が可能になる．

c）各種抗体による細胞表面蛋白の解析
　上記により，解析したい細胞を絞り込んで下記の抗原を解析し，異常細胞の集団の性質を解析する．

（1）骨髄系マーカー
　myeloperoxidaseは，最も特異性の高い骨髄系のマーカーである．従来は塗抹標本に対してDAB（3, 3'-diaminobenzidine）法などの染色で検討されていたが，現在はより簡便なフローサイトメトリーで行われることが多い．
　CD13，CD33は骨髄系細胞のマーカーであり，CD45ゲーティングで弱陽性の集団が増加し，かつこれらの発現をみた場合，骨髄系腫瘍を疑う．CD33を標的としたモノクローナル抗体薬ゲムツズマブ オゾガマイシン gemtuzumab ozogamicin（マイロターグ®）の使用適応の判断にも役立つ．**図3**にAML with maturationの例を示す．

（2）その他の骨髄系マーカー
　CD11c，CD14は単球系，CD41は巨核球系，gly-

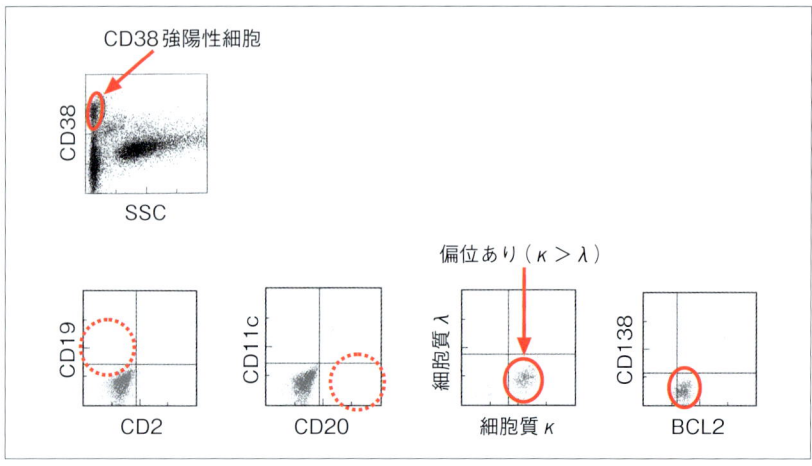

図4 | 症候性骨髄腫 plasma cell myeloma の骨髄フローサイトメトリー
CD38 強陽性の細胞をゲーティングするとCD19，CD20は陰性で，細胞質内のκ＞λと偏位を認めた．この症例ではBCL2も陽性であった．

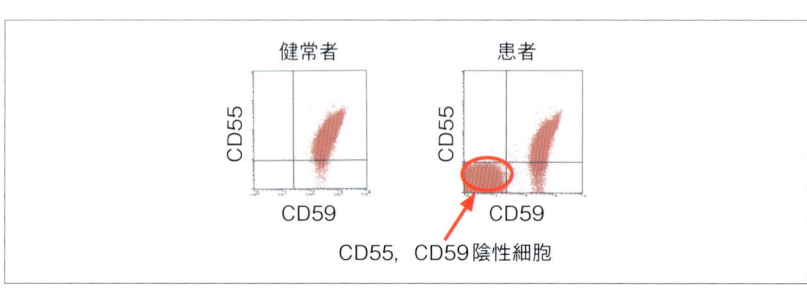

図5 | 健常者および発作性夜間血色素尿症（PNH）の末梢血赤血球フローサイトメトリー
前者はCD55，CD59陽性であるが，後者では多くの細胞で両者が陰性である．

cophorin A（GP-A）は赤芽球系マーカーとして，それぞれ用いられる．

CD38は形質細胞で強い発現を示すため，骨髄腫細胞の同定にはCD38ゲーティングを行い，解析する（図4）．

CD55，CD59は血液細胞の表面に発現するglycosylphosphatidylinositol（GPI）アンカー型蛋白質で，発作性夜間血色素尿症 paroxysmal nocturnal hemoglobinuria（PNH）患者の血球で陰性となる（図5）．

(3) B細胞マーカー

CD19，CD20，CD22は汎B抗原である．CD10は胚中心で活性化しているB細胞に発現しており，分化が進むと消失する．胚中心B細胞をノーマルカウンターパートとする濾胞性リンパ腫のマーカーである．CD20はモノクローナル抗体薬リツキシマブ rituximab（リツキサン®）の標的となる分子であり診療上重要である（図6, 7）．

(4) κとλ

細胞表面に発現する免疫グロブリン軽鎖で，その偏位，すなわち偏りを解析する．通常のB細胞ではκ陽性細胞とλ陽性細胞の比率は2：1である．κ/λ＞5もしくはλ/κ＞3であった場合，軽鎖の偏位とみなす．B細胞の集団においてκ，λ比の偏位を認めた場合，クローナルな増殖，つまりB細胞性腫瘍と判断する．また，同一のB細胞において両者が陽性，もしくは陰性の場合も異常細胞と判断する．図6, 7にそれぞれ濾胞性リンパ腫 follicular lymphoma，びまん性大細胞型B細胞リンパ腫 diffuse large B-cell lymphoma（DLBCL）を示す．

(5) T細胞マーカー

CD2, 5, 7, 9は汎T抗原である．T細胞においてこれらの欠失をみた場合，異常細胞と判断する．CD4はヘルパーT細胞，CD8は細胞傷害性T細胞のマーカーである．同一のT細胞において両者が陽性，もしくは陰性の場合も異常細胞と考える．図8に末梢性T細胞リンパ腫非定型群 peripheral T-cell lymphoma（PTCL），NOSを示す．

(6) その他のリンパ系マーカー

CD56はNK細胞のマーカーであるが正常リンパ組織ではその発現は10％未満である．大型細胞に発現を見た場合，NK細胞腫瘍を疑う．急性骨髄性白血病細胞 acute myeloid leukemia（AML）や骨髄腫細胞でもCD56は陽性になることがある．

CD30は通常のリンパ球には発現しない．大型細

図6 濾胞性リンパ腫 follicular lymphoma のリンパ節フローサイトメトリー
CD45強陽性の細胞をゲーティングするとCD10, CD19, CD20が陽性, さらに κ>λ と偏位を認めた.

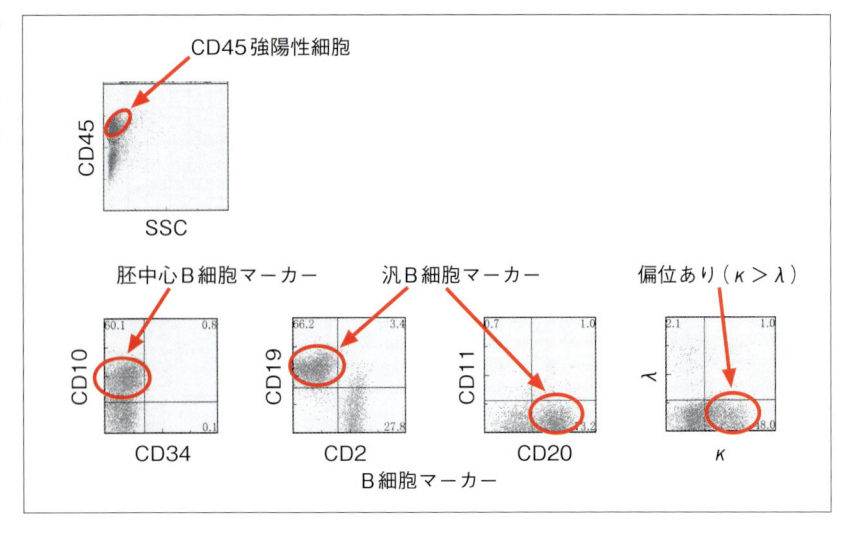

図7 びまん性大細胞型B細胞リンパ腫 (DLBCL) のリンパ節フローサイトメトリー
CD45弱陽性の細胞をゲーティングするとCD19, CD20が陽性, それに比してCD10はほぼ陰性であった. さらに λ>κ と偏位を認めた.

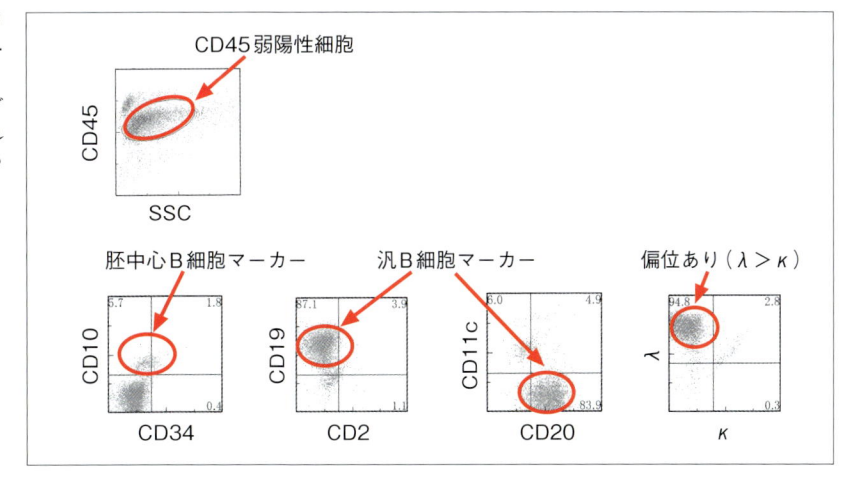

胞に発現をみた場合は未分化大細胞型リンパ腫やHodgkinリンパ腫を疑う.

2. 染色体検査

1) 原理

造血器腫瘍の発症の原因となる後天的な遺伝子異常を, 染色体の数や構造を解析することで明らかにする検査である. 染色体標本に種々の処理を行い, 染色体上に縞模様（バンド）を表出させて精密に分析する分染法により解析する. 現在最も一般的に用いられているのは, バンドパターンが鮮明で染色体全体が高い解像度で解析できる Giemsa 染色を用いたG分染法（G-banding）である.

2) どのような場合に用いるか

WHO分類では, 白血病や骨髄異形成症候群 myelodysplastic syndromes (MDS) などの骨髄系腫瘍は染色体異常に基づいて分類されており, スクリーニングとして造血器腫瘍初診時には必ず行う. また, 予後因子としても重要であるため, 診断時のみならず病状の変化の際や治療効果の判定時などにも行い, 病勢や治療方針決定の判断に用いる.

G分染法は染色体全体の数や異常が把握できること, 永久標本が作製できること, 蛍光顕微鏡を必要としないことが利点であるが, 分裂中期核を解析するため, 増殖の悪い細胞では分裂像が得られず検査が不能である場合がある.

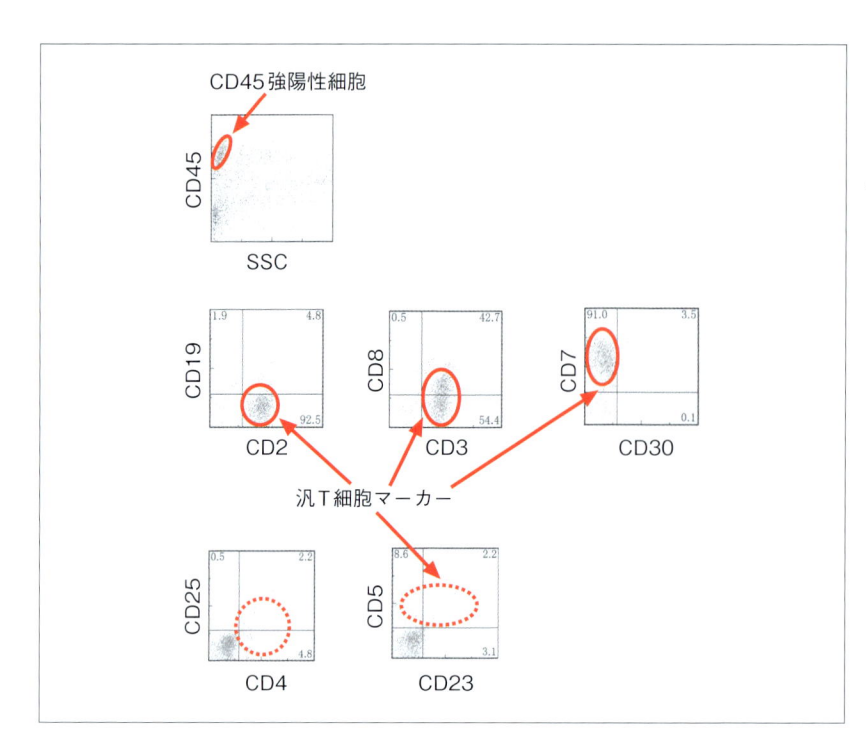

図8 | 末梢性T細胞リンパ腫（PTCL）非特異群のリンパ節フローサイトメトリー

CD45強陽性の細胞をゲーティングするとCD5の発現のない，異常なT細胞の発現を認める．CD4陽性細胞も減少している．

3）解析法

造血器腫瘍の主な染色体異常には以下の種類がある．それぞれ代表的な疾患とともに説明する．

a）構造異常

① 相互転座：2つの染色体で切断が生じ，それぞれの動原体を含まない部分が他の染色体の動原体を含む部分と入れ替わって結合したものである．染色体の量に変化はない．**図9a**に，慢性骨髄性白血病 chronic myelogenous leukemia（CML）でみられるt(9；22)を示す．9番染色体との転座を生じた22番染色体を Philadelphia（Ph）染色体という．

② 逆位：1つの染色体の2ヵ所で切断が起こり，それぞれが互い違いに結合したものである．切断内部の位置が逆転している．染色体の量に変化はない．**図10a**にAML with inv16(p13.1q22)で認めるinv16を示す．

③ 欠失：染色体の長腕，短腕の一部分が失われたもの．**図11**にMDS with isolated del(5q)での5番染色体長腕欠失を示す．

b）数の異常

正常な血液細胞は二倍性である．これらから，1個もしくは数個の染色体が増加または減少したものを異数性と呼ぶ．8トリソミー，7モノソミーはMDSでみられることがあり，予後不良に関連する[2,3]．

3. FISH

1）原理

FISHとは，検討したい遺伝子に相同なDNA配列をもつ10^3〜10^6 bpの，蛍光物質などで標識したオリゴヌクレオチド（プローブ）を，熱変性させて一本鎖にした腫瘍のDNAと結合（ハイブリダイゼーション）させ，目的の遺伝子を細胞内で可視化する方法である．

2）どのような場合に用いるか

特定の遺伝子自体の有無や数のみならず，その位置も確認できるため，転座，逆位，欠失などの構造異常がわかりやすく可視化できる．G分染法で検出された染色体異常や遺伝子異常の存在の確認に用いられている．分裂中期核で解析する分染法と異なり，間期でも行うことができること，解析細胞数も通常100個と多いことから，分裂像の得にくい疾患や，腫瘍の割合が少ない場合の解析に適している．

三次元の構造を二次元で解析するため，偽陽性が5％存在する．

3）解析法

① 融合：2つの遺伝子を別々に蛍光標識してその融合シグナルをみる．**図9c**にCMLを示す．

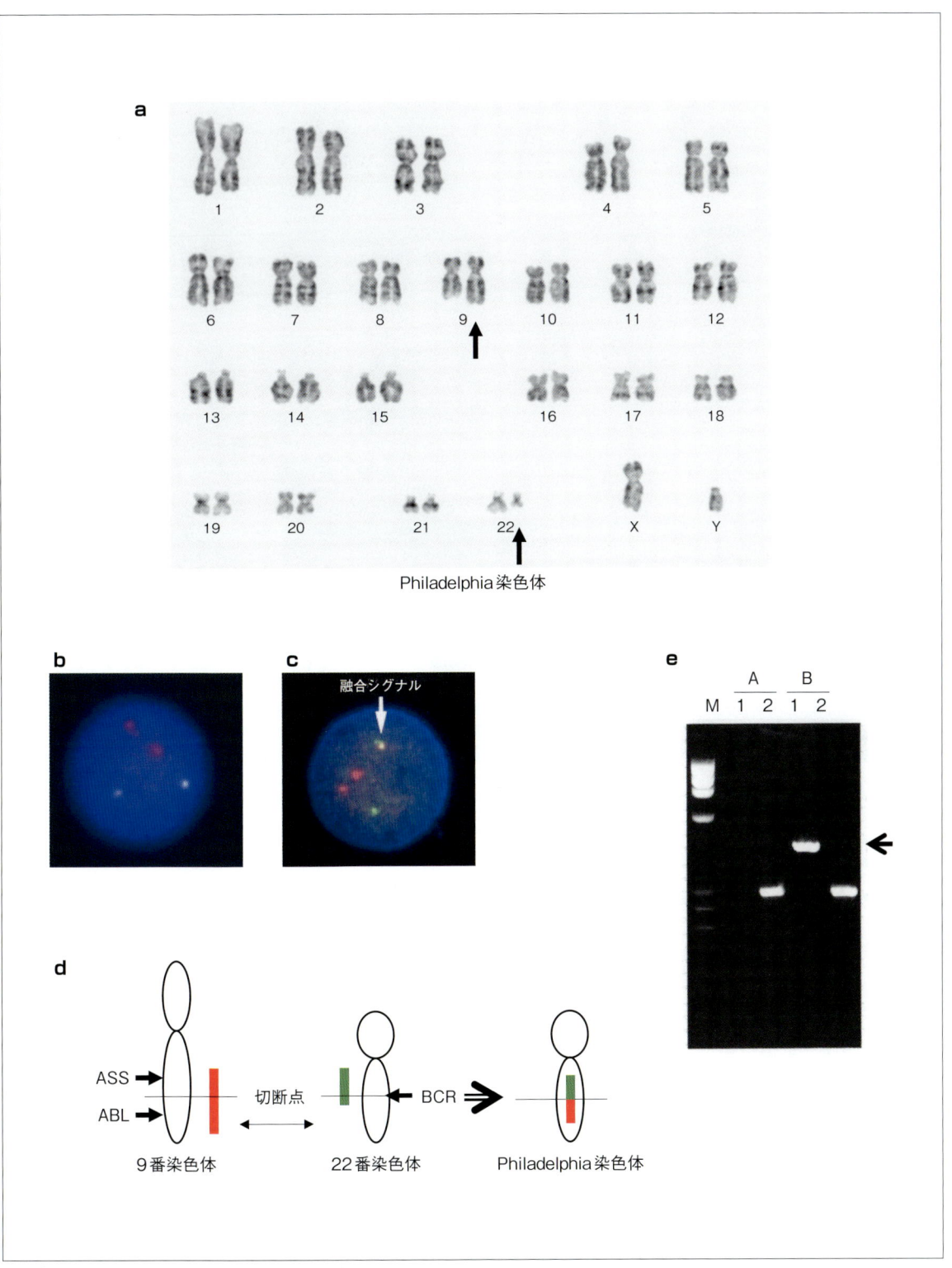

図9 | 慢性骨髄性白血病（CML）慢性期の骨髄

a：染色体（G分染法）．9番染色体の長腕と22番染色体の長腕の相互転座を認める．b, c：FISHによる*BCR/ABL*キメラ遺伝子の検出．健常者（b）ではそれぞれ2つのシグナルを，患者（c）では相互転座による融合シグナルを認める．d：染色体上のプローブ設計図．e：RT-PCRによる*BCR/ABL*キメラ遺伝子の検出．A：健常者，B：CML患者．1は*BCR/ABL*キメラ遺伝子に対するPCRで，矢印が*BCR/ABL*のバンド．Bにおいて陽性である．2は*β-actin* mRNAに対するPCR.

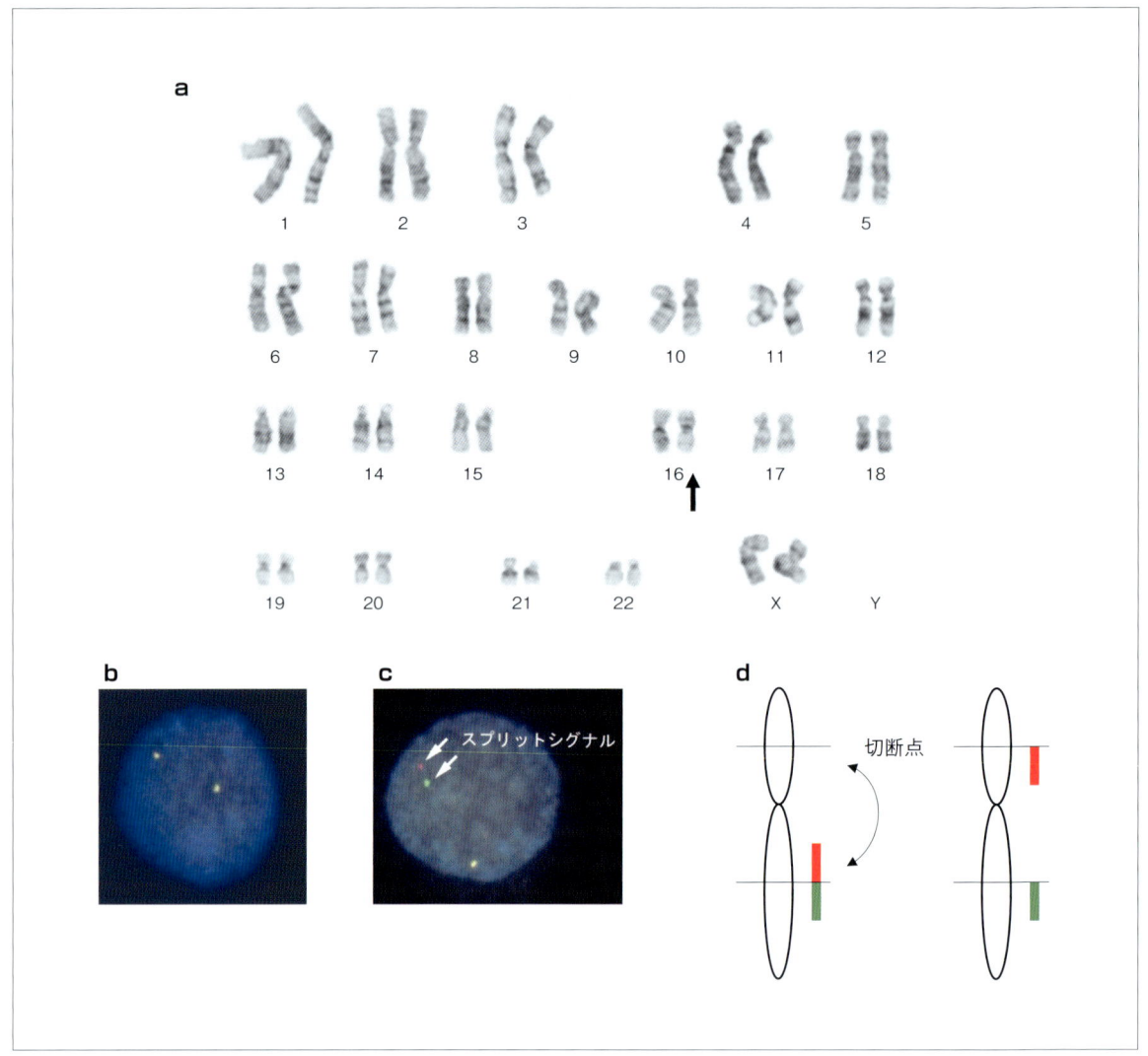

図10 | 急性骨髄性白血病（AML with inv 16（p13.1q22））
a：染色体（G分染法）．16番の逆位を認める．b, c：FISHによる*CBFB/MYH11*キメラ遺伝子の検出．健常者（b）では2つのシグナルを，患者（c）では逆位によるスプリットシグナルを認める．d：染色体上のプローブ設計図．

② スプリット：転座や逆位などの異常が疑われる1種類の遺伝子の両端を標識する．異常がない場合は融合，ある場合は分離（スプリット）シグナルとして観察される．図10c に AML with inv16（p13.1q22）を示す．
③ その他：通常は2つあるべきシグナルの数の変化を観察することで，重複や欠失も解析が可能である．

4. 遺伝子検査

現在の WHO 分類では，骨髄系腫瘍は遺伝子異常を基に分類されている．特に近年は骨髄増殖性腫瘍 myeloproliferative neoplasms（MPN）の病型ごとの特徴的な遺伝子異常が報告されて診断に重要な検査となっている．また，AMLでは，予後を決定する遺伝子異常が報告されており，その検出は治療法の選択に重要となっている．

1) PCR
a) 原理

遺伝子異常を検出する方法で最も感度の高いものである．病変部から抽出した DNA を鋳型として，目的とする腫瘍に特異的な遺伝子を PCR 法で増幅し，

図11 | 骨髄異形成症候群(MDS with isolated del(5q))に認められる5番染色体長腕の欠失

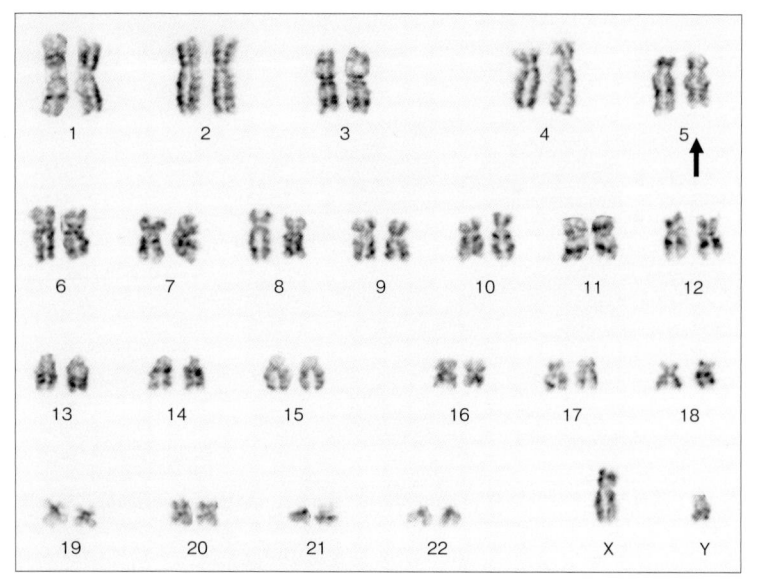

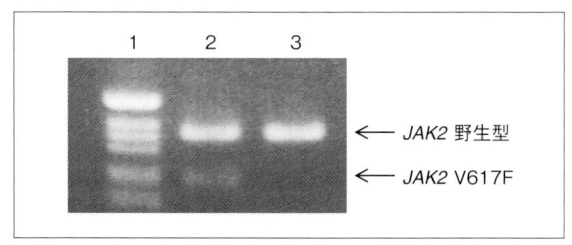

図12 | RT-PCR(アリル特異的PCR, allele-specific-PCR)による JAK2 V617F の検出
1：Size marker，2：真性赤血球増加症患者，3：JAK2 V617F 陰性患者．2において陽性である．

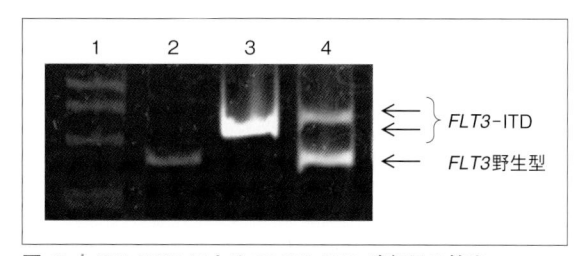

図13 | RT-PCR による FLT3-ITD 遺伝子の検出
1：Size marker，2：FLT3-ITD 陰性 AML 患者，3：FLT3-ITD 陽性 AML 患者1，4：FLT3-ITD 陽性 AML 患者2．患者1では FLT3-ITD の比率が極めて高いが，患者2では FLT3-ITD と FLT3 野生型の比率はほぼ同等である．

検出する．

b) どんな場合に検査を行うか

定性 PCR 検査は，腫瘍特異的な遺伝子異常や，免疫グロブリンもしくは T 細胞受容体などの遺伝子再構成の有無を調べる検査として，疾患の診断に用いられる[4]．

PCR は，結果が出るまでの時間が短く，かつ感度が高い．よって本法の最大の利点は，迅速にかつ少ない検体量で結果が得られることであり，急性白血病など病型診断を急ぐ場合や，眼内リンパ腫など，検体が得にくい疾患の診断に有用であることである．またホルマリン固定，パラフィン包埋 formalin-fixed paraffin-embedded (FFPE) 標本からも解析が可能である．

しかし感度が高いゆえに，偽陽性が 10～15% に存在する．

定量 PCR 検査は，リアルタイム PCR を用いた異常遺伝子の RNA 量の計測検査法である．腫瘍量の推定に用いられ，治療効果判定，特に微小残存病変の検出に役立つ．

c) 解析例

(1) BCR/ABL

CML は腫瘍細胞に相互転座，t(9;22) の結果生じる融合遺伝子 BCR/ABL によって発症する疾患である．MPN 診断時には定性 PCR 法で BCR/ABL の検出を行う．また，定量 PCR 検査の値は治療効果判定の基準になっている[5]．PCR による BCR/ABL の検出を図9e に示す．

(2) JAK2 V617F

真性赤血球増加症 polycythemia vera では，JAK2 遺伝子の変異 V617F もしくは exon 12 の変異をほぼ全例に認め，WHO 分類では診断基準の1つとして

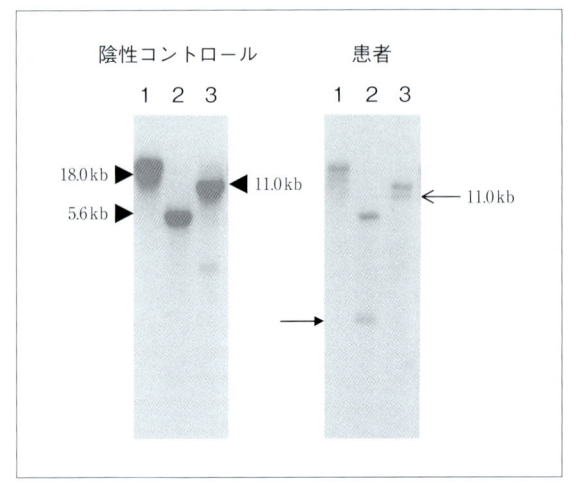

図14 | 形質芽球性リンパ腫 plasmablastic lymphoma リンパ節サザンブロッティング

陰性コントロールおよび患者のDNAを、制限酵素（1：EcoR1、2：BamHⅠ＋HindⅢ、3：HindⅢ）で切断後、電気泳動、メンブレンへ転写、ハイブリダイゼーション後写真撮影した。矢印がモノクローナルバンド．

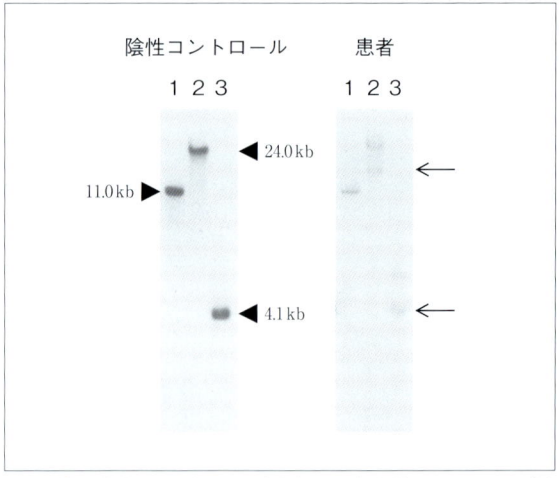

図15 | 末梢性T細胞リンパ腫（PTCL）非特異群のリンパ節サザンブロッティング

陰性コントロールおよび患者のDNAを、制限酵素（1：EcoR1、2：BamHⅠ、3：HindⅢ）で切断後、電気泳動、メンブレンへ転写、ハイブリダイゼーション後写真撮影した。矢印がモノクローナルバンド．

取り上げられている[1]．このJAK2遺伝子の異常は40〜50％の本態性血小板血症 essential thrombocythemia，50％の原発性骨髄線維症 primary myelofibrosis でも認め、これらの診断にも有用である[1]．PCRによるJAK2 V617Fの検出を図12に示す．

(3) FLT3

AMLでは、20〜40％の症例に受容体型チロシンキナーゼをコードするFLT3遺伝子の異常を認め、中でも遺伝子内のinternal tandem duplication（FLT3-ITD）がそのうち70〜80％を占める．FLT3-ITDは予後不良因子として知られ、治療法の選択、特に造血幹細胞移植の適応の有無の判断に用いられる[1]．PCRによるFLT3-ITDの検出を図13に示す．

(4) NPM

核小体に存在するリン酸化蛋白である nucleophosmin（NPM）はAMLの1/3に変異を認め、予後のよいタイプの指標とされている[1]．

2）サザンブロッティング法

a）原理

DNA中のある特定の配列を、放射性物質などを利用して可視化することで同定する方法である．ゲノムDNAを制限酵素で切断したのち、アガロースゲルで電気泳動後、ゲル内で大きさごとに分離されたDNA断片をナイロンやニトロセルロースの膜（メンブレン）に電気的に写し取る（転写）．検索したい遺伝子異常領域の核酸配列の断片を放射線や酵素で標識したもの（プローブ）を転写後のメンブレンに結合（ハイブリダイゼーション）させた後、オートラジオグラフィーや酵素による基質の発光によって膜の写真を撮影する．目的とする遺伝子領域が単一、つまり、対象がモノクローナルな細胞の集団、腫瘍である場合は1本のバンドが検出されるが、ポリクローナルである場合はスメア状のバンドとなる．

b）どんな場合に検査を行うか

本法は、腫瘍に特徴的な遺伝子を直接検出する方法であるため信頼度が高く、判定はバンドの有無で行うため明解で、偽陽性が少なく、形態のみでは悪性腫瘍と判断されないときに非常に有用である．しかし、検体量が多く必要であること（DNA 10μg以上）、したがって多くの生細胞が必要であること、腫瘍全体の10％以上腫瘍細胞がないと陽性に出ないなど、欠点もある．また、解析過程が複雑で時間がかかることも欠点である．

c）解析法

(1) 免疫グロブリン遺伝子，T細胞受容体

これらの遺伝子は、B細胞およびT細胞の分化の過程で遺伝子改変（再構成）を生じることで多種類の抗原に対応できる多様性を獲得する．よって、成熟B細胞およびT細胞のクローナルな増殖では再構成

パターンは単一となり，前者では免疫グロブリン重鎖遺伝子でほぼ100％，後者ではT細胞受容体T-cell receptor (TCR) の *TCRβ* もしくは *TCRγ* 遺伝子の90％以上で再構成バンドを検出できる．図14にB細胞腫瘍である，形質芽球性リンパ腫plasmablastic lymphoma 患者，図15にT細胞腫瘍であるPTCLのリンパ節サザンブロッティングを示す[6,7]．

(2) Epstein-Barr virus (EBV)-terminal repeat (EBV-TR)

節外性NK細胞リンパ腫鼻型などのEBV陽性腫瘍のクロナリティーの検索に用いられる．EBVゲノムは両端に約500bpの繰り返し配列EBV-TRと呼ばれる部分を持っており，潜伏感染状態ではこの部位同士が結合した環状の構造をとっている．TRの長さ（繰り返し数）は細胞分裂の際，娘細胞に同じ状態で維持されて伝達されるため，感染細胞がクローン性に増加した場合はTRの長さは一定に保たれるためサザンブロッティングではバンドとして検出される．図16にEBV陽性Tリンパ増殖症EBV-positive T-cell lymphoproliferative disorderの末梢血を示す．

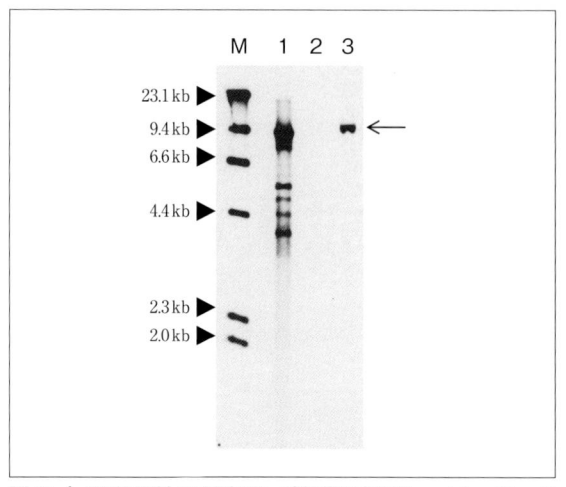

（新井文子）

図16 | EBV陽性T細胞リンパ増殖症（EBV positive T-cell lymphoproliferative diseases of childhood）の末梢血サザンブロッティング

陽性コントロール（1），陰性コントロール（2）および患者（3）のDNAを，制限酵素で切断後，電気泳動，メンブレンへ転写，ハイブリダイゼーション後写真撮影した．矢印がモノクローナルバンド．

文献

1) Jaffe ES, Harris NL, Stein H et al (eds)：WHO Classification of Tumors. Pathology & Genetics. Tumours of Haematopoietic and Lymphoid Tissues. IARC Press, Lyon, 2008
2) Schanz J, Tüchler H, Solé F et al：New comprehensive cytogenetic scoring system for primary myelodysplastic syndromes (MDS) and oligoblastic acute myeloid leukemia after MDS derived from an international database merge. J Clin Oncol 30：820-829, 2012
3) Malcovati L, Germing U, Kuendgen A et al：Time-dependent prognostic scoring system for predicting survival and leukemic evolution in myelodysplastic syndromes. J Clin Oncol 25：3503-3510, 2007
4) Sandberg Y, van Gastel-Mol EJ, Verhaaf B et al：BIOMED-2 multiplex immunoglobulin/T-cell receptor polymerase chain reaction protocols can reliably replace Southern blot analysis in routine clonality diagnostics. J Mol Diagn 7：495-503, 2005
5) Baccarani M, Saglio G, Goldman J et al：Evolving concepts in the management of chronic myeloid leukemia：recommendations from an expert panel on behalf of the European LeukemiaNet. Blood 108：1809-1820, 2006
6) Cleary ML, Chao J, Warnke R et al：Immunoglobulin gene rearrangement as a diagnostic criterion of B-cell lymphoma. Proc Natl Acad Sci USA 81：593-597, 1984
7) Langerak AW, Wolvers-Tettero IL, van Dongen JJ：Detection of T cell receptor beta (TCRB) gene rearrangement patterns in T cell malignancies by Southern blot analysis. Leukemia 13：965-974, 1999

II. 成人の骨髄病理標本の評価

1. 骨髄標本の作製

骨髄の採取法には，骨髄内容を吸引する方法と骨髄生検の2つがある．

1) 穿刺吸引塗抹標本とクロット標本

骨髄吸引は腸骨あるいは胸骨で行われ，塗抹標本，フローサイトメトリー，染色体分析，遺伝子検索に使用される．また，病理検体としてクロット標本が作製される．塗抹標本は，May-Grünwald Giemsa (M-G) あるいは Wright-Giemsa 染色を行って500細胞をカウントする．健常成人では，骨髄球系細胞・リンパ球系細胞・赤芽球系細胞の比率（myeloid/lymphoid/erythroid ratio：M/L/E 比）は，約3：1：1である．細胞密度 cellularity の判定は，標本の引き終わりにある骨髄細片を観察し判定する．胸骨における細胞密度は，概ね，新生児が100％，小児が70％，成人が50％，老人が30％である．骨髄細胞の分類を塗抹標本で行うと，概ね，赤芽球系20％，顆粒球・単球系60〜70％，リンパ球系0〜15％，形質細胞2％，巨核球系，線維芽細胞，その他1％である．

第1部 I-3「病理標本の取扱い方」でも述べられているように，穿刺吸引により得られた骨髄液を凝血させ，余分な末梢血液を濾紙で除去した後，10％緩衝ホルマリン液などで固定し，組織学的検索のためのクロット標本にすることが多い．塗抹標本は臨床医・臨床検査技師が判定するが，骨髄吸引クロットは病理検査室に提出され，病理医によって鏡検・診断される．クロット標本は塗抹標本よりも，細胞密度，巨核球の状態，間質の変化に関する正確な情報が得られるため，クロット標本の検索は骨髄塗抹標本による検索の結果を補うためのものと考えられる．

2) 生検標本

骨髄生検は，腸骨で施行され，捺印標本が作製された後，病理検査室に回される．骨髄生検材料の病理学的診断のためには，正しい角度で採取され，また，WHO 分類では少なくとも 1.5cm 以上の長さの骨髄が必要とされている[1]．作製された標本の質に診断が作用されるので，固定状態がよく，2〜4μm 厚で作製され，個々の骨髄細胞がどの系統のどの分化段階のものか HE 染色で判定できる標本でなくてはならない．生検標本の固定は，4％緩衝ホルマリン（12〜48時間），脱灰は10％ EDTA, pH7.2（1夜〜2日）で行った後パラフィン包埋が推奨されているが，標本作製に時間がかかりすぎるため，蟻酸や硝酸を用いた脱灰法なども行われている．我々は，脱灰操作なく切片を作製できる Bouin 液で固定している．そして，同時に採取する穿刺吸引内容をクロット標本にし，これは遺伝子検索に耐え得る10％緩衝ホルマリンで固定している．骨髄標本作製は，各施設で様々な方法で行われており，国際的な標準化が強く求められている領域である．

骨髄生検は，骨髄が線維化のために採取できないか，末梢血により薄められている場合に特に重要であり，細胞密度や造血細胞の分布状態，割合，成熟状態，および間質を評価することに有用で，骨髄穿刺不能例，骨髄の線維化の判定や骨髄増殖性腫瘍 myeloproliferative neoplasms (MPN) の分類，悪性リ

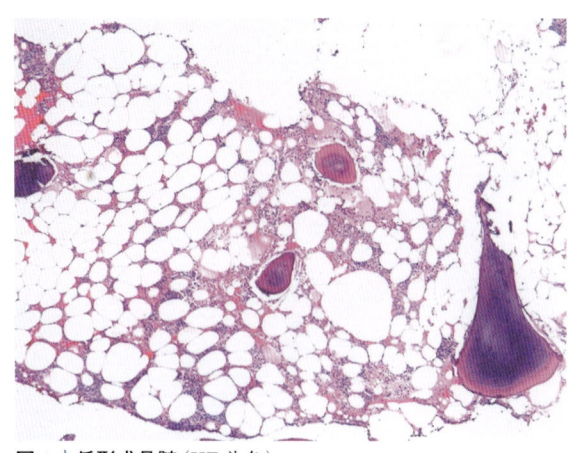

図1｜低形成骨髄（HE染色）
低形成MDSの骨髄生検組織.

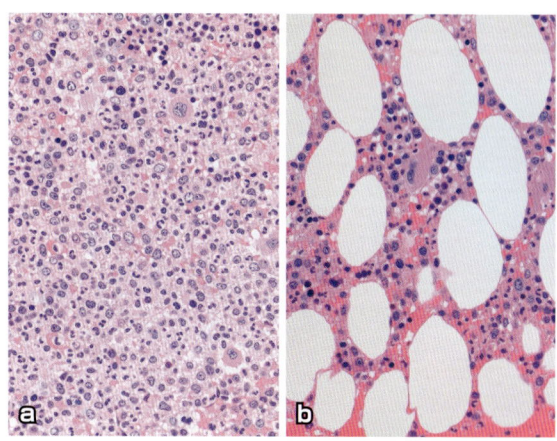

図2｜CMLにおけるイマチニブの効果
著しい過形成骨髄（a）がイマチニブ投与で正形成骨髄（b）に改善した（HE染色）.

ンパ腫の骨髄浸潤の有無，骨髄癌腫症や骨髄腫の結節性増殖の証明などの目的で施行される．クロット標本に対するメリットは，①正確な造血細胞の分布や細胞密度を知ることができ，造血能の総合的な判定ができる．②異常細胞の検出が広範囲に行え，骨梁との関係などの構築の異常が判定できる．③線維化の程度や粘液変性などの間質の変化が判定できることである．腫瘍性疾患，特に線維化の判定も必要なMPNや悪性リンパ腫の骨髄浸潤には生検が必須であり，これを病理医が責任をもって診断する必要がある．

2. 骨髄組織標本の評価法

1）細胞密度

骨髄造血は，胎生4ヵ月より始まり，生涯続く．出生時には，ほぼ全ての骨で造血が起こっているが，成人の四肢の骨では造血は消失し脂肪髄となる．骨髄は，海綿骨内の空間を占める部分をいい，成人では，骨盤，脊椎，頭蓋・顔面骨，肋骨，胸骨に存在し，それぞれ，全体の40％，28％，13％，8％，2％を占める．

細胞密度の判定は骨髄生検が最も信頼できるが，採取部位や手技の優劣により多少違いがある．クロット標本での判定は末梢血の混入がない場所を選ぶようにする．我々は，細胞密度はF（fat）とC（cell）の比（F/C）あるいは造血部位の占める割合（％）として記載しており，これは目算で行っている．F/Cの計測は標本を写真に撮り，実際に面積を計算した標準のものを用意しておき，練習するとよい[2]．また，実際に画像解析用のPCソフトあるいは画像解析装置にかけて正確な数値を得ることもできる．

細胞密度は，年齢による変化や採取部位（胸骨か腸骨か）により正常値はかなり変動する．一般的に，過形成は75％以上，正形成は30（70歳以上では20）～75％，低形成は30（70歳以上では20）％以下である．著しい過形成では，慢性MPN［慢性骨髄性白血病 chronic myeloid leukemia（CML），真性赤血球増加症，本態性血小板血症］や無効造血を示す巨赤芽球性貧血や骨髄異形成症候群 myelodysplastic syndrome（MDS）を考え，低形成では再生不良性貧血や低形成MDS（図1），低形成白血病，放射線照射・化学療法後などを考える．またチロシンキナーゼ阻害剤などの薬剤の効果判定時にも重要な情報となる（図2）．

2）造血細胞

どの系統の，どの分化段階の細胞が増加しているのか，あるいは減少しているのかを判定する．芽球，赤芽球系，顆粒球系，巨核球系それぞれについて数の増減と血球の成熟度をみる．これを判定することにより，まず障害が赤芽球系，顆粒球系，巨核球系のどの分化段階にあるかを判定する．原則として，分化の早期段階での障害はそれ以後の分化段階にある細胞の減少をもたらし，逆に最終成熟段階にある赤血球，成熟顆粒球，血小板の段階での障害は，それぞれ，赤芽球系，顆粒球系，巨核球系造血の亢進をもたらす．すなわち，3系統いずれも低形成である

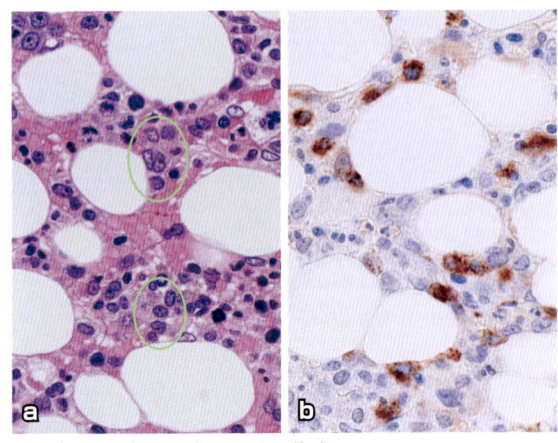

図3 | MDS（RAEB）における芽球
a：HE染色．b：CD34陽性所見．

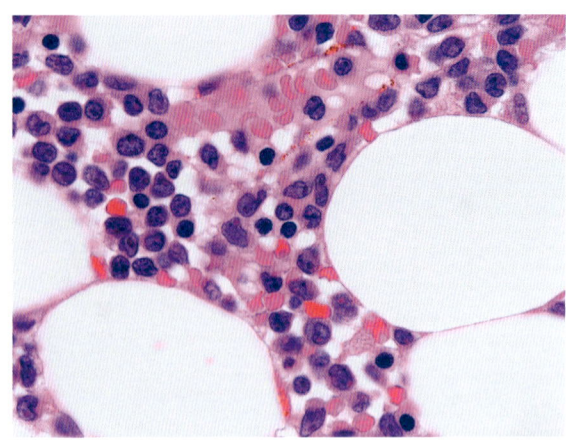

図4 | 低形成骨髄性白血病における小型・類円形～卵円形核を有する骨髄芽球（HE染色）

なら，幹細胞レベルでの異常の可能性がある．末梢血の汎血球減少症があり，骨髄が過形成である場合には，骨髄内で造られた細胞が骨髄内あるいは末梢で崩壊している可能性がある．骨髄内で崩壊してしまう場合を無効造血といい，血球に異形成がみられる場合にはMDSが疑われる．単球系に関しては，細胞の同定が困難であり，必要なら免疫染色を行う．造血細胞のそれぞれの系列における分化段階を大まかに判定するには，標本を細胞レベルで観察することが必要で，そのためには適切な標本作製と塗抹標本での血液細胞の見え方を理解しておかなければならない．

a) 芽球

芽球blastとは骨髄塗抹標本で定義されるものであり，骨髄芽球，単芽球，巨核芽球が含まれる．赤芽球を芽球として取扱うべき場合は，赤血病（M6b）の診断のためだけである．芽球比率は，骨髄腫瘍の診断と分類に極めて重要である．芽球は，成熟リンパ球から単球あるいはそれより大きいサイズのものまであるが，骨髄芽球は，前赤芽球に比べサイズが小さく，細胞質にも乏しい．細胞質も前赤芽球のようには青みがかっておらず淡明である．核クロマチンは微細である．単芽球と前単球との形態学的区別は曖昧で，単芽球は非特異的エステラーゼnon-specific esterase（NSE）（＋），ミエロペルオキシダーゼmyeloperoxidase（MPO）（－/＋）であるが，前単球はNSE（＋），MPO（＋）である．腫瘍性の前単球は芽球とみなされるが，腫瘍性の単球は非腫瘍性の単球と区別するのは難しく芽球とはみなされない．

巨核芽球は細胞質ブレブを有することがある．また細胞質は淡明で核クロマチンは不規則に分散する．急性前骨髄球性白血病の腫瘍性前骨髄球は芽球相当である．

骨髄生検の場合，芽球の局所的なクラスターやシート状の増殖は，MDSのRAEB，AML，MPNの芽球転化など病状の進行が示唆される（図3, 4）．骨髄芽球は免疫染色でCD34陽性のことが多いが，CD34陰性の骨髄芽球も存在するため，CD34の免疫染色は塗抹標本における芽球のカウントの代用とはならない．フローサイトメトリーの材料は末梢血による希釈その他で影響を受けるので，フローサイトメトリーで芽球の割合を決定することもしない．

b) 顆粒球系細胞

顆粒球系造血は主に骨梁周囲で優位であり，骨髄芽球myeloblast，前骨髄球promyelocyte，骨髄球myelocyte，後骨髄球metamyelocyte，杆状核球band form，分葉核球segmented formへと分化する．顆粒球系は，通常では幼若型～成熟型である分葉好中球までが段階的にみられる．前骨髄球～好中球までは細胞質に顆粒が目立ち，骨髄標本でも比較的容易に顆粒球系と同定できるが，骨髄芽球は顆粒が少なくHE染色での同定は難しい．一般的に幼若型は骨梁周囲に増生し，その周りを段階的に成熟型が取り巻くように配置する[2]．骨髄移植後の造血回復期では顆粒球系コロニーとして認められる（図5）．切片では，幼若顆粒（骨髄芽球，前骨髄球，骨髄球）と成熟顆粒球に分けるようにみていくとわかりやすい．幼若型顆粒球はリンパ球や赤芽球よりも細

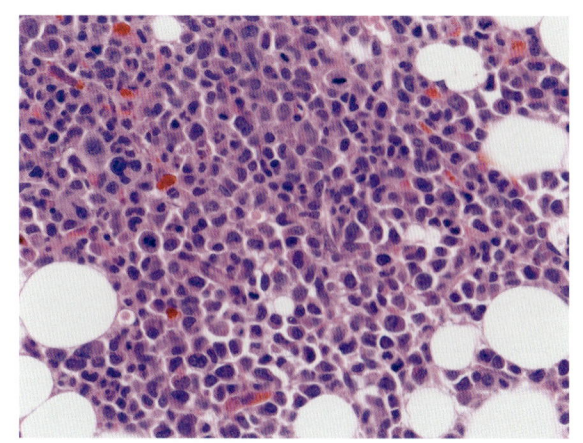

図5 │ 骨髄移植後の顆粒球系コロニー（生検標本）（HE 染色）

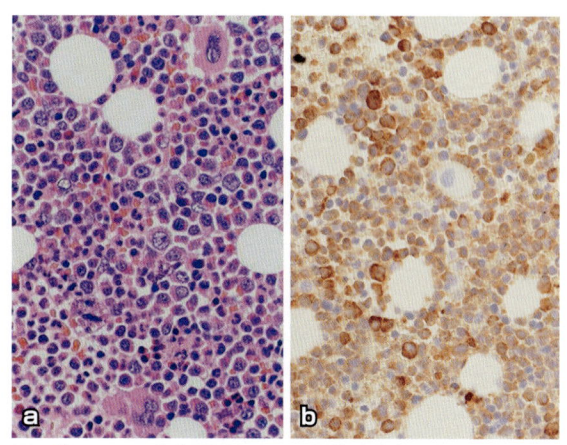

図6 │ G-CSF 産生腫瘍における顆粒球系過形成
a：クロット標本の HE 染色．b：myeloperoxidase（MPO）免疫染色．

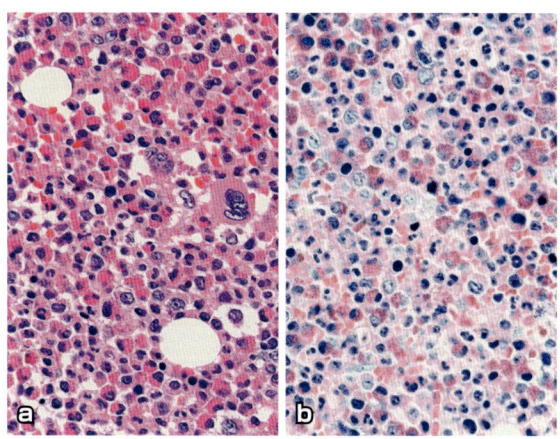

図7 │ *FGFR* 遺伝子異常を伴う骨髄系腫瘍の骨髄
a：HE 染色．b：Giemsa 染色．好酸球増加がみられる．

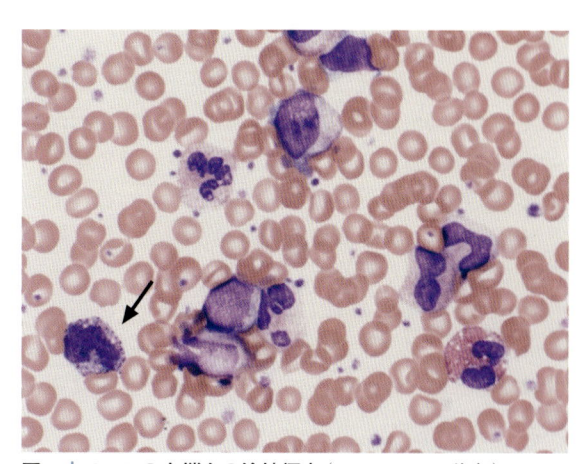

図8 │ CML の末梢血の塗抹標本（May-Giemsa 染色）
好塩基球と好酸球がみられる．

胞質はやや広くみえる．骨髄内における成熟好中球の減少は顆粒球系造血異常の指標となり，MDS ではしばしば成熟障害 maturation arrest がみられる．また幼若型顆粒球の集簇層と周囲の成熟好中球の増加は，G-CSF 産生腫瘍や G-CSF 投与などが原因である反応性顆粒球増加症（図6）あるいは CML を示唆する．

骨髄での好酸球の増加は，しばしば腫瘍性疾患（第2部Ⅱを参照）を発見する手がかりとなるので，見逃さないように注意する（図7）．好酸球は骨髄切片の Giemsa 染色で明瞭になる．末梢血で 500/μL 以上であると好酸球増加症という．

好塩基球の増殖因子は IL-3 である．好塩基球の顆粒は無構造で水溶性のためにホルマリン固定された通常の切片で検出できない．したがって，好塩基球は肥満細胞と異なり末梢血では確認できるが（図8），組織では確認することは困難である．好塩基球は HE 染色では判別できない骨髄内で好塩基球を同定するには，好塩基球に特異な抗体（clone：2D7）を用いるようである．

c）単球系細胞

単球系細胞は，単芽球 monoblast，前単球 promonocyte，単球 monocyte と分化する．単芽球や単球を骨髄組織標本で同定することは難しい．単芽球は，塗抹標本では大型の核小体が目立つ類円形核を有する細胞である．急性単芽球性白血病は，形質細胞様樹状細胞腫瘍との鑑別がしばしば問題となるが，後者は NSE（－）である．単球は，馬蹄形ないし腎臓

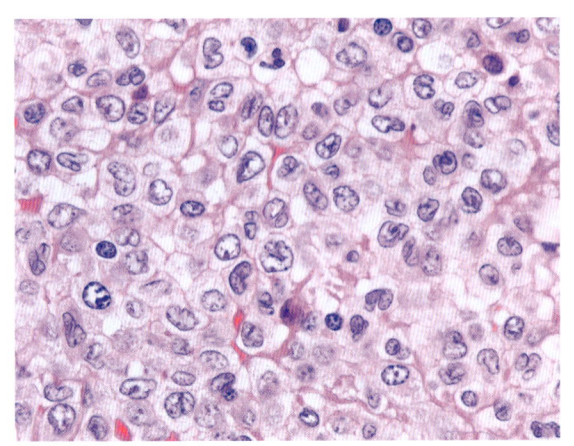

図9 │ 急性単球性白血病にみられる腫瘍細胞（HE染色）
広い細胞質と核異型が強いのが特徴．

形の核と淡い細胞質によって特徴づけられ，骨髄内ではしばしば集簇して認められる．単球の増加が目立つ場合には急性単球性白血病，急性骨髄単球性白血病，慢性骨髄単球性白血病が疑われる．急性単球性白血病では，細胞質が広く核が腎臓形をした細胞の増殖がみられる（図9）．パラフィン切片での単球の同定には，PG-M1（CD68）やCD14の免疫染色が有用である．単球は血中から組織内に遊走するとマクロファージmacrophageになり，活発な貪食能を示す．

d）赤芽球系細胞

組織切片では赤芽球はリンパ球との鑑別が必要であるが，クロマチンが濃縮している点と核が円形でくびれがないこと，また赤芽球島（TOPICS①参照）を形成することが鑑別点となる．赤芽球系は，早期赤芽球（前赤芽球と好塩基性赤芽球）と後期赤芽球（多染性赤芽球と正染性赤芽球）に分けて考えるとよい．M：E比（M/E）は，骨髄塗抹標本で記載されている値であり，これを組織切片で算定することは困難である．早期赤芽球は，切片では骨髄芽球，単芽球，巨核芽球との鑑別が難しいが，大型円形で細胞質が好塩基性である．赤芽球過形成で，成熟段階が同調した多染性赤芽球や正染性赤芽球からなる大きな赤芽球島が形成されている場合は，溶血性貧血や抗癌剤投与後の回復期にみられる（図10）．human parvovirus B19感染で出現する巨大前赤芽球giant proerythroblastや大型の多核赤芽球は，MDSや赤白血病でもみられる．

胎児期に認められる赤芽球造血が，急性あるいは慢性の骨髄抑制からの回復期や慢性骨髄不全の場合にみられる．すなわち胎児型ヘモグロビン（HbF）（Gγ＞Aγ鎖），i抗原，平均赤血球容積（MCV）の高値，低ヘモグロビンA2（HbA2），短寿命の特徴がある．慢性的な胎児造血はFanconi貧血やDiamond-Blackfan貧血のときにみられる．

各系統に関して異形成があるか否かを検討することは診断上極めて重要である．骨髄吸引クロット/骨

TOPICS ①赤芽球島

骨髄中の成人健常者の酸素濃度は約7％といわれており，低酸素状態にある．貧血になるとさらに低下し血中のエリスロポエチンerythropoietin（EPO）値は増加する．EPOの標的であるCFU-Eは，前赤芽球，好塩基性赤芽球，多染性赤芽球，正染性赤芽球，さらに脱核して網状赤血球へと分化する．この際，赤芽球はマクロファージに接着しながら，また赤芽球同士お互いに接着しながら増殖・分化する．このため赤芽球系造血巣は島状に分布してみられ，この構造を赤芽球島 erythroblastic islandという[5]．赤芽球島は，中心のマクロファージcentral macrophageを取り囲むように周囲に赤芽球が配列する三次元的な構造をいい，二次造血（肝造血や骨髄造血）で認められるものである．

赤芽球島は，赤芽球が三次元的にマクロファージの細胞質突起に包まれた状態で存在するため，骨髄塗抹標本では壊れやすい．骨髄吸引クロットや骨髄生検の組織標本の場合は，赤芽球が集簇する構造としてみられ，中心性マクロファージはHE染色では同定しにくく，CD68やCD163の免疫染色を行うと明らかになる．この場合には，赤芽球間に伸びている細胞質突起が染色されるので，赤芽球周囲に線状の陽性像がみられる．一方，赤芽球との接着を失ったマクロファージは，細胞質突起を退縮させ類円形を呈する．

骨髄組織標本で赤芽球島の形成状態を観察することは，血液疾患の病態の把握や病理診断，特にMDSの診断に有用である．赤芽球島の観察ポイントについては，①サイズ＝集簇する赤芽球の数，②赤芽球の集合状態（密か疎か），③構成する赤芽球の分化段階，④赤芽球の同調性の有無，⑤分布部位（静脈洞付近か骨稜付近か）である．

TOPICS ②環状鉄芽球

環状鉄芽球 ring sideroblast とは，赤芽球における鉄利用不全によってミトコンドリア内に過剰の鉄が沈着したもので，核周囲または核近傍に（核周囲 1/3 以上にわたる必要はない）5 個以上の鉄染色陽性顆粒を有する赤芽球のことである．塗抹標本で定義されるものであるが，組織切片でも観察可能で，Berlin blue 染色した標本を強拡大（可能なら油浸レンズ）で判定する（図 20）．環状鉄芽球の鉄顆粒は大型顆粒なので組織学的にも判定できるが，塗抹標本の所見を参考とするのが賢明であろう．最近，環状鉄芽球が出現する WHO 分類での MDS の一型 refractory anemia with ring sideroblasts (RARS) と MDS/MPN の一型 RARS associated with thrombocytosis (RARS-T) の 60～80% に splicing factor 3b subunit 1 (*SF3B1*) の変異が認められることが判明し，実験的研究からも *SF3B1* のハプロ不全 haploinsufficiency が環状鉄芽球形成の原因となることが示された[6]．MDS 以外に，アルコール依存症，鉛中毒，亜鉛中毒，銅欠乏症，isoniazid や chloramphenicol などの薬剤服用でも出現する．

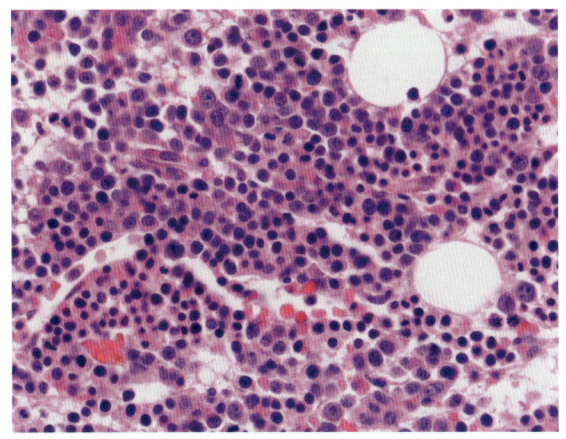

図 10 | 骨髄移植後の赤芽球系コロニー（生検標本）（HE 染色）

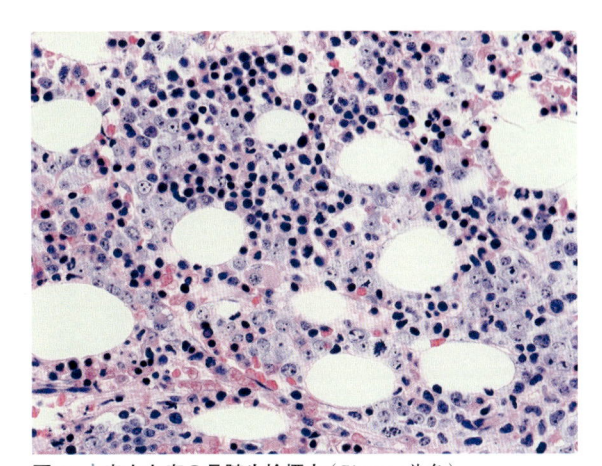

図 11 | 赤白血病の骨髄生検標本（Giemsa 染色）
核小体を有し，細胞質が好塩基性の巨赤芽球様細胞が目立つ．

髄生検で指摘できる異形成については他の文献を参考にしていただきたい[2]．巨赤芽球は，前赤芽球や好塩基性赤芽球との鑑別が難しく，骨髄切片では断定しづらいが，Giemsa 染色で判定しやすくなる（図 11）．骨髄切片では核網が繊細で核小体が目立ち，幼若な細胞にみえる．赤芽球における鉄の沈着は塗抹標本がわかりやすいが，環状鉄芽球は組織切片でも同定可能である．最近，環状鉄芽球の形成に重要な遺伝子として *SF3B1* が同定された（TOPICS ②参照）．

e）巨核球系細胞

巨核球前駆細胞 colony-forming unit megakaryocyte (CFU-Meg) は，トロンボポエチン thrombopoietin (TPO) により増殖・分化し巨核芽球となる．巨核芽球は，細胞分裂を伴わない DNA 合成により巨核球となる．巨核球は，骨髄静脈洞内へ細胞突起を伸展させ血小板を放出する．骨髄における巨核球数の正常値は，1～2/HPF（40 倍対物 400 倍視野）あるいは 10～25/mm² である．

巨核球は，正常骨髄では骨梁間に単個として存在するが，MPN の場合には不均一な分布を示し，集簇傾向（小クラスター：3 個以上～強いグループ化：7 個以上）がみられる．巨核球の集簇は，疎な配列を示すもの（間に造血細胞を混じえる）と，密な配列を示すものがあり，後者は原発性骨髄線維症の診断に役立つ所見とされている．また，反応性疾患の場合に巨核球が骨梁周囲に分布することはほとんどない．巨核球の腫瘍性増殖を示唆する所見は，核の異型（低分葉，雲状あるいは蕾状核などの核分葉異常，雄鹿の角に似た staghorn-like 過分葉核，過染性などのクロマチン異常），核細胞質比異常，奇怪な形，また濃染性クロマチンを有する裸核などである．staghorn-like 巨核球は，大型で細胞質が成熟しており，深く

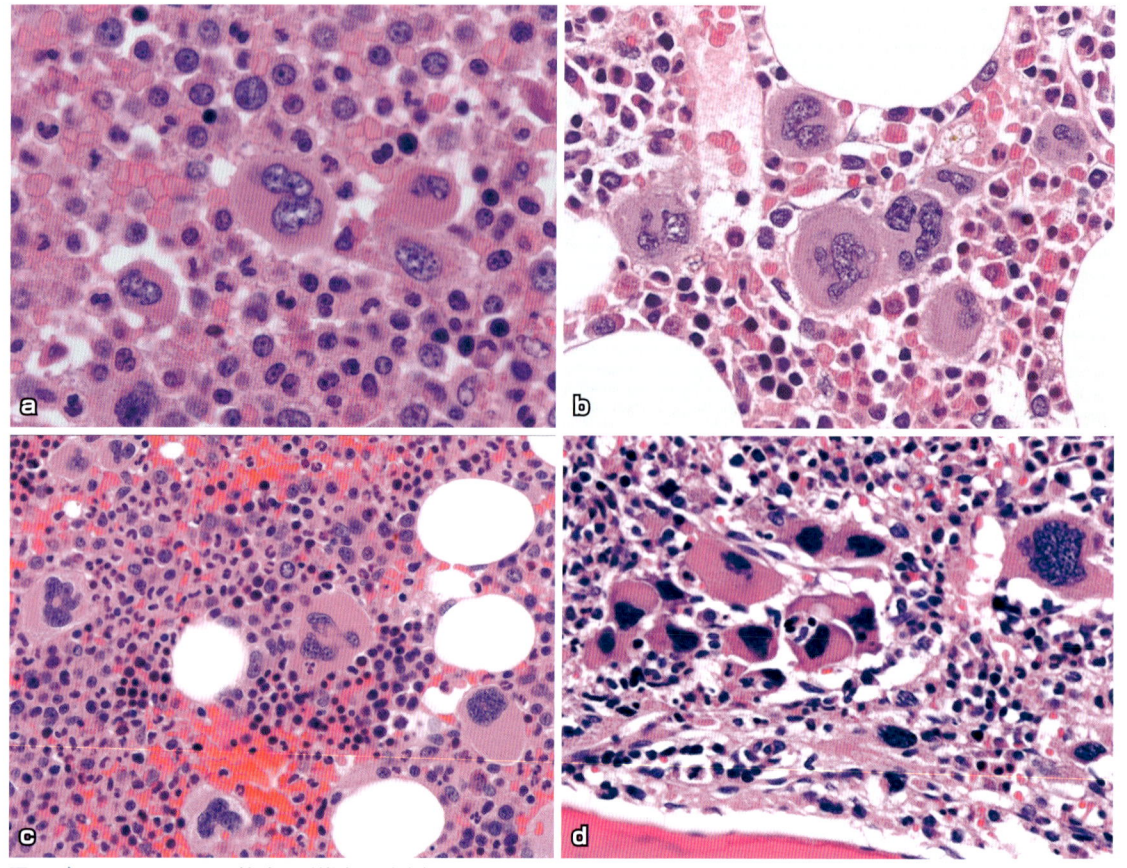

図 12 | MPN における巨核球の形態（HE 染色）
a：CML，b：本態性血小板血症，c：真性赤血球増加症，d：原発性骨髄線維症．

切れ込んだ過分葉核をもつものをいい，本態性血小板血症でみられる．高度な異型をもつ巨核球は原発性骨髄線維症を，単核の巨核球や小型の異形成を示す巨核球などは MDS を疑わせる所見である．dwarf 型巨核球とは，低分葉の小型の巨核球を指しており，CML にみられる（図 12）．

3）間質細胞の評価

a）マクロファージ

ヒトの単球-マクロファージ系細胞には CD 68，CD 163 が発現している．骨髄の定住性マクロファージは CD 68，CD 163，CD 4，CD 31，HLA-DR 強陽性で，単球とは，CD 35 や CD 71 の発現がみられない点で異なっている．骨髄において，マクロファージ数はほぼ一定に保たれているが，様々な病態で，その数の変動と形態変化がみられる．急性骨髄性あるいは急性リンパ性白血病では，正常造血が抑制される結果，マクロファージの数そのものが減少している場合が多い．一方，CML ではマクロファージの数は増加していることが多い．MDS では，アポトーシスに陥った細胞を貪食するマクロファージの数の増加がみられる．また，血球貪食症候群ではマクロファージが増加するが，大量の血球貪食に伴って細胞質突起が消失し，形態が丸くなる傾向がある（図 13）．再生不良性貧血では，脂肪細胞は増加するが，マクロファージは減少し小型化する．骨髄線維症では細胞質が両極に著しく伸びたマクロファージがみられる．定住性マクロファージが腫瘍化した場合には，25μm 以上の大型細胞で核異型が強く，CD 68，CD 163 は陽性となる（悪性組織球症）．

b）肥満細胞

肥満細胞の増殖因子は stem cell factor（SCF）である．好塩基球に比べて，2 倍以上の大きさで，核は単核．細胞膜の表面には無数の絨毛様突起がある．

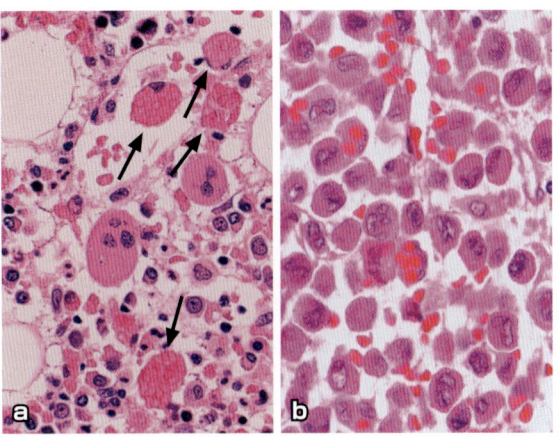

Ⅱ．成人の骨髄病理標本の評価　41

図13 ｜ 赤血球貪食症候群における骨髄マクロファージ（a）と悪性組織球症における腫瘍性マクロファージ（b）（生検組織）（HE 染色）

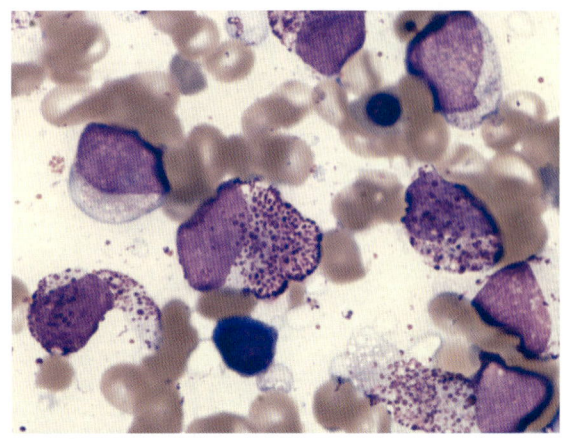

図14 ｜ 全身性肥満細胞症における骨髄塗抹標本（May-Giemsa 染色）

肥満細胞の顆粒は結晶状（タンパク分解酵素であるトリプターゼやキマーゼ由来）あるいは渦巻き状構造を示すが，肥満細胞症や肥満細胞白血病の場合は，顆粒は小さくなり数も減少するので塗抹標本では好塩基球との鑑別が難しくなる（図14）．

c）リンパ球，形質細胞

リンパ球は，核が円形〜類円形で細胞質に乏しく，正常骨髄ではB細胞よりもT細胞の割合が多い．リンパ濾胞は，若年者ではみられないが，50歳以上では多少とも存在する．

高年齢（50歳以上）にしばしば認められるリンパ濾胞は，芽中心を有するものと有さないもの，辺縁がはっきりしているものとしていないものなど，様々な形に分類されている．若年成人や小児にはみられない．骨梁周囲のリンパ球の増殖は悪性リンパ腫が疑われる．

形質細胞 plasma cell の"形質"は細胞質という意味である．形質芽球 plasmablast は大型の核小体を有する細胞であるが，形質細胞には核小体はみられず，血管周囲に集簇する傾向がある（図15）．

d）細網細胞（骨格構成細胞）

骨髄の骨格を構成する細胞であり，CD10，α-smooth muscle action が陽性である．この細胞は，骨髄全体に分布しているが，血管周囲のものは，従来 adventitial reticular cell と呼ばれていた．近年，細網細胞は CXCL2 を高発現し，造血幹細胞ニッチの構成細胞と考えられているようである．

e）血管

血管は，主動脈が骨皮質から入って終末動脈とな

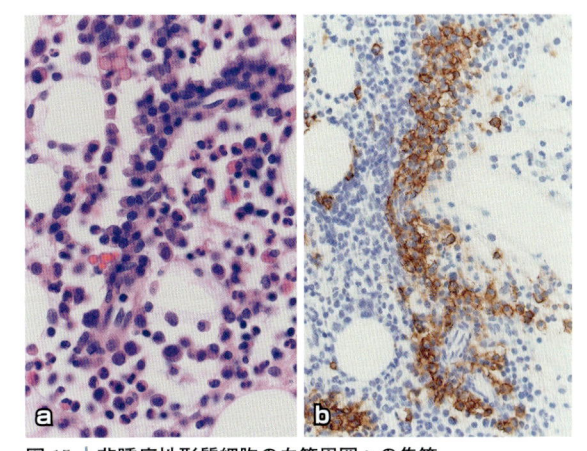

図15 ｜ 非腫瘍性形質細胞の血管周囲への集簇
a：HE 染色，b：CD138 免疫染色．

り骨髄を栄養する．これは静脈洞へ注ぎ，中心静脈洞に集まり，静脈として返る．類洞は造血細胞が末梢血に出たり，あるいは末梢血から入る部位である．骨梁近傍よりも酸素濃度が高く，細網細胞とともに血管性ニッチ（至適造血微小環境）を構成している．一方，腫瘍においては毛細血管様の新生血管ができ，微小血管密度 microvessel density（MVD）が白血病や多発性骨髄腫の進展，予後に相関することが知られている．MVDは，完全寛解時には正常化する．これは，腫瘍細胞から vascular endothelial growth factor（VEGF）などの血管増生因子が分泌される結果であるらしい．

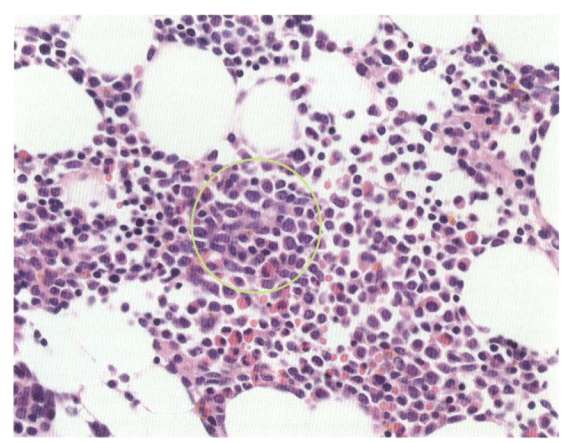

図16 | MDS（RAEB-2）における ALIP（○印，生検組織）（HE染色）

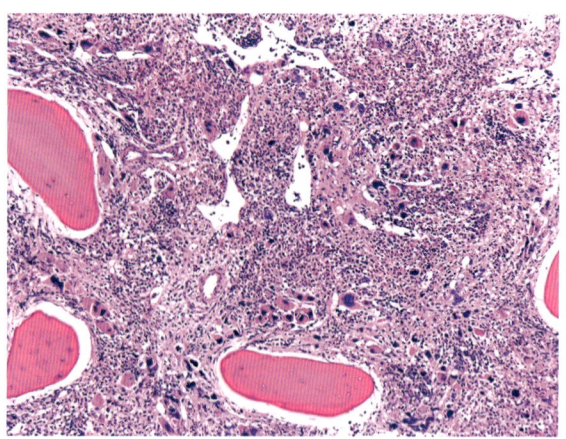

図17 | 原発性骨髄線維症の骨髄生検組織（HE染色）
類洞の拡大，と分布異常と強い異型性を示す巨核球がみられる．

表1 | 骨髄線維化の評価：Manoharan の分類

正常	ときおり，太い線維や細い細網線維をまばらに認めるか，血管周囲の線維網やリンパ濾胞に結合した細網線維のみを認める
1+	切片のほとんどの領域に，細い細網線維網を稀に太い線維を伴って認めるか，血管とリンパ濾胞から離れた部分に細網線維の局所的な増加を認める
2+	細網線維網がびまん性にみられ，部分的に太い線維の増加を認める
3+	細網線維網がびまん性にみられ，多くは太い線維からなるが，Masson染色で青（または緑）色に染まる膠原線維は認めない
4+	太い細網線維網がびまん性にみられ，一部でMasson染色で青（または緑）色に染まる膠原線維を認める

f）骨芽細胞，破骨細胞

骨梁周囲は，骨芽細胞や破骨細胞がみられる．酸素濃度が低く，細網細胞とともに造血幹細胞の維持に必要な骨芽細胞ニッチを構成しているといわれている．骨髄線維化はしばしばここから始まる．原発性骨髄線維症では骨梁は太くなるが，この骨梁肥厚には TPO が関与しているといわれている．副甲状腺ホルモン（PTH）や PTH 関連ペプチドの増加がある場合には，骨梁周囲に破骨細胞の活性化と線維化を認める．

g）脂肪細胞

膠様髄あるいは漿液性脂肪萎縮 serous fat atrophy とは，脂肪細胞が減少し，粘液が蓄積する状態で，高度の低栄養状態時や高齢者，GVHD の場合に認められる．

3．造血細胞の分布の評価

赤芽球造血は赤芽球島を単位としてみられるが，通常骨梁周辺には少なく，多くは静脈洞周辺に分布することが知られている．MDS などでは赤芽球島形成が不良であり，赤芽球が疎に配列する傾向がある．顆粒球造血は骨梁付近を主体にみられる．一方，MDS，特に芽球増加を伴う不応性貧血では，骨梁間に骨髄芽球や前骨髄球が5～8個の集簇を示すことがあり，骨髄生検標本中にこれが3つ以上あった場合を abnormal localization of immature precursors（ALIP）という（図16）．巨核球は通常類洞近くにみられるが，骨梁周囲にみられる場合には MDS や MPN の可能性を考える（図17）．

4．骨髄線維化の評価

線維化は細網線維染色で判定する．細網線維は黒色の細い線維として，膠原線維は赤褐色の太い線維として染まる．線維化の判定に，細網線維染色に加えて Masson 染色による膠原線維の同定も行われていることが多いが，必須ではない．線維化の程度を

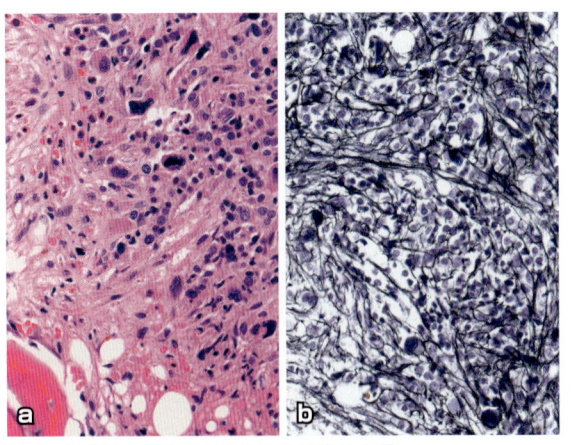

図 18 | 線維化を伴う MDS の骨髄生検組織
a：HE 染色．b：細網線維染色．

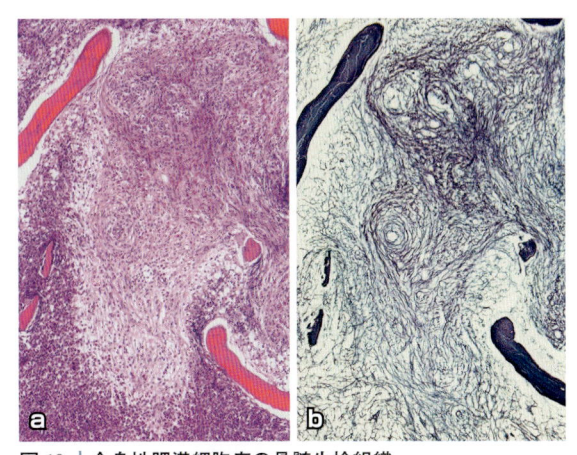

図 19 | 全身性肥満細胞症の骨髄生検組織
a：HE 染色．b：細網線維染色．病巣を主体に線維成分の増生がみられる．

表 2 | 骨髄線維化の評価：European consensus guideline

MF-0	Scattered linear reticulin with no intersections (cross-overs), corresponding to normal bone marrow
MF-1	Loose network of reticulin with many intersections, especially in perivascular areas
MF-2	Diffuse and dense increase in reticulin with extensive intersections, occasionally with focal bundles of collagen and/or focal osteosclerosis
MF-3	Diffuse and dense increase in reticulin with extensive intersections and coarse bundles of collagen, often associated with osteosclerosis

Fiber density should be assessed only in haematopoietic areas.

評価するには，Manoharan 分類（表 1）やヨーロッパ分類（表 2）が使われているが，WHO 分類にはヨーロッパ分類が採用されている（第 2 部 I-3「原発性骨髄線維症」を参照）．正常骨髄では，細網線維がみられるのは骨梁周囲と血管周囲である．骨髄における線維化はしばしば骨梁周囲より始まる．線維化の grading は線維化を示す MDS（MDS-fibrosis）の診断には必須である（図 18）．肥満細胞症の骨髄線維化の機序は原発性骨髄線維症とは異なることが示唆されている（図 19）．

5．鉄沈着の評価

a) 鉄染色

Perl's iron stain あるいは Prussian (Berlin) blue stain と呼ばれており，理論的にはフェリチンやヘモジデリン（非水溶性で黄金色）に存在する 3 価の鉄が青色に染まるはずであるが，実際の組織切片ではマクロファージの細胞質内のヘモジデリン鉄がほとんどで，フェリチン鉄はうっすらとしか染色されない．骨髄生検では，脱灰を行うと偽陰性になることがある．また，固定液によっても染色性の低下がある．したがって，鉄沈着の評価には，緩衝ホルマリンで固定した吸引クロットの Prussian blue 染色標本が無難である．

b) 鉄沈着の grading[3]

Gale らの作製した骨髄塗抹標本での grading は 6 段階に分けられ，今日でも使用されている．一方，組織切片における鉄沈着の grading は，Takkunen らの骨髄塗抹標本の grading を針生検標本に応用したものや Lundin ら[4]のものがある．後者は，陽性鉄顆粒の分布のみならず顆粒の大きさも判定基準に加えてあり，使いやすい（表 3）．主にマクロファージ細胞質のヘモジデリンが陽性となる．稀に鉄沈着が強い場合には血管内皮細胞や形質細胞にも陽性像を認める．MDS や再生不良性貧血などの骨髄不全をきたす患者では，頻回の輸血により鉄過剰状態になる．輸血による鉄沈着は，まず赤血球を壊す肝内系のマ

表3 | 骨髄における鉄沈着のgrading（文献4より）

grade	Quality of hemosiderin	Predominant hemosiderin particle size
0	None in whole preparation	−
Trace	One or few granules in whole preparation	−
1+	Few granules in every third or fourth field	small（0.5〜2μm）
2+	Several granules in every second or third field	small and medium（2〜4μm）
3+	Granules in every field, in one or more cells	medium
4+	Massive hemosiderin deposits	large（>4μm）：granules often clumped

原本では，顕微鏡観察は×1,200の倍率で行うとされている．

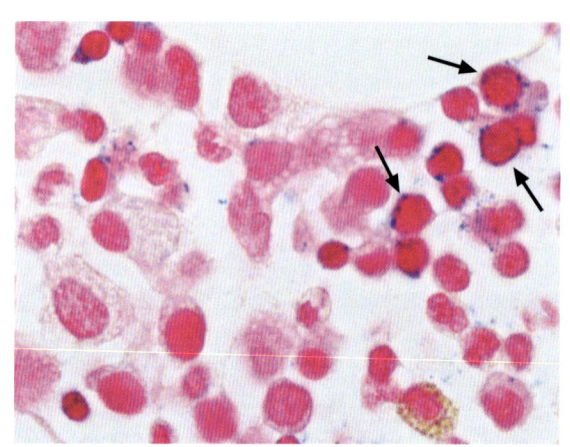

図20 | MDSにおける環状鉄芽球（矢印）（クロット標本）（Berlin blue染色）

クロファージにみられ，輸血量が大量になると血中の非トランスフェリン結合鉄が増加し，肝臓，心臓，内分泌臓器の上皮細胞にも沈着し，臓器障害の原因となる．血清フェリチン値は臓器における鉄沈着の指標となるが，高値だからといって必ずしも貯蔵鉄が多いというわけではなく，炎症性疾患（例えば血球貪食症候群など）や，フェリチンが多い臓器が傷害される（肝炎，脾梗塞など）場合も上昇するので，臓器における貯蔵鉄の程度を確かめる必要がある．

〔定平吉都〕

文　献

1) Vardiman JW, Porwit A, Brunning RD et al：Introduction and overview of the classification of the myeloid neoplasms. in Swerdlow SH, Campo E, Harris NL, et al (eds)："WHO Classification of Tumours of Haematopoietic and Lymphoid Tissues". IARC Press, Lyon, 2008, pp18-30
2) 定平吉都：骨髄組織標本の見方(1). 定平吉都（編）：わかりやすい骨髄病理診断学—吸引クロット/生検組織の見方—. 西村書店, 2008, pp48-63
3) 定平吉都：骨髄異形成症候群における骨髄標本の鉄染色—経口鉄キレート剤の適用判定における鉄沈着のgrading—. 病理と臨床 27：686-687, 2009
4) Lundin P, Persson E, Weinfeld A：Comparison of hemosiderin estimation in bone marrow sections and bone marrow smears. Acta Med Scand 175：383-390, 1964
5) 定平吉都：赤芽球島. 病理形態学キーワード. 病理と臨床 28（臨増）：344-345, 2010
6) Visconte V, Rogers HJ, Singh J et al：SF3B1 haploinsufficiency leads to formation of ring sideroblasts in myelodysplastic syndromes. Blood 120：3173-3186, 2012

第1部　検鏡前の確認事項

III. 小児の骨髄と白血病の特徴

はじめに

　白血病と悪性リンパ腫を合わせた造血器腫瘍は小児がんの40％以上を占め，小児がんの代表というべき疾患である．小児の骨髄には胎生期から生後の小児期，そして成人へと造血システムが移行する中で様々な変化がみられ，この経過の中で発生する小児白血病は成人白血病と異なる様々な特徴を有するため，小児の骨髄を評価する際にはこのような相違を念頭に置く必要がある．本節では小児の骨髄と白血病の特徴ならびに診断上の注意点について解説する．

1. 小児の骨髄の特徴

1) 造血巣の密度

　小児の骨髄造血巣の密度（造血細胞の多寡 cellularity）は成人と大きく異なる．造血巣の密度は通常，骨髄腔全体（造血巣と脂肪細胞の和）に占める造血巣の面積比で表す．健常な成人では50％前後（およそ40～60％の範囲内）の比率を示すが，小児では年齢によってこの値が変化する（表1）[1]．出生直後は骨髄内に脂肪細胞がほとんどみられず，造血巣が100％近くを占めるが，生後数週間で80％台に減少し，以後造血巣は年齢の進行とともに次第に減少する．したがって小児では特に年齢が低いほど生理的に造血巣の密度が成人よりも高いため，過形成の判定には注意を要する．

2) 造血巣の細胞構成

　小児では骨髄造血巣にみられる造血細胞の構成が成人と異なる（表1）[1]．出生直後では赤芽球と顆粒球が多くを占め，リンパ球の数は少なく，特に形質細胞は極めて少数しかみられない．子宮内の低酸素状態から生後は高酸素状態に移行することで血中のエリスロポエチンが急激に減少するため，新生児期に赤芽球比率は急速に減少し（生理的貧血 physiologic anemia），生後2ヵ月頃に最も低値（"physiologic nadir"と呼ばれる）となるが，その後は次第に増加する．一方，リンパ球は新生児期に増加し，生後18ヵ月頃までは高い比率が続くが，その後は減少し，2歳以降の小児では通常15～20％程度となる．新生児期から乳児期にリンパ球は骨髄細胞の半数近くを占めるまで顕著に増加する場合があるが，これはヘマトゴン hematogone と呼ばれる未熟B細胞の増加による（後述）．形質細胞も次第に増加して，12歳頃までに成人と同程度の比率となる．

3) ヘマトゴン

　小児の特に新生児や乳幼児の骨髄にはヘマトゴンと呼ばれる非腫瘍性の未熟なBリンパ球が多数出現する場合があり，急性リンパ性白血病 acute lymphoblastic leukemia（ALL）との鑑別が難しいため注意を要する．ヘマトゴンは一連のB細胞分化を示す細胞であり，細胞形態および免疫学的表現型からALLの芽球とは鑑別が可能であるが，確実な鑑別にはこれらの細胞が骨髄に増加する臨床的な背景を知ることも重要である．

　ヘマトゴンは形態的に特徴があり，サイズは大小様々であるが，核と細胞質の性状は極めて一定している．すなわち細胞質は乏しく，均一に濃縮したク

表1 | 年齢に関連した骨髄の正常な組織像（文献1より改変）

年　齢	造血巣密度	造血細胞構成
新生児	80～100％	芽球は5％以下，骨髄系細胞が優位（ヘマトゴンの増加を伴う場合は除く）で，M/Eは4：1程度，リンパ球（特にヘマトゴン）が多数の場合あり
乳　児	70～90％	芽球は5％以下，骨髄系細胞が優位で，M/Eは5～10：1程度，赤芽球はphysiologic nadir中は顕著に減少，リンパ球（特にヘマトゴン）が極めて多数の場合あり
小　児	60～80％	芽球は5％以下だが通常は低値，骨髄系細胞が優位で，M/Eは3：1程度，リンパ球（特にヘマトゴン）が極めて多数の場合あり
若年成人	50～70％	芽球は通常＜5％，骨髄系細胞が優位で，M/Eは3：1程度，リンパ球は通常目立たない（＜20％）
成　人	40～60％	芽球は通常＜3％，骨髄系細胞が優位，M/Eは3～4：1程度，リンパ球は通常目立たない（＜20％）
高齢者	25～40％	芽球は＜3％，骨髄系細胞が優位，M/Eは3～4：1程度，軽度の形態異常がみられる場合あり，リンパ球は通常目立たないが，造血低下状態では増加する場合あり（＜20％），脂肪肉芽腫やリンパ球集簇がみられる場合あり

ロマチンを伴った核を有するN/C比の極めて高いリンパ球で，核の輪郭は不整を示す場合がある（図1a）．白血病芽球のような未熟な核の性状は示さず，核小体はみられないかあっても目立たない．末梢血にこのような形態の細胞は通常出現しない．骨髄組織切片ではヘマトゴンの核は通常円形で濃縮したクロマチンを有し，核分裂像は少ない．骨髄内に多数増加する場合もあるが，びまん性・散在性にみられるのが特徴で（図1b），ALLのように正常細胞を置換するようなシート状増殖（初発時）やクラスター形成（再発初期）は示さない．

ヘマトゴンの免疫学的表現型はB細胞前駆細胞の性状を示す．すなわちterminal deoxynucleotidyl transferase（TdT），CD34，CD10，CD20，CD45，CD79a，細胞表面IgGなどが陽性を示すが，進行中の分化を反映してB細胞の種々の成熟過程に相当する一連の形質発現を示す細胞が混在することが特徴である[2]（図1c, d）．これに対して，ALLのリンパ芽球は免疫学的表現型が一様で，TdT，CD10，CD45，CD38，CD58など多くの抗原の異常な発現様式をしばしば示すことから，免疫学的性状から両者の鑑別は可能である．

ヘマトゴンの増生はB細胞の再生に関わる生理的現象と考えられ，これが多数出現する背景として，骨髄抑制後の免疫学的回復期や，種々の先天的な造血器疾患，免疫性血小板減少性紫斑病 immune thrombocytopenic purpura（ITP），固形腫瘍を有する乳幼児・年少児などが挙げられる．骨髄抑制としては多剤併用化学療法，骨髄移植，感染症（特にウイルス感染）などがある．成人でも顕著な骨髄抑制やB細胞機能不全の状態では，免疫学的解析にてヘマトゴンが認められる場合があるが，小児におけるほど未熟な細胞ではなく，数の増加も顕著でない．

2. 小児白血病の特徴

1）小児白血病の病型

小児の白血病は大部分（90％以上）が急性白血病である．特にALLが多く，年長児では急性骨髄性白血病 acute myeloid leukemia（AML）の約4倍の頻度でみられる．ただし乳児ではAMLが比較的多くみられ，リンパ系と骨髄系の形質を同時に発現する症例も稀ではなく，乳児白血病は年長児の白血病とは異なる特徴を有する（後述）．一方，小児では慢性白血病（骨髄増殖性腫瘍 myeloproliferative neoplasm：MPN）は稀で，慢性リンパ性白血病は小児にはほとんどみられない．

小児期には成人にみられない小児特有の白血病も存在する．Down症候群の乳幼児では急性巨核芽球性白血病 acute megakaryoblastic leukemia（AMKL）や一過性骨髄造血異常症 transient abnormal myelopoiesis（TAM）と呼ばれる特殊な白血病がみられるが，これらは多くのユニークな特徴を有する疾患であることから，WHO分類ではDown症候群関連骨髄増殖性疾患 myeloid proliferations related to Down syndrome という独立した病型が設けられている[3]（第2部Ⅷを参照）．また若年性骨髄単球性白血病 juvenile myelomonocytic leukemia（JMML）は成人

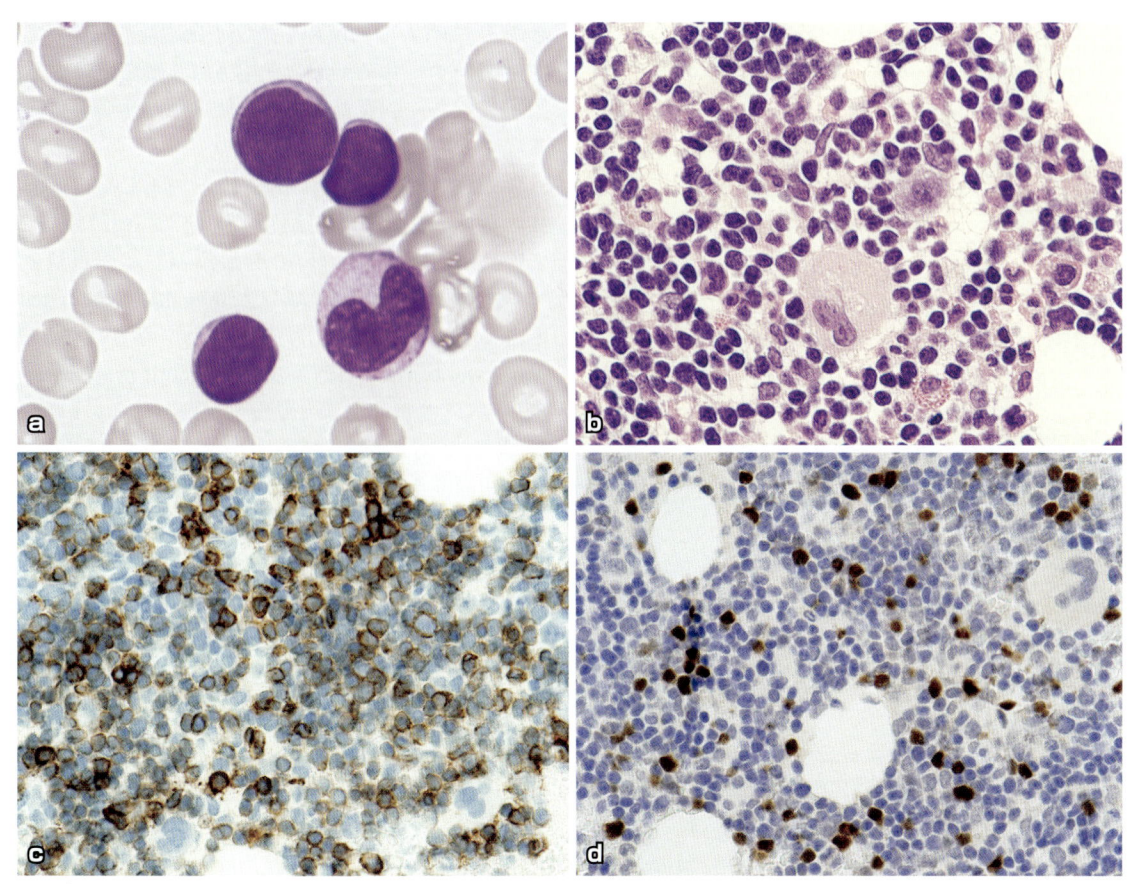

図1 | ヘマトゴンの細胞・組織像（溶血性貧血の乳児例）
a：骨髄塗抹細胞像．大小不同を示す3個のヘマトゴンがみられる．N/C比が極めて高く，均一に濃縮したクロマチンを有する細胞である．右下の細胞は後骨髄球．b：骨髄組織像．骨髄系細胞と混在する形でクロマチンの濃縮した類円形の核を有するヘマトゴンの顕著な増加がみられる．c〜d：骨髄の免疫染色．ヘマトゴンは少数がTdT陽性(d)，多くがCD79a陽性(c)を示しており，未熟な細胞からやや分化した細胞が混在することがわかる．

の慢性骨髄単球性白血病 chronic myelomonocytic leukemia(CMML)と類似点を有するが，種々の違いもみられる小児特有の白血病であり，WHO分類ではCMMLとともに骨髄異形成/骨髄増殖性腫瘍 myelodysplastic/myeloproliferative neoplasm (MDS/MPD)の範疇に分類している[3]（第2部Ⅲを参照）．

骨髄異形成症候群 myelodysplastic syndrome (MDS)は成人の高齢者に多い疾患であるが，小児にも稀ながらみられる．しかし小児ではMDSの中の病型別頻度が成人と大きく異なり，環状鉄芽球が出現するMDS病型は小児ではほとんどみられず，成人に最も多い不応性貧血 refractory anemia (RA)も稀で，赤血球以外の血球減少と多系統の形態異常を起こす症例が多くみられる．骨髄は低形成をきたす場合が多く，しばしば再生不良性貧血や先天性骨髄不全症候群との鑑別が問題となる．こうした小児特有のMDSはWHO分類 第4版にて新たに設けられた refractory cytopenia of childhood (RCC)という暫定項目に分類されている（第2部Vを参照）[4]．

2）乳児白血病

乳児白血病 infantile leukemiaとは1歳未満の乳児に起こる白血病をいう．特有の疫学的・臨床的・生物学的な特徴を示す．この中で出生直後から1ヵ月以内に発症するものは先天性白血病 congenital leukemiaとも呼ばれ，発症頻度は500万人に1人とされている．乳児における急性白血病の年間発症頻度は米国の統計では100万人に約30人で，ALLが20人，AMLが10人程度であり，年長児に比較して乳児ではAMLの頻度が高い．

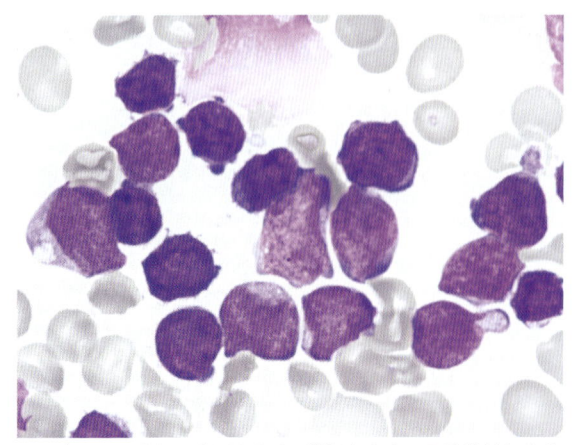

図2 MLL遺伝子変異を有する乳児白血病の骨髄塗抹細胞像
細胞質が乏しい小型のリンパ芽球様細胞と大型の骨髄芽球様細胞が混在するMPALに相当する所見である．

乳児白血病で最も多くみられる染色体・遺伝子異常は，染色体11q23に存在するMLL (mixed lineage leukemia) 遺伝子の転座を含む再構成に関連するもので，白血病のタイプはCD10陰性で骨髄系抗原を同時に発現する未熟B細胞 (pro-B細胞) 性ALLと骨髄単球性ないし単芽球性AML (FAB分類のM4, M5) が多くを占める．いずれも侵襲性で，顕著な白血球増加と臓器腫大を起こす特徴があり，前者では中枢神経浸潤，後者では皮膚浸潤をしばしば伴い，予後は不良である．WHO分類の混合表現型急性白血病 mixed phenotype acute leukemia (MPAL) の診断基準に合致する症例も稀ではなく，MPAL with t(v;11q23); MLL rearranged (vは多くの融合相手遺伝子の中の一つ) と診断する．このような症例ではリンパ芽球と単芽球様の異なる形態を呈する2種類の芽球が混在することが多いが（図2），形態的に単一の芽球集団からなる場合もある．

MLL遺伝子の再構成は乳児ALLの約8割，AMLの5割以下の症例（単球性白血病に限ると約8割）の症例に認められ，この頻度はALLでは低年齢ほど高く，年齢が上がると低くなるが，AMLでは年齢による差はない．MLL遺伝子の異常はALLではt(4;11)(q21;q23)が最も多く，染色体4q21に存在するAF4遺伝子がMLL遺伝子の転座相手となる．AMLではt(9;11)(p22;q23)とt(11;19)(q23;p13.3)が多くみられ，各々，染色体9p22に存在するAF9遺伝子と19p13に存在するENL (eleven-nineteen leukemia) 遺伝子がMLL遺伝子の転座相手となる．MLLの転座相手遺伝子はこれらを含めて約30個知られているが，コードされる蛋白質は機能的に多様であり，異なる様々な機序で白血病が発症すると考えられる．

乳児白血病にみられるもう一つの代表的な染色体・遺伝子異常として t(1;22)(p32;q32) がある．この白血病はAMKL (FAB分類のM7) の表現型を示す．22番染色体上のMAL1 (megakaryocytic acute leukemia) 遺伝子と1番染色体上に存在するOTT (one twenty two)(RNA-binding motif protein-15; RBM15とも呼ばれる) 遺伝子が関与する．OTTはHOXやRASの機能修飾に関与するDrosophila遺伝子と相同性を有する．この白血病は固形腫瘍のような臨床像を呈し，骨髄や髄外造血巣に線維化を伴う特長を有する．予後は不良である．

3) 小児白血病の発症時期

小児の白血病にて，白血病発症プロセスの重要な第一歩が子宮内で始まっていることを示す証拠が種々の遺伝子解析から得られている．MLL遺伝子再構成における遺伝子切断点は白血病クローンごとに異なることから，これを指標として一卵性双生児の乳児ALL患者におけるMLL遺伝子が解析され，両児の白血病細胞は同一クローン性変異を有することが示された[5]．このことから，子宮内で一方の患児に生じたMLL遺伝子異常を有するクローンの細胞が胎盤の吻合血管を介して他方の患児に移行したことで（"transplacental metastasis"），生後に同一クローンに由来する白血病が両児に発症したと考えられる．またALL患者（5ヵ月児と2歳児）の新生児期に採取・保存された血液標本（ガスリーカード Guthrie card）の解析からも白血病クローン特異的なMLL遺伝子異常が検出され，遺伝子異常は既に子宮内で生じていたことが示された[6]．さらに年長児のcommon ALLに最も多くみられるt(12;21)(p13;q22)にて生じるTEL-AML1 (ETV6-RUNX1) 融合遺伝子に関しても同様の解析が行われ，3〜13歳のALL患者において上記の遺伝子異常が出生前に生じていたことが示された[7,8]．これらの解析から，乳幼児のみならず年長児の白血病でも少なからぬ症例で，白血病特異的な遺伝子異常は子宮内で起こることが判明した．ただしこれらの遺伝子異常は健常人にも検出されることなどから，単独で白血病を起こすには不十分であり，発症までの様々な長さの潜伏期間内に別の付加的事象（セカンドヒット）が起こることで白

血病を発症すると考えられる.

乳児白血病における *MLL* 遺伝子の切断点はエクソン 5 と 11 の間の 8.5kb の領域に存在する.一方,エトポシドなどの DNA トポイソメラーゼⅡ阻害剤の使用後に起こる小児の治療関連白血病でも常に *MLL* 遺伝子再構成が認められ,その際の *MLL* 遺伝子切断点は上記の領域に一致する.したがって *MLL* 遺伝子異常を有する乳児白血病の発症には,母親が妊娠中にトポイソメラーゼⅡ阻害剤を含む物質(フラボノイド,カテキン,カフェイン,キノロン,チラム,ベンゼン誘導体,漢方薬など多様な物質が含まれる)に曝露されることが関与する可能性も考えられ,妊娠中の母体環境は小児白血病発症の重要な因子といえる.

4) 小児白血病の発症要因

小児白血病の発症要因として環境因子(放射線被曝,薬剤,ウイルス感染,子宮内環境など)とともに患者自身の遺伝的背景も重要な因子であり,診断の際にはこれを常に念頭に置く必要がある.白血病を高頻度で起こす先天異常は多岐に及ぶため,ここにすべてを記載することはできないが,代表的な疾患は作用機序から以下のような群に分類することもできる[9].

①DNA 修復障害:Fanconi 貧血,ataxia telangiectasia,Nijmegen 症候群,Bloom 症候群
②細胞増殖・分化シグナル経路の異常:1 型神経線維腫症,Noonan 症候群,重症先天性好中球減少症
③転写因子の異常:familial platelet disorder with predisposition to myeloid malignancy,CEBPA deficiency
④染色体異数性:Down 症候群
⑤リボソームやテロメアの異常に基づく先天性骨髄不全症候群:Diamond-Blackfan 貧血,Shwachman-Diamond 貧血,先天性角化不全症など.

(宮内　潤)

文　献

1) Foucar K, Viswanatha DS, Wilson CS:Non-neoplastic Disorders of Bone Marrow. ARP Press, Washington, 2008, pp1-40
2) McKenna RW, Washington LT, Aquino DB et al.:Immunophenotypic analysis of hematogones(B-lymphocyte precursors)in 662 consecutive bone marrow specimens by 4-color flow cytometry. Blood 98:2498-2507, 2001
3) 宮内　潤,泉二登志子(編):骨髄疾患診断アトラス:血球形態と骨髄病理.中外医学社,2010
4) 川口裕之,宮内　潤:小児の MDS:その特徴と診断上の注意点.病理と臨床 30:848-855,2012
5) Ford AM, Ridge SA, Cabrera ME et al:In utero rearrangements in the trithorax-related oncogene in infant leukaemias. Nature 363:358-360, 1993
6) Gale KB, Ford AM, Repp R et al:Backtracking leukemia to birth;identification of clonotypic gene fusion sequences in neonatal blood spots. Proc Natl Acad Sci USA 94:13950-13954, 1997
7) Ford AM, Bennet CA, Price CM et al:Fetal origins of the TEL-AML1 fusion gene in identical twins with leukemia. Proc Natl Acad Sci USA 95:4584-4588, 1998
8) Wiemels JL, Ford AM, van Wering ER et al:Protracted and variable latency of acute lymphoblastic leukemia after TEL-AML1 gene fusion in utero. Blood 94:1057-1062. 1999
9) Seif AE:Pediatric leukemia predisposition syndromes:clues to understanding leukemogenesis. Cancer Genet 204:227-244, 2011

第 2 部
組織型と診断の実際

第2部 組織型と診断の実際

Ⅰ. 骨髄増殖性腫瘍

1　*BCR-ABL1* 陽性慢性骨髄性白血病

1. 定　義

BCR-ABL1 陽性慢性骨髄性白血病 chronic myelogenous leukemia（CML）は，骨髄の多能性造血幹細胞に由来する骨髄増殖性腫瘍 myeloproliferative neoplasm（MPN）の一病型で，フィラデルフィア Philadelphia（Ph）染色体に存在する *BCR-ABL1* 融合遺伝子が発症に関与する．経過が緩やかな慢性期 chronic phase で始まり，無治療ではほぼ全ての症例が最終的に急性期 blast phase へ進展する．移行期 accelerated phase を経て急性期に進展する場合もある．急性期への進展を急性転化 blast transformation（または blast crisis）と呼ぶ．*BCR-ABL1* 融合遺伝子は全ての骨髄系細胞に加え，一部のリンパ球系細胞や内皮細胞にも認められる．慢性期の腫瘍細胞は骨髄の多能性幹細胞に由来すると考えられているが，急性期への進展にはより限られた系統の造血前駆細胞が関与する可能性もある．

2. 臨床的事項

年間発症頻度は10万人に1〜2人で，男性にやや多い．どの年齢にもみられるが，診断時の年齢中央値は40〜50歳代である．病因は不明であるが，一部の症例では放射線被曝が関与すると考えられている．侵される臓器は慢性期では血液，骨髄，脾臓を主とする造血臓器に概ね限られるが，急性期にはリンパ節，皮膚，軟部組織などの髄外臓器に白血病細胞の浸潤がみられる．

多くの症例で潜行性に発症し，慢性期に診断される．約20〜40%の患者は無症状で，健康診断などの検査にて白血球増加が認められることで発見される．多くみられる臨床症状は倦怠感，体重減少，寝汗，脾腫，貧血などである．無治療ではほとんどの患者が突然あるいは移行期を介して徐々に急性期に移行して死亡するが，一部の患者は移行期に死亡する．移行期と急性転化時には全身状態が悪化し，高度の貧血，血小板減少，脾腫に基づく症状を呈する．

3. 細胞および組織学的所見

1）慢性期

末梢血にて好中球の増加による白血球増加が初期の主要な所見である（白血球数1.2〜100万/μL，中央値約10万/μL）．種々の成熟段階の好中球が増加するが，骨髄球と分葉核球が多くを占める．好塩基球の絶対数は常に増加しており，好酸球増加もしばしば認められる．単球の絶対数も増加する場合があるが，白血球数に対する比率は通常3%未満である．芽球は通常2%未満である．血小板数は通常正常値から100万/μL以上の範囲に及ぶ．血小板減少を起こすことは少ない．有意な血球形態異常はみられない．

骨髄塗抹標本では顆粒球の増殖により造血細胞の著しい増加がみられるが，顆粒球の成熟様式は保たれている（**図1**）．組織切片では骨髄は顕著な過形成を示す．骨梁周囲を取り巻く幼若顆粒球の厚さは正常では2〜3個の細胞層からなるが，CMLでは肥厚しており，しばしば5〜10個の厚さに及ぶ（**図2a**）．成熟顆粒球は骨梁間の造血巣中心部に多くみられる．

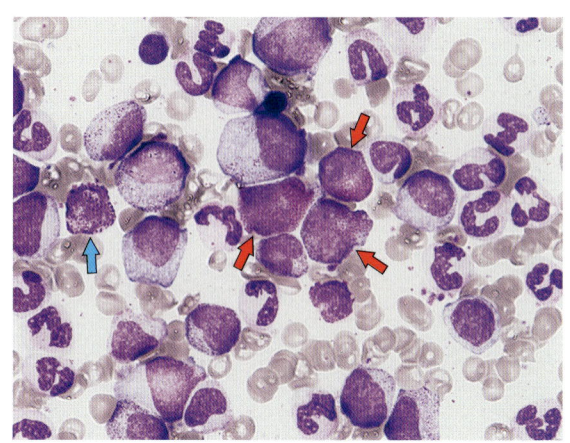

図1 | CML 慢性期の骨髄塗抹細胞像
種々の成熟段階の好中球の顕著な増加がみられ、好酸球（赤矢印），好塩基球（青矢印）も認められる．

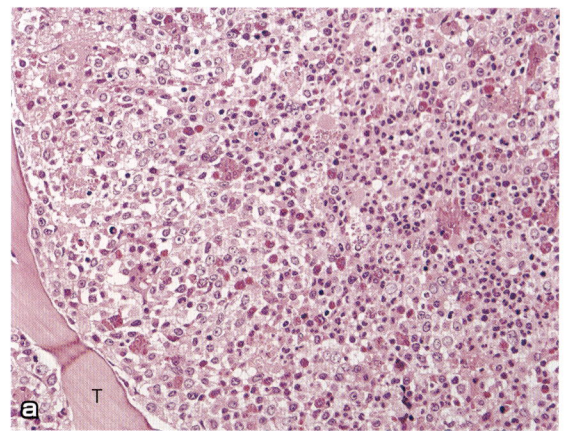

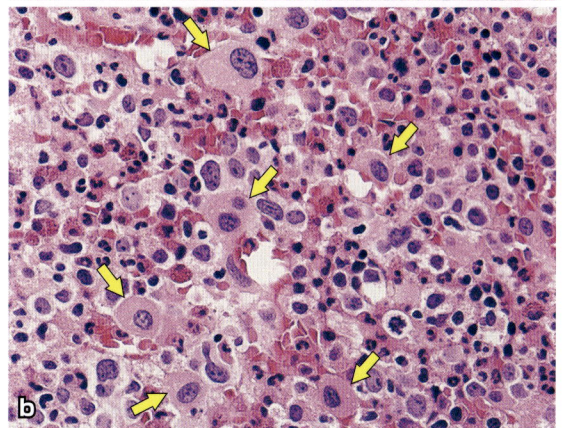

図2 | CML 慢性期の骨髄組織像
a：低倍率．高度の過形成骨髄で，脂肪細胞はみられない．骨梁周囲を幼若顆粒球が厚い層状に取り囲む．T：骨梁 trabecula. b：高倍率．顆粒球とともに単核または2核を有する小型巨核球（矢印）の増加が認められる．

好中球の増加が主体であるが，好酸球も増加する場合がある（図1）．芽球は5％未満であり，10％以上では病期の進行が示唆される．通常赤芽球島は小型で数は減少する．巨核球数は正常範囲内か軽度減少する場合もあるが，40～50％の患者では中等度ないし高度の増加を起こす．巨核球は低分葉核を有する小型の細胞がしばしばみられる．このような小型巨核球は，"dwarf megakaryocyte"と呼ばれる（図2b）．病初期の骨髄生検で約30％の患者に中等度～高度の細網線維増加がみられる．このような場合に巨核球数はしばしば増加し，脾臓はより大きく腫大して，予後は不良との報告がある．偽 Gaucher 細胞 pseudo-Gaucher cell とシーブルー組織球 sea-blue histiocyte がしばしば認められるが，これらは細胞回転の亢進に伴って出現する腫瘍由来の細胞である．鉄含有マクロファージは8割以上の患者で有意に減少ないし消失する．

脾臓の赤脾髄にも腫瘍性顆粒球が浸潤・増殖することで脾腫が起こり，肝臓の類洞や門脈域にも同様の白血病細胞浸潤が認められる．

2) 移行期

慢性期から移行期および急性期への進行をとらえることは患者の予後判定や治療に重要であるが，病期の境界は明瞭ではなく，診断の指標に関して研究者間で意見の相違がある．WHO 分類が推奨する基準では，以下①～⑥のいずれかがあれば移行期と診断する．①治療に反応しない持続性または進行性の白血球増加（＞1万/μL）および・または持続性または進行性の脾腫，②治療にて制御し難い持続性血小板増加（＞100万/μL），③治療に関係しない持続性血小板減少（＜10万/μL），④初回診断時の後に生じた新たなクローナルな細胞遺伝学的異常，⑤末梢血中に20％以上の好塩基球増加，⑥末梢血ないし骨髄中に10～19％の骨髄芽球．①～④は慢性期から移行期への進行に関係し，⑤と⑥は移行期から急性期への進行を示唆する．

移行期には骨髄は過形成で，骨髄細胞に形態異常が認められる．骨髄系芽球の増加は生検標本を用いた CD 34 の免疫染色にて容易に判定できる場合がある．異常な小型巨核球の大きな集簇形成またはシート状増殖と同時に細網線維ないし膠原線維の著明な増加を伴った病変がしばしばみられるが，これも移行期の指標と考えてまず間違いない（図3）．末梢血や骨髄におけるリンパ芽球の増加は移行期よりもリ

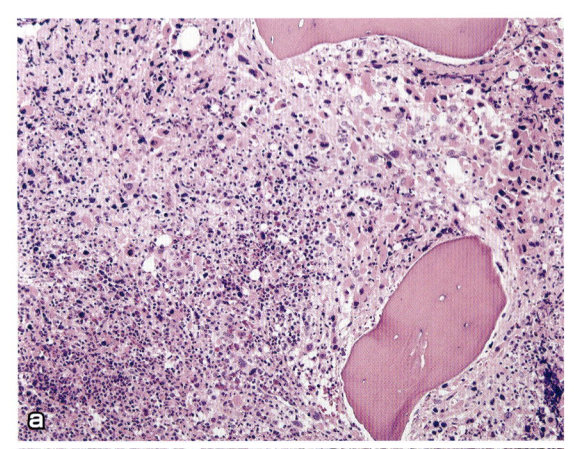

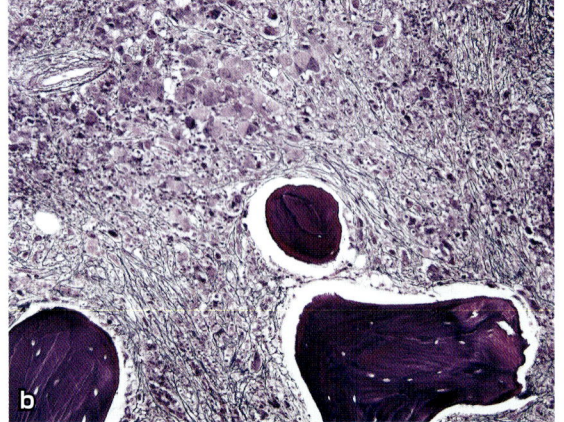

図3 | CML 移行期の骨髄組織像
a：異型を示す巨核球の密な増加がみられ，線維化を伴っている．b：鍍銀染色．細網線維の増加が認められる．

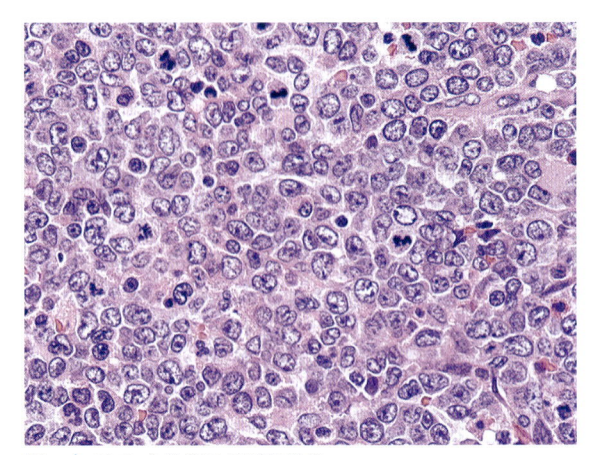

図4 | CML 急性期の骨髄組織像
芽球の一様な増殖からなる急性白血病の像を呈する．

ンパ芽球性急性転化が示唆される．移行期中あるいはこれに先行する形で骨髄外に芽球の増殖からなる腫瘤性病変を形成する場合もある（骨髄肉腫 myeloid sarcoma）（第2部Ⅶを参照）．

3）急性期

　WHO分類の基準では，以下①②のいずれかがあれば急性期と診断する．①芽球が末梢血白血球ないし骨髄有核細胞の20％以上（図4），②髄外臓器に芽球の増殖がみられる．芽球の系統は70％ほどの症例が骨髄系の芽球で，20〜30％の症例ではリンパ芽球である．芽球の由来は形態学的に明瞭な場合もあるが，通常芽球は未熟ないし不均一であり，免疫学的表現型の解析が必要である．
　組織学的に芽球の増殖が骨髄内の一部に局所的であっても，骨梁間の全てを占めるような顕著な増殖がみられる場合には，急性期の推定診断を下すべき

である．免疫染色による CD34 および・または terminal deoxynucleotidyl transferase（TdT）の解析は，骨梁周囲や血管周囲に集簇する前骨髄球や骨髄球と芽球との鑑別に有用である．芽球の髄外増殖は骨髄系・リンパ系のいずれの場合にも，皮膚，リンパ節，脾，骨，中枢神経系にしばしば認められ，その他のいずれの部にも起こりうる．

4．細胞化学と免疫学的表現型

　慢性期の成熟好中球はアルカリホスファターゼ neutrophil alkaline phosphatase（NAP）活性が顕著に減弱している．骨髄性急性転化における芽球はミエロペルオキシダーゼ myeloperoxidase（MPO）活性が強陽性〜弱陽性，陰性の場合まで様々であるが，顆粒球・単球・巨核球・赤芽球の系統に関連した抗原を1個または複数個発現する．また大部分の症例で骨髄系の芽球は1個または複数個のリンパ球系抗原を同時に発現する．リンパ性急性転化における芽球は大部分の症例で前駆B細胞であるが，T細胞系の場合もある．リンパ性急性転化では多くの症例でリンパ芽球に1個または複数個の骨髄系抗原が共発現されている．急性期の約25％の症例は混合表現型急性白血病 mixed phenotype acute leukemia（MPAL）の診断基準を満たすが，新規（*de novo*）の MPAL とは異なる疾患であり，CML の急性期と考える．

5．分子細胞遺伝学

発症時には90〜95％の症例で t(9;22)(q34;q11.2)

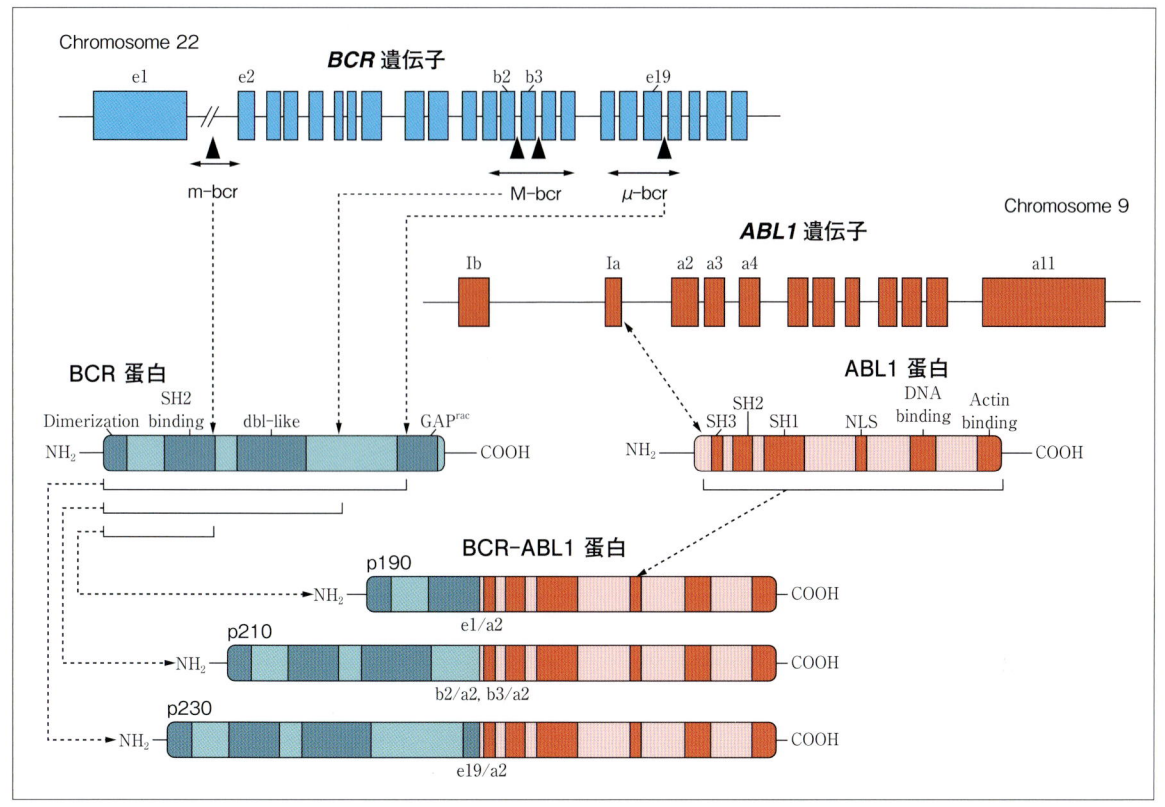

図5 | CMLにおけるBCR-ABL1キメラ蛋白の形成機序

の染色体相互転座がみられ，Ph染色体[der(22q)]が形成される．この転座により22番染色体上のBCR遺伝子と9番染色体上のABL1遺伝子が融合して，BCR-ABL1キメラ遺伝子が形成される（図5）．残りの症例では9番と22番染色体に加えて，第三，第四の染色体を巻き込んだ複雑な転座や，通常の染色体分析では検出できない9q34と22q11.2間のマスク型転座がみられる．これらの症例でもFISH法，RT-PCR法，サザンブロット法にてBCR-ABL1キメラ遺伝子が検出される．

BCR遺伝子の切断点は疾患の表現型につよく関連する（図5）．CMLではBCR遺伝子の切断点はエクソン12～16（従来b1～b5と呼ばれた）に広がるmajor break-point cluster region（M-BCR）の中にほぼ常に存在し，BCR-ABL1融合蛋白p210が産生される．このp210は異常に亢進したチロシンキナーゼtyrosine kinase（TK）活性を有している．稀にBCR遺伝子のエクソン17～20（従来c1～c4と呼ばれた）に存在するμ-BCR部位に切断点が生じ，より大きな融合蛋白p230が産生される．この場合には顕著な好中球への成熟および・または血小板増加を起こす場合がある．末梢血に高度の成熟好中球増加を伴う症例はCMLの"neutrophilic variant"と呼ばれる．慢性好中球性白血病chronic neutrophilic leukemia（CNL）との鑑別が問題となるが，p230タイプのBCR-ABL1遺伝子異常を有する症例はCNLではなくCMLと診断する（COLUMN参照）．一方，BCRのエクソン1～2に存在するminor BCR（m-BCR）に切断点が生じると，短いキメラ蛋白p190が形成される．p190は多くの場合Ph陽性の急性リンパ性白血病acute lymphoblastic leukemia（ALL）に関係するが，p210型のCML症例の90%以上にも，BCRの可変スプライシングにて少量のp190が産生されている．またp190は稀に，慢性骨髄単球性白血病chronic myelomonocytic leukemia（CMML）に類似した単球増加を伴う特殊なCML症例に認められる場合もある．

BCR-ABL1キメラ蛋白の増強されたTK活性は幾つかのシグナル伝達経路を恒常的に活性化し，自律性増殖，骨髄間質への接着性減弱，遺伝子変異原性刺激に対するアポトーシス反応不全を引き起こすことでCMLを発症させると考えられている．一方，急

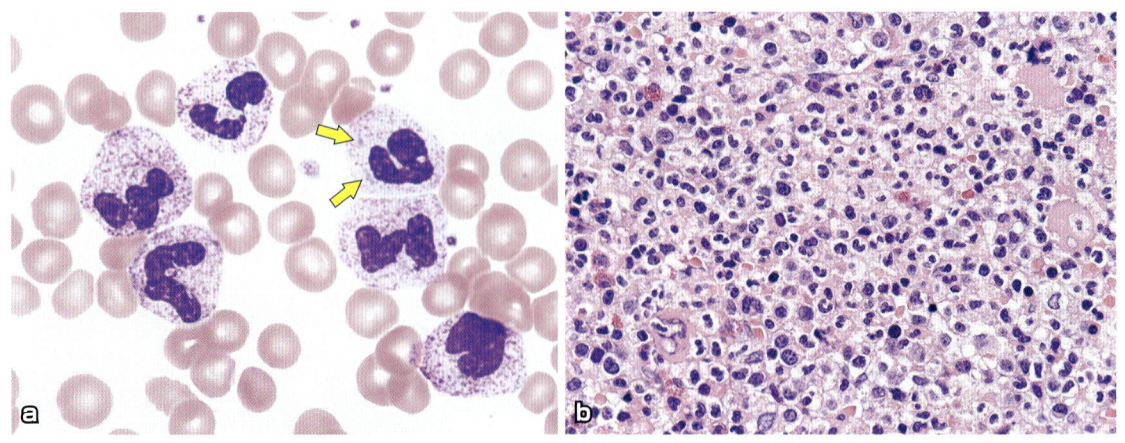

図6 | CNL
a：末梢血液像．中毒顆粒を有する成熟好中球の増加がみられる．一部にデーレ小体も認められる（矢印）．b：骨髄組織像．高度の過形成性骨髄で，成熟球を主体とする好中球の優位な増殖が認められる．

COLUMN 慢性好中球性白血病 chronic neutrophilic leukemia（CNL）

　CNLは末梢血中の持続的な好中球増加（2.5万/μL以上）と骨髄における好中球系細胞の増殖に基づく過形成を起こし，肝脾腫をきたす稀なMPNの一病型である．90％の患者で細胞遺伝学的に異常は認められず，残りの症例では+8，+9，+21，del(20q)，del(11q)，del(21p)などのクローナルな染色体異常が認められる．Ph染色体および*BCR-ABL1*遺伝子はみられない．

　血液中には成熟好中球が著増し，好中球には中毒顆粒やデーレ小体 Döhle body などの中毒性変化がしばしば認められる（**図6a**）．好中球アルカリホスファターゼ（NAP）スコアは正常または高値を示す．末梢血中の幼若好中球（前骨髄球から後骨髄球）はほとんどの症例で5％未満である．芽球が血液中に出現することはまずない．

　骨髄は成熟好中球優位の顆粒球増加を伴った著しい過形成を示し，M/E比は20：1かそれ以上の場合もある（**図6b**）．芽球の増加はみられず，いずれの系統にも有意な血球形態異常は認めない．骨髄の細胞・組織像からCML（特にneutrophilic variant）との確実な鑑別は難しく，臨床所見や他の検査所見を含めて総合的に判定する．CMLとの鑑別にはPh染色体および*BCR-ABL1*遺伝子が存在しないことが決め手となるが，CNLの診断には，他の骨髄性腫瘍や反応性好中球増加症を起こす原因を除外する必要がある．

性転化の機序はほとんど解明されていない．急性期または移行期には80％の症例で，Ph染色体以外にextra Ph，+8，+19，i(17q)などの染色体異常が認められ，*TP53*，*RB1*，*MYC*，*p16^{INK4a}*，*RAS*，*AML1*，*EVI1*などの遺伝子に異常が存在することが報告されているが，急性転化におけるこれらの染色体・遺伝子異常の意義は不明である．

6．予　後

　有効な治療法がない時代には，生存期間の中央値は2〜3年の間であった．ブスルファン，ハイドロキシウレアを用いた化学療法にて生存期間の中央値は約4年と改善したが，移行期や急性期への進展時期がわずかに遅れたのみで，10年全生存率は10％未満であった．インターフェロンαを基盤とした治療にて病期の進展を有意に遅らせることが可能となり，生存期間中央値は6年に，10年全生存率は約25％に改善した．同種造血幹細胞移植はCMLを完治させることのできる唯一の治療法であるが，治療成績は病期，患者の年齢，ドナーのタイプによって大きく異なり，10年全生存率は10〜70％の間である．

　1990年代後半に入り，CMLにおける亢進したBCR-ABL1のTK活性を特異的に阻害する薬剤としてイマチニブ imatinib（グリベック Glivec®）が開発された（TOPICS参照）．従来の治療薬の抗腫瘍効果を凌駕する高い細胞遺伝学的寛解導入率が得られ，副作用は軽微であるため，現在では世界的にイマチニブがCMLに対する第一選択の標準治療薬として使

図7 | イマチニブの作用機序

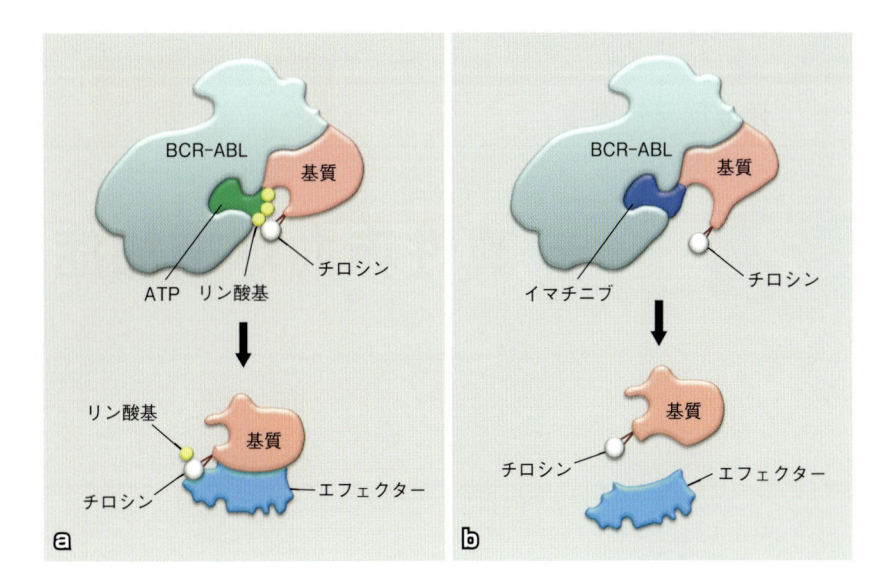

TK(tyrosine kinase)阻害剤

CMLにおける異常なシグナル伝達機構が解明されたことから,BCR-ABL1蛋白の増強したTK活性を標的とし,これを特異的に阻害する低分子量の薬剤(TK阻害剤)が開発された.イマチニブ imatinib (STI571;signal-transduction inhibitor)はCML治療に用いられるようになった最初のTK阻害剤である.CMLではBCR-ABL1蛋白のキナーゼポケットにATPが生理的に結合し,このATPのリン酸基によって近傍に存在する基質のチロシン残基がリン酸化され,シグナルが伝達される[5](図7a).ATPと類似した分子構造を有するイマチニブは,ATPと競合的にこのキナーゼポケットに強い親和性をもって結合するが,リン酸基を基質に供給しないため,チロシン残基のリン酸化が起こらず,この結果,シグナル伝達を抑制することで増殖を抑制し,アポトーシスを誘導して抗腫瘍効果を発揮する(図7b).イマチニブはCMLに対し,特に初期に使用された場合に高い有効性を有することが証明された.しかしその後,イマチニブがBCR-ABL1キナーゼドメインに結合することを阻害する点突然変異をもったサブクローンが,特に急性期や移行期に出現し,薬剤耐性が生ずることが判明した.現在ではこの遺伝子変異によるイマチニブ耐性をほとんどの症例で克服することが可能なニロチニブ nilotinib,ダサチニブ dasatinibなどの第二世代の薬剤が開発されている.

用されるようになった.イマチニブ治療にてどの症例も組織像は一様に正常化し,線維化も改善するが,細胞遺伝学的な反応は症例によって異なることが示されている[1-4].TK阻害剤を用いた治療において,最も重要な予後判定の指標は血液学的・細胞遺伝学的・分子生物学的な治療反応性であり,イマチニブによる完全な細胞遺伝学的寛解率は70〜90%,病期の進行を伴わない5年生存率と全生存率は80〜95%の間である.

(宮内 潤)

文 献

1) Braziel RM, Launder TM, Druker BJ et al : Hematopathologic and cytogenetic findings in imatinib mesylate-treated chronic myelogenous leukemia patients : 14 months' experience. Blood 100 : 435-441, 2002
2) Hasserjian RP, Boeklin F, Parker S et al : STI571 (imatinib mesylate) reduces bone marrow cellularity and normalizes morphologic features irrespective of cytogenetic response. Am J Clin Pathol 117 : 360-367, 2002
3) Beham-Schmid C, Apfelbeck U, Sill H et al : Treatment of chronic myelogenous leukemia with the tyrosine kinase inhibitor STI571 results in marked regression of bone marrow fibrosis. Blood 99 : 381-383, 2002
4) Frater JL, Tallman MS, Variakojis D et al : Chronic myeloid leukemia following therapy with imatinib mesylate (Gleevec). Am J Clin Hematol 119 : 833-841, 2003
5) Goldman JM, Melo JV : Targeting the BCR-ABL tyrosine kinase in chronic myeloid leukemia. N Engl J Med 344 : 1084-1086, 2001

第2部 組織型と診断の実際

I. 骨髄増殖性腫瘍

2 真性赤血球増加症

1. 定 義

真性赤血球増加症（真性多血症）polycythemia vera（PV）は骨髄増殖性腫瘍 myeloproliferative neoplasm（MPN）の一型である[1]。造血幹細胞の腫瘍性増殖による著明な赤血球増加を特徴とする。ほぼ全ての患者で JAK2 遺伝子変異群（JAK2 V617F および JAK2 exon 12 変異）が確認される。JAK2 変異は赤芽球系のみならず顆粒球系や巨核球の増加もきたし，汎血球増加の状態をきたす。

PV は病期により大きく3つに分けられる。① PV を思わせる臨床症状を呈するものの，赤血球増加およびヘモグロビンの増加が診断基準に満たない前駆期（pre-polycythemic phase），②著明な赤血球増加を示す多血症期（polycythemic phase），③消耗期 spent phase あるいは多血症後の骨髄線維化期 post-polycythemic myelofibrosis（post-PV MF）phase の3つである。③の病期では，無効造血による血球減少（貧血を含む），骨髄線維化，髄外造血および脾機能亢進症を示す。

PV の自然経過として，頻度は低いが骨髄異形成症候群 myelodysplastic syndrome（MDS）あるいは急性白血病への移行がみられる。

2. 臨床的事項

PV の頻度は，欧米では10万人あたり 0.7〜2.6 人程度で，本邦ではより頻度が低い。男女比は 1〜2：1 程度。発症年齢の中央値は 60 歳で，20 歳以下の発症は極めて稀である。

主要な臨床症状は，赤血球増加に関連した高血圧と血管系の異常である。約 20％の症例が，深部静脈血栓症や心筋虚血，脳卒中などの，静脈あるいは動脈の血栓症を示し，これらが初発症状のこともある。特に腸間膜静脈や脾静脈血栓症や Budd-Chiari 症候群は，PV の存在を考慮する病態の一つである。頭痛やめまい，視覚障害も主要症状の一つで，ほかに掻痒，皮膚紅痛症，痛風をみることもある。70％の症例で脾腫が，40％の症例で肝腫大がみられる。

赤血球数が 600 万/μL から時に 1,000 万/μL に達し，ヘモグロビンは 18〜24 g/dL である。血小板増加が 50％以上の症例でみられる。

エリスロポエチン erythropoietin（EPO）の低値，内因性赤芽球系コロニー形成 endogenous erythroid colony（EEC），JAK2 変異の検索が診断に重要である。このうち EEC の実施は実用的ではないので，赤芽球増加症の患者ではまず JAK2 V617F 変異を，次に EPO 値を測定する[2,3]。JAK2 変異陽性，EPO 低値であれば PV と診断でき，骨髄検査は必須ではない。JAK2 変異陽性，EPO が正常値以上であれば，造血3系統の増殖であることを確認するため骨髄生検が必要となる。

3. 細胞および組織学的所見

PV 症例の骨髄病理像の解釈は，臨床所見，検査所見との総合判断が必要である。

1）前駆期および多血症期

赤芽球系の増加とともに顆粒球系，巨核球の増加

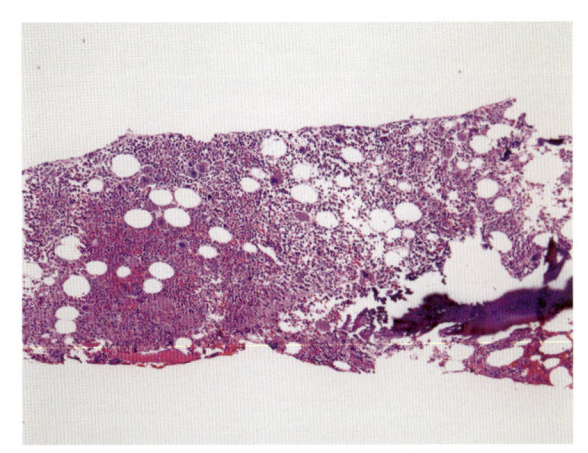

図1 | 真性赤血球増加症：多血症期（骨髄生検：Bouin固定），弱拡大
過形成骨髄を示す．

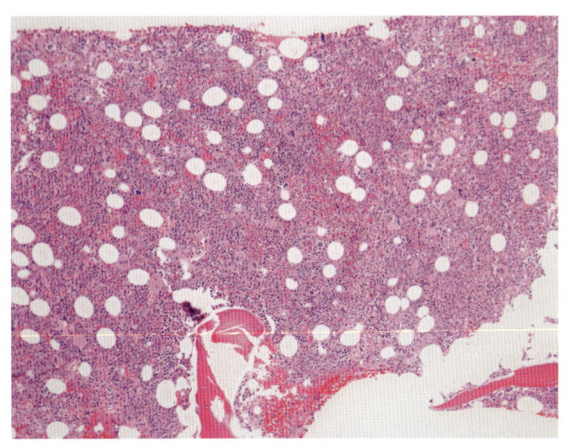

図2 | 真性赤血球増加症：多血症期（骨髄生検：Bouin固定），中拡大
過形成骨髄を示す．

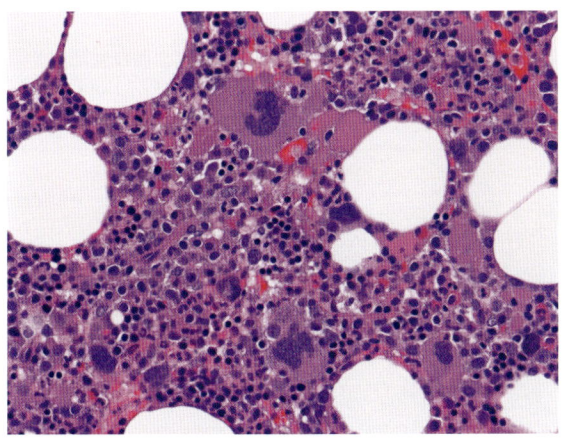

図3 | 真性赤血球増加症：多血症期（骨髄吸引クロット：ホルマリン固定），強拡大
汎血球増加を示す．特に巨核球の増加が目立ち，小型～大型の巨核球までみられ，多形性もみられる．

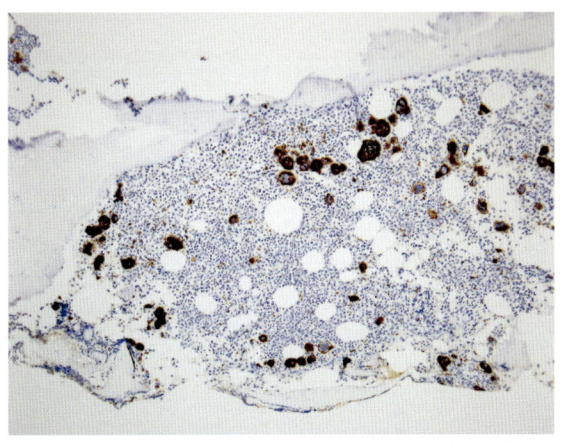

図4 | 真性赤血球増加症：多血症期（CD42b免疫染色），弱拡大
CD42bにて巨核球が明瞭に確認できる．弱拡大でも巨核球の数，分布が明瞭にわかり，大きさもわかりやすい．骨梁周囲に沿うようにみられる．

を示し，汎血球増加の像を呈する．末梢血像では，正色素性・正球性の赤血球増加を認める．出血を起こすと低色素性・小球性となることもある．好中球増加や，稀に好塩基球増加を認めることがある．芽球は通常認めない．初期のPVでは15％程度の症例で著明な血小板増加を示し，本態性血小板血症との鑑別を要するが，経過とともに明らかなPVに移行する．

骨髄の細胞密度は，特徴的に年齢に比して過形成を示し，35～100％の範囲（概ね80％前後のことが多い）で報告されている（図1, 2）．通常は細胞密度の低い皮質骨直下においても細胞密度が高い．3系統

いずれも増加を示すが（panmyelosis），赤芽球と巨核球の増加が最も目立つ（図3～5）．芽球の増加はみられない．骨髄が正形成骨髄でも巨核球の増加は著明である．巨核球は骨髄の類洞周囲にクラスターをなすように，あるいは骨梁周囲に沿うようにみられ，しばしば著明な多形性を示し，小型～大型の巨核球までみられ，集簇するようなものまでみられる（図4, 5）．またこれらは深い分葉を示す核を有するが，奇怪な形態や異形成像は明らかではない．細網線維染色では80％の症例は正常を示すが，種々の程度の細網線維増加を示す場合があり，時に膠原線維の増生を示すこともある（初診時のステージによる）．反

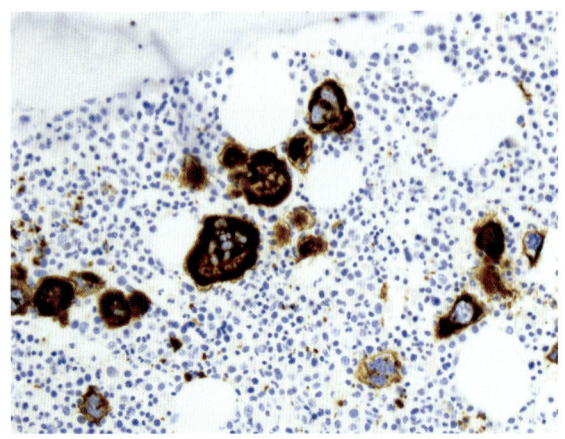

図5 | 真性赤血球増加症：多血症期（CD42b免疫染色），強拡大
巨核球が多く認められ，その形態もわかりやすい．

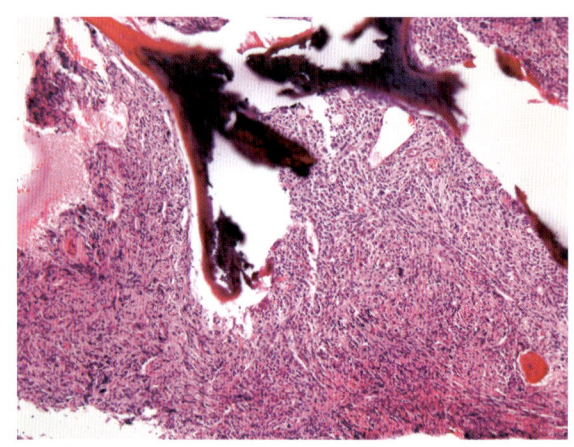

図6 | 真性赤血球増加症：消耗期（骨髄生検：Bouin固定），弱拡大
骨髄の線維化が目立つ．

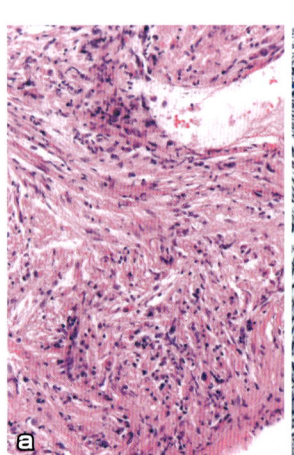

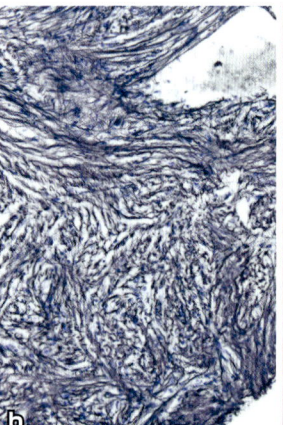

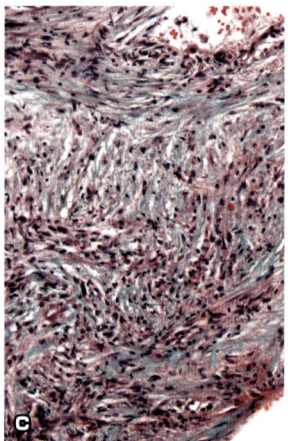

図7 | 真性赤血球増加症：消耗期（骨髄生検：Bouin固定）
a：HE染色．骨髄の線維化が目立ち，既存の造血は不明瞭化している．
b：細網線維染色．c：Masson染色．細網線維増生（b）および膠原線維増生（c）がみられ，WHO grade MF-3に相当する．

応性のリンパ球の集簇巣が20％でみられる．95％の症例で鉄沈着はみられない．

2）消耗期 post-PV MF

進行期のPVでは，赤芽球系造血が徐々に低下，末梢血の赤血球も減少を示し，腫瘍性髄外造血を伴う脾腫が著明になる．線維化が進行しgrade 2（第2部I-3参照）以上となった場合にpost-PV MFの診断となる（図6, 7）．骨髄の線維化を反映して，白赤芽球症の像や涙滴赤血球，奇形赤血球などが認められ，髄外造血による脾腫がみられる．この時期では，原発性骨髄線維症 primary MFとの鑑別は病歴がない限り不可能である．細胞密度は様々であるが，低形成骨髄が一般的である．巨核球はクラスターとしてみられ，これらは核クロマチンが増加し，核形態異常が目立つ．赤芽球系造血と顆粒球系造血はいずれも量が著明に減少し，巨核球とともに内腔拡張の目立つ類洞内に認められることがある．骨硬化像がみられることもある．髄外造血による著明な脾腫を示し，脾臓の類洞内には3系統の造血細胞がみられる．未熟な細胞が時に観察されるが，10％を超えるような芽球の増加や異形成がみられる場合は，accelerated phaseあるいはMDSへの移行を意味する（図8）．芽球が20％以上に達した場合，急性骨髄性白血病 acute myeloid leukemia（AML）と診断される．ドライタップとなるので，生検切片での診断が重要となる．

診断基準を表1に示す．

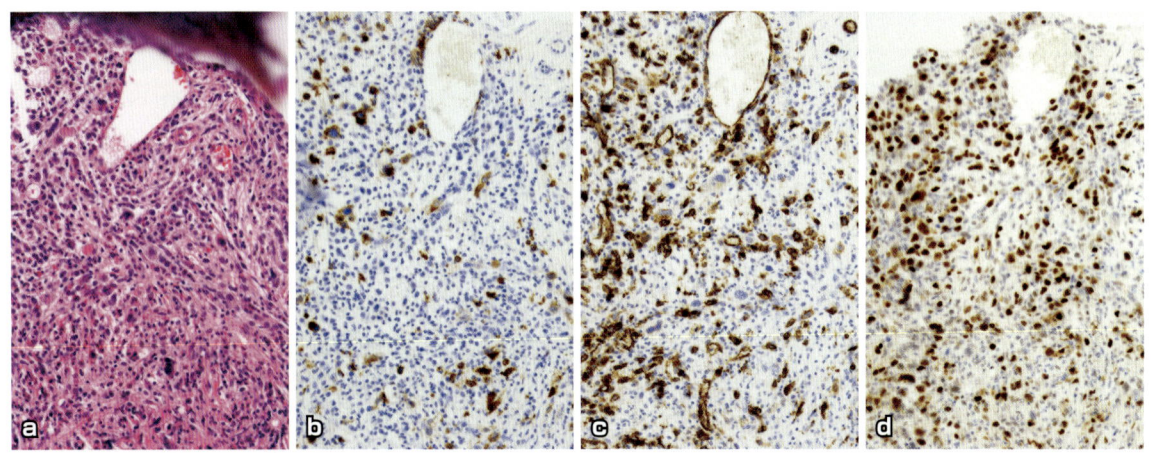

図8 真性赤血球増加症：消耗期
a：HE染色．細胞の同定が困難である．b：CD42b免疫染色．微小巨核球micromegakaryocyteに相当する小型の巨核球が多数確認できる．c：CD34免疫染色．CD34陽性細胞の増加がみられ，芽球に相当する細胞と考えられる．d：p53免疫染色．芽球を含めた造血細胞に広範な陽性所見がみられる．移行期あるいはMDS/AMLへの移行と考えられる．

表1 診断基準

大基準	1. ヘモグロビン値>18.5g/dL（男），16.5g/dL（女）または赤血球容積増加のほかの原因がない
	2. *JAK2* V617変異，または*JAK2* exon 12などの変異がある
小基準	1. 骨髄生検像は3系統の造血細胞の過形成を示す
	2. 血清エリスロポエチン濃度は正常以下
	3. CFU-Eの*in vitro*での内在性コロニー形成

診断：大基準（1と2）+小基準1つ，あるいは大基準（1のみ）+小基準2つ．

4. 免疫組織化学的特徴

　特異的な免疫組織化学的特徴はみられない．骨髄ホルマリン固定パラフィン包埋 formalin-fixed paraffin-embedded（FFPE）検体における赤芽球系細胞の同定に有用な抗体として，赤芽球系ではglycophorin C，CD71があり，特にCD71は赤血球における陽性所見がみられないため，赤芽球系の分布・形態観察に有用である．CD42bは巨核球のマーカーとして（図4, 5, 8），芽球増加の有無についてはCD34が有用である（図8）．なお，Bouin固定は細胞形態像の評価に優れており，また骨梁を含む骨髄生検体でも脱灰操作が不要であり，また上記抗体の染色性も優れている[4-6]．

5. 細胞分子遺伝学

　最も多く認められる遺伝子異常は*JAK2* V617F変異で，PV症例の95％以上で認められる．この変異はPVに特異的ではなく，他のタイプのMPNでも認められるが，PVと比べて頻度は低い．エクソン12の変異を示す症例も報告されている．20％の症例で染色体異常が認められ，+8，+9，del(20q)，del(13q)，del(9p)が報告されており，+8と+9は同時に認められることがある．これらの染色体異常は病気の進行とともに頻度が増加し，post-PV MFでは80〜90％の症例で認められ，MDSあるいはAMLでは100％の症例で染色体異常を示す（治療関連MDS/AMLでみられるものを含む）．なお，*BCR-ABL1*融合遺伝子は認められない．

6. 鑑別診断

　第3部V「赤芽球増加をきたす骨髄性腫瘍の鑑別」を参照のこと．

7. 予後

　生存中央値は10年以上である．多くの患者は血栓症および出血など血管障害が死因となり，約20％程

TOPICS JAK2 遺伝子変異

非受容体型チロシンキナーゼである Janus kinase 2(JAK2)遺伝子(9番染色体の短腕に位置)に特徴的な点突然変異が2005年に報告された．617番目のアミノ酸であるバリン(V)がフェニールアラニン(F)へ置換される変異で(V617Fと表記)，真性赤血球増加症の90％以上，本態性血小板血症 essential thrombocythemia(ET)では50～60％の症例で JAK2 遺伝子が検出される．この変異部位は JAK2 のキナーゼ領域活性を抑制するように働いており，V617F 変異型ではその抑制がとれ JAK キナーゼの恒常的活性化がもたらされ，EPO がない場合でもこれら一連のシグナル伝達が起こることで，造血細胞の自律性増殖・腫瘍化に関連する．また，JAK2 蛋白は EPO 受容体，G-CSF 受容体，TPO 受容体のいずれの造血因子受容体にも会合するので，JAK2 の V617F 変異は3系統の造血細胞の増殖・分化に影響し，赤血球増加のみならず，白血球の増加や血小板の増加をもたらす(panmyelosis)．頻度は低いがエクソン12の変異を示す症例もある．

度は MDS あるいは急性白血病が死因となる．

血管障害のリスクについては，十分な情報はない．抗癌剤治療の既往がない場合には，MDS あるいは急性白血病に移行する率は約2～3％程度であるが，一部の抗癌剤治療を受けている場合には10％程度に達すると報告されている．

（西村広健，定平吉都）

文　献

1) Swerdlow SH, Campo E, Harris NL et al (eds): WHO Classification of Tumours of Haematopietic and Lymphoid Tissue, 4th ed, IARC Press, Lyon, 2008
2) 近藤敏範, 定平吉都, 杉原　尚：骨髄増殖性腫瘍とJAK2 遺伝子変異. 病理と臨床 27：1059-1065, 2009
3) 桐戸啓太：骨髄増殖性腫瘍と類縁疾患. 臨床血液 50：134-146, 2009
4) 定平吉都：わかりやすい骨髄病理診断学　吸引クロット, 生検組織の見方, 西村書店, 2008
5) 秋山　隆, 定平吉都：各臓器, 疾患で用いられる抗体とその応用　骨髄. 診断に役立つ免疫組織化学, 病理と臨床 25(臨増)：169-176, 2007
6) 岩地道伸久, 小林博久, 定平吉都：私のこだわり・工夫　骨髄病理標本の固定にはブアン液が最適である. 外科病理マニュアル, 病理と臨床 26(臨増)：395-397, 2008

第2部 組織型と診断の実際

I. 骨髄増殖性腫瘍

3 原発性骨髄線維症

1. 定　義

　原発性骨髄線維症 primary myelofibrosis（PMF）は造血幹細胞由来の骨髄系腫瘍で，巨核球系と顆粒球系の増殖を特徴とし，段階的に進行する反応性骨髄線維化 myelofibrosis（MF）を伴う[1]．PMFの最初の記載は，1879年にHeuckが骨髄線維化を伴った白血病として報告したことに遡り，その後，G6PD（glucose 6-phosphate dehydrogenase）アイソタイプや染色体解析などによって造血3系統のクローン性増殖であることが明らかになった．PMFは幹細胞レベルでのクローン性増殖による疾患で，線維を産生する線維芽細胞は腫瘍細胞ではない．PMFでみられる骨髄線維化は，巨核球が分泌する血小板由来成長因子 platelet-derived growth factor（PDGF）や腫瘍増殖因子 tumor growth factor（TGF）βにより刺激されて線維芽細胞の機能が亢進することによって生じた反応性変化であると考えられている．骨髄線維化は前線維化期 prefibrotic phase と呼ばれる病初期には軽微である．しかし病期が進行した線維化期 fibrotic phase では細網線維や膠原線維が著明に増加し，骨硬化もみられ，肝や脾では髄外造血を認めるようになる．

　PMFの同義語に慢性特発性骨髄線維症 chronic idiopathic myelofibrosis, 骨髄化生 agnogenic myeloid metaplasia, 特発性骨髄線維症を伴う骨髄化生 myeloid metaplasia with myelofibrosis などがある．なお本態性血小板血症 essential thrombocytosis（ET）や真性赤血球増加症 polycythemia rubra vera（PV）の経過中にみられる骨髄線維症とは区別する必要がある．

2. 臨床的事項

1) 疫学

　年間，人口10万人あたり1人程度が線維化期のPMFと診断される．PMFは初期にはなかなか診断されにくい．これは臨床的にPMFと診断するための特徴［貧血，脾腫，末梢血への幼若造血細胞の出現（白赤芽球症 leukoerythroblastosis）や涙滴赤血球の出現など］が線維化期にならないと出現しない，つまり疾患の臨床的定義と組織形態学所見とに解離があるためと考えられる．発症年齢は60歳代が多く，欧米では性差はないが，我が国では男性がやや多いとされる[2]．

2) 原因

　原因は不明である．約半数の例に *JAK2* V617F 遺伝子変異がみられるが，疾患に特異的な変異ではない．ベンゼンや電離放射線の関与も示唆されている．稀ながら家族性発症があり，少なくとも一部は常染色体劣性遺伝形式をとる．

3) 部位

　腫瘍性増殖の主座は骨髄であるが，末梢血で白赤芽球症，変形赤血球が認められる．進行するとCD34陽性幼若細胞が末梢血に多数出現するようになる．また肝や脾では髄外造血がみられる．脾は進行期の髄外造血（骨髄化生）の場として重要である．リンパ節，腎，副腎，硬膜，消化管，肺あるいは胸

表1 | WHO分類（2008）に採用された骨髄線維化（MF）の分類

グレード	所見
MF0	細網線維を認めるが交差像は認められない．正常骨髄に相当する．
MF1	細網線維は増加し，交差像を伴う疎らな網目様配列が認められる．特に血管周囲に目立つ．
MF2	密な細網線維の網目状配列がびまん性に認められる．線維の交差像が目立ち，局所的な膠原線維束や骨硬化所見がみられる．
MF3	密な細網線維の網目状配列がびまん性に認められる．線維の交差像も目立つ．太くて粗い膠原線維束が認められ，明瞭な骨硬化所見もみられる．

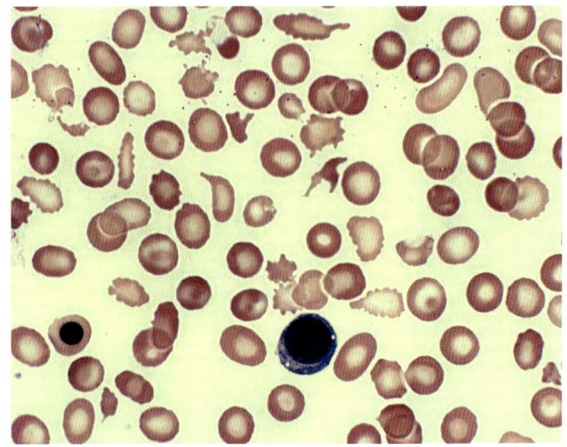

図1 | PMFの末梢血（塗抹Giemsa染色）
涙滴赤血球，有棘赤血球など多彩な変形赤血球に加え，有核の赤芽球や骨髄芽球を認める（白赤芽球症 leukoerythroblastosis）．

膜，乳腺，皮膚，軟部組織にみられることがある．

4）臨床症状

初期には無症状で，偶然に発見された脾腫や血液異常（貧血，白血球増加，血小板減少）がきっかけで診断されることも少なくない．また血小板増加のみが目立ち，ETとの区別が困難な場合がある．白赤芽球症やLD（lactate dehydrogenase）増加から発見されることもある．約80％の例では，診断時に何らかの臨床症状を有している．多いのは貧血症状（動悸や息切れ）や脾腫に伴う腹部症状（腹部膨満感や腹痛）である．脾腫は90％以上の例で認め，しばしば巨脾を呈する．肝腫大はおよそ半数の例でみられる[2]．その他，門脈圧亢進症がみられることがある．

持続的症状には，倦怠感，呼吸困難，体重減少，盗汗，軽度の発熱や出血などがある．血中で尿酸が増加することにより尿路結石や関節炎がみられることもある．

5）血液生化学所見

尿酸の他にビリルビン，LD，ALP，HDLコレステロール値は上昇し，アルブミンやコレステロール値は低下することが多い．

6）画像検査所見

骨髄MRIでは線維化の進行に伴いT1およびT2強調像で低信号域を認めるようになる．進行例のFDG-PET-CTでは，骨髄の線維化および造血の減少によるシグナル減弱と，肝脾の髄外造血を示すシグナル増強とを認める[3]．

3．骨髄線維化のメカニズム

生体内の線維は組織学的に細網線維，膠原線維，弾性線維に区別される．正常の骨髄では脂肪細胞や血管周囲に少量の細網線維が存在し，造血環境の支持組織として機能している．線維化 fibrosis とは生体内における細胞外器質 extracellular matrix（ECM）の過剰な沈着をいい，多様なコラーゲン，ラミニン，硫酸ヘパラン，プロテオグリカンなど多彩な分子が複雑な網目構造を形成し，線維原性成長因子，蛋白分解酵素，血管新生因子，線維形成性酵素などの液性因子が関与する[4]．

コラーゲンには基底膜を構成するタイプIVコラーゲンに代表される非線維性コラーゲンと，骨（タイプI）や軟骨（タイプII）などに存在する線維性コラーゲンとがある．細網線維の構成成分がタイプIIIコラーゲンであるのに対して，膠原線維の構成成分は多様な線維性コラーゲンである．弾性線維はエラスチンやフィブリンから構成される．

骨髄において巨核球は線維原性成長因子を合成する．つまりPDGFやTGFβを合成し，これらは血管内皮成長因子 vascular endothelial growth factor（VEGF）を upregulate している．病的状態では巨核球以外の細胞も線維化に関与するようになる．例えばPMFでは活性化した単球がinterleukin（IL）-1,

3．原発性骨髄線維症

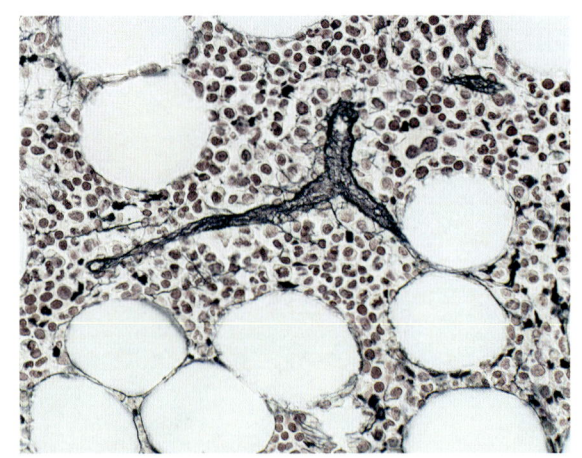

図2 | 骨髄生検鍍銀染色（渡辺変法）：MF 0

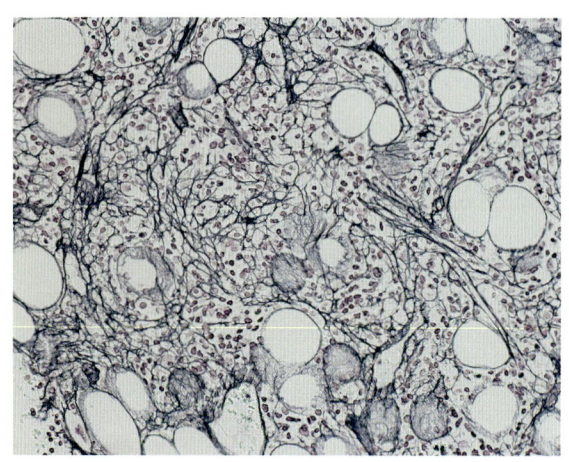

図3 | 骨髄生検鍍銀染色（渡辺変法）：MF 1

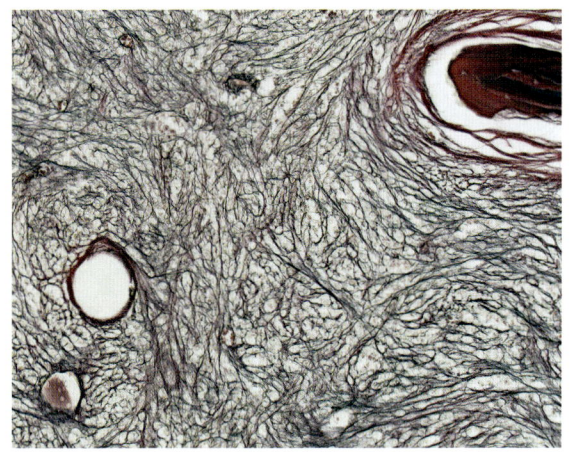

図4 | 骨髄生検鍍銀染色（渡辺変法）：MF 2

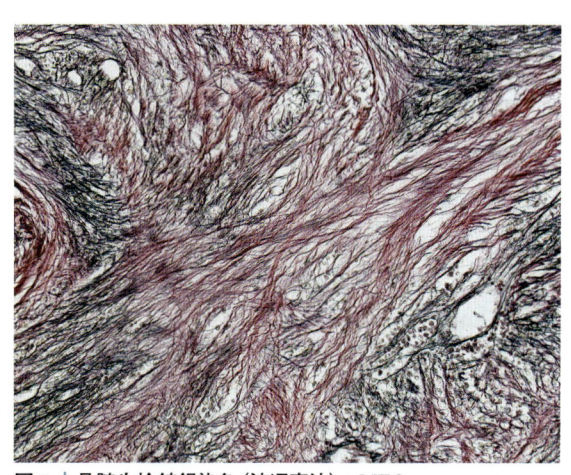

図5 | 骨髄生検鍍銀染色（渡辺変法）：MF 3

TGFβを過剰発現することが知られている．またB細胞由来の腫瘍で骨髄線維化を特徴とする有毛細胞白血病 hairy cell leukemia（HCL）では，hairy cell自体が fibronectin, 線維形成サイトカインであるbasic fibrogrowth factor（bFGF），TGFβを分泌する．TGFβはECM合成に関与する遺伝子活性を制御し，bFGFは骨髄間質細胞の mitogen として作用し，血管新生に関与する．

骨髄線維化においてECM成分の合成を担うのは骨髄内の線維芽細胞で，タイプIおよびタイプIIIコラーゲンを合成する．骨髄幹細胞に由来する fibrocyte は最近その存在が知られるようになった細胞で，末梢血中にも存在する．炎症性サイトカイン，成長因子，ケモカインを産生し，線維形成に関与する炎症反応を持続させる．

4．骨髄線維化の評価方法

PMFでは骨髄線維化の程度と疾患の進行とがよく関連するため再現性のある方法で評価することが重要である．骨髄線維化の組織学的な評価としては従来から4～6段階で評価する半定量的評価方法が提案されている．WHO分類では The European consensus on grading of bone marrow fibrosis によるMF0～3の4段階に分ける評価基準を採用している[5]（表1, 図1～4）．この基準を用いることにより PMF症例の層別化や予後予測をより適切に行うことができる[6]．

骨髄線維化の評価で重要なことは，穿刺吸引標本でなく骨髄生検標本によって評価するということである．穿刺吸引標本では線維化の強い部分が十分に

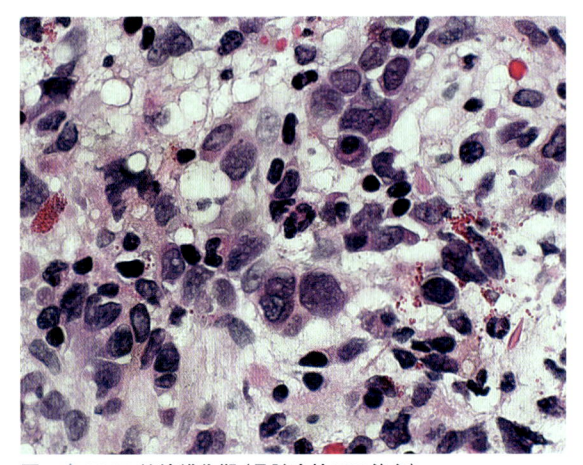

図6｜PMF 前線維化期（骨髄生検 HE 染色）
異型性，多形性に富む巨核球が増殖してクラスターを形成している．核は低分葉を示すものが多い．

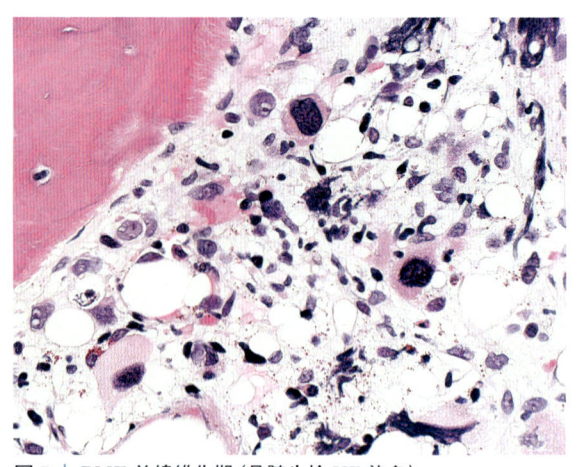

図7｜PMF 前線維化期（骨髄生検 HE 染色）
骨梁付近に分布する巨核球 paratrabecular megakaryocytes は PMF に特徴的な所見である．

吸引されず，線維化の程度が過小評価される可能性がある．実際に生検標本を作製して観察する際には注意すべきポイントが幾つかある．

まず評価に適した生検標本の条件を挙げる．①骨皮質に対して正しい角度で採取され（tangential でない），15mm 程度の長さがある（少なくとも 10 個程度の骨梁間組織が観察されること）．②緩衝ホルマリン固定，EDTA 脱灰パラフィン包埋標本を 3〜4μm 厚に薄切した標本である．③HE 染色および Gomori 染色標本である．

標本を観察する際の注意点としては以下が挙げられる．①血管周囲を internal control として利用し，リンパ濾胞，脂肪細胞，血管周囲は評価しない．②造血組織の部分で線維化を評価する．③硬化性浮腫，瘢痕形成は別途記載するが，全体的評価にも含める．

我が国で鍍銀染色法というと渡辺の鍍銀染色変法が一般的であるが，この染色法は Gomori 染色の変法の一つであり，用いる試薬は基本的には Gomori 染色と同一である．なお鍍銀線維を良好に染め出すのは容易ではない．染色の良否を判定する目安としては，細網線維と膠原線維とが区別可能であるかどうかに注目する．両者の判別が困難な場合はアンモニア過剰の場合がある．

5．末梢血および組織学的所見

1）末梢血

PMF では病期によって形態学的特徴が異なる．前線維化期には貧血を認め，血小板数と白血球数はまちまちである．血小板に形態異常をみることがあるが好中球には異型性を認めない．PMF では臨床的に診断された時点では，病理組織学的には既に線維化期である例が多い．病期が進行したこの時期になると末梢血には骨髄芽球や赤芽球が様々な程度に出現して白赤芽球症を呈するようになる．骨髄芽球が 1％以上みられる例が 60％程度みられる．小型巨核球が出現することもある（図5）．涙滴赤血球も 70％の例にみられる．

2）骨髄

a）前線維化期

この時期の骨髄は過形成性で，巨核球と顆粒球系細胞の増殖が目立つ．巨核球は大小不同がみられ，静脈洞周囲には 3 個以上の集塊が散見される（図6）．N/C 比の高いものが多く，裸核細胞，入道雲様の分葉核，クロマチンの増加など異型性が強く，この時期の PMF を疑う診断クルーとなる（図7）（第 3 部Ⅳ「巨核球の形態異常をきたす骨髄性腫瘍の鑑別」を参照）．顆粒球系は分葉核好中球など成熟型が優勢で，核の左方移動は軽度である．骨髄芽球は 5％を超えず，CD34 陽性幼若細胞の増加も明らかでない．赤血球産生は低下する．静脈洞の拡大がみられ，洞内

3. 原発性骨髄線維症　67

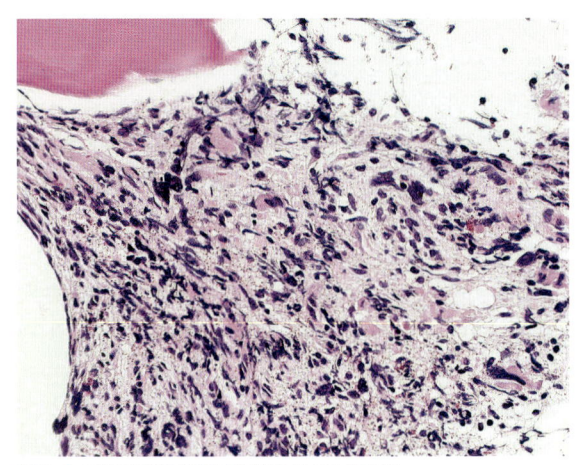

図8 | PMF 線維化期（骨髄生検 HE 染色）
細胞密度は低下し，著明な線維化を伴う．流れるように配列する線維芽細胞の中に巨核球が残存している．

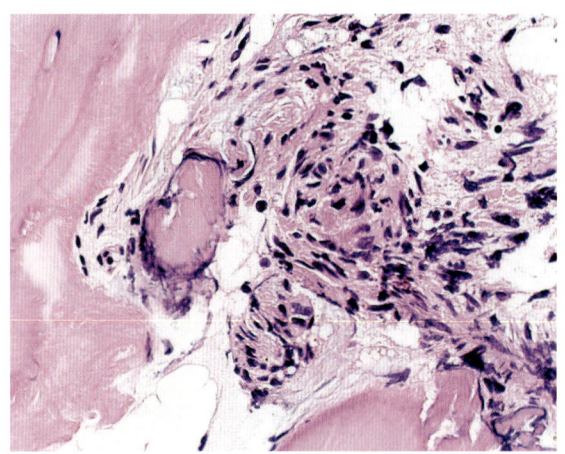

図9 | PMF 線維化期（骨髄生検 HE 染色）
著明な線維化と骨硬化像を認める．

には造血組織がしばしば認められる．またリンパ球の集族もみられる．細網線維は当初は目立たず血管周囲に巣状の細網線維増加をみるにとどまる．MF0，MF1 の場合が多い．

b) 線維化期

多くの例がこの病期に至って診断される．骨髄では細網線維の増加が明らかとなり，膠原線維の出現や骨硬化を伴うようになる（図8, 9）．造血組織は減少し始め，線維化を背景に，有核細胞密度の高い造血巣が巣状に取り残される．巨核球は増生し，シート状のクラスターを形成する（第1部Ⅱ「成人の骨髄病理標本の評価」を参照）．骨髄芽球は骨髄有核細胞全体の10%を超えない．静脈洞はさらに拡張像が目立つ．骨硬化像は骨梁の不規則な肥厚と増生で特徴付けられる．

脾での髄外造血は赤脾髄にみられる．骨髄芽球が10%前後の症例では，やがて20%を超えて急性白血病への転化とみなされる．この急性転化は抗悪性腫瘍薬投与のない例にもみられるため PMF の自然史の一つと考えられている．

6. PMFの診断基準

WHO 分類の診断基準を**表2**に示した．PMF と診断するには骨髄の病理検査のほかに，病歴，身体所見，末梢血検査，末梢血血球の表面抗原検査（CD34），LD値，染色体検査，腹部エコー検査，

表2 | WHO分類（2008）のPMF診断基準

大項目
1. 細網線維または膠原線維の増加を伴った巨核球の増殖と異型がある．あるいは細網線維の増加がないが，巨核球の増殖と異型，顆粒球系細胞の増加と，しばしば赤芽球造血抑制を特徴とする骨髄細胞密度の増加を伴うこと．
2. CML，PV，MDS，他の骨髄系腫瘍の診断基準を満たさない．
3. JAK2 V617F 変異や MPL W515K/L のような造血細胞のクローン性増殖を示す所見がある．クローン性増殖の所見がない場合は，骨髄の二次性線維化の原因となるような感染症・自己免疫疾患・慢性炎症・hairy cell leukemia（HCL）を含むリンパ系腫瘍・転移性腫瘍・中毒による骨髄障害などを否定できること．

小項目
1. 末梢血の赤芽球，骨髄芽球の出現
2. 血清LDの増加
3. 貧血
4. 触知可能な脾腫

大項目3つの全てと小項目4つのうち2つ以上を満たす場合にPMFと診断できる．

JAK2 遺伝子検査（末梢血好中球を用いる）が必要である．

PMF は主として高齢者にみられるが小児での発症も稀にみられる．成人例と比較すると経過は緩徐で予後も良好である．臓器腫大は発症時に認めることが多いが，白赤芽球症や骨硬化は少なく，急性転化もみられない．形態学的には小型巨核球や分離多核巨核球が出現するが，成人のPMFの特徴である異型巨核球は目立たない．また JAK2 遺伝子や MPL

遺伝子の変異はないなど，成人PMFとは特徴が異なる[7]．

7．免疫組織化学的特徴

PMFでは異常な免疫形質の発現は知られていない．CD61，CD42b，CD41などの巨核球マーカーによる免疫組織化学的検索は骨髄における異型巨核球の識別に有用である．

8．細胞分子遺伝学

50％以上の例で JAK2 V617F 遺伝子変異を認めるが，この変異は PV 例の 90％以上，ET 例の半数でもみられる．JAK2 は非受容体型の tyrosine kinase で，細胞内シグナル伝達系に関与し，現在，JAK インヒビターの研究的治療治験が行われている．JAK2 V617F 陰性 PV 例の 40％に認める JAK2 exon 12 変異は，PMF ではみられておらず，PV との鑑別に有用と報告されている[8]．JAK2 V617F 遺伝子変異と同様な作用を有する MPL W151L/K 遺伝子変異が 5〜10％の例でみられるが，ET でもみられることがあり，PMF に特異的とはいえない．

その他，PMF 例の 30％では del(13)(q12-22)，der(6)t(1;6)(q21-23;p21.3)，del(20q)，trisomy1q，+8，+9，13q⁻，20q⁻などを認めるが，いずれも PMF に特異的なものではない．7q⁻や 5q⁻もみられるが二次的異常である場合がある．以上のように，PMF に特異的な細胞分子遺伝学的異常はこれまでのところ知られていない．定義上，BCR-ABL1 遺伝子再構成は認めない．

9．予　後

PMF の予後は他の骨髄増殖性腫瘍 myeloproliferative neoplasms（MPN）に比べると生存中央値 3.5〜5 年と不良であるが，症例により様々である[9]．The International Working Group for myelofibrosis research and treatment による国際予後スコアシステムでは，8つの臨床的リスク要因，すなわち「年齢が 65 歳以上，ヘモグロビン値が 10g/dL 未満，白血球数が 25×10^9/L 以上，末梢血中の芽球の割合が 1％以上，血小板数が 100×10^9/L 未満，持続的な臨床症状がある，輸血依存性である，複雑核型を有する」のそれぞれを1点として層別化して治療方針を決定する．

- 低リスク：スコア0点．観察のみでよい．平均生存期間は15.4年．
- 中間リスク1：スコア1点．観察のみでよいが，症状があれば通常の治療または JAK2 インヒビターなどの研究的治療を試みる．平均生存期間は6.5年．
- 中間リスク2：スコア2点または3点（平均生存期間2.9年）および高リスク：スコア4点以上（平均生存期間1.3年）では allogenic stem cell transplantation が適応となる．研究的治療を試みることがある．薬物不応性の脾腫には脾摘や low dose の放射線照射が施行される．放射線療法が行われる場合として，肝脾以外での髄外造血，肺高血圧症の合併や四肢の骨痛などがある．

我が国の造血器腫瘍取扱い規約（2010）では PMF のリスク分類として，70歳以下の場合，A）ヘモグロビン濃度が 10g/dL 未満，B）37.5℃以上の発熱，発汗の持続，6ヵ月で 10％以上の体重減少，C）末梢血への芽球の出現（1％を超える）が3ヵ月以上持続する，D）男性，の諸項目のうち，2項目以上に該当するものをハイリスクとしている[2]．

10．鑑別診断

prefibrotic phase PMF と鑑別を要する疾患について以下に概説する．fibrotic phase PMF の鑑別については第3部Ⅲ「骨髄線維化をきたす骨髄の鑑別」を参照されたい．

MPN では BCR-ABL1 融合遺伝子が検出されれば CML の診断が確定するが，BCR-ABL1 陰性の場合には PV，ET，PMF，骨髄異形成症候群 myelodysplastic syndromes（MDS），慢性骨髄単球性白血病 chronic myelomonocytic leukemia（CMML）などの可能性が残る．分子遺伝学的診断として JAK2 exon 12 変異や MPL W151L/K 変異を検索する必要も出てくる．

形態学的診断では，一般に PMF の巨核球は未成熟な形態を示し，核クロマチンが増量して，不規則な形態の核を有する．それに対して ET の巨核球は大型で，成熟した形態を示す．ET や PV と診断された例で，数年以上が経過した後に骨髄線維化が進行して，貧血，LD 増加，白赤芽球症や脾腫を呈する場合がある．PMF と同様に ET でも半数の例で JAK2 V617F 変異を認めるが，顆粒球系および赤芽

球系の増殖は弱く，通常，骨髄の細胞密度は正形成か軽度過形成にとどまる．CMLでは小型巨核球が認められる．MDSやCMMLでは赤芽球の形態異常や単球増加が特徴的である[10]．また，腫瘍の骨髄転移，骨大理石症，重篤な感染症，血液喪失などの原因で二次的に白赤芽球症をみることがある．

〈茅野秀一，荒関かやの〉

文　献

1) Thiele J, Kvansnicka HM, Tefferi A et al：Primary myelofibrosis. in Swerdlow SH, Campo E, Harris NL et al (eds)： "WHO Classification of Tumours of Haematopoietic and Lymphoid Tissues", 4th ed). IARC Press, Lyon, 2008, pp44-47
2) 骨髄線維症の診断基準と診療の参照ガイド作成のためのワーキンググループ：骨髄線維症の診療の参照ガイド，平成22年度改訂版．小澤敬也（編）：特発性造血障害疾患の診療の参照ガイド，平成22年度改訂版，厚生労働科学研究費補助金難治性疾患克服研究事業 特発性造血障害に関する調査研究班．2011, pp177-202
3) Agool A, Glaudemans AW, Boersma HH et al：Radionuclide imaging of bone marrow disorders. Eur J Nucl Med Mol Imaging 38：166-178, 2011
4) Le Bousse-Kerdiles MC, MArtyre MC, Samson M：Cellular and molecular mechanisms underlying bone marrow and liver fibrosis：a review. Eur Cytokine Netw 19：69-80, 2008
5) Thiele J, Kvasnicka HM, Facchetti F et al：European consensus on grading bone marrow fibrosis and assessment of cellularity. Haematologica 90：1128-1132, 2005
6) Gianelli U, Vener C, Bossi A, et al：The European Consensus on grading of bone marrow fibrosis allows a better prognostication of patients with primary myelofibrosis. Mod Pathol 25：1193-1202, 2012
7) DeLario MR, Sheehan AM, Ataya R et al：Clinical, histopathologic, and genetic features of pediatric primary myelofibrosis - an entity different from adults. Am J Hematol 87：461-464, 2012
8) Schnittger S, Bacher U, Eder C et al：Molecular analyses of 15,542 patients with suspected BCR-ABL1-negative myeloproliferative disorders allow to develop a stepwise diagnostic workflow. Haematologica 97：1582-1585, 2012
9) Terreri A：Primary myelofibrosis：2012 update on diagnosis, risk stratification, and management. Am J Hematol 86：1018-1026, 2011
10) Tefferi A：Myeloproliferative neoplasms 2012：The John Bennett 80th birthday anniversary lecture. Leuk Res 36：1481-1489, 2012

第2部　組織型と診断の実際

I．骨髄増殖性腫瘍

4　本態性血小板血症

1．定　義

本態性血小板血症 essential thrombocythemia (ET) は骨髄増殖性腫瘍 myeloproliferative neoplasm (MPN) の一型で，巨核球の異常な増殖を特徴とする疾患である[1]．末梢血では血小板数は 45 万/μL 以上に達し，骨髄では大型の成熟型巨核球の増加を示す．臨床的には，血栓症あるいは出血の臨床症状を呈する．血小板増加をきたすその他の疾患（その他のタイプの MPN，炎症性・感染性疾患，出血，腫瘍性疾患等）を除外することで診断する．

2．臨床的事項

頻度は人口 10 万対 0.6～2.5 人程度で，診断時の平均年齢は 50～60 歳代である．明確な性差はない．

末梢血の血小板数が著明な増加を示していても，1/3 の患者は無症状である．それ以外には血栓症や出血などを含めた血管障害を呈することがある．小血管の閉塞は，一過性脳虚血発作，指の虚血・壊疽をきたす．大血管の血栓症も生じ，肝静脈や脾静脈血栓症，Budd-Chiari 症候群の原因となる．出血症状としては粘膜出血が一般的で，消化管や気道粘膜にみられる．軽度の脾腫は 50％程度の症例で認められ，15～20％の症例で肝腫大もみられる．

血小板数が持続的に 45 万/μL 以上に増加し，多くの患者では血小板数が 100 万を超える血小板増加症を示し，赤血球数・ヘモグロビン値は正常範囲内，白血球は軽度上昇している．なお，過去の診断基準では血小板数は 60 万/μL 以上であったが，それ以下でも血栓・出血症状をきたすこともあり，基準が変更された．ただし，血小板増加をきたす他疾患との鑑別がより問題となる．骨髄病理像は，血小板増加をきたすその他の腫瘍性疾患（5q⁻症候群，refractory anemia with ring sideroblasts and thrombocytosis：RARS-T など）との鑑別に有用である．近年，MPN の診断において *JAK2* 遺伝子変異が重要視されている（第2部 I-2「真性赤血球増加症」を参照）．*JAK2* 変異は ET の 40～50％に見出されるのみで，また ET に特異的ではないが，反応性血小板増加との鑑別に極めて有効である．

JAK2 変異のある ET では，赤芽球造血や好中球造血が盛んで，ヘモグロビン値が高いといわれている．また真性赤血球増加症 polycythemia vera (PV) に転化しやすく，静脈血栓症を合併しやすいという[2]．

3．細胞および組織学的所見

病理形態学的な鑑別については，パラフィン包埋切片における免疫組織化学（免疫染色）を用いた各種造血細胞の同定および形態・分布の評価，特殊染色（細網線維染色・Masson 染色など）による骨髄線維化の評価が重要となる[4,5]．

1）末梢血像

末梢血では血小板増加，血小板の巨大化や大小不同がみられる（図1）．

2）骨髄像

ここでは主に生検像について記載する．骨髄は正形成～中等度過形成で，巨核球の増加が目立つ（図2～10）．ET では，巨核球は骨髄内に散在性に分布

4．本態性血小板血症　71

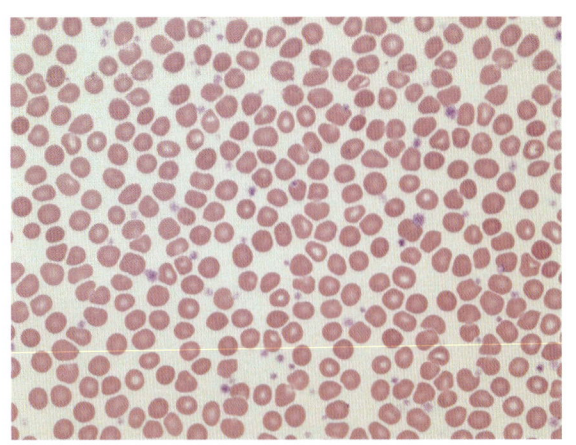

図1 | 本態性血小板血症（ET）（塗抹標本：末梢血）
血小板が多くみられる．

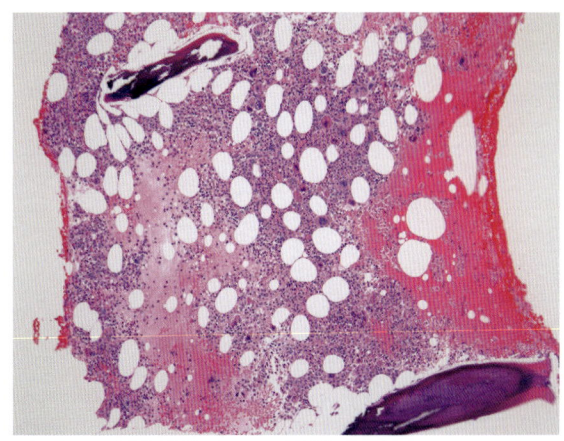

図2 | ET（骨髄生検：Bouin 固定）
正形成骨髄を示す．巨核球が多くみられる．

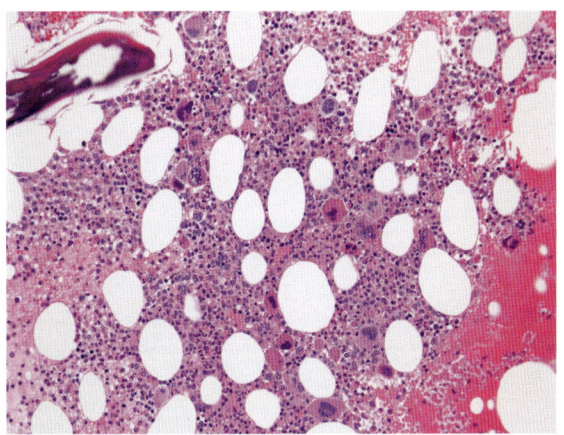

図3 | ET（骨髄生検：Bouin 固定）
巨核球が多くみられる．

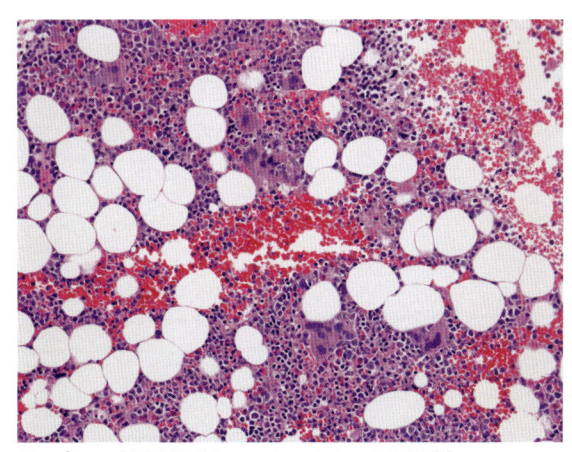

図4 | ET（骨髄吸引クロット：ホルマリン固定）
巨核球が多くみられる．

することが多いが，部分的にクラスター形成（集簇像）を呈することもある．通常，大型で成熟した豊富な細胞質を有し，stag-horn like と呼称される深く切れ込んだ過分葉核を示す（**図5, 6, 9～11**）．原発性骨髄線維症 primary myelofibrosis（PMF）でみられるような，奇怪あるいは高度の異型を示す巨核球はみられない．赤芽球系の増加が稀にみられ，特に出血症状の出現時にみられる．顆粒球系の著明な増加はみられず，芽球の増加や異形成は認めない．線維化はみられないか，あっても極軽度（WHO 基準：MF-1 程度）で，明らかな細網線維の増加および膠原線維の出現は ET を除外する根拠になる．エンペリポレーシスがみられることがあるが，特異的所見ではない．鉄沈着が 40～70％ の症例でみられる．ホルマリン固定パラフィン包埋切片における巨核球の

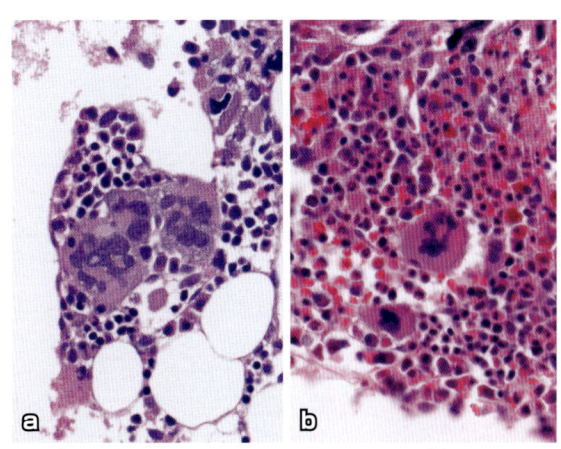

図5 | ET（骨髄吸引クロット：ホルマリン固定）
大型で成熟した豊富な細胞質を有し，stag-horn like と呼称される深く切れ込んだ過分葉核を示す．

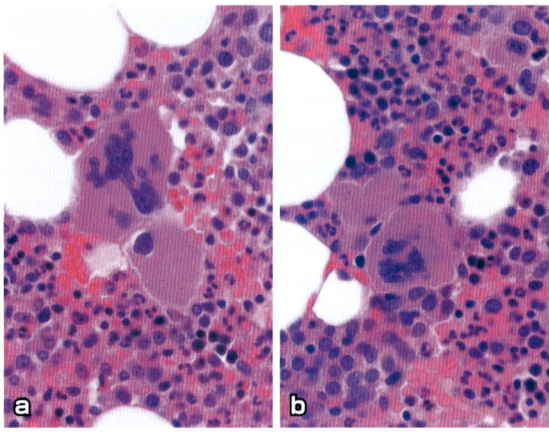

図6 | ET（骨髄生検：Bouin 固定）
大型で成熟した豊富な細胞質を有し，stag-horn like と呼称される深く切れ込んだ過分葉核を示す．

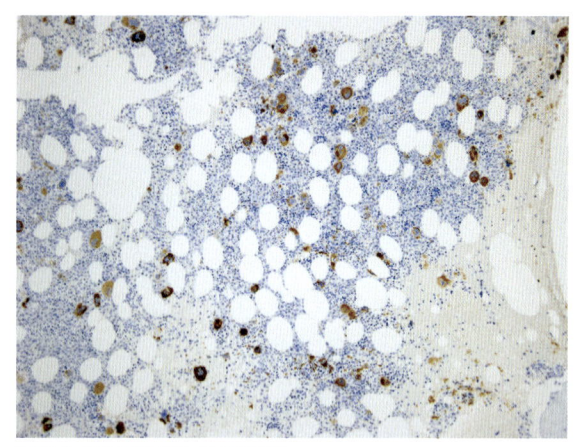

図7 | ET（CD42b 免疫染色）
弱拡大でも巨核球の数，分布がわかりやすい．

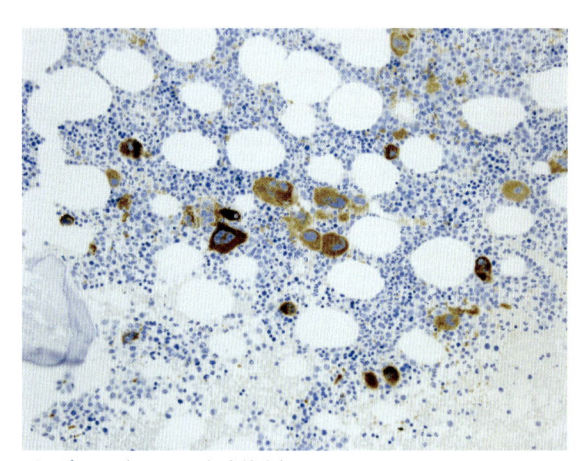

図8 | ET（CD42b 免疫染色）
巨核球は部分的に集簇傾向を示す．

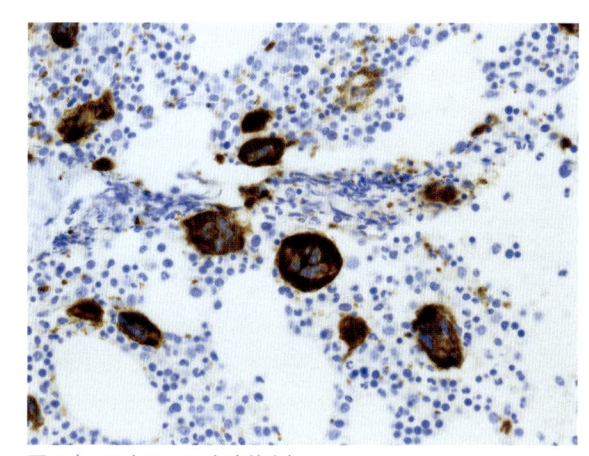

図9 | ET（CD42b 免疫染色）
stag-horn like と呼称される深く切れ込んだ過分葉核を示す巨核球．

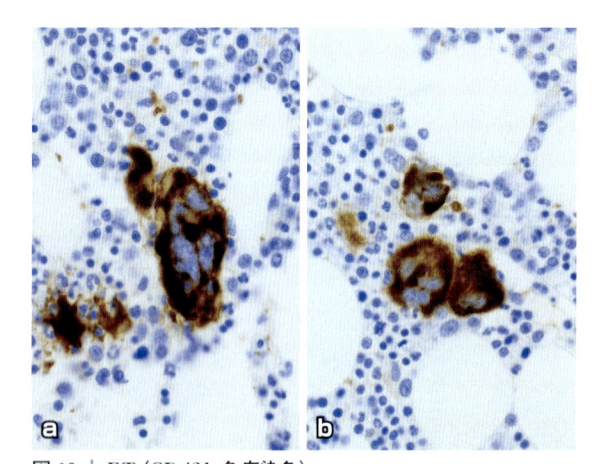

図10 | ET（CD42b 免疫染色）
stag-horn like と呼称される深く切れ込んだ過分葉核を示す巨核球．

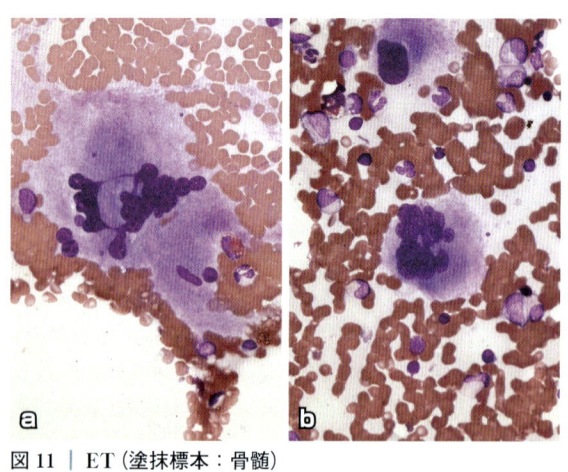

図11 | ET（塗抹標本：骨髄）
stag-horn like と呼称される深く切れ込んだ過分葉核を示す巨核球．

表1 | 診断基準

1. 血小板数≧45万/μL
2. 骨髄生検にて，大型の成熟した巨核球の増加が認められる．好中球，赤芽球の有意な増殖を認めない
3. 他の MPN，MDS，骨髄系腫瘍の診断基準を満たさない
4. *JAK2* V617F 変異または他のクローナルマーカーを認める．JAK2 V617F 変異がない場合には，反応性血小板増加を除外する

診断：4項目を全て満たす．

表2 | 診断基準（post-ET MF）

必須項目	1. 以前に WHO 分類で ET と診断されている 2. WHO grade 2-3 あるいは grade 3-4 の骨髄線維化がある
付加的項目 （2項目が要求される）	1. 貧血，あるいは基準値からヘモグロビン 2g/dL 以上の低下がある 2. 白赤芽球症を示す 3. 脾腫の増大がある（左肋骨弓から 5cm 以上触知される脾腫，あるいは新たに触知された脾腫） 4. LDH の上昇（基準値以上） 5. 以下の3症状のうち1つ以上を示す 　　6ヵ月間に10％以上の体重減少がある 　　盗汗 　　不明熱（37.5℃以上）

免疫組織化学的マーカーとして CD42b が鑑別診断には有用である（図7～10）．稀であるが ET が線維化へ進展することがある．

4. 細胞分子遺伝学

ET に特異的な遺伝子変異あるいは染色体異常は知られていないが，40～50％の症例で *JAK2* V617F 変異あるいは類似の変異が認められる．これらの変異は反応性血小板増加症では認められない．5～10％の症例で，+8，del（20q）などの染色体異常が認められる．del（5q）が認められることがあり，その場合，骨髄異形成症候群 myelodysplastic syndrome（MDS）（5q⁻症候群）との鑑別が問題となり，詳細な形態学的検索が鑑別には必要となる．

5. 鑑別診断

JAK2 変異による鑑別診断の進め方

MPN を疑った場合，*JAK2* V617 変異をスクリーニングする．陽性の場合は PV や PMF など他の MPN の診断基準を用いながら診断を進める．陰性の場合は，FISH あるいは BCR-ABL の RT-PCR を施行し慢性骨髄性白血病 chromic myeloid leukemia（CML）を否定する[3]．診断基準を表1に示す．

鑑別診断で問題となるのは，PMF の初期病変（pre-fibrotic PMF）である．両者を鑑別するには骨髄の形態学検索が必須で，細胞密度・線維化の程度・巨核球の分布・核型の評価が必要である．診断基準を表2に示す．

6. 予後

多くの症例で，健常者に近い寿命が期待できるが，血栓症の合併には注意が必要である．重要な合併症である血栓症の予測は血小板数のみでは判断できないが，年齢が60歳以上，血栓症の既往，血小板150万/μL 以上，喫煙や高脂血症などの心血管病変のリスクファクターの存在は，血栓症のリスクを高める[5]．急性骨髄性白血病 acute myeloid leukemia（AML）や MDS への移行がみられることもあるが頻度は低く，5％以下である．また，これらは抗癌剤治療後にみられることが一般的である．

（西村広健，定平吉都）

文献

1) Swerdlow SH, Campo E, Harris NL et al (eds)：WHO Classification of Tumours of Haematopietic and Lymphoid Tissue, 4th ed, IARC Press, Lyon, 2008
2) Campbell PJ, Scott LM, Buck G et al：Definition of subtypes of essential thrombocythaemia and relation to polycythaemia vera based on JAK2 V617F mutation status：a prospective study. Lancet 366：1945-1953, 2005
3) 近藤敏範，定平吉都，杉原　尚：骨髄増殖性腫瘍と *JAK2* 遺伝子変異．病理と臨床 27：1059-1065, 2009
4) 定平吉都：わかりやすい骨髄病理診断学　吸引クロット，生検組織の見方，西村書店，2008
5) 秋山　隆，定平吉都：各臓器，疾患で用いられる抗体とその応用　骨髄．診断に役立つ免疫組織化学．病理と臨床 25（臨増）：169-176, 2007

第2部　組織型と診断の実際

I. 骨髄増殖性腫瘍

5　肥満細胞症

1. 定 義

　肥満細胞 mast cell は，皮膚，気道，腸管など外界に接する臓器に多く分布し，骨髄において幹細胞因子 stem cell factor（SCF）の作用で造血系幹細胞から前駆細胞に分化し，末梢血に流出して組織到達後に組織特異的に最終分化し顆粒をもつ成熟肥満細胞となる[1]．造血器 WHO 分類 第4版は肥満細胞症 mastocytosis を "a clonal, neoplastic proliferation of mast cells" とし，肥満細胞の腫瘍性病変であることを明確に定義し，反応性増多を mast cell hyperplasia/mast cell activation states と表記している[2]．しかし反応性増多を含む種々の臓器における肥満細胞の異常増殖を広義の mastocytosis と定義し，反応性増多を reactive mastocytosis と表記する病理学成書[3]もあるため注意が必要である．

　肥満細胞症の分類を**表1**に示す[2,15]．肥満細胞症は異常肥満細胞の多中心性の密な集簇巣や浸潤巣の形成によって特徴づけられる疾患概念であるが，大部分の症例が自然消退する皮膚肥満細胞症 cutaneous mastocytosis（CM）から，多臓器不全により急激な転帰をたどる症例を含む全身性肥満細胞症 systemic mastocytosis（SM）まで幅広い病像をもつ多様な疾患である．

2. 臨床的事項

1）皮膚肥満細胞症（CM）

　CM は2歳までの小児に好発する皮膚限局性疾患で，多くが成人までに自然寛解・消失する．臨床像として色素性蕁麻疹 urticaria pigmentosa（UP）/maculopapular cutaneous mastocytosis（MPCM），びまん性皮膚肥満細胞症 diffuse CM，単発性肥満細胞腫 solitary mastocytoma of skin の亜型に分類される[2]．UP/MPCM が最も多く，皮膚擦過による膨疹形成（Darier 徴候）が特徴的である．

2）全身性肥満細胞症（SM）

　SM は20歳代以降の成人に多い．SM には臨床像，予後が異なる多彩な病型あり，造血器 WHO 分類 第4版は以下のように分類する[2]．

　indolent systemic mastocytosis（ISM）は緩徐進行

表1│肥満細胞症の分類（文献7より改変）

1. 皮膚肥満細胞症 Cutaneous mastocytosis（CM）
    1.1 Urticaria pigmentosa（UP）/maculopapular cutaneous mastocytosis（MPCM）
    1.2 Diffuse cutaneous mastocytosis
    1.3 Solitary mastocytoma of skin
2. 全身性肥満細胞症 Systemic mastocytosis（SM）
    2.1 Indolent systemic mastocytosis（IMC）
        2.1.1 Bone marrow mastocytosis
        2.1.2 Smouldering mastocytosis
    2.2 Systemic mastocytosis with associated clonal haematological non-mast cell linage disease（SM-AHNMD）
    2.3 Aggressive systemic mastocytosis（ASM）
        2.3.1 Lymphadenopathic mastocytosis with eosinophilia
    2.4 Mast cell leukemia（MCL）
    2.5 Mast cell sarcoma（MCS）
    2.6 Extracutaneous mastocytoma

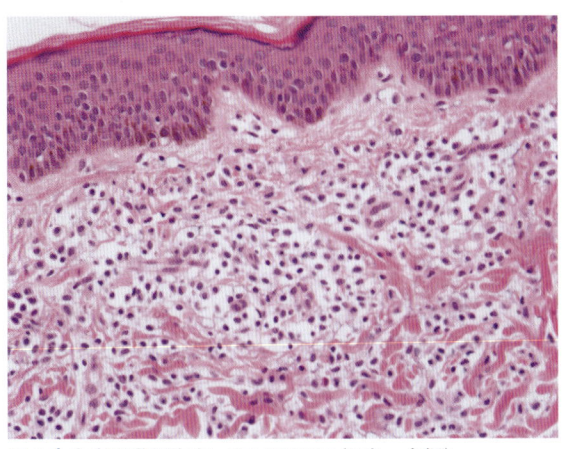

図1 | 皮膚肥満細胞症，UP/MPCM（2歳，女児）
真皮乳頭層～網状層の肥満細胞の密な増殖巣．肥満細胞は toluidine blue 染色で異染性（メタクロマジー）を示した．

表2 | 全身性肥満細胞症（SM）の診断基準（文献7より改変）

大基準＋小基準1項目 小基準3項目	のいずれかでSMと診断する

大基準

組織学的に骨髄または皮膚外臓器に多巣性の肥満細胞の密な増殖巣（15個以上）がある

小基準

1. 骨髄または皮膚外臓器の生検で，浸潤する肥満細胞の25％以上に異型性（紡錘形，不整形，未熟性）がある
2. 骨髄，末梢血，皮膚外臓器から *KIT* codon 816 点突然変異が同定される
3. 骨髄，末梢血，皮膚外臓器の肥満細胞にCD2またはCD25が発現する
4. 血清 tryptase 値が 20 ng/mL 以上（ただし SM-AHNMD では適用しない）

性でC所見と呼ばれる広範な機能障害（骨髄機能不全，肝障害，骨破壊性病変，体重減少など）を伴わない．これには皮膚病変を伴わない bone marrow mastocytosis と，smouldering systemic mastocytosis と呼ばれ，限局した障害である B 所見（骨髄への30％以上の肥満細胞浸潤，骨髄異形成症候群 myelodysplastic syndrome（MDS）の合併，肝障害を伴わない肝腫大など）を2つ以上もつ"くすぶり"型がある．

systemic mastocytosis with associated clonal haematological non-mast cell lineage disease（SM-AHNMD）は肥満細胞腫瘍以外の造血器腫瘍（MDS，骨髄増殖性腫瘍 myeloproliferative neoplasms（MPN），急性白血病，リンパ腫など）を合併したものである．

aggressive systemic mastocytosis（ASM）は急激な経過を示し多臓器浸潤をきたす．ASM には lymphadenopathic mastocytosis with eosinophilia と呼ばれる全身性リンパ節腫脹と好酸球増加をきたす病態がある．

mast cell leukemia（MCL）は白血病化した SM で骨髄組織生検において未熟ないし異型の肥満細胞のびまん性増殖（骨髄有核細胞数20％以上）を示し，末梢血中に肥満細胞が10％以上出現することが多い．

このほかに破壊性増殖をきたす皮膚以外に破壊浸潤性の腫瘍形成をきたし，悪性の経過を示す mast cell sarcoma（MCS），限局性・非破壊性増殖性腫瘤を形成し，良性の経過を示す extracutaneous mastocytoma がある．病型別頻度は本邦からの報告はほとんどない．米国での342例の成人発症 SM の解析では，ISM 46％，SM-AHNMD 40％，ASM 12％，MCL 1％と報告されている[5]．

3．細胞および組織学的所見

骨髄における正常肥満細胞は直径 $12〜15\,\mu m$ で，円形，卵円形または紡錘形核をもち核小体はほとんど目立たない．核/細胞質比の低い豊富な細胞質には，よく目立つ濃赤紫色の異染性顆粒 metachromatic granule を含有する[3]（図1）．肥満細胞は好塩基球と共通する骨髄系幹細胞より分化するため，細胞構造や機能は類似するが，肥満細胞には核分節化はみられずクロマチン凝集は好塩基球より淡い．細胞質は好塩基球よりも豊富で異染性顆粒がより多く，顆粒は小型で大小不同がある[6]．

腫瘍性肥満細胞は，正常細胞と比して細胞異型が目立ち，異染性顆粒をもつ芽球の出現をきたす．通常ではみられない二核または多核の肥満細胞（promastocyte）の出現は肥満細胞の強い増殖を示唆する．核分裂像もみられるが稀である[2,3,6]．

骨髄における肥満細胞症の組織像の特徴として，反応性肥満と腫瘍性肥満の増殖様式の違いを考える．反応性肥満細胞は各 lineage が保たれた過形成性骨髄像または他の血液疾患像を背景とし，びまん性・散在性に疎な浸潤像を示すが，密な肥満細胞の集簇巣を欠く．腫瘍性肥満細胞は多発する集塊や結合性のある集簇巣・浸潤巣を形成し，骨髄では密で凝集

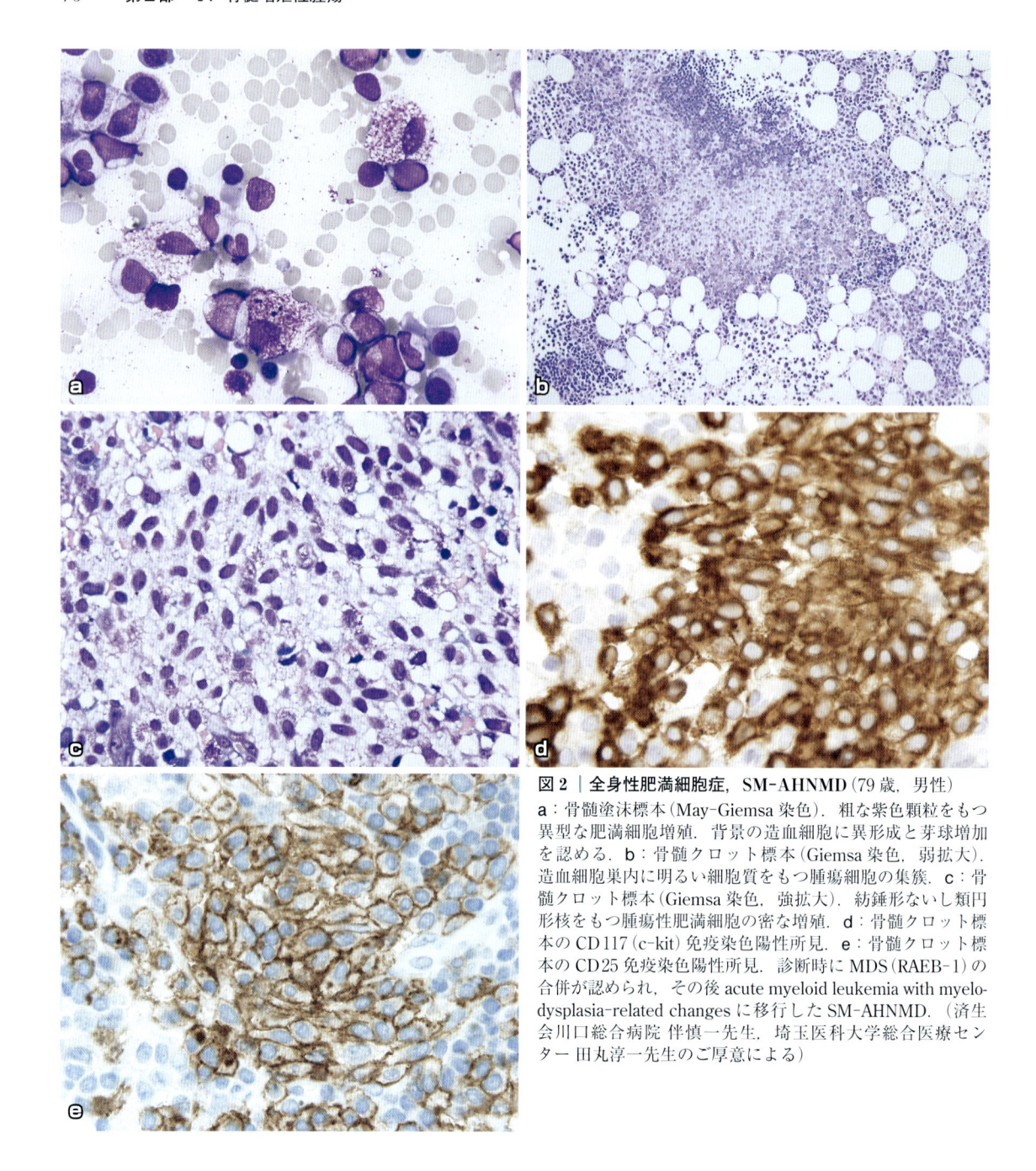

図2 | 全身性肥満細胞症，SM-AHNMD（79歳，男性）
a：骨髄塗沫標本（May-Giemsa 染色）．粗な紫色顆粒をもつ異型な肥満細胞増殖．背景の造血細胞に異形成と芽球増加を認める．b：骨髄クロット標本（Giemsa 染色，弱拡大）．造血細胞巣内に明るい細胞質をもつ腫瘍細胞の集簇．c：骨髄クロット標本（Giemsa 染色，強拡大）．紡錘形ないし類円形核をもつ腫瘍性肥満細胞の密な増殖．d：骨髄クロット標本のCD117（c-kit）免疫染色陽性所見．e：骨髄クロット標本のCD25免疫染色陽性所見．診断時にMDS（RAEB-1）の合併が認められ，その後 acute myeloid leukemia with myelodysplasia-related changes に移行した SM-AHNMD．（済生会川口総合病院 伴慎一先生，埼玉医科大学総合医療センター 田丸淳一先生のご厚意による）

した紡錘形肥満細胞が骨梁に沿ってみられることが多い．造血器WHO分類 第4版では腫瘍性病変であるSM診断基準の大基準として，骨髄ないし皮膚外組織に15個以上の肥満細胞の密な浸潤巣を多中心性に認めることとしている[2]（**表2**）．しばしば線維化と骨硬化像を伴って骨髄正常組織を置換する像もみられる．

4．免疫組織化学的特徴

正常の肥満細胞と同様にCD68，KIT（CD117），tryptase，chymaseに陽性であり，B細胞/T細胞マーカー，MPO（myeloperoxidase）の発現を欠く[2,3,6]．肥満細胞は顆粒に含まれる蛋白分解酵素の違いからtryptaseのみを多く含むMC_T型と，tryptaseとchymaseを多く含むMC_{TC}型に分類され，免疫染色

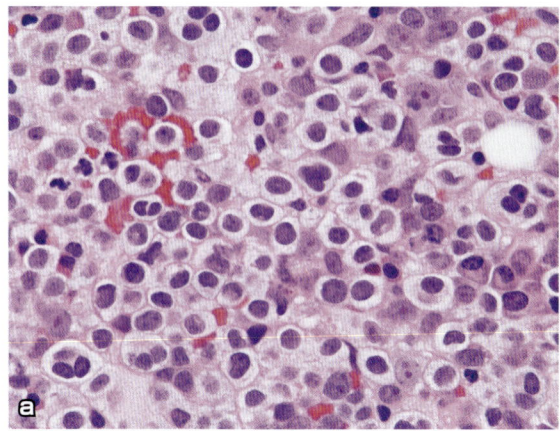

図3 | 全身性肥満細胞症，MCL（80歳，女性）
a：骨髄クロット標本（HE染色）．顆粒産生の乏しい未熟な腫瘍性肥満細胞が増殖する．b：骨髄クロット標本のCD117 (c-kit) 免疫染色陽性所見．c：骨髄クロット標本のtryptase免疫染色陽性所見．感冒様症状，胸水貯留で発症し，血球減少を認めた．入院時血清tryptase高値（1,100 ng/dL）で，*KIT* exon 17のcodon 816に点突然変異を認めた．骨髄検査で腫瘍細胞を27％認めMCLと診断．PSL, IFNαを投与したが治療不応で，多臓器不全により全経過1ヵ月余りで死亡した．（文献10．高知医療センター 岩田純先生のご厚意による）

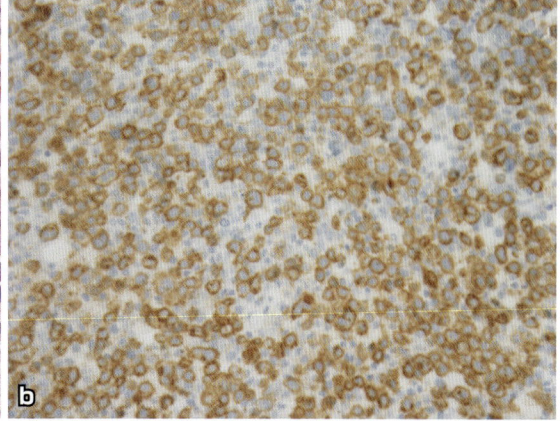

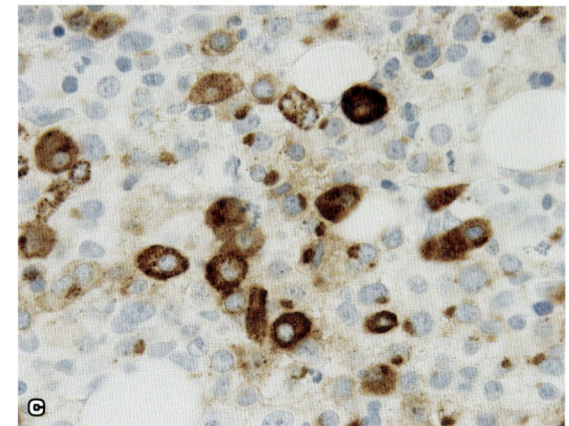

で区別できる[4]．KIT（CD117）は感度が高く肥満細胞の同定に有用であるが，特異性は低い．

正常肥満細胞と異なり，腫瘍性肥満細胞はCD25がほぼ全例に陽性[5]であり，これは肥満細胞症の病理診断に重要な所見である[2]．CD2も腫瘍性肥満細胞に陽性を示すが陽性率は20％以下と低い[5]．

以上より，肥満細胞症の病理診断においては，KIT（CD117）/tryptaseで細胞集簇が肥満細胞であることを確認し，CD25/CD2で肥満細胞の腫瘍性増殖を確認するのがよい．

5. 細胞分子遺伝学

成人SM例の多くに*KIT*の機能獲得性突然変異がみられる[2,7]．最多の変異はVal→Asp置換のexon 17のcodon 816（D816V）変異である．野生型KITはリガンドのSCFが結合すると下流のシグナル伝達物質のチロシン残基をリン酸化するが，D816V変異KITはリガンドの結合がなくとも活性化している．変異部位がキナーゼ領域であるため，D816V変異KITはチロシンキナーゼ阻害薬のイマチニブ imatinibに耐性を示す．CMでは*KIT*変異の頻度は低いとされており，小児CM例ではD816変異がみられるのは約1/3の症例である[2]．*KIT*以外の遺伝子異常では，メチル化に関与する4q24の*TET2*変異[8]，D816変異SM例にみられる*N-Ras*変異[9]などが報告される．SM-AHNMD例では合併する造血器腫瘍の病型に依存して多彩な遺伝子異常がみられ，AML合併例では*RUNX1-RUNX1T*融合遺伝子，MPN合併例では*JAK2* V617F変異がみられることがある[2]．

6. 予　後

小児におけるCMは予後良好であり，思春期までに自然寛解する．成人CM例は一般に自然寛解はせず，しばしばSMを伴うが緩徐進行性であることが多い[2]．

SMには確立した標準的治療法がなく[7]，その予

後はWHO病型に大きく依存する．ISMの予後は極めて良好で生存期間中央値は198ヵ月とされ，これは対照健康人と有意差がない．一方でASMの生存期間中央値は41ヵ月，SM-AHNMD 24ヵ月となっており，特にMCLは生存期間中央値が4ヵ月と極めて予後不良である[5]．WHO病型以外の予後不良因子としては年齢(65歳以上)，体重減少，貧血，血小板減少，白血球増加，好酸球増加，低アルブミン血症，骨髄芽球増加などが報告されている[5]．

（塩沢英輔，太田秀一）

文　献

1) 西山千春：マスト細胞の分化(幹細胞から)．アレルギー・免疫 13：796-802, 2006
2) Horny HP, Metcalfe DD, Bennett JM et al：Mastocytosis. in：Swerdlow SH, Campo E, Harris NL, et al (eds)："WHO Classification of Tumours of Haematopoietic and Lymphoid Tissues", IARC Press, Lyon, 2008, pp54-63
3) Farhi DC：Pathology of Bone Marrow and Blood Cells, 2nd ed., Lippincott Wiliams & Wilkins, Boltimore, 2009
4) 塩沢英輔，本間まゆみ，瀧本雅文 他：血液・骨髄 肥満細胞．病理形態学キーワード．病理と臨床 28(臨増)：336-337, 2010
5) Lim KH, Tefferi A, Lasho TL et al：Systemic mastocytosis in 342 consecutive adults：survival studies and prognostic factors. Blood 113：5727-5236, 2009
6) Naeim F：Pathology of Bone Marrow, 2nd ed, Wiliams & Wilkins, Boltimore, 1998
7) 水木満佐央，金倉　譲：肥満細胞症の病因・病態と治療．造血器腫瘍学―基礎と臨床の最新研究動向―．日本臨牀 70(増刊)：337-341, 2012
8) Tefferi A, Levine RL, Lim KH et al：Frequent TET2 mutations in systemic mastocytosis：clinical, KITD816V and FIP1L1-PDGFRA correlates. Leukemia 23：900-904, 2009
9) Wilson TM, Maric I, Simakova O et al：Clonal analysis of NRAS activating mutations in KIT-D816V systemic mastocytosis. Haematologica 96：459-463, 2011
10) 今井　利，盛實篤史，中村知志保 他：肥満細胞性白血病の一例．高知医療センター医学雑誌 3：25-31, 2009

第2部 組織型と診断の実際

II. 好酸球増加および*PDGFRA*, *PDGFRB*または*FGFR*遺伝子異常を伴う骨髄系ならびにリンパ系腫瘍と慢性好酸球性白血病

はじめに

　原因不明の高度の好酸球増加を示す疾患群は特発性好酸球増加症候群 idiopathic hypereosinophilic syndrome（HES）として，Chusidらにより診断基準（1975）が示され，長く使われてきた．すなわち①末梢血好酸球が1,500/μLを超える状態が6ヵ月以上続く．②寄生虫感染，アレルギーやその他の原因による反応性の増加が否定される．③好酸球増加による臓器障害の徴候や症状を伴うことである[1]．腫瘍性の証明の有無は問われておらず，様々な病態を含む症候群であった．

　2001年のWHO（造血細胞，リンパ球系腫瘍分類）3版では末梢血で1,500/μLを超える好酸球増加，骨髄での好酸球増加が持続し，他の疾患群を否定しうるHESに準ずる病態の中で，①clonalな増殖を示す，②末梢血の芽球2％以上，③骨髄の芽球5％以上（20％未満）いずれかがみられることにより腫瘍性と考えられる病態を"慢性好酸球性白血病 chronic eosinophilic leukemia（CEL）"とし，骨髄増殖性疾患に分類し，CELとHESとの鑑別は困難なことが多く，CEL/HESとして併記された[2]．

　HES症例でチロシンキナーゼ関連の遺伝子の異常が幾つか報告されるとともに，イマチニブimatinibが奏効する症例があることが示されていたが，2003年CoolsらはHESの16例中9例に，*FIP1L1-PDGFRA*（F/P）融合遺伝子が存在し，この融合遺伝子からキメラmRNAが転写され，異常融合蛋白のチロシンキナーゼの恒常的活性化により細胞増殖あるいは抗アポトーシスのシグナルが送られることにより病態が起こることを報告した[3]．これらによりWHO分類 第4版（2008）では新しく特定の遺伝子異常をもつ好酸球増加を示す疾患群が，"好酸球増加および*PDGFRA*, *PDGFRB*または*FGFR*遺伝子異常を伴う骨髄系ならびにリンパ系腫瘍 myeloid and lymphoid neoplasms with eosinophilia and abnormalities of *PDGFRA*, *PDGFRB* or *FGFR1*"として，骨髄系腫瘍内に分類された[4]．

　CELで，*PDGFRA*, *PDGFRB*または*FGFR1*の再構成を伴わないものは"慢性骨髄性白血病 chronic myeloid leukemia（CML），他のカテゴリーに入らないもの（CEL, not otherwise specified）"として骨髄増殖性腫瘍 myeloproliferative neoplasms（MPN）内に残された[5]．HESはWHO分類の項目上に名称はなくなっているが，除外診断として記載されており，Chusidらの基準を満たし，CELの確定に至らないもので，未だ明らかでない好酸球性白血病や反応性病態などが含まれると考えられるが，鑑別は困難である．

　これらが好酸球の腫瘍性増殖を示す病態の大部分を占めるが，CMLなどのMPN，急性骨髄性白血病 acute myeloid leukemia（AML），肥満細胞症 mastocytosis，骨髄異形成症候群 myelodysplastic syndrome（MDS）などでも腫瘍性の好酸球増加を含むことがある．

1. 定義・概略

　WHO分類 第4版（2008）ではこれら疾患の診断基準，細胞起源は下記のように記載され，診断におけ

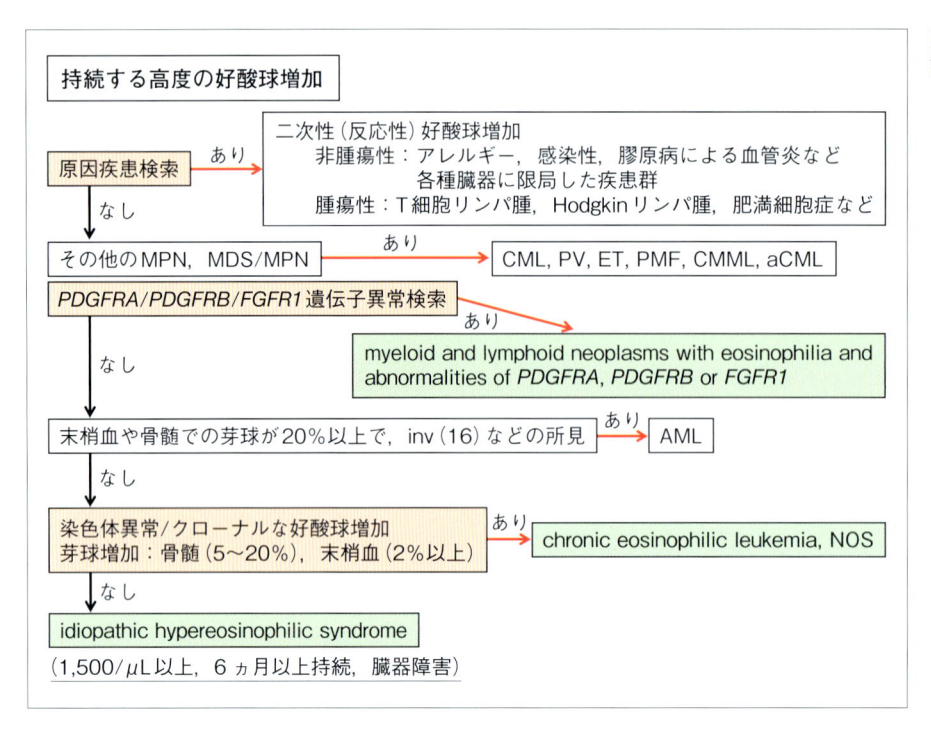

図1 | 高度好酸球増加の診断の概略図

る全体の概略は図1のようになる．

1) 好酸球増加および *PDGFRA*，*PDGFRB* または *FGFR1* 遺伝子異常を伴う骨髄系ならびにリンパ系腫瘍

a) myeloid and lymphoid neoplasms with abnormalities of *PDGFRA*

本疾患は，①高度の好酸球増加を示すMPNで，② *PDGFRA* 遺伝子異常をもつとされる．ただし，F/P融合遺伝子が大部分を占める好酸球増加を伴うAMLやリンパ芽球性リンパ腫 lymphoblastic lymphoma(LBL)でもF/P融合遺伝子がみられるものも含まれる．また，適切な融合遺伝子の検査ができない場合には，フィラデルフィア(Ph)染色体陰性骨髄増殖性疾患で，血液学的にCELの所見を呈し，脾腫，血清ビタミンB$_{12}$高値，血清トリプターゼ上昇，骨髄肥満細胞の増加などを示す場合は本疾患疑いとする．細胞起源は好酸球系への分化を主とし，好中球，単球，肥満細胞 mast cell，T細胞，B細胞に分化しうる多能性幹細胞と考えられている．

b) myeloid neoplasms with abnormalities of *PDGFRB*

本疾患は，①MPNで，多くは高度の好酸球増加を伴い，時に好中球や単球の増加を伴い，② *PDGFRB* 遺伝子異常をもつとされる．細胞起源は好中球，単球，好酸球，おそらく肥満細胞に分化できる多能性幹細胞と考えられている．

c) myeloid and lymphoid neoplasms with *FGFR1*

本疾患は，①MPNで，多くは高度の好酸球増加を伴い，時に好中球や単球の増加を伴うあるいは②AMLまたはT- or B-LBL/Lで，通常は好酸球増加を伴うとともに③ *FGFR1* の変異が骨髄系細胞あるいはリンパ芽球にみられるとされる．細胞起源はリンパ球系，骨髄球系，リンパ球系多能性幹細胞と考えられている．

2) CEL, NOS

CEL, NOSは，①末梢血好酸球が1,500/μLを超える，②Ph遺伝子や *BCR-ABL1* 融合遺伝子がなく，他のMPNやMPN/MDSが否定できる，③ *PDGFB*，*PDGFRA*，*FGFR1* 遺伝子の異常がない，④末梢血や骨髄での芽球が20%未満で，inv(16)(p13q22)またはt(16;16)(p13;q22)がなく，AMLを診断できる所見がない，⑤clonalな増殖を示唆できるあるいは末梢血の芽球2%以上，骨髄の芽球5%以上を示す．起源は多能性幹細胞とされるが，その分化能は様々と考えられる．

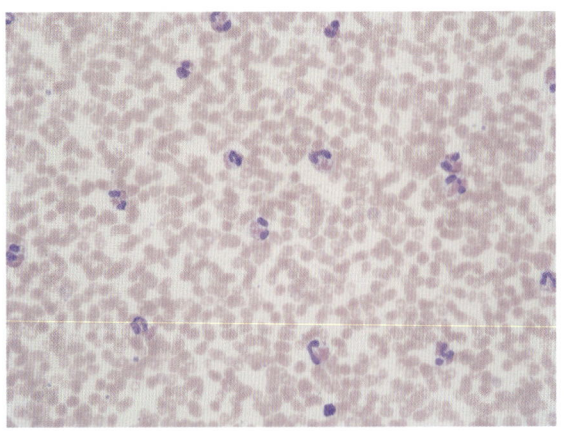

図2 末梢血塗抹標本
好酸球増加を示し，核は過分葉傾向がある．（図2〜9は FIP1L1-PDGFRA（F/P）融合遺伝子のみられた CEL 症例）

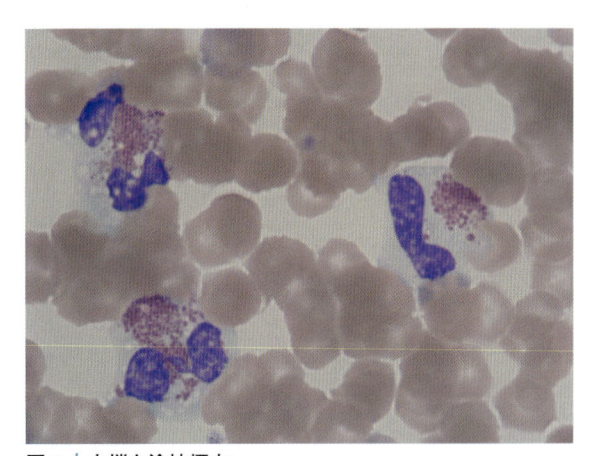

図3 末梢血塗抹標本
胞体は部分的に好酸性顆粒が部分的にみられない．一部には空胞がみられる．

2．臨床的事項

これらは稀な疾患群で，HES と CEL の鑑別が困難で詳細は不明であるが，CEL/HES として米国の集計では年間人口10万人当たり0.036で，男女比は1.47：1で，年齢の中央値は52.5歳，ピークは70歳前後にある．F/P 融合症例は多症例の報告では HES の10〜20％程と考えられている．*PDGFRB*，*FGFR1* の異常症例は極めて稀である[6]．

本邦の集計でも HES 症例は平均年齢60歳前後，男性優位である[7]．

初発症状としては全身倦怠感，咳，呼吸困難，筋痛，浮腫，発熱など多岐にわたり，心血管系，肺，皮膚，肝脾，神経など好酸球浸潤により臓器障害による種々の症状を示すが，好酸球増加で発見される症例も6〜12％ある．

F/P 融合症例はやや若年（平均年齢約40歳）でほとんどが男性である．脾腫の合併が多くみられ，本邦では約50％と報告され，好酸球増加もやや高度であるが，有意差はない．検査では血清トリプターゼ上昇，血清ビタミン B_{12} 著増がみられる[8]．

3．細胞および組織学的所見

CEL は末梢血液像では好酸球は著増し，主体は成熟好酸球で，種々の程度の形態異常を示す．核は過分葉や低分葉を認め，顆粒は減少し，顆粒のない淡明な領域をみるほか，空胞状構造もみられるが，これらの変化は反応性でもみられることがある（図2，3）．骨髄は高細胞性で，好酸球増加を示し，分化は保たれている（図4）．しばしば Charcot-Leyden 結晶がみられる．骨髄芽球の顕著な増殖はみられないが，骨髄芽球の増加（5％以上，20％未満）は診断の一助となる．赤芽球系や巨核球は通常は正常範囲である．骨髄生検やクロットセクションでも高細胞性で，好酸球の著増が明らかで，その分化は保たれている（図5〜7）．線維化は一部症例には認められる．その他の臓器の好酸球浸潤もみられ，線維化も稀ではない．

myeloid and lymphoid neoplasms with *PDGFRA* rearrangement は，多くは CEL の形をとり，稀に，AML や T-LBL のパターンの報告もみられるが，好酸球増加を伴う．CEL と同様，末梢血は高度の好酸球増加を示し，貧血や血小板減少は時にみられる．骨髄は高細胞性で，好酸球が高度増加し，ほとんどの症例では好酸球の成熟に著変なく，芽球の集簇はみられない．それに加えて，骨髄生検組織，クロットセクションではほとんどの症例で肥満細胞が散在性や集簇性に増加する．Giemsa 染色では顆粒がやや淡く，やや不明瞭だが，mast cell tryptase や c-kit の免疫染色でより明瞭に同定できる（図8）．好中球が乏しいときは naphthol-ASD-chloroacetate esterase 染色でもやや粗大な顆粒をもつ類円形〜紡錘形の細胞として同定できる（図9）．

myeloid neoplasms with *PDGFRB* rearrangement は CEL や慢性骨髄単球性白血病 chronic myelomonocytic leukemia（CMML）などの形をとる．急性転化があり，しばしば早期に起こる．末梢血では様々なパターンの血球増加があり，貧血や血小板減

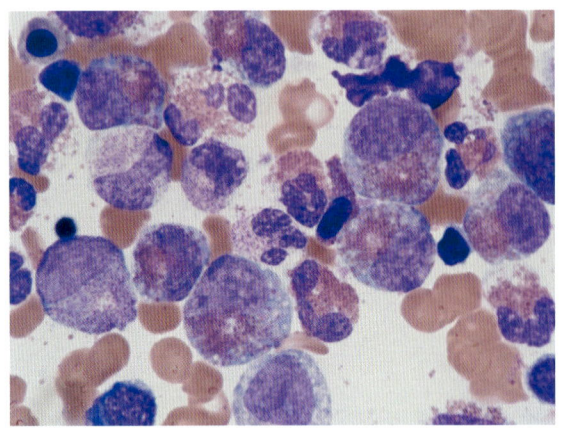

図4 | 骨髄塗抹標本
好酸球は増加し，種々の成熟段階がみられる．顆粒の分布は不均一である．核の大小や不整な分葉も認める．この視野ではやや細長い肥満細胞もみられる．

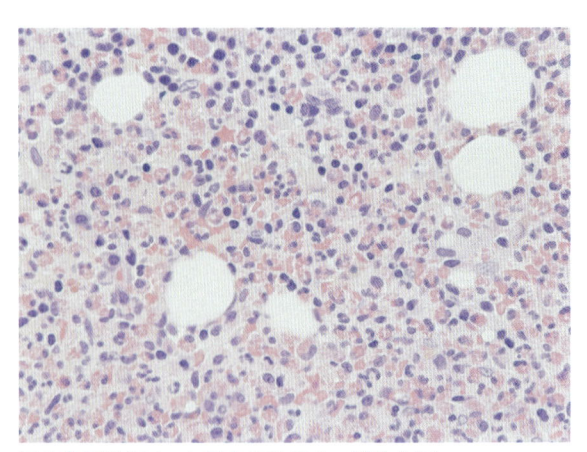

図5 | 骨髄クロット標本（HE染色，弱拡大像）
脂肪の乏しい高度の高細胞性で，成熟型を主とした好酸球が大部分を占める．

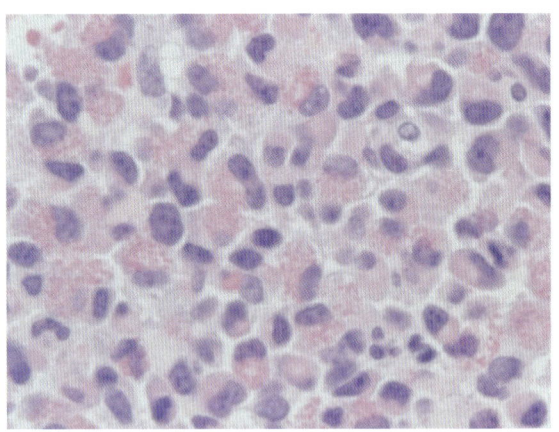

図6 | 骨髄クロット標本（HE染色，強拡大像）
好酸球の顆粒が一部疎な印象がある．肥満細胞の認識は難しい．

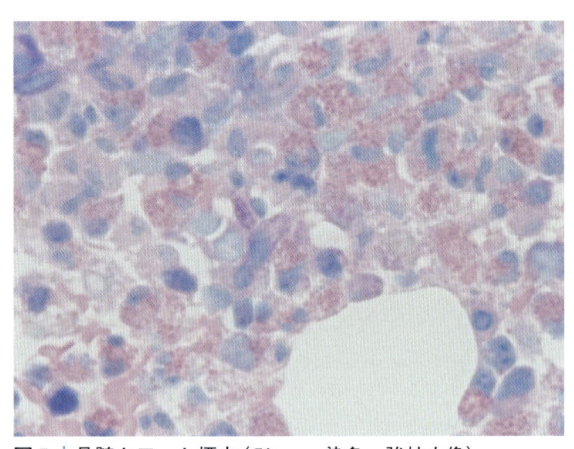

図7 | 骨髄クロット標本（Giemsa染色，強拡大像）
HE染色と同様の所見だが，肥満細胞が確認できる．顆粒の密度が低いためか，色調の変化がやや弱い．

少がみられる．骨髄は顆粒球造血の亢進により高細胞性となり，骨髄生検では肥満細胞の増加も認める．

myeloid and lymphoid neoplasms with *FGFR1* abnormalities は多様な疾患群で，MPNやその転化型，AML，T- or B-LBL/L や mixed phenotype acute leukemia を呈す．形態学的にはそれぞれの特徴を示すが，90％の症例では末梢血ないし骨髄で好酸球増加を示し，腫瘍性のクローン由来である．

4．鑑別診断

好酸球増加の多くはアレルギーなどの原因による反応性増加であり，その鑑別から始める必要がある．寄生虫感染，アレルギー疾患や好酸球増加を伴う様々な肺や皮膚疾患などが代表的疾患で，原因が明らかであれば，通常骨髄検査は行われない．骨髄像でも種々の程度の好酸球増加はみられるが，ほとんどは MPN にみられるような高度の高細胞性は呈さないが，ときに鑑別が困難な症例があり，十分な臨床的検討が必要である．

種々の血液疾患でも好酸球増加を示すが，T細胞リンパ腫，Hodgkin病などでは IL-2，IL-3，IL-5 や G-CSF などのサイトカイン産生により二次性の好酸球増加を示すことがある．

CML は好酸球増加を伴うことが多く，稀に好酸球増加が目立つ．骨髄はさらに高細胞性で，好中球の増加もみられる．

inv(16)(p13q22) または t(16;16)(p13;q22) を

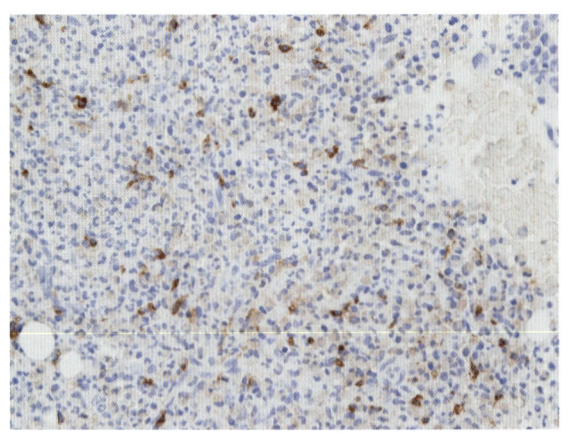

図 8 骨髄クロット標本 (mast cell tryptase 免疫染色)
肥満細胞の識別が容易で，増加しており，紡錘形のものも含まれる．

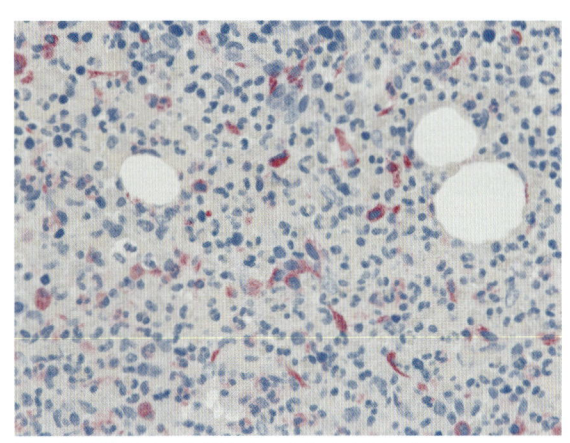

図 9 骨髄クロット標本 (naphthol-ASD-chloroacetate esterase 染色)
naphthol-ASD-chloroacetate esterase 染色では，好中球も染まっているが，CEL 例では背景の多くが好酸球となることが多く，やや粗大で，強く染まる顆粒をもつ肥満細胞の認識が容易で，紡錘形のものも含め増加している．

伴う AML は FAB 分類では異常好酸球を伴う M4 (M4 with eosinophilia：M4Eo) として分類されていたもので，骨髄で，好酸球増加がみられる．急性骨髄単球性白血病 (M4) の病型を基本に，種々の程度の好酸球増加がみられ，好酸球の成熟は比較的保たれるが，幼若な好酸球には好塩基性を呈する粗大顆粒がみられる．末梢血所見は通常の M4 と同様で，通常，異常好酸球はみられない．

5. 免疫組織化学的特徴

表面マーカーでは F/P 融合症例は好酸球の活性化に併せて，CD25，CD69 を発現し，肥満細胞は多くの症例で，CD25 陽性，CD2 陰性を示すとされている[9]．免疫染色は特異的なものはないが，mast cell tryptase や KIT の免疫染色は F/P 融合症例での肥満細胞の変化の観察を容易にする．

6. 分子遺伝学

好酸球増加および *PDGFRA*，*PDGFRB* または *FGFR* 遺伝子異常を伴う骨髄系ならびにリンパ系腫瘍に関してはそれぞれ記載された遺伝子の異常を認め，いずれもチロシンキナーゼをコーディングした融合遺伝子の形成がみられる[10]．

PDGFRA rearrangement のほとんどは 4q12 にみられる *FIP1L1* (Flip1-like 1) 遺伝子と *PDGFRA* 遺伝子の間の約 800kb の欠損により生じた F/P 融合遺伝子の形成と考えられる．この欠失は微小であるため，通常の G-band 法では異常が検出されず，FISH 法や RT-PCR 法により検出が行われる (**図 10**)．これ以外に *BCR* や *ETV6* などとの融合遺伝子の報告もみられる．

myeloid neoplasms with *PDGFRB* rearrangement は 5q31-33 にある *PDGFRB* の t (5;12) による *ETV6-PDGFRB* が一般的だが，他の様々な融合遺伝子が報告されている．

myeloid and lymphoid neoplasms with *FGFR1* abnormalities は 8p11 に存在する *FGFR1* 遺伝子の転座，再構成を認め，様々な遺伝子と融合遺伝子を形成するが，FGF 受容体チロシンキナーゼの活性化がみられる[11]．診断は 8p11 の転座を G-band 法や SKY 法で証明する．

CEL, NOS は単一の特異的遺伝子異常は認めない．

7. 予後

HES/CEL としての 5 年生存率はイマチニブ使用以前は 80% と報告され，心臓合併症が致死的となることが多く，clonal な増殖や遺伝子異常が予後不良因子とされていたが，イマチニブの使用により予後はかなり変貌している．

myeloid and lymphoid neoplasms with *PDGFRA* rearrangement の F/P 融合症例はほとんどの症例で，

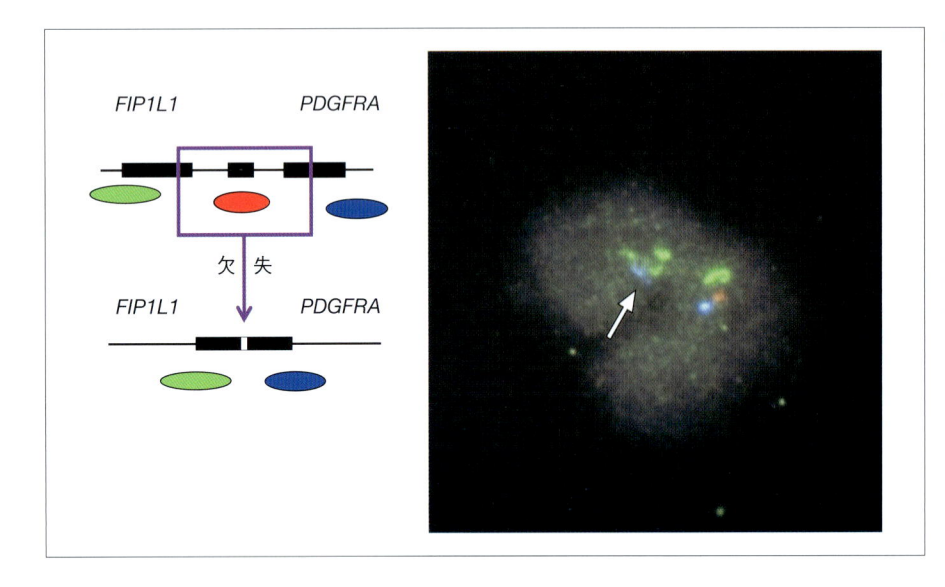

図10 | *FIP1L1-PDGFRA*（F/P）融合遺伝子検索のFISH像
*FIP1L1*遺伝子と*PDGFRA*遺伝子はともに4番染色体長腕上に存在し，この遺伝子間約800kbが欠失することにより，F/P融合遺伝子が形成される．この標本では*FIP1L1*側が緑，*PDGFRA*側が青，その間が赤でラベルされている．矢印部は赤の蛍光が失われ，欠失が示された．

分子生物学的寛解が得られるとされるが，イマチニブ耐性の報告がみられるようになってきている．寛解に至った症例も中断すると再発をきたし，治癒は難しく，維持療法が重要である．myeloid neoplasms with *PDGFRB* rearrangement は予後不良であったが，イマチニブにより改善はしてきている．myeloid and lymphoid neoplasms with *FGFR1* abnormalities はイマチニブの効果はみられず，予後不良である．CEL, NOS の予後は様々で，20～40％の症例にはイマチニブが有効と報告されている．

遺伝子変異の解明や分子標的治療剤の臨床応用により，予後は改善したが，イマチニブの応用開始から10年ほどであり，さらに変化していくと考えられる．

（弘井　誠）

文　献

1) Chusid MJ, Dale DC, West BC et al：The hypereosinophilic syndrome：analysis of fourteen cases with review of the literature. Medicine 54：1-27, 1975
2) Bain B, Pierre R, Imbert M et al：Chronic eosinophilic leukaemia and the hypereosinophilic syndrome. in Jaffe ES, Harris NL, Stein H et al (eds)："WHO Classification of Tumours. Pathology & Genetics. Tumours of Haematopoietic and Lymphoid Tissues", IARC Press, Lyon, 2001, pp29-31
3) Cools J, DeAngelo DJ, Gotlib J et al：A tyrosine kinase created by the fusion of the PDGFRA and FIP1L1 genes as a therapeutic target of imatinib in idiopathic hypereosinophilic syndrome. New Engl J Med 348：1201-1214, 2003
4) Bain BJ, Gilliland DG, Horny HP et al：Myeloid and lymphoid neoplasms with eosinophilia and abnormalities of PDGFRA, PDGFRB or FGR. in Jaffe ES, Harris NL, Stein H et al (eds)："WHO Classification of Tumours. Pathology & Genetics. Tumours of Haematopoietic and Lymphoid Tissues", IARC Press, Lyon, 2008, pp68-73
5) Bain BJ, Gilliland DG, Vardiman JW et al：Chronic eosinophilic leukaemia, not otherwise specified. in Jaffe ES, Harris NL, Stein H et al (eds)："WHO Classification of Tumours. Pathology & Genetics. Tumours of Haematopoietic and Lymphoid Tissues", IARC Press, Lyon, 2008, pp51-53
6) Crane MM, Chang CM, Kobayashi MG et al：Incidence of myeloproliferative hypereosinophilic syndrome in the United States and an estimate of all hypereosinophilic syndrome incidence. J Allergy Clin Immunol 126：179-181, 2010
7) 定　明子，松井俊充：本邦における慢性好酸球性白血病/特発性好酸球増多症候群の臨床像と治療．臨床血液 51：515-525, 2010
8) Klion AD, Noel P, Akin C et al：Elevated serum tryptase levels identify a subset of patients with a myeloproliferative variant of idiopathic hypereosinophilic syndrome associated with tissue fibrosis, poor prognosis, and imatinib responsiveness. Blood 101：4660-4666, 2003
9) Klion AD, Robyn J, Akin C et al：Molecular remission and reversal of myelofibrosis in response to imatinib mesylate treatment in patients with the myeloproliferative variant of hypereosinophilic syndrome. Blood 103：473-478, 2004
10) Gotlib J, Cross NC, Gilliland DG：Eosinophilic disorders：molecular pathogenesis, new classification, and modern therapy. Best Pract Res Clin Haematol 19：535-569, 2006
11) Jackson CC, Medeiros LJ, Miranda RN：8p11 myeloproliferative syndrome：a review. Hum Pathol 41：461-476, 2010

第2部 組織型と診断の実際

III. 骨髄異形成/骨髄増殖性腫瘍

はじめに

骨髄異形成/骨髄増殖性腫瘍 myelodysplastic/myeloproliferative neoplasm (MDS/MPN) は骨髄異形成症候群 myelodysplastic syndrome (MDS) と骨髄増殖性腫瘍 myeloproliferative neoplasm (MPN), 双方の臨床病理学的特徴を有するクローン性骨髄腫瘍である. WHO 分類では慢性骨髄単球性白血病 chronic myelomonocytic leukemia (CMML), 若年性骨髄単球性白血病 juvenile myelomonocytic leukemia (JMML), BCR-ABL1 陰性非定型慢性骨髄性白血病 atypical chronic myeloid leukemia (aCML), BCR-ABL1 negative, 骨髄異形成/骨髄増殖性腫瘍, 分類不能型 MDS/MPN, unclassifiable (MDS/MPN-U) の4病型が含まれている[1] (表1).

本節では MDS/MPN-U に含められているものの, 特異な病態を示す著明な血小板増加症に関連した環状鉄芽球を伴う不応性貧血 refractory anemia with ring sideroblasts associated with marked thrombocytosis (RARS-T) を加えて述べる.

MDS/MPN は前述のような疾患概念であるため, MDS 様の無効造血と MPN 様の有効造血を併せもつ過形成骨髄を前提とする. つまり, 骨髄での1系統以上の細胞異形成と細胞異常増殖があり, その結果としての血球減少, 血球増加, 肝脾腫などを様々な程度に併せもつ. いずれの病型も特異性の高い細胞遺伝学的異常はなく, 反応性病態や他の骨髄性腫瘍との相同性など共通する診断上の留意項目がある[2] (表2).

MDS/MPN の診断において細胞構成と異形成の評価は必須事項であり, 骨髄生検標本やクロットを用いた病理組織学的検索が推奨される. しかし細胞異形成を骨髄生検標本のみで正確に判断することは不可能であり, 末梢血や骨髄での塗抹標本所見が必要不可欠である. 一方で組織標本ではより多くの細胞を含む全体像の把握 (細胞密度, 細胞局在, 細胞構成, 細胞異形成の程度, 線維化の有無) が容易で, 免疫組織化学を用いた定量的あるいは形態的診断 (芽球数, 巨核球数) にも優れている. 特に異形成における診断的価値の高い微小巨核球 micromegakaryocyte を免疫染色 (CD41, CD42b, Factor VIII) を用いた同定や, CD34 や CD117 (c-kit) による芽球数評価の意義は時として大きい. 赤芽球系では Giemsa 染色のほか, spectrin, glycophorin 染色なども量的および形態的評価に有用である. 各施設によりどのような特殊染色や抗体を使用するかは若干異なるが, それぞれの特徴を把握しておく必要がある (表3).

1. 慢性骨髄単球性白血病 (CMML)

1) 定義

1系統以上の細胞異形成を伴うことが多いが, 末梢血での著明な単球数増加が最も重要な所見である. WHO 分類では表4に示す項目を満たすことを定義としており, 常に単球数は末梢血液中の 1×10^9/L 以上, 末梢血と骨髄中の芽球 (前単球, 単芽球, 骨髄芽球の総数) が20%以下である. 反応性病態に加え, BCR-ABL1 遺伝子 (特に顆粒球系細胞増加を伴う症例) や PDGFRA/PDGFRB/FGFR1 遺伝子再構成 (特に好酸球増加を伴う症例) などがみられた場合は

表1 | 骨髄異形成/骨髄増殖性腫瘍（MDS/MPN）

- 慢性骨髄単球性白血病 chronic myelomonocytic leukemia（CMML）
- 若年性骨髄単球性白血病 juvenile myelomonocytic leukemia（JMML）
- *BCR-ABL1* 陰性非定型慢性骨髄性白血病 atypical chronic myeloid leukemia（aCML），*BCR-ABL1* negative
- 骨髄異形成/骨髄増殖性腫瘍，分類不能型 MDS/MPN, unclassifiable（MDS/MPN-U）
    暫定病型；著明な血小板増加症に関連した環状鉄芽球を伴う不応性貧血 refractory anemia with ring sideroblasts associated with marked thrombocytosis（RARS-T）

表2 | MDS/MPN 診断時における除外項目（文献2より改変）

- 末梢血で血球減少と血球増加との併存がみられない（有効造血と無効造血の混在がみられない）
- 末梢血と骨髄中の芽球が 20％を超える → AML とするべきである
- MDS あるいは MPN の診断，治療歴がある
- 二次的あるいは反応性病態の可能性がある
    1) 治療歴（化学療法，放射線，G-CSF，エリスロポエチンなど）
    2) 感染症（ウイルス感染など）
    3) 慢性炎症性疾患（膠原病など）
    4) 栄養欠乏（アルコール，ビタミン B_{12}，葉酸，銅など）
- 他の骨髄性腫瘍に特徴的な染色体異常/遺伝子異常を認める
    1) MDS or AML；isolated del(5q)，inv(3)/t(3;3)(q21;q26)，11q23/MLL rearrangement，inv(16)(p13.1q22)/t(16;16)(p13.1;q22)，t(8;21)(q22;q22)
    2) Myeloid and lymphoid neoplasms with eosinophilia and abnormalities of *PDGFRA*, *PDGFRB* or *FGFR1*；*PDGFRA*, *PDGFRB*, *FGFR1* rearrangement
    3) MPN；Philadelphia 染色体（*BCR-ABL1* 融合遺伝子），*JAK2* 変異

表3 | 染色可能な造血細胞関連抗体

		当施設の使用抗体 (maker/clone)	分　布	注意点
顆粒球系＞単球系	MPO	DAKO/poly	顆粒球系（骨髄芽球以外），単球	
	CD13	Beckman Coulter/My7	顆粒球系，単球，骨髄前駆細胞	
	CD33	Beckman Coulter/My9	顆粒球系，単球，骨髄前駆細胞	
単球系＞顆粒球系	CD68	DAKO/PG-M1	単球，顆粒球系，肥満細胞	単球系細胞により特異度が高い
		DAKO/Kp1	単球，顆粒球系，肥満細胞	顆粒球系細胞にも反応する
	CD163	Leica/10D6	単球，顆粒球系	PGM1 より幼若単球系細胞にも陽性となる傾向あり
	Lysozyme	DAKO/poly	単球や顆粒球系の含有酵素	顆粒球系との鑑別に CAE 染色との併用が有用
	CD15	Becton Dickinson/MMA	単球，顆粒球系	Hodgkin 細胞の同定に用いることが多い
	CD14	Becton Dickinson/MΦP9	単球，顆粒球系	
赤芽球系	Spectrin	Cell Marque/RBC2-3D5	赤血球，赤芽球系	幼若赤血球系細胞にも陽性となる傾向あり
	Glycophorin C	DAKO/Ret40f	赤血球，赤芽球系	
	Glycophorin A	DAKO/JC159	赤血球，赤芽球系	成熟した赤血球系細胞に陽性となる傾向あり
巨核球系	CD41（ⅡbⅢa）	Beckman Coulter/SZ22	巨核球，血小板	CD42b より幼若な巨核球にも陽性となる傾向あり
	Factor Ⅷ	DAKO/F8-86	巨核球，血管内皮	

表4 | MDS/MPN の診断定義

CMML	1) 末梢血液中での3ヵ月以上持続する単球数増加（>1×10⁹/L） 2) Philadelphia 染色体や *BCR-ABL1* 融合遺伝子がない 3) *PDGFRA*, *PDGFRB*, *FGFR1* 遺伝子再構成がない 4) 末梢血と骨髄中の芽球（前単球，単芽球，骨髄芽球の総数）が20％未満 5) 1系統以上の血球に異形成を認める ※異形成がみられなくても上記1)～3)を満たし，かつ，後天性クローン性染色体あるいは遺伝子異常がみられる場合，3ヵ月以上の単球数増加に加えて他の単球増加の原因（悪性腫瘍，感染症，炎症）がみられない場合などにおいてもCMMLと診断される．
JMML	1) 末梢血液中での単球数増加（>1×10⁹/L） 2) 末梢血かつ骨髄中の前単球，単芽球，骨髄芽球の総数が20％以下 3) Philadelphia 染色体や *BCR-ABL1* 融合遺伝子を認めない 4) 次の2つ以上を満たす ・年齢補正 HbF 値の増加 ・末梢血中の前駆顆粒球系細胞の存在 ・白血球数≥10×10⁹/L ・クローン性染色体異常 ・コロニーアッセイでのGM-CSF高感受性
aCML, *BCR-ABL1* 陰性	1) 末梢血液中の好中球および顆粒球前駆細胞増加を伴う白血球数増加（≥13×10⁹/L），顆粒球系細胞の高度異形成 2) Philadelphia 染色体あるいは *BCR-ABL1* 融合遺伝子がない 3) *PDGFRA* あるいは *PDGFRB* 再構成を認めない 4) 顆粒球前駆細胞（前骨髄球，骨髄球，後骨髄球）が白血球の10％以上 5) 好塩基球の増加はあってもわずか（通常2％以下） 6) 単球の増加はあってもわずか（通常10％以下） 7) 顆粒球細胞の高度異形成と異常増殖を伴う過形成骨髄 8) 末梢血かつ骨髄中の芽球の総数が20％以下
RARS-T	1) 持続性の血小板増加（≥450×10⁹/L） 2) Philadelphia 染色体や *BCR-ABL1* 融合遺伝子を認めない 3) RARS の定義を満たす ・不応性貧血 ・骨髄赤芽球の15％以上を環状鉄芽球が占める ・骨髄での異形成を伴う赤芽球系細胞増殖 ・芽球は末梢血では認められず，骨髄中では5％未満 4) 骨髄での骨髄増殖性疾患（PMF，ET）に類似する大型異型巨核球の増加

CMMLから除外する．

2) 臨床的事項

　CMMLはMDS/MPNの中では最も頻度が高く，60歳以上の男性に多い．正確な疫学的実態は把握されていないが，おおよそ10万人に3人程度の発症率と考えられる．一部では発癌物質や放射線との関連性が指摘されている．

　末梢血と骨髄病変は必ず存在し，このほかに髄外病変（特に脾臓，肝臓，皮膚，肺，リンパ節など）の合併頻度が高い．肝脾腫は約30～40％で認められ，特に白血球増加を伴う症例では頻度が高い．主訴は全身倦怠感，体重減少，発熱，盗汗，感染症などが多く，出血症状や脾腫による腹部膨満感などを訴える場合もある．白血球数は多くの症例で増加しているが，中には好中球減少を伴って正常ないし軽度減少を示す例もある．実際に，白血球数によって MDS-like CMML（13×10⁹/L以下）とMPN-like CMML（13×10⁹/L以上）に分けることを推奨する者もいるが，多くの報告では両者に予後の差はみられない．ただし，骨髄および末梢血液中の芽球数によってCMML-1（5％以上）とCMML-2（5～19％）に分類することは重要であり，後者がより白血病化のリスクが高い（5年急性転化率；18％ vs 63％）[3]．

3) 細胞および組織学的所見

　白血球数は2～500×10⁹/Lまで症例により多様で，平均として10～20×10⁹/L程度である．末梢血での単球は常に1×10⁹/L以上（通常は白血球中の10％以上，平均2～5×10⁹/L）であるが，80×10⁹/Lを超えるような症例もある．顆粒球前駆細胞や好塩基球数は，通常，それぞれ白血球中の10％および2％以下である．

　細胞形態学的に多くの症例で末梢血，骨髄ともに

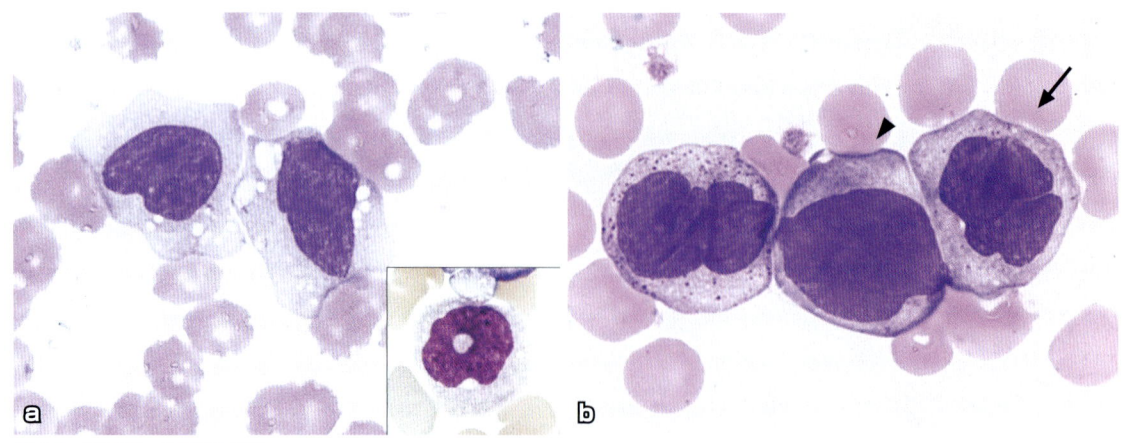

図1 | CMMLの末梢血液像
a：CMML-1. 成熟した単球の著明な増加がある．分葉異常を伴う異常単球(inset). b：CMML-2. 異常単球（矢印）とともに単芽球（矢頭）の増加を認める．

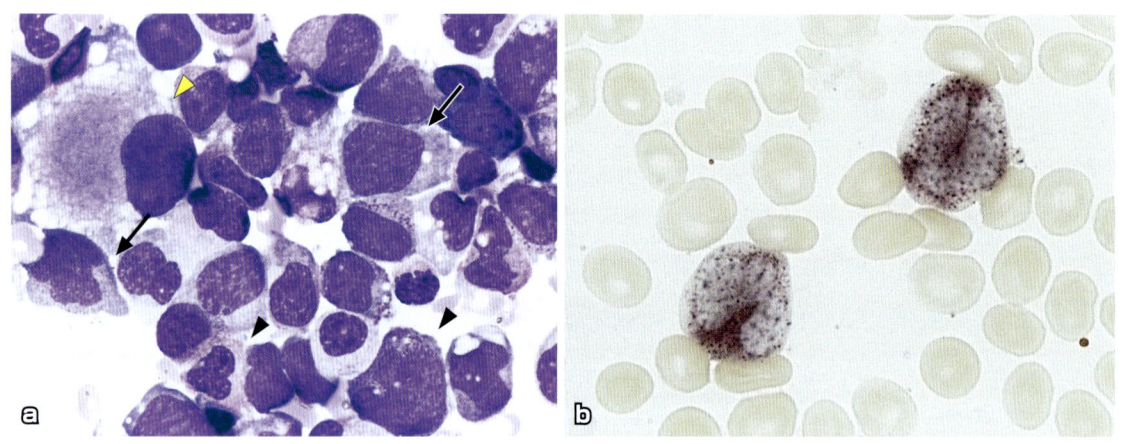

図2 | CMML-1の骨髄塗抹像
a：強拡大．骨髄塗抹像では顆粒球系細胞（黒矢頭）とともに単球系細胞（矢印）の著明な増加を示す．背景には微小かつ単核巨核球がみられる（黄矢頭）．b：α-naphthyl butyrate esterase染色．単球系細胞が褐色に染色されることで診断に有用である．

1系統以上の異形成を伴う．ただし白血球数増加を伴う症例では異形成が乏しい傾向がある[4]．CMMLにおける単球は成熟傾向があり形態異常も最低限度にとどまるものが多いが，奇異な核，核分葉異常，繊細な核クロマチン像，細胞質内異常顆粒などの異常を示しうる．このような単球は"異常単球"として前単球や単芽球とは区別され，特に急性骨髄性白血病 acute myeloid leukemia（AML）との鑑別で重要となる（図1）．顆粒球系細胞の異形成を伴う場合，一見するとこのような異常単球と脱顆粒好中球の鑑別が難しいことがある．

CMMLの骨髄は末梢血中の顕著な単球増加とは対照的に，顆粒球系細胞を優位とする単球系細胞との同時異常増殖を示す過形成骨髄となることが多い（図2a）．しかし正〜低形成骨髄を示す症例や，異形成が高度で単球系細胞の異常増殖がわかりにくい症例もあり，総じて骨髄像は多様である．このような場合を含め，非特異的エステラーゼ染色（図2b），免疫組織化学，フローサイトメトリーflow cytometryなどの結果を参考とすることが勧められる．巨核球は正〜過形成を示す場合が多く，約80％程度の症例には微小巨核球や分葉異常などの異形成を伴う．赤芽球系細胞は低形成が多く，異形成（巨赤芽球様変化，核輪郭異常，環状鉄芽球）も約半数の症例で認められる．また，約30％の症例では軽度〜中等度の細網線維がみられる．血液病理学的所見のまとめを表5に示す．

表5 | MDS/MPN の血液病理学的所見

	末梢血所見	骨髄所見
CMML	・持続する単球系細胞増加（$>1\times10^9$/L，白血球の10%以上） ・1系統以上の異形成 ・左方移動を伴わない好中球増加 ・前単球＋単芽球＋骨髄芽球<20%（CMML-1：<5%，CMML-2：5〜19%*）	・顆粒球系細胞（多くは単球系細胞も）の増殖を伴う過形成骨髄 ・1系統以上の異形成 ・前単球＋単芽球＋骨髄芽球<20%（CMML-1：<5%，CMML-2：5〜19%*） ・形質細胞様樹状細胞の結節状増殖
JMML	・異形を示す単球数増加（$>1\times10^9$/L） ・白血球数増加（$>1\times10^9$/L） ・前単球＋単芽球＋骨髄芽球<20%（通常5%以下）	・顆粒球系細胞（一部は単球系細胞も）の増殖を伴う過形成骨髄 ・1系統以上の異形成（多くは軽度） ・前単球＋単芽球＋骨髄芽球<20%
aCML, BCR-ABL1 陰性	・左方移動を伴う好中球増加（白血球数：$\geq13\times10^9$/L）（前駆細胞：≥10%） ・顆粒球系細胞の強い異形成 ・好塩基球増加がない（<2%） ・単球増加がない（<10%） ・芽球の増加がない（<20%）	・顆粒球細胞の高度異形成，異常増殖を伴う過形成骨髄 ・赤芽球系あるいは巨核球系細胞の異形成 ・芽球の増加がない（<20%）
RARS-T	・赤血球の二形性像 ・持続性の血小板増加（$\geq450\times10^9$/L） ・不応性貧血 ・芽球の増加がない（<5%）	・赤芽球系細胞の異常増殖と異形成 ・環状鉄芽球≥15% ・大型異形巨核球の増加 ・芽球の増加がない（<5%）

＊：前単球＋単芽球＋骨髄芽球数に関係なくAuer小体がみられる場合も含む．

4）免疫組織化学的特徴

CMML腫瘍細胞は通常，CD13やCD33とともに様々な程度にCD14，CD68，CD64などの発現を示すが，免疫組織化学で実用性が高い単球系形質としては，CD68，CD163，lysozymeなどが挙げられる（図3）．

この中でCD68にはKp1とPG-M1というクローンが汎用されており，Kp1が顆粒球系にも反応を示すのに対し，PG-M1はより単球系細胞に特異度が高い．

CD163はCD68（PG-M1）と比較するとより幼若な単球系細胞（単球系前駆細胞）の同定に優れている．現時点で一致した見解はないが，CD163はCMML-1とCMML-2の鑑別，CMMLと急性単球性白血病の鑑別などに有用という報告もある[5]．

lysozymeはchloroacetate esterase（CAE）染色とともに行うと，顆粒球系前駆細胞が両者ともに陽性となり，単球系細胞（lysozyme陽性，CAE陰性）の同定により有用となる．

また，骨髄組織所見のみではCMML-1とCMML-2の正確な鑑別は難しいが，CMMLにおけるCD34陽性芽球の増加は早期のAML移行リスクとして重要と考えられている[6]．

このほかにもCD123陽性を示す形質細胞様樹状細胞 plasmacytoid dendritic cells（pDCs）の結節が，約20%の症例でみられるという報告もある[4]．

5）細胞分子遺伝学

クローン性染色体異常はCMMLの20〜40%でみられるがCMMLに特異的なものではない．この中で報告が多いものは，+8，-7，-5，del(12p)，del(20q)，複雑核型などである．幾つかの報告によればMDS/MPN様の病態と孤在性17q同腕染色体 isolated［i(17q)］をもつ症例は，好中球の偽Pelger核，低い芽球比率，急速な臨床経過，骨髄での著しい巨核球異形成や線維化といった特徴をもつとされている．このような症例の一部はCMML様の病態を示すが，一方で全てがCMMLの定義を満たすわけではなく，今後改訂が加えられる可能性がある疾患単位として認識すべきである．

約20〜60%の症例でNRASあるいはKRASの点突然変異が認められる．このようなRAS変異は高い白血球数と関与するという報告もあるが，今のところ一致した見解ではない．11q23に位置するMLL遺伝子を含む異常が認められた場合，通常，よりAMLを考えるべき所見である．アレイCGHを用いた解析によればRUNX1変異の頻度が高く，中でもC末端領域のRUNX1遺伝子変異には早期白血化との関連性が指摘されている．

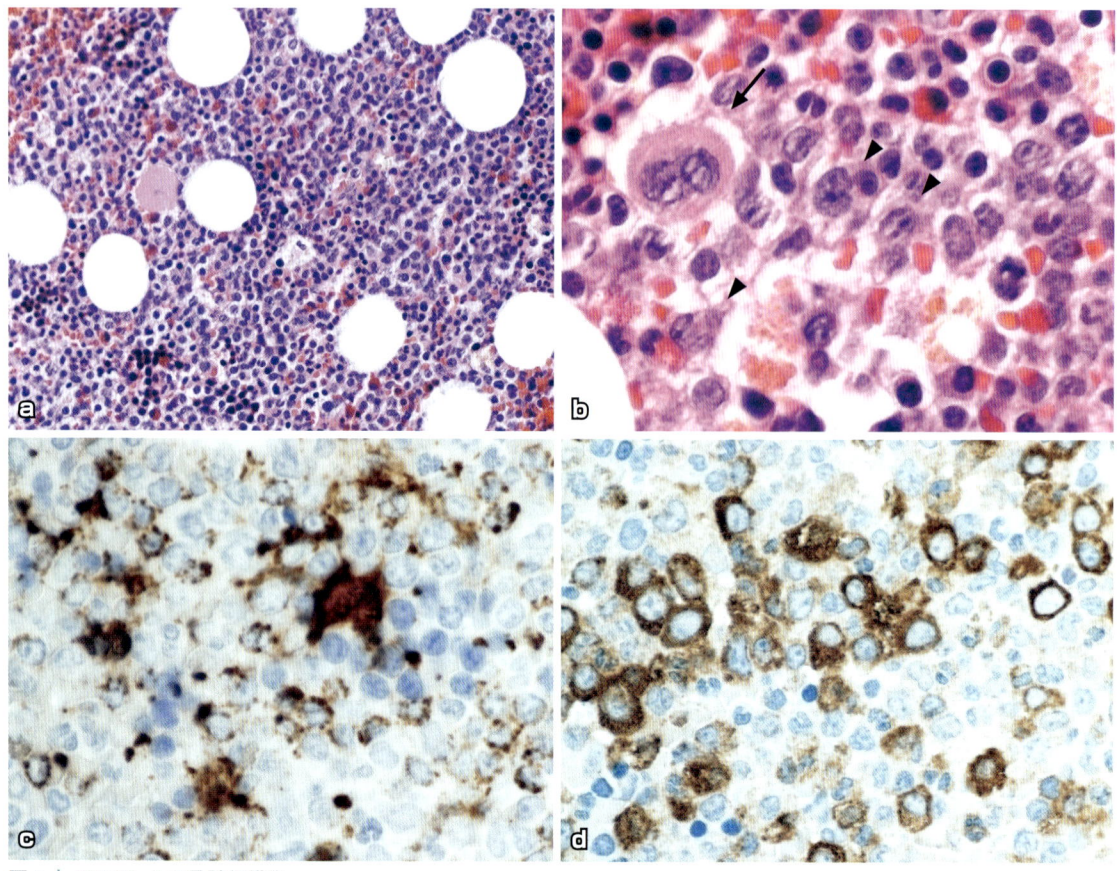

図3 | CMML-1の骨髄組織像
a：HE染色（弱拡大）．顆粒球系と単球系細胞の同時異常増殖を伴う過形成骨髄を示す．b：HE染色（強拡大）．分葉異常，奇異な核を示す単球（矢頭）と微小～小型巨核球（矢印）を認める．c：CD68（PGM-1）免疫染色．粗な顆粒をもつ単球と突起を伸ばした細胞質を示すマクロファージを認める．d：MPO免疫染色．幼若～成熟顆粒球系細胞の異常な増殖を認める．

6）予後

これまで報告されているCMMLの生存期間は1～120ヵ月以上まで幅広く，CMML-1とCMML-2の平均生存期間中央値はそれぞれ20ヵ月と15ヵ月である[3]．脾腫，重症貧血，白血球数などが予後と関連するという報告もあるが，末梢血や骨髄での芽球数が最も重要な予後因子である．白血化を伴わない感染症が死因としてはより多数を占めており，急性白血病への移行はおおよそ15～30％である．

2．若年性骨髄単球性白血病（JMML）

1）定義

JMMLを含む疾患概念は小児MDSとして広く扱われてきたが，単球系および顆粒球系細胞の異常増殖と多系統細胞異形を特徴とする小児骨髄性腫瘍としてWHO分類ではMDS/MPNへ再編されている．末梢血での単球数増加（$>1\times10^9$/L），末梢血と骨髄中での芽球（前単球，単芽球，骨髄芽球の総数）が20％以下などCMMLと類似した特徴を示すが，小児期という特異性もありGM-CSFへの高感受性やHbF値など独自の疾患定義をもつ．**表4**にWHO分類での診断基準を示す．

2）臨床的事項

JMMLの年間発生頻度は小児（0～14歳）100万人あたり1.3人，全小児白血病の2％以下と稀な疾患である．75％以上は3歳以下，95％は6歳までに診断され，診断時平均年齢は2歳である．男児が女児の2倍を占める．JMMLとCMMLには臨床的のみならず分子生物学的にも類似した側面を併せもつが，両者で最も異なることは，JMMLが高い頻度で神経線維腫症1型 neurofibromatosis type 1（NF-1）（約

10～20％），Noonan 症候群（約 2％）という先天性疾患を合併していることである．

一般的に顔色不良，発育不良，食欲不振などを親が訴えてくることが多く，半数以上の例では気管支炎や扁桃炎を伴う発熱を認める．著明な肝脾腫を特徴とし，リンパ節，皮膚，肺，消化管などへも浸潤を示す[7]．JMML では急性あるいは亜急性の感染症に類似した臨床症状となることがあるため，同様な血液臨床学的所見を示すウイルス感染症［特に EBV（Epstein-Barr virus），CMV（cytomegalovirus），HHV-6（human herpesvirus[6]）］との鑑別が重要となる．このような場合，ウイルスに対する遺伝子検査や in vitro 培養などによる適切な検査によって除外する必要がある．また，JMML では GM-CSF への高感受性を示す骨髄前駆細胞が認められること（in vitro コロニー形成法）が診断の重要な根拠となる．

3）細胞および組織学的所見

末梢血には単球と様々な成熟段階を含む好中球の増加を認める（図 4）．一般的に白血球増加と血小板減少があり，しばしば貧血を示す．白血球数は 25～30×10^9/L であるが，稀に 100×10^9/L を超える．芽球（前単球を含む）は常に 20％以下で，通常は 5％以下である．好酸球や好塩基球増加を伴う症例が少ないながら存在する．

骨髄は CMML と同様に顆粒球系細胞の増殖を伴う過形成骨髄を示すが（図 5a），単球系細胞の異常増殖がみられない症例も多い．奇異な核を示す異常単球，偽 Pelger 様核好中球，巨大赤芽球などの異形成がみられることもあるが，特異な所見ではなく末梢血所見に矛盾しない細胞密度と構成．MDS/MPN 疾患概念に沿った 1 系統以上の異形成を示すことにとどまる．ただし JMML 好発年齢である 3 歳以下の場合，正常でも細胞密度が 80％以上を超えることには注意が必要である．また，しばしば経験される髄外病変でも顆粒球系細胞と異常単球との著しい浸潤増殖像を認める（図 5b～d）．血液病理学的所見のまとめを表 5 に示す．

4）免疫組織化学的特徴

JMML に特異的な表現型は報告されていないが，髄外病変では単球系形質である CD14，CD11b，CD68，CD163，lysozyme などが有用である．

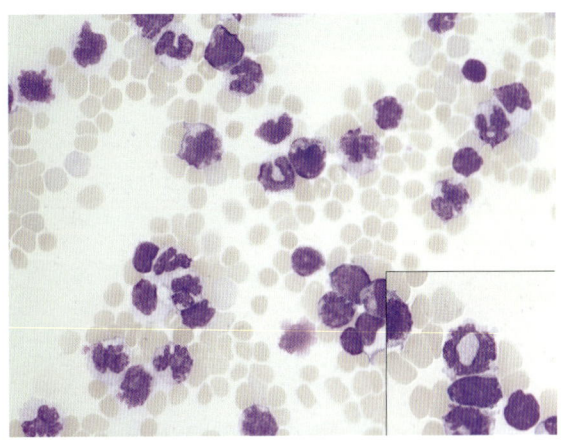

図 4 | JMML の末梢血液像（2ヵ月乳児の剖検例）
形態異常を示す単球の著しい増加を認める．ドーナツ状の核を示す異常単球（inset）．

5）細胞分子遺伝学

約 40～70％は正常核型であるが，25％では monosomy 7，del(7q)，他の 7 番染色体異常などを認める．Philadelphia 染色体あるいは BCR-ABL1 融合遺伝子はない．JMML では RAS/MAPK signaling pathway に関与する遺伝的異常が多く報告されており，約 20％で RAS 遺伝子変異，約 35％で PTPN11 遺伝子変異，約 10～20％で NF1 遺伝子変異を有している[8]．

6）予後

JMML は造血幹細胞移植以外に治療法がない高悪性度腫瘍として認識されており，同種移植なしでは平均生存期間中央値が約 1 年である．効果的な治療が行われなかった場合，白血病細胞浸潤による多臓器不全により死亡する．一方で近年の研究によれば JMML の予後は一様ではないことが明らかとなってきている．つまり 1 歳以上の PTPN11 変異をもつ症例は急激な経過を示すが，RAS 変異をもつ症例は比較的緩徐な病勢となる．急性白血病転化は約 10～15％の症例でみられ，2 歳以上，血小板減少（<100×10^9/L），HbF 高値（<15％）などが予後不良因子とされる．

3. *BCR-ABL1* 陰性非定型慢性骨髄性白血病（aCML）

1）定義

BCR-ABL1 陰性非定型慢性骨髄性白血病 atypical

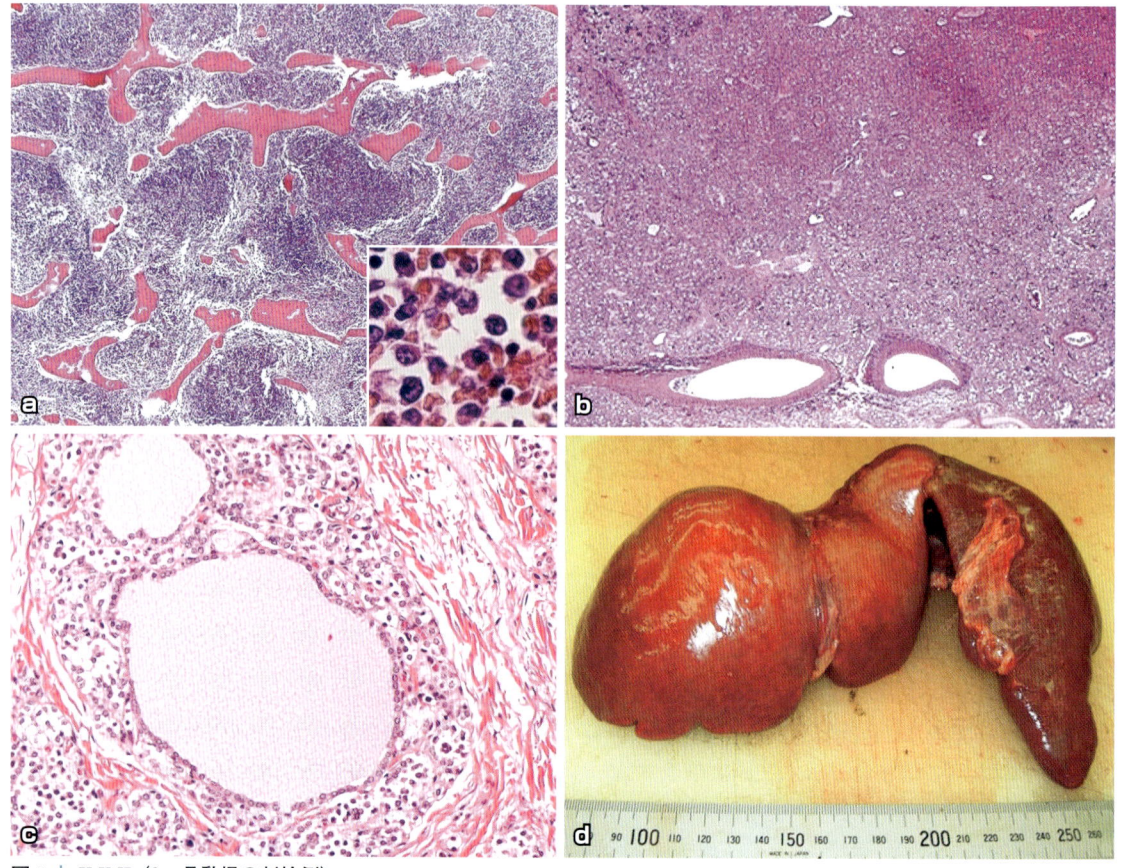

図5｜JMML（2ヵ月乳児の剖検例）
a：骨髄組織像．顆粒球系と単球系細胞との同時異常増殖を示す過形成骨髄を示す（inset は強拡大）．b：肺組織像．肺胞を破壊し，びまん性に浸潤増殖を示す腫瘍細胞．c：甲状腺組織像．甲状腺濾胞を取り囲みながら浸潤増殖を示す腫瘍細胞．d：肉眼所見．著明な肝脾腫を認める．

chronic myeloid leukemia（aCML）は慢性骨髄性白血病 chronic myeloid leukemia（CML）と非常に類似した病態を示す MDS/MPN である．つまり，好中球およびその前駆細胞の増加を伴う白血球増加を特徴とするとともに，多系統の細胞異形成を示す．aCMLには Philadelphia 染色体あるいは *BCR-ABL1* 融合遺伝子はなく，必然としてイマチニブ imatinib は有効ではない．表4 に WHO 分類での診断基準を示す．

2）臨床的事項

aCMLは CML 100例に対して1～2例の発生頻度で，男女比は1：1～2.5：1である．多くは70～80歳代の高齢者であるが，若年者での発症例も存在する．CML 同様に肝脾腫，幼若顆粒球系細胞の増加を伴う白血球増加，中等度の貧血などを症状とすることが多い．

3）細胞および組織学的所見

白血球数は常に $13×10^9$/L 以上，平均値として24～96×10^9/L，中には300×10^9/L を超える症例も存在する．通常は貧血を示し，著しい好中球増加（好中球前駆細胞は通常，白血球中の10％以上）を伴っている．このような所見は CML に非常に類似しているが，aCML では末梢血や骨髄の塗抹標本で顆粒球系細胞の異形成（特に脱顆粒，偽 Pelger 核異常，奇異な分葉核など）（図6）や大型楕円赤血球などが認められる．末梢血中の好塩基球増加は CML と比較して低い傾向（通常2％以下）にある．血小板数は高度減少例から増加まで多様である．

骨髄は末梢血と同様に，顆粒球系細胞の異常増殖と高度異形成を特徴とする（図7a）．芽球は中等度に増加していることが多く，塗抹標本や骨髄パラフィン標本（CD34や CD117 染色）での比率（20％以下）を確認する必要がある．通常，赤芽球系細胞は低形

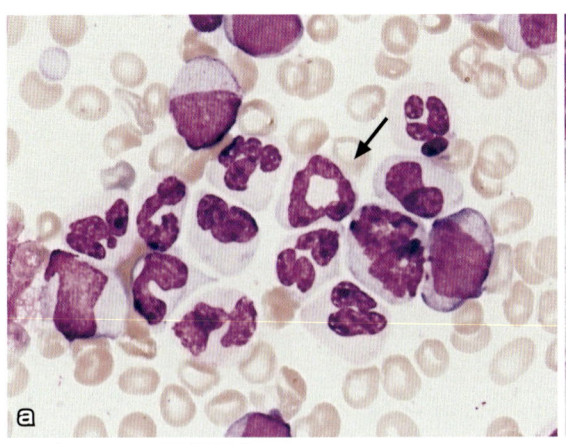

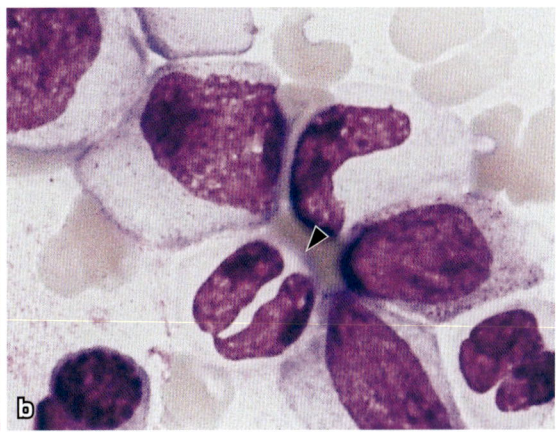

図6 | aCMLの骨髄塗抹像
a：弱拡大．顆粒球系細胞の高度増加があり，成熟好中球には脱顆粒や輪状核（矢印）などの異形成が顕著である．b：強拡大．脱顆粒とともに偽Pelger核（矢頭）もみられる．

成で，M：E比は10：1以上を超えることが多い．巨核球数には一定の傾向はみられないが，異形成は顕著な場合が多く（図7b），他のMDS/MPNと同様に骨髄パラフィン標本におけるCD41やCD42bを用いた異形巨核球（微小巨核球，分葉異常）の同定が有効である．MPO染色を用いると顆粒球系の高度過形成が容易に確認できる（図7c）．赤芽球系細胞の異形成も50％以上の症例で認められる[9]．また，aCMLでは骨髄生検でのabnormal localization of immature precursors（ALIP）がCMLに比較して認められる頻度が高いという報告もある[10]（図7d, e）．血液病理学的所見のまとめを表5に示す．

4）免疫組織化学的特徴

これまでaCMLに特異的な免疫表現型は報告されていないが，骨髄生検標本で顆粒球系染色（ASDやMPO）や単球系免疫染色（CD14やCD68）を用いることは鑑別に有用である．

5）細胞分子遺伝学

染色体異常はaCMLの80％程度でみられる．+8，del(20q)，del(20q)などが一般的であるが，12，13，14，17番染色体を含む異常も報告がある．稀にi(17q)をもつ症例がaCMLと類似した病態を示すことがあるが，前述のように多くはCMMLの診断基準を満たす[11]．t(8；9)(p22；q24)によるPCM1-JAK2融合遺伝子をもつ症例がaCMLとして報告されているが，そのような症例では好酸球増加があり，異形成もないことから，慢性好酸球性白血病chronic eosinophilic leukemia（CEL）がより診断としては適している．また，aCMLは稀にJAK2 V617F変異をもつことがあるとされているが，近年の報告によれば9例中1例も変異はみられておらず一定の結論はない．NRASあるいはKRASの点突然変異は30〜40％の症例で認められる．

6）予後

aCMLはCMLよりも急激な臨床経過を示し，生存期間中央値は14〜29ヵ月である．65歳以上，女性，白血球数が50×10^9/L以上，高度貧血，血小板減少などが予後不良因子とされる．急性転化は15〜40％の症例でみられるが，それ以外では骨髄不全が死因となる．

4．著明な血小板増加症に関連した環状鉄芽球を伴う不応性貧血（RARS-T）

1）定義

RARS-Tは環状鉄芽球を伴う不応性貧血refractory anemia with ring sideroblasts（RARS）と，本態性血小板血症essential thrombocythemia（ET）や原発性骨髄線維症primary myelofibrosis（PMF）などといった骨髄増殖性疾患，双方の特徴を併せもつ疾患とされる．WHO分類ではMDS/MPN-Uに位置づけられており，持続性の血小板増加（$\geq 450\times10^9$/L）と環状鉄芽球（≥15％）を軸とした定義となっている．ただし，環状鉄芽球は毒物，薬剤，微量元素欠乏，

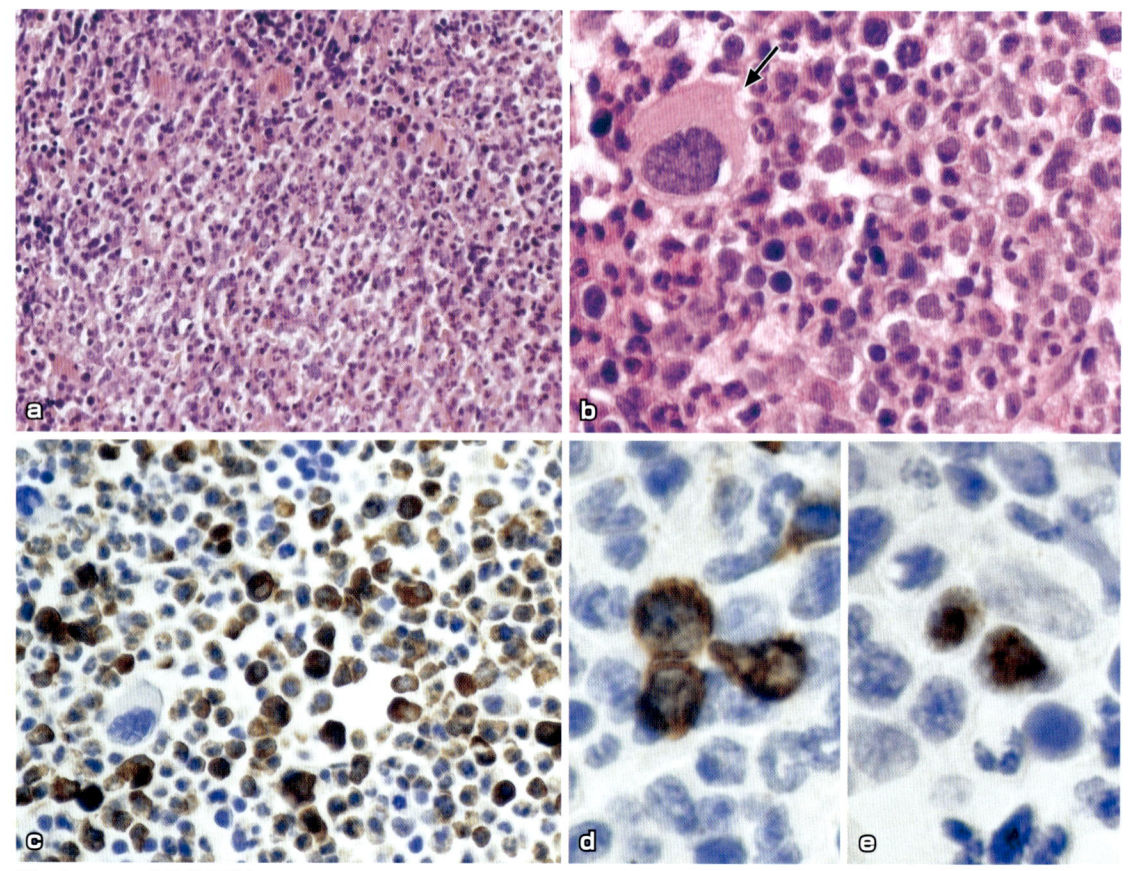

図7 | aCML の骨髄組織像
a：HE 染色（弱拡大）．CML を思わせる著しい好中球増加を伴う過形成骨髄を示す．b：HE 染色（強拡大）．核分葉異常を伴う巨核球がみられる（矢印）．c：MPO 免疫染色．過形成骨髄の主体は MPO 陽性を示す顆粒球系細胞の増加である．d, e：CD34, p53 免疫染色．abnormal localization of immature precursors（ALIP）様の幼若細胞集簇像が散見される．CD34（d）および p53（e）に陽性を示す．

その他の骨髄性腫瘍などでも起こりうる非特異的所見である．したがって RARS-T と MPN，特に ET や PMF との境界は未だ明確ではなく，今のところ暫定的な疾患単位である．特異的な染色体異常や遺伝子異常はみられないため，他の血小板増加を伴う疾患，特に 5q⁻症候群は除外しなければならない．表4 に WHO 分類での診断基準を示す．

2）臨床的事項

RARS-T は CMML を含む骨髄異形成疾患の中でわずか 0.7％ にすぎない．高齢者（平均年齢中央値 73.6 歳）に多く，性差はない．不応性貧血や血小板増加に伴う血栓症などを症状とすることがある．近年行われた RARS-T 200 例での解析結果では，疫学，臨床症状，遺伝学的特徴ともに RARS と ET との中間的要素が強いことが示されている．つまり白血球数平均値は ET（$9.5×10^9$/L），RARS（$5.7×10^9$/L）に対し RARS-T（$7.9×10^9$/L），ヘモグロビン平均値は ET（143 g/L），RARS（96.5 g/L）に対し RARS-T（99 g/L），血小板数平均値は ET（$837×10^9$/L），RARS（$267×10^9$/L）に対し RARS-T（$631×10^9$/L），血栓症イベントは ET（100人あたり年間 3.9），RARS（100人あたり年間 0.9）に対し RARS-T（100人あたり年間 3.6），急性白血病化は ET（100人あたり年間 0.7），RARS（100人あたり年間 2.4）に対し RARS-T（100人あたり年間 1.8），*JAK2* V617F 変異は ET（72.6％），RARS（10％）に対して RARS-T（42.9％）と報告されている[12]．

3）細胞および組織学的所見

白血球数は通常，正常から軽度増加し，芽球はみられない．末梢血での好中球に異形はみられないが，

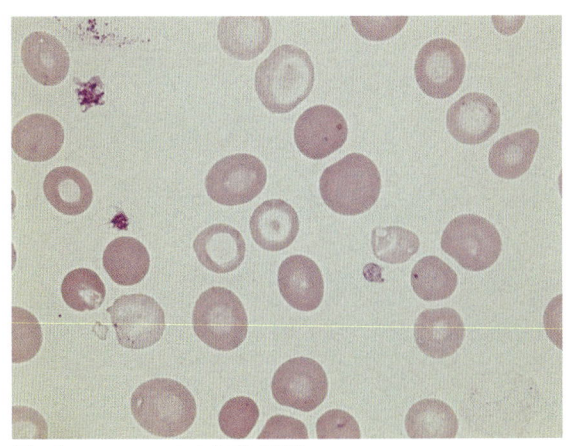

図8 | RARS-Tの赤血球形態像
正色素性赤血球と低色素性赤血球が混在する二形性dimorphismを示す.

赤血球には正常の赤血球と低色素性小球性赤血球が混在する二形性dimorphismをしばしば示す（図8）．血小板数は常に増加しており，$600×10^9$/L程度が多い．骨髄は過形成を示し，ETやPMFで認められるような大型異型巨核球の増殖を特徴とする（図9a）．また，赤芽球系細胞は一般的に過形成で異形成を伴う（図9b）．少なくとも15％以上の環状鉄芽球を鉄染色にて確認しなければならない（図10）．血液病理学的所見のまとめを表5に示す．

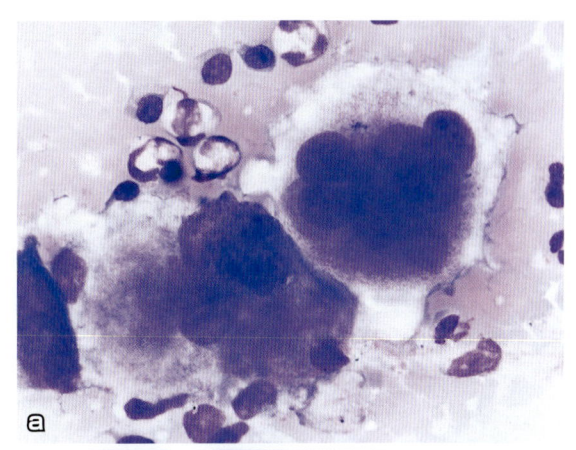

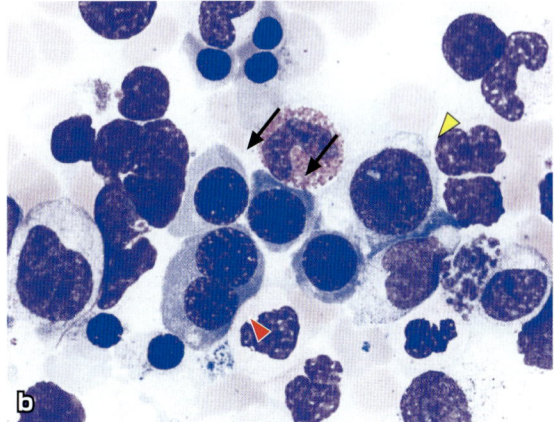

図9 | RARS-Tの骨髄塗抹像
a：過分葉など異形成を示す巨核球の集簇像がある．b：多核（赤矢頭），核融解像（矢印），巨赤芽球様変化（黄矢頭）などの異形成を示す赤芽球系細胞の高度過形成がある．

4）免疫組織化学的特徴

RARS-Tに特徴的な表現型は報告されていない．

5）細胞分子遺伝学

特異的な染色体異常はなく，多くは正常核型を示す．稀に＋8，del(12p)，del(13q)などを示すことがある．

前述したようにRARS-Tでは約40〜60％で*JAK2*(V617F)変異，約4％で*MPL*(W515K/L)変異が認められる[13]．さらにRARSとRARS-Tはともに高い頻度でヘモクロマトーシス関連遺伝子変異が認められることから[14]，RARS-Tの成り立ちとしてはMDS様の鉄芽球に関連する異常の発生から*JAK2*変異が二次的に生じている病型と，その逆のMPN様病態から生じる病型が存在する可能性があることを示している．

6）予後

一般的にRARS-Tは*JAK2*変異を示すETよりも予後不良で，RARSよりも予後良好である．生存期間中央値は76〜88ヵ月である．RARS-Tの中で*JAK2*(V617F)変異や血小板数における予後の相違はみられない[12]．

（木村芳三，大島孝一）

文　献

1) Orazi A, Bennet JM, Germing U et al：Myelodysplastic/myeloproliferative neoplasms. in Swerdlow SH, Campo E, Harris NL et al (eds)："WHO Classification of Tumours of Haematopoietic and Lymphoid Tissues", IARC Press, Lyon, 2008, pp76-86
2) Hall J, Foucar K：Diagnosing myelodysplastic/myeloproliferative neoplasms：laboratory testing strategies to exclude other disorders. Int J Lab Hematol 32：559-571, 2010
3) Germing U, Strupp C, Knipp S et al：Chronic myelomonocytic leukemia in the light of the WHO proposals. Haematologica 92：974-977, 2007
4) Orazi A, Germing U：The myelodysplastic/myeloprolifera-

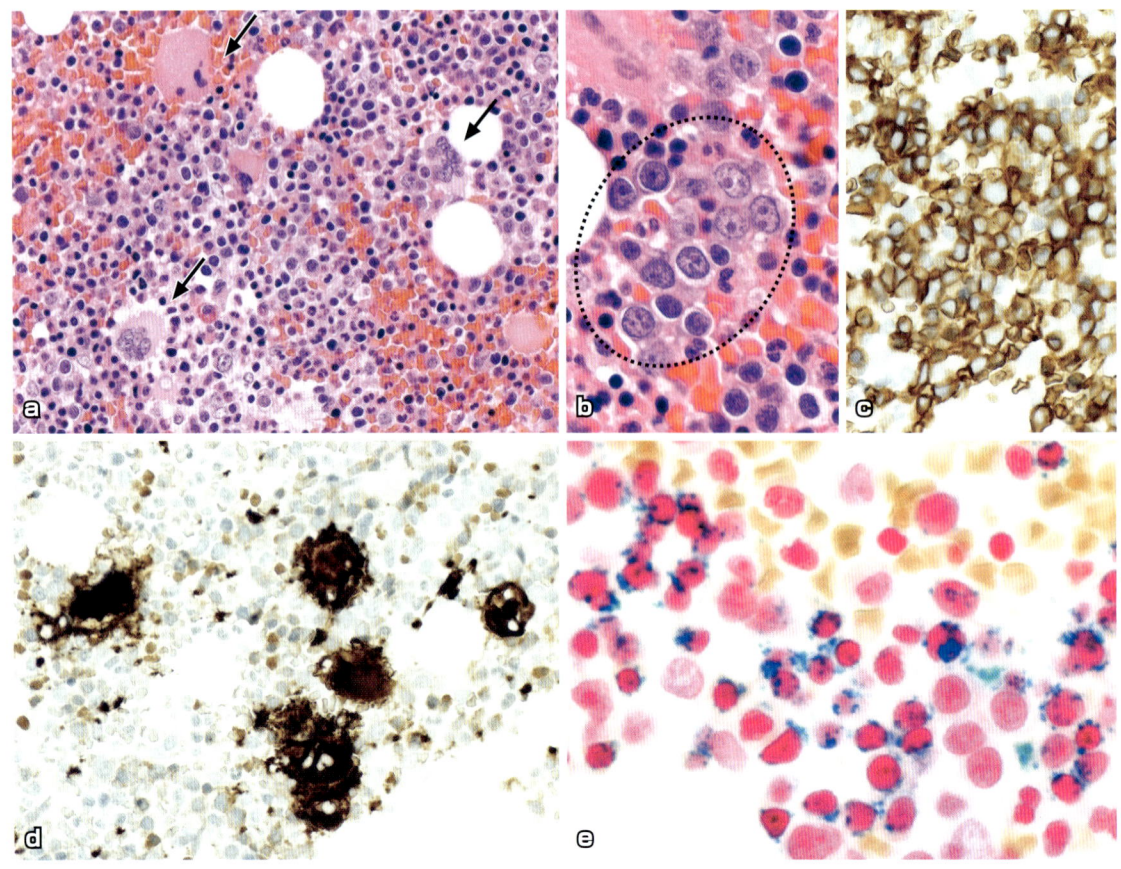

図10 | RARS-T の骨髄組織像

a：HE 染色（弱拡大）．奇異な核を示す大型巨核球（矢印）を多数伴う過形成骨髄を示す．b：HE 染色（強拡大）．巨赤芽球様変化を伴う赤芽球（点線枠内）を多数認められる．c：spectrin 免疫染色．過形成骨髄の主体は spectrin 陽性を示す赤芽球系細胞の増加である．d：CD41 免疫染色．本態性血小板血症様の大型異型巨核球の増加を認める．e：鉄染色．赤芽球の細胞質に顆粒状の鉄沈着を認める．赤芽球の大部分は環状鉄芽球である．

---

tive neoplasms: myeloproliferative diseases with dysplastic features. Leukemia 22：1308-1319, 2008
5) Naresh KN: Morphological evaluation of monocytes and monocyte precursors in bone marrow trephine biopsies – need for establishing diagnostic criteria. Haematologica 94：994-997, 2009
6) Orazi A, Chiu R, O'Malley DP et al: Chronic myelomonocytic leukemia: The role of bone marrow biopsy immunohistology. Mod Pathol 19：1536-1545, 2006
7) Koike K, Matsuda K: Recent advances in the pathogenesis and management of juvenile myelomonocytic leukaemia. Br J Haematol 141：567-575, 2008
8) Flotho C, Kratz C, Niemeyer CM: Targeting RAS signaling pathways in juvenile myelomonocytic leukemia. Curr Drug Targets 8：715-725, 2007
9) Breccia M, Biondo F, Latagliata R et al: Identification of risk factors in atypical chronic myeloid leukemia. Haematologica 91：1566-1568, 2006
10) Xubo G, Xingguo L, Xianguo W et al: The role of peripheral blood, bone marrow aspirate and especially bone marrow trephine biopsy in distinguishing atypical chronic myeloid leukemia from chronic granulocytic leukemia and chronic myelomonocytic leukemia. Eur J Haematol 83：292-301, 2009
11) McClure RF, Dewald GW, Hoyer JD et al: Isolated isochromosome 17q: a distinct type of mixed myeloproliferative disorder/myelodysplastic syndrome with an aggressive clinical course. Br J Haematol 106：445-454, 1999
12) Broseus J, Florensa L, Zipperer E et al: Clinical features and course of refractory anemia with ring sideroblasts associated with marked thrombocytosis. Haematologica 97：1036-1041, 2012
13) Szpurka H, Tiu R, Murugesan G et al: Refractory anemia with ringed sideroblasts associated with marked thrombocytosis (RARS-T), another myeloproliferative condition characterized by JAK2 V617F mutation. Blood 108：2173-2181, 2006
14) Nearman ZP, Szpurka H, Serio B et al: Hemochromatosis-associated gene mutations in patients with myelodysplastic syndromes with refractory anemia with ringed sideroblasts. Am J Hematol 82：1076-1079, 2007

第2部 組織型と診断の実際

Ⅳ. 骨髄異形成症候群

はじめに

　骨髄異形成症候群 myelodysplastic syndromes (MDS) は，造血系の細胞に特徴的な病態が認められる一群の造血器系腫瘍と考えられている．MDS という名称は1982年に FAB (French-American-British Cooperative Group) が提唱した概念で，骨髄が正ないし過形成性であるにもかかわらず，末梢血は貧血，bicytopenia ないし pancytopenia を呈して無効造血の状態にあり，造血3系統の細胞には種々の形態異常がみられ，また明らかな (overt) 白血病に移行する率が高いが，直ちに急性白血病に準じた化学療法は差し控えたほうが無難な病態とされている[1]．FAB グループは血球系細胞の形態異常（異形成）を基本的な所見として，幼若な造血細胞の増生を伴うが，急性白血病の芽球比率の基準に満たない疾患群をここに分類し，それまで前白血病あるいはくすぶり型白血病（末梢血中の芽球の比率が低いまま経過する AML 類似病態で，FAB 分類では MDS に含まれうる）などとされていた概念を整理した．

　MDS の本態は造血幹細胞に由来する腫瘍性疾患ととらえられ，FAB 分類は MDS の病態を造血障害を伴う新たな型の造血細胞腫瘍として整理を進めたことにより，骨髄球系腫瘍全体の理解の前進に大いに貢献した．MDS は比較的高齢者に多い疾患であり，近年増加傾向にあること，また多段階発癌という観点から，ヒトの leukemogenesis がどのようなステップで起こりうるのかを探る上のヒントを与えてくれることから，非常に興味深い病態と考えられる．しかし，前白血病状態という見方を離れて考えてみると，本症候群では感染や出血などの骨髄不全が生存率を左右する大きな要素の一つであるため，「慢性に経過して治療が効きにくい血球減少症」といった一面からも解決すべき点が残されており，その病態は複雑であるとともに多面性をもっているといえる．

1. 総　論

1) MDS の分類の変遷

　2001年に提唱された WHO の分類[2]は，急性骨髄性白血病 acute myeloid leukemia (AML) については，染色体・遺伝子の異常を中心とし，そこに形態学的所見，形質発現の特徴を加えた基準を加えて分類を行った点が画期的であった．このときの WHO 分類では MDS の分類についても FAB 分類からの変更が行われたが，基本的な考え方は踏襲された．その後，2008年の新 WHO 分類[3]でもさらに幾つかの変更が加えられたが，形態学的所見を分類の根幹とする点は変わっていない．FAB 分類から新旧 WHO 分類までの MDS 分類の変遷を図1に示す．微細な変更点やカテゴリー間の移動，新たな概念の追加などがあってわかりにくいかもしれないが，全体の流れを大まかに理解していただきたい．

2) 疾患概念

　MDS は造血幹細胞に由来するクローナルな細胞の増殖を基本とする病態で，血球減少症，造血系の1系統あるいは2系統以上の細胞にみられる形態異常（異形成），無効造血および AML 発症の危険性の増加を特徴とする．血球減少症には，造血系細胞に起

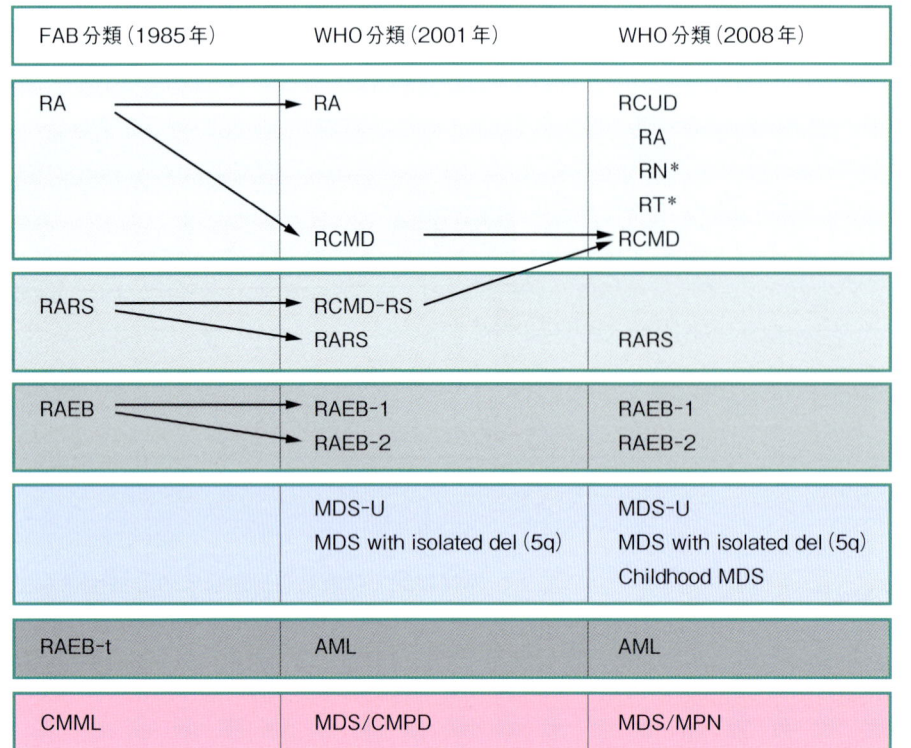

FAB分類（1985年）	WHO分類（2001年）	WHO分類（2008年）
RA	RA →	RCUD RA RN* RT*
	RCMD →	RCMD
RARS	RCMD-RS RARS	RARS
RAEB	RAEB-1 RAEB-2	RAEB-1 RAEB-2
	MDS-U MDS with isolated del (5q)	MDS-U MDS with isolated del (5q) Childhood MDS
RAEB-t	AML	AML
CMML	MDS/CMPD	MDS/MPN

図1 | MDS分類の変遷
＊：RN，RT は 2001 年の WHO 分類では MDS-U.

こるアポトーシス apoptosis の増強が影響している[4]．血球減少症の基準は，MDS のリスク評価を行うために策定された International Prognostic Scoring System（IPSS）によると，ヘモグロビン 10 g/dL 未満，好中球の絶対数 $1.8×10^9$/L 未満，血小板数 $100×10^9$/L 未満とされている．しかし，血球数のパラメーターがこれ以上であっても特徴的な形態異常あるいは染色体異常などの所見が認められれば MDS の診断を下すことができる（詳細は後述）．

血球系の細胞に異形成を認める MDS では，末梢血中あるいは骨髄の骨髄芽球の増加を伴うが，その比率は20％未満である（20％以上は AML と診断する）．すなわち，血球細胞の異形成が認められても，芽球比率20％を境として MDS と AML を区別して診断する訳だが，治療法の選択をする際には診断名だけにとらわれることなく，年齢，MDS の既往，臨床症状の全体像，病勢の進行状況などを総合的に判断する必要がある．MDS から AML への移行・進展は，MDS 症例の自然経過としてもよくみられる現象であるが，病型によってその頻度は異なり，芽球比率の高い型の MDS は AML へ移行しやすい．MDS が AML に移行する場合，FAB 分類で偶数番号に分類される AML（M2，M4，M6）の形態像を示すことが多い．

ほとんどの MDS 症例では造血障害（骨髄不全）が進行するが，不応性貧血 refractory anemia（RA）や環状鉄芽球を伴う不応性貧血 refractory anemia with ringed sideroblasts（RARS）といった病型では経過が長く症状も軽い傾向があり，AML への進展も非常に低率でしか起こらない．

3）臨床的事項

MDS は比較的高齢者に多い疾患で（WHO 分類の文献によると中央値約70歳），全体としては男性に多い．臨床症状は血球減少症に関連するものがほとんどで，特に貧血に対しては輸血が必要となることが多い．

4）細胞形態学的所見

MDS の診断および形態学的分類は基本的に骨髄あるいは末梢血中の芽球比率，異形成の程度，鉄芽球の有無によって行われる．ただし，最終的な MDS の診断を下す際には，末梢血塗抹標本，骨髄塗抹標本あるいは骨髄穿刺・生検の組織標本の所見に加えて，臨床情報としての血算等の血液学的所見，染色体異常の有無などと併せて判断する必要がある．通

表1 | RCUD, RARS, RCMD, MDS-U の整理（WHO 分類, 2008 年）

血球減少症	血球細胞の異形成	カテゴリー
1系統または2系統の血球減少症	1系統	RCUD RA RN RT
1系統または2系統の血球減少症	1系統：環状鉄芽球≧15％（赤芽球中）	RARS
汎血球減少症（3系統の血球減少症）	1系統	MDS-U
1系統, 2系統の血球減少症 または 汎血球減少症（3系統の血球減少症）	多系統（2系統以上の骨髄細胞）	RCMD
1系統, 2系統の血球減少症 または 汎血球減少症（3系統の血球減少症）	多系統：環状鉄芽球≧15％（赤芽球中）	RCMD

表2 | MDS にみられる血球系細胞形態異常

赤芽球系の異形成	核の変化：巨赤芽球様変化, 多核巨大赤芽球, 核間染色質橋, 核の断片化, 核の辺縁不整, 核融解像 細胞質の変化：環状鉄芽球, PAS 陽性赤芽球
顆粒球系の異形成	全体像：小型あるいは巨大好中球 核の変化：偽 Pelger-Huët 核異常（低分葉核好中球）, 核の不規則な過分葉, 輪状核, 2核好中球 細胞質の変化：細胞質の顆粒減少, 無顆粒
骨髄巨核球の異形成	全体像と核の変化：単核微小巨核球, 2核小型巨核球, 単核小型巨核球, 単核巨核球, 分離円形多核巨核球

常, 細胞個々の異形成は塗抹標本（末梢血, 骨髄）で, 組織構築や細胞分布のパターンは組織標本で判定するが, 赤芽球系や巨核球の形態異常は塗抹標本よりも組織標本のほうがわかりやすいこともある. 臨床的にみられる血球減少症は, 形態学的に異形成を認める系統の細胞に認められることが多く, 形態異常が細胞機能とも密接に関係していることを示唆している. また血球細胞の異形成は染色体異常の型と対応して認められることもあり, isolated del(5q) における低～非分葉核の骨髄巨核球, del(17p) における低分葉核好中球などが知られている.

MDS の診断を行う上では血球細胞の異形成を評価することが不可欠なので, 良い状態の標本を作製することが必要である. 特に好中球系の顆粒の評価を行う際は質の良い塗抹標本で観察することが大切である. 異形成は赤芽球系, 顆粒球系では 10％以上の細胞にみられる変化を有意とし, 巨核球でも 30 個以上観察して 10％以上にみられる異常を有意とする. 造血系細胞の異形成を伴わない血球減少症は MDS と診断してはいけない（このような症例で血球減少が継続する場合には idiopathic cytopenia of undetermined significance (ICUS) として慎重に経過観察するべきである）が, 特徴的な染色体異常がある場合にはその限りではなく, MDS と推定診断してもよい. MDS の鑑別診断には臨床経過や薬剤投与歴といった情報が必要であることも認識しておく必要がある.

赤芽球の異形成には, 核の形態異常として芽出様の像, 核同士の架橋形成像, 核融解像, 多核化, 巨赤芽球様変化, また細胞質の異常として環状鉄芽球, 空胞形成, びまん性あるいは顆粒状の PAS 陽性像, などがある.

顆粒球系の形態異常には, 細胞全体の大きさの異常（小さいことも大きいこともある）, 核の分葉の減少（偽 Pelger 異常 pseudo Pelger-Huët anomaly）, 不規則な過分葉, 細胞質の顆粒の減少, 無顆粒像, 偽 Chédiak-Higashi 顆粒, 小型顆粒, Auer 小体出現などがある.

巨核球の形態異常としては, 微小巨核球 micromegakaryocyte, 核の低分葉, 分離多核化などがあり, これらについては骨髄標本での評価が特に重要である.

顆粒球系の病態における Auer 小体の意義は不明な点が多い. これまで Auer 小体の出現は AML の有力な診断根拠と考えられてきたが, FAB 分類で提唱された MDS でも認められることがわかり, 特異性には疑問が残ることとなった. 1982 年の FAB 分類では Auer 小体が認められれば, 芽球比率とは無関係に RAEB-T (refractory anemia with excess blasts in transformation) (high-grade MDS) と診断することとされていた. 2001 年の旧 WHO 分類になると, RAEB-2 (refractory anemia with excess blasts-2)

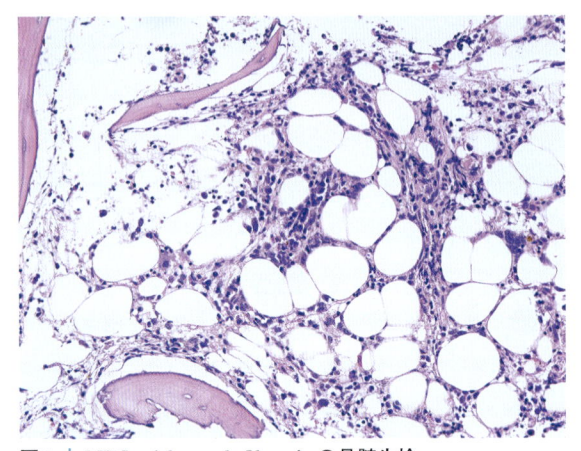

図2 | MDS with myelofibrosis の骨髄生検
骨髄組織切片の観察では，骨髄の細胞密度や線維化などの間質の反応をみることも大切である．特に骨髄生検では骨髄吸引クロット標本とは異なり，骨梁や血管と造血巣，造血細胞の位置関係を観察することができる．

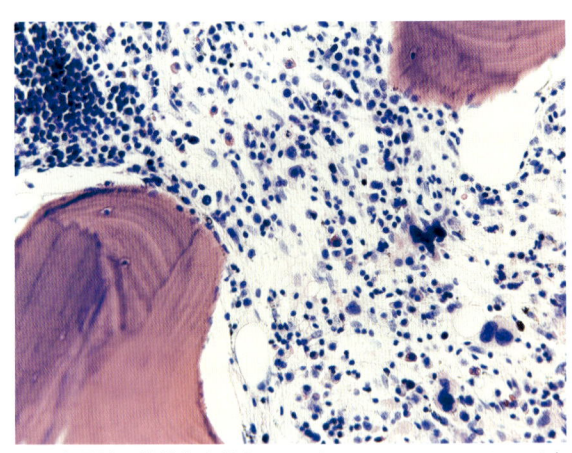

図3 | 骨髄の線維化を伴うMDS（MDS with myelofibrosis）の骨髄生検
骨髄の線維化が強く骨髄穿刺材料が採取しにくいあるいは採取できないときには，生検材料の組織像の検討が必須となる．

あるいはCMML-2（chronic myelomonocytic leukemia-2）（CMMLは新WHO分類ではmyelodysplastic syndromes/myeloproliferative neoplasms：MDS/MPNに分類されている）の診断根拠（芽球比率に関わりなく）とされた．この考え方は2008年の新WHO分類でも同様である．

MDSではこれらの形態異常がどの系統の造血細胞にみられるのかによって細分類されてsubtypeが変わることになるので，予後予測という点からもこれらの所見を確実に評価することが必要となる．MDSの造血細胞にみられる形態異常と血球減少症，分類（カテゴリー）との関係を表1に，異形成の種類を表2に示す．表2の所見は，主に骨髄塗抹標本の観察によって認められるが，組織標本も重要な情報を多く含んでおり以下のような点に注意すべきであろう．

5）組織学的所見

臨床情報に加えて，骨髄穿刺・生検による骨髄の病理組織像を検討することによって，MDSの診断を確定することができる．反応性に起こる血球細胞の異形成性変化を除外し，IPSSスコア（後述）を判定することも重要である．

a）組織の全体像

基本的にMDS症例の骨髄は正ないし過形成性で，無効造血（骨髄での造血は行われているのに末梢血では血球減少）が特徴である．M/E比は軽度に増加している．正常な骨髄の造血細胞は，赤芽球系，顆粒球系，骨髄巨核球系の3系統の細胞が統制のとれた構成・分布をしているが，本疾患の骨髄では3系統の細胞の構成や分布に異常を認めることが重要な所見の一つである．このような所見は組織像をみないとわからないことであり，本疾患の診断における組織所見の重要性を示している．

（1）**赤芽球系**：赤芽球島が骨梁近くに認められたり，島の形成自体がはっきりせず，赤芽球がバラバラに分布する像が認められる．非常に大型化した赤芽球島がみられることや，島が同一分化段階の赤芽球のみで構成されることもある．正常骨髄では皮質骨周囲には赤芽球島形成や巨核球が認められることはないが，MDSではこのような部位に巨赤芽球様変化を伴った赤芽球（島）や巨核球の集簇などがみられる．このように，病理組織像ではMDSに特徴的な細胞単位の異形成に加えて，造血細胞の分布パターンの異常を同定することが可能であり，診断上非常に有益な情報を与えてくれる（図2,3）．

（2）**顆粒球系**：幼若な細胞が増加し，成熟型の細胞は相対的に減少している．正常骨髄では幼若な顆粒球系細胞は骨梁付近や動脈周囲に多く分布するが，本疾患では骨梁から離れた造血巣中央部にも認められ，分布が乱れている．進行期のMDS（RAEBでは特に多くみられる）では，芽球の集簇像（3～5細胞）やクラスター（5細胞より多いもの）がみられることが特徴的で，血管や骨梁の骨内膜部分から離れた髄索の中心付近に存在する．正常の骨髄では顆粒球造血巣，幼若顆粒球（芽球を含む），リンパ球などが骨梁周囲に分布するが，MDSの芽球は正常にはみられ

ないような異常な部位に分布するパターンを示していることになる．このような像は abnormal localization of immature precursors（ALIP）と呼ばれ（後述）生検標本で1切片あたり3ヵ所以上にこのような病変がみられた場合を ALIP 陽性とする．ALIP は RAEB に多くみられるが，他の型の MDS で認めた場合には急性白血病への移行の予測因子とされている．また，芽球は CD 34 陽性で免疫組織化学的に同定することができるため，組織切片による観察は芽球比率を評価する上でも有用である（後述）．

　（3）骨髄巨核球系：数と密度が増加することが多く，本例でも認められる．正常ではみられない巨核球の数個以上の集簇巣が認められる．また本来巨核球が存在しない骨梁近くや動脈周囲にも存在する場合があり，診断の助けになることがある．

b）細胞個々の変化

　表2でも示したとおり，本疾患では骨髄塗抹標本の観察によって3系統の血球細胞に形態異常が認められることが特徴である．組織標本では赤芽球系と巨核球の形態異常がとらえやすく，顆粒球系細胞については判断が難しい．組織標本上で確認しやすい変化は以下のとおりである．

　（1）赤芽球系：赤芽球系では核の分葉化や断片化を認めることがある．また，巨赤芽球性変化として細胞質に比して核の成熟が幼若なままにとどまる像がみられる（成熟乖離）．成熟型の赤芽球では細胞質でヘモグロビンを合成が起こって赤血球と同様の色に（赤く）みられるにもかかわらず，脱核せずに核がとどまる．やや大型で，細胞質が強い好塩基性，大型類円形核と非常に繊細な核クロマチンパターンを示す巨赤芽球 megaloblast 様細胞も認められる．

　（2）顆粒球系：組織切片では核の分葉の異常や顆粒の変化（減少）などはわかりにくいことも多い．

　（3）骨髄巨核球系：クロマチン凝集を伴う小型の単核あるいは低分葉核を有する巨核球が増加する．後述するように1割以上の巨核球に形態異常がある場合に有意と考える．また，前骨髄球以下程度の大きさの微小巨核球の出現は，HE 染色のみでは同定困難なことが多いため巨核球抗原（CD 41，CD 42 b，CD 61 など）に対する免疫染色も必要となるが，診断的意義が高い（後述）．成熟巨核球では分離円形多核巨核球（円形多数の核が分離して大型の細胞質内に存在する）が認められることがあり，これも重要な所見の一つである．

6）鑑別診断

　MDS の鑑別診断上，よく問題になるのは骨髄や末梢血の血球系細胞にみられる異形成が MDS によるものなのか，何かほかの原因によって起こった二次的なものなのかという点である．言い方を換えれば，異形成が認められたからといって直ちに MDS の診断が確定するわけではないということである．低栄養状態，造血細胞に対して毒性をもつ物質への曝露，あるいはビタミン B_{12} 欠乏，葉酸欠乏，ヒ素などの重金属，各種薬剤，生物学的製剤なども異形成を起こしうる因子となる．例えばある種の抗生剤は，好中球の著明な低分葉化をきたし，MDS でみられる異形成と区別できない．多剤併用患者に起きた好中球の異形成については，どの薬剤が原因なのかわからないこともある．また，先天性の貧血でも赤芽球系に異形成を認めることがある．パルボウイルス B 19 感染によっても赤芽球減少がみられ，巨大な巨赤芽球様の細胞が出現することがある．免疫抑制剤によっても赤芽球減少が起こることがある．G-CSF 投与患者では好中球に著明な顆粒の増加や核の低分葉化などの形態異常が引き起こされ，AML や MDS ではないにもかかわらず，末梢血中で9〜10％にも達する芽球が出現することがある．発作性夜間ヘモグロビン尿症 paroxysmal nocturnal hemoglobinuria（PNH）も MDS 類似の細胞像を呈することがある．

　以上のように様々な要因で MDS 類似の形態像がみられることがあり，薬剤服用歴，化学物質などへの曝露歴などに注意するとともに，特に芽球増加がみられない場合には非腫瘍性疾患を慎重に鑑別する必要がある．診断が難しい例では数ヵ月にわたって複数回の骨髄穿刺・生検，染色体検査をする必要がある．

a）低形成性 MDS

　MDS 症例のうち10％程度では，骨髄が低形成性を示すことが知られている．このような症例は低形成性 MDS（hypoplastic MDS）と呼ばれる．低形成の判定は骨髄生検/クロット標本により，骨髄系細胞が60歳未満で30％未満，60歳以上では20％未満の場合に行う．通常の MDS と予後に有意な差ははっきりしないが，7モノソミーに代表される7番染色体異常を伴うことがあり，この場合には予後不良となることがある．低形成性 MDS は組織像の上から再生不良性貧血との鑑別が問題となるが，再生不良性貧血では，骨髄巨核球が著減しており，ALIP のような像はみられず，芽球比率は5％未満である点が

低形成性 MDS と異なる．赤芽球系の異形成については再生不良性貧血症例の一部でもみられることがあり，注意を要する．低形成性 MDS の赤芽球系細胞では HbF の発現を免疫染色によって同定することにより再生不良性貧血との鑑別も可能であるとする報告もある[5]．また，中毒性の骨髄病変や自己免疫疾患を鑑別することも重要である．

b) 骨髄の線維化を伴う MDS

MDS 症例の約 10 ％には，明らかな骨髄線維化が認められる．このような例は骨髄の線維化を伴う MDS（MDS with myelofibrosis）あるいは MDS with fibrosis と呼ばれ，芽球比率がやや高く，進行性の臨床経過を呈することが特徴的である．線維化の程度は WHO の grading[3] で MF-2 と MF-3 に相当する．線維化があることによって骨髄穿刺液に末梢血が混入しやすく骨髄成分が希釈されてしまうため，芽球比率が低めに判定されて，本来は高悪性度の MDS（high-grade MDS）であるにもかかわらず，誤って低悪性度の MDS（low-grade MDS）ととらえられてしまうことも多い．骨髄の線維化を伴う症例では穿刺だけでなく骨髄生検を行って（図3，後出 TOPICS ④も参照のこと），組織切片上での CD34 陽性細胞のカウントによる芽球比率の判定をすることが必要である．

c) 組織学的所見上の鑑別ポイント

(1) 巨赤芽球性貧血

巨赤芽球性貧血にみられる巨赤芽球は大型で特徴的な像を呈する．顆粒球系細胞では核の過分葉が目立ち，低分葉が目立つ MDS との鑑別上有用である．ただし，MDS でも顆粒球系の核の過分葉がみられることがあるので注意が必要である．巨赤芽球性貧血では骨髄巨核球の核も過分葉傾向にあり，MDS の巨核球の像とは異なる．

(2) AML M6

赤白血病では赤芽球系細胞の増加と顆粒球系幼若細胞の出現がみられる．骨髄芽球の増加は MDS でもみられるので，厳密な鑑別は難しいことも多い．

(3) 薬剤性造血障害

薬剤（特に向精神薬や抗けいれん剤など）の長期投与例で，骨髄の造血細胞に MDS 様の形態異常が認められることがある．臨床情報のほかに，骨髄での造血細胞の分布パターンは比較的保たれていること，巨核球数が少ない傾向があること，好酸球数が多い場合があること，などの所見が鑑別に有用となる．

(4) 血球貪食症候群

血球貪食症候群でも MDS 様の形態異常を伴うことがあるが，MDS では基本的に血球貪食像はみられない．

(5) その他の造血系腫瘍

多発性骨髄腫や悪性リンパ腫の一部が骨髄浸潤した場合に，造血細胞の形態異常を伴うことがあるので注意が必要である．

7) 免疫組織化学的特徴

フローサイトメトリー（FC）による CD34 抗原の発現解析により，芽球比率を算出する試みがなされているが，線維化その他の要因により骨髄穿刺液の希釈が起こると正確な値が出ないため注意が必要である．FC 解析の情報は，CD34 陽性細胞が他の異常な抗原を発現しているかどうかを検討する上では非常に有用である．また，赤芽球系細胞についてはグリコフォリン A 陽性の有核細胞中で H-フェリチン，CD71，CD105 の発現パターンを解析することによって異形成の有無を非常に正確に判定できるとする報告もある．顆粒球系細胞，単球系細胞のマーカー発現による MDS 診断の試みも行われており，形態学的観察や染色体検査で診断が確定できない場合には，有力な情報となりうる．

8) 染色体・遺伝子の変化

MDS 患者では診断のためだけでなく，予測される予後，クローナリティーの判定，あるいは臨床経過などと染色体異常・遺伝子変異との関係を明らかにしていくために，染色体・遺伝子の異常を検索することが重要である．クローナルな染色体異常は MDS 症例の 50 ％近くに認められる．isolated del(5q) を伴う MDS は，女性にみられ，核分葉のないあるいは低分葉の巨核球を認め，治療不応性の大球性貧血，血小板数増加を伴い，予後は良好，といった特徴があり，新 WHO 分類では MDS 内の一つの独立した亜型として扱われている．また，17p 欠失は MDS や AML の症例にみられ，核に偽 Pelger-Huët 異常を伴う顆粒球，空胞を伴う小型の好中球，p53 変異を伴い予後不良で，治療関連 MDS に多くみられる（TOPICS①参照）．複雑核型（3種以上の染色体異常）の MDS では，5番染色体，7番染色体の異常［－5/del(5q) や－7/del(7q)］を伴うことが多く，一般に予後は不良である．その他にも染色体異常と血球の形態異常との間に関連がある場合として，iso-

TOPICS ① p53 遺伝子と MDS

p53 遺伝子は 17 番染色体短腕（17p）に位置し，その変異は MDS 症例の 5～10％に認められる．アルキル化剤や放射線への曝露後の例（therapy-related MDS）ではより高頻度（20～25％程度）にみられる．点突然変異や染色体レベルでの 17p の異常によって wild-type の p53 の欠損が起こった MDS 症例では，病期が進行していることが多く，複雑核形や治療抵抗性とも関連があるといわれている．p53 遺伝子変異は IPSS のリスク分類を揃えた上でも予後増悪因子であり，単独遺伝子の変異としては数少ないものの一つである．たとえ，少数の細胞集団にのみ p53 変異が認められる場合でも，この治療抵抗性細胞群は病期の進展や再発に寄与することが多いので注意が必要である．免疫組織化学的には p53 遺伝子に変異が起こると，翻訳された蛋白の分解が遅くなるために p53 蛋白の蓄積が起こるので，通常は認められない p53 蛋白の陽性像がみられるようになる．我々の検討では，骨髄中では骨髄球系細胞に陽性像がみられることが多く，陽性細胞が認められた例では RAEB2 や急性白血病に進展することが多い[6]．

また，5q⁻ を伴う MDS では，共通欠損領域である 5q32-5q33 に存在する遺伝子の一つである RPS14 の発現量が低下することに伴って，赤芽球系細胞の p53 遺伝子発現が亢進し，cell cycle arrest を引き起こして，無効造血や大球性貧血などこの病態に特有な症状の一部の原因となっていることがわかってきた[7]．

TOPICS ② MDS の遺伝子異常

MDS では多くの種類の染色体異常や遺伝子異常がみつかっているが，正常核型で，既知の遺伝子変異が同定されない例も認められ，MDS の発症機構や急性白血病への進展機構の全貌は明らかにされていない．近年，小川らのグループは 29 例の MDS 症例を用いて高速シークエンサを用いた全コーディングシーケンスの解読を行い，MDS の原因遺伝子解明を目的とした解析を行った[8]．その結果，計 268 個の遺伝子変異が検出された．1 症例あたりの平均は 9.2 個（0～21 個）で，固形癌などのデータと比較すると少ない．変異を認めた遺伝子のほとんどは 1 試料のみで観察されたものでその意義については明らかでないが，12 個の遺伝子については複数の症例で変異がみられ，MDS の発症機序と関連する可能性があると考えられた．これらのうちの多くは RNA から不要な部分（イントロン）を除去するスプライシングに関わる一群の因子であることが明らかになった．RNA スプライシングはゲノム DNA から転写されたプレ mRNA に多数のスプライシング因子と呼ばれる蛋白が作用することによって行われる．MDS では 8 つのスプライシング因子に変異が起こっており，RARS の約 85％，その他の MDS の約 45％と MDS 全体，特に一部の病型（RARS）では非常に高頻度であることがわかった．これらの変異は AML や骨髄増殖性腫瘍では 10％以下の頻度でしか観察されず，MDS に特徴的である．

RNA スプライシングという有核細胞の基本的な機能に関わる一群の因子に後天的に遺伝子変異が起こることによって腫瘍が起こりうることが示された画期的な成果である．今後，RNA スプライシングの異常がどのようなメカニズムで MDS 発症につながるのか，この過程を標的とした治療は可能なのかについての解明が大いに期待される．

---

lated del（20q）と赤芽球系細胞，巨核球の形態異常を伴う MDS，3 番染色体の異常［inv（3）（q21q26.2）や t（3；3）（q21；q26.2）］と異常な巨核球の増加を伴う MDS や AML などが知られている．

また，−Y，＋8，del（20q）については，染色体異常があっても血球の形態異常を伴わない場合には MDS の診断を確定することはできないとされている．RA とこれらの染色体異常のみを認める症例では注意深く経過を観察して血球系細胞に形態異常の所見が出てこないかどうか見守る必要がある．FISH は高感度な検査手法であり，上記のような染色体異常を伴う症例のモニターをするには有用である．MDS にみられる代表的な染色体異常を表 3 に，遺伝子異常を表 4 に示す．MDS の遺伝子異常については TOPICS ② を参照のこと．

9）予後予測因子

組織学的所見のうち，MDS 症例の予後に関連することが示されている所見には，以下のようなものが予後を悪くする因子として報告されている．①赤芽球系：赤芽球の数量が少ない，形態異常が強い，分

表3 | MDSにみられる代表的な染色体異常

数的異常	欠失	均衡型転座［融合する遺伝子］
+8（約10％）	del 5q（約10％）*	inv 3 および t（3；3）［*EVI1*（3q26）］
−7（約10％）	del 11q	t（1；7）［*MEL1*（1p36）］
+21	del 12p	t（1；3）［*MEL1*（1p36）］
−5	del 20q	t（1；9）［*MEL1*（1p36）］
−Y	del 7q	t（5；12）など［*TEL*（12p13）］
−13	del 13q	t（7；11）など［*NUP98*（11p15）］

*：5番染色体長腕領域にはGM-CSF，M-CSF，IL-3，IL-4，IL-5，IL-9，PDGF，FGFなど増殖因子/サイトカインの受容体遺伝子が存在．
赤文字：予後不良型．MEL1：MDS1-EVI1-like-1．NUP：nucleoprotein．

表4 | MDSにみられる代表的な遺伝子変異

遺伝子	変異様式	作用機序
AML1	mutation	変異AML1蛋白による機能（転写活性能）欠失
N-RAS	mutation	活性化RAS蛋白による細胞増殖
p53	mutation，deletion	アポトーシスの抑制
FLT3	tandem duplication	受容体型チロシンキナーゼの活性化変異
NF-1	mutation	不活化によるRASの恒常的活性化
FMS（CSF受容体）	mutation	受容体型チロシンキナーゼの活性化変異
PTPN11	mutation	チロシン脱リン酸化酵素の活性化変異
ATRX	mutation	α-globin遺伝子の発現制御異常
TERC	mutation	テロメラーゼRNA遺伝子の異常
WT1	mutation	癌抑制遺伝子の変異

*AML1*の点突然変異はハイリスク-MDS，AML with MDの症例で高頻度．ほかはAMLと大きな差はない．

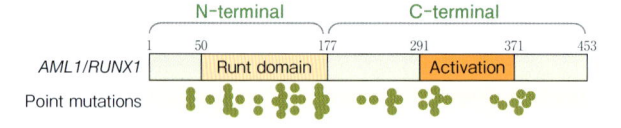

*AML1*変異の部位は様々（Harada.：J Cellular Physiol 2009より）

布異常が目立つ，②顆粒球系：形態異常を伴う過形成，成熟障害像，芽球頻度が高い，ALIPが出現，③巨核球：形態異常が目立つ，数が少ない，④骨髄の線維化（局所的な好銀線維の増加も含む）が認められる，⑤骨髄中の肥満細胞mast cellの増加がない，⑥骨髄中のリンパ球とくにT細胞が減少している，⑦骨髄のヘモジデリン沈着が強い，⑧単球様細胞が出現，⑨細胞密度が高い，などである．

2．各　論

1）RCUD

a）定義・概念

MDSのうち治療不応性の血球減少症と1系統の血球細胞の異形成を伴うものをrefractory cytopenia with unilineage dysplasia（RCUD）とし，この中にrefractory anemia（RA），refractory neutropenia（RN），refractory thrombocytopenia（RT）の3つの概念を含める．RARS（後述）も1系統の細胞の異形成を伴う病態であるがこれは独立した概念として別に扱う．異形成が1系統にしかなければ血球減少症が2系統に及んでいてもRCUDとする．しかし，異形成が1系統でも汎血球減少症を伴う場合はMDS unclassifiable（MDS-U）に分類する．異形成は骨髄細胞中でその系統の細胞の10％以上にみられる場合を有意とする．血球減少症の定義は，ヘモグロビン10g/dL未満，好中球絶対数$1.8×10^9$/L未満，血小板数$100×10^9$/L未満とする．ただし形態学的に血球系の細胞の異形成があったり，染色体異常の所見がMDSの特徴に合致している場合にはこれらの値より高くてもMDSを除外できない．異形成がみられる血球の系統と減少を起こす血球の系統とは同じ

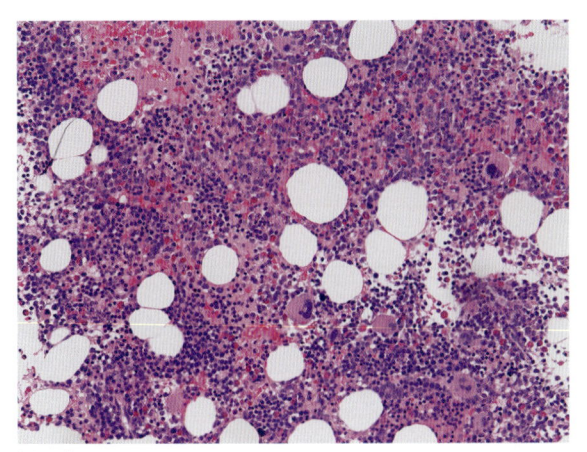

図4 | RA
赤芽球系細胞が相対的に過形成を示す。赤芽球島は形成されているが、やや小型である。

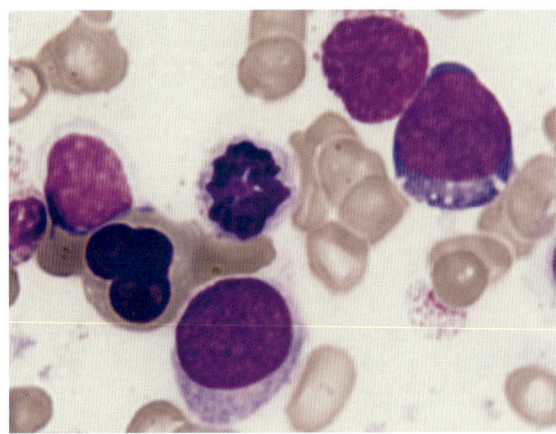

図5 | RA
赤芽球系細胞の多核化、細胞質の空胞が認められる。

ことが多い。RN、RTは以前はMDS-Uに分類されていたが、新WHO分類ではここ（RCUD）に分類する。

薬剤や毒物への曝露、成長因子による治療、ウイルス感染、免疫学的疾患、先天性疾患、ビタミン欠乏症、銅欠乏症などでは反応性に血球系細胞の異形成を起こす可能性があるので、異形成像をみたからといって直ちにMDSと診断することは慎むべきである。過剰な亜鉛摂取も血球減少と異形成を起こすことがある。

クローナルな染色体異常がない場合には初診から6ヵ月間程度の経過観察を行ってからMDSの診断を下すべきである。基本的に末梢血液中に芽球の増加が認められた場合はRCUDと診断することはできないが、稀にこのようなことも起こるので、RCUDと考えられる症例で末梢血中1％未満、骨髄中で5％未満の芽球が2回以上の検査で認められた場合はMDS-Uに分類しておくことが推奨される。末梢血中で2～4％、骨髄中で5％未満の芽球が認められた場合には他のMDSの基準が満たされていればRAEB-1とする。RCUDはidiopathic cytopenia of undetermined significance (ICUD)（MDSとするような形態学的所見や染色体異常所見を欠く）とは異なる概念であり、混同してはいけない。

b）臨床的事項

RCUDはMDSの10～20％を占めるとされる。高齢者（新WHO分類によれば、発症年齢の中央値65～75歳）に多い。性差なし。多くはRAでRNやRTはごく稀である。血球減少症は通常、治療抵抗性だが、成長因子系には反応することがある。

c）細胞および組織学的所見

この型のMDSを形態学的な所見のみから診断するのは難しいことが多い。

(1) RA

末梢血中の赤血球は正色素性正球性あるいは正色素性大球性で、色素の量や大きさの上で、大小不同や異常な形状をとることはあるものの一定の傾向はないようである。末梢血中の芽球はあっても1％未満で、好中球や血小板の数や形態には異常がないことが多い。RAにおける骨髄の赤芽球系細胞は減少していることもあるし著明に増加していることもあるが、通常は相対的な赤芽球過形成を呈することが多い（図4）。形態上は骨髄塗抹標本にて、核の芽出（図5）、核間架橋、核融解、濃縮核、多核化（図6）、核の巨赤芽球様変化（図5）、細胞質では空胞形成（図6）、PAS陽性化などが異形成として認められる（骨髄塗抹標本上の形態像の実際については、RAEBの項も参照のこと）。骨髄中の環状鉄芽球はあっても赤芽球の15％未満で、芽球も骨髄有核細胞の5％未満である。顆粒球系や巨核球の異形成は目立たず、あっても10％未満である（骨髄組織標本、図7）。骨髄は過形成性のことが多い。組織学的に赤芽球島は形成されているが、小型のものが多い。巨赤芽球様変化や核の形態異常も認められる（図8）。組織切片でも小型、単核の巨核球（微小巨核球を含む）を認めることがあるが、上述のとおり異形成を伴う細胞は10％未満である。

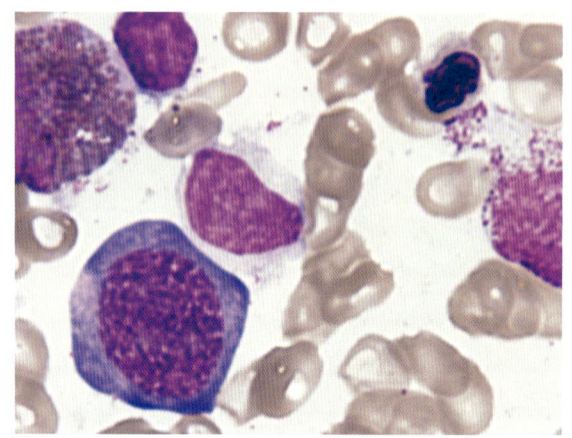

図6 | RA
核の不整，巨赤芽球様変化を示す赤芽球系細胞がみられる．

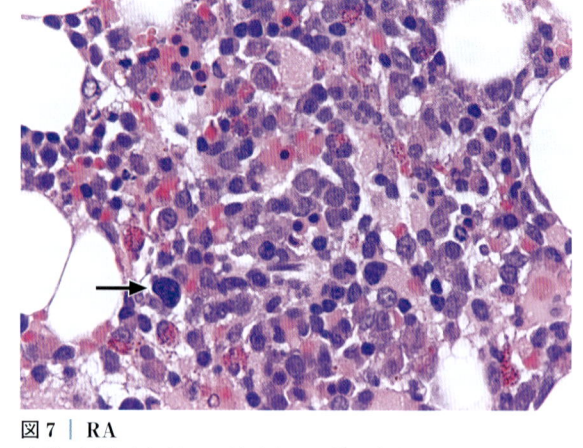

図7 | RA
小型の巨核球を認める（矢印）が，数は少ない．

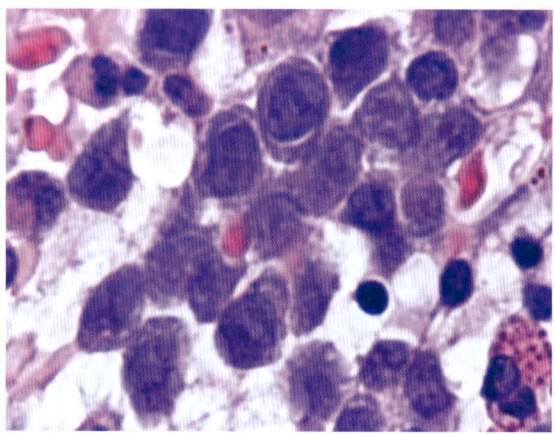

図8 | RA
巨赤芽球様変化を示す赤芽球系細胞．

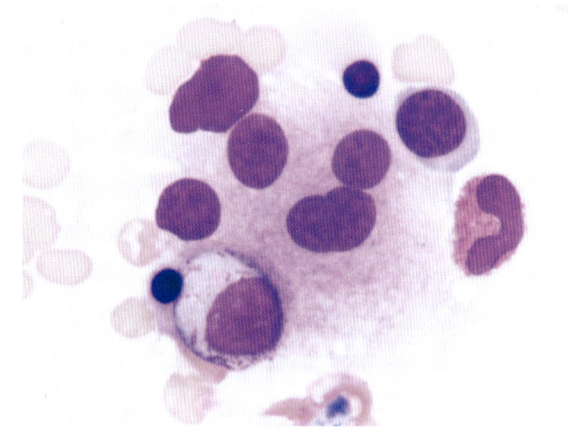

図9 | RT
塗抹標本にて分離多核の巨核球が認められる．

(2) RN

　RN は末梢血あるいは骨髄中で好中球の 10％以上に異形成がみられるものを指す．異形成は核の低分葉や顆粒の減少として認められる．好中球は減少しているが，薬剤投与，毒物への曝露，感染症，免疫学的機序などによって起こる二次的な好中球減少は除外する．他の系統の血球細胞には有意な異形成はみられない．

(3) RT

　RT は 30 個以上の巨核球を観察して 10％以上に異形成がみられるものを指し，核の低分葉巨核球や小型の巨核球（図9），2核～多核の巨核球（図10），微小巨核球が異形成の指標となる形態像である．巨核球の異形成は塗抹標本よりも組織切片のほうが評価しやすく（図7, 9, 10），10％を優に超えてみられるこ

とが多い．巨核球数は増加していることも減少していることもある．他の系統の細胞には有意な異形成は認められない．特発性血小板減少性紫斑病との鑑別が問題で，臨床的にも形態学的にも区別が難しいが，染色体検査は有用なことがある．

d）染色体異常

　染色体異常は RA 症例の 50％近くに認められる．診断上有用ではあるが，特異的な変化ではない．RA でみられる染色体異常には del(20q)，+8，5 番染色体/7 番染色体の異常がある．RN や RT は症例数が少なく染色体異常に関する定説はないが，RT 症例では del(20q) が報告されている．

e）予後予測因子

　RCUD 症例の経過は長いことが多く，RA では生存期間の中央値が 66ヵ月，5年以内に AML へと進

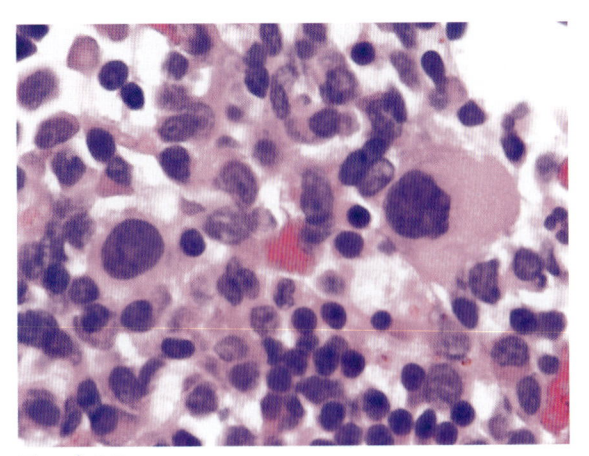

図10 | RT
小型，単核の巨核球を認める．

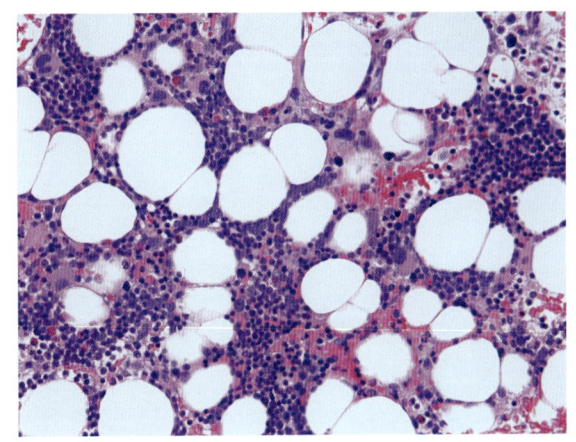

図11 | RARS
赤芽球系細胞が過形成を示す．

展する割合は約2％という報告がある．また，70歳以上のRA，RARS，MDS del（5q）の患者を対照群と比較したところ，生存期間に有意な差がなかったとする報告もある．RA患者の大多数はIPSSスコアで，低リスク群あるいは中間リスク群となる．また，ほとんどのRT患者は低リスク群で90％は2年以上生存するといわれている．

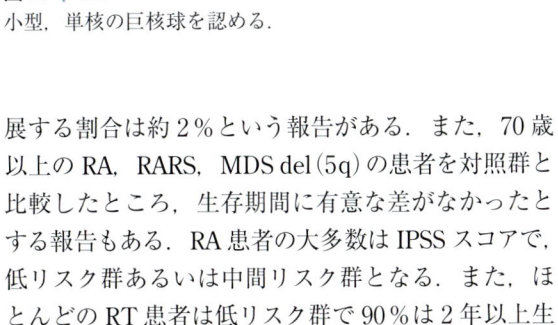

2）RARS

a）定義

環状鉄芽球を伴う不応性貧血 refractory anemia with ringed sideroblasts（RARS）は貧血，赤血球系細胞の形態異常と骨髄中赤芽球の15％以上を占める環状鉄芽球の出現を特徴とするMDSの亜型である．他の系統の血球細胞には有意な異形成はない．骨髄芽球は骨髄有核細胞の5％未満で末梢血中には認められない．環状鉄芽球が出現する二次的要因が存在する場合はRARSから除外する必要がある．

b）疫学

RARSはMDSの3～11％を占め，高齢者に多く（中央値，60～73歳），性差はないといわれている（新WHO分類）．

c）病因

環状鉄芽球は赤芽球系のミトコンドリア内に異常集積した鉄，一部はミトコンドリアのフェリチンによって生じる．ヘム合成の障害を原因とする病態〔例えば，δ-アミノレブリン酸合成酵素欠損による遺伝性X-linked（伴性）の鉄芽球性貧血〕はRARSから除外する．このような病態ではポルフィリン合成の最終産物であるプロトポルフィリンIXが減少するのに対して，RARSでは減少していないので鑑別することができる．加えて，RARSではヘム合成経路の後天性遺伝子変異も見つかっていない．このことは，RARSがミトコンドリアの本来の鉄代謝に異常を起こしたことが原因で引き起こされる病態であることを示唆していると思われる．この機能障害は体細胞突然変異あるいは核やミトコンドリアDNAの欠失によって起こると考えられる．ミトコンドリアDNAの大きな先天的欠失によって鉄芽球性貧血を起こすPearson骨髄-膵症候群はRARSに類似した機序で起こる先天性疾患と考えられ，RARSの病因を解明する上で有力な情報を与えてくれる可能性がある．骨髄のミトコンドリアDNAの体細胞突然変異はRARS患者の一部で見出されているが，この変異によって環状鉄芽球が生じているのかどうかは確定されていない．X染色体不活化解析という手法によってRARS患者骨髄のCD34陽性前駆細胞，赤芽球および顆粒球系細胞がクローナルな増殖を示していることが示されている．RARS患者の造血幹細胞は in vitro での赤血球コロニー形成能が低く，赤芽球成熟の非常に早い時期から異常な鉄沈着を伴うことが示されている（TOPICS ③参照）．このことはRARSではクローナルな幹細胞の異常があって，そのために赤血球系細胞の鉄代謝の異常と無効造血が起こっていることを示唆している．RARSの病変が認められる部位は末梢血と骨髄だが，肝や脾でも鉄過剰状態がみられることがある．

d）臨床的事項

症状は中等度の貧血に付随して起こるものが多いが，血小板減少や好中球減少もみられることがある．

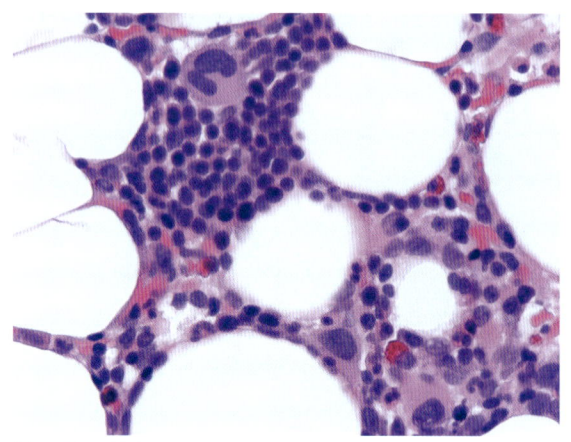

図12 | RARS
赤芽球系細胞が過形成を示す．赤芽球島の形成は認められる．

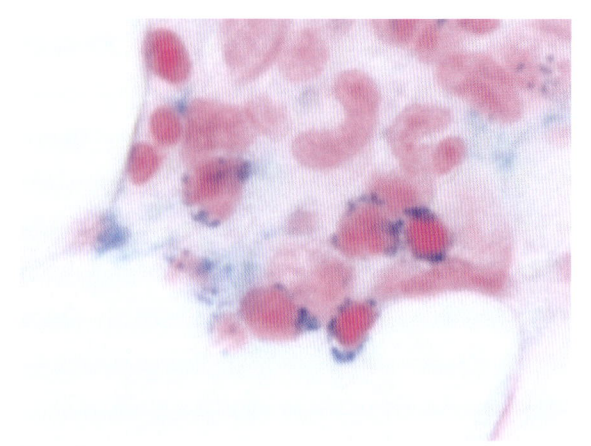

図13 | RARS
環状鉄芽球が認められる．

③ MDS における鉄沈着と予後

　MDS などの骨髄不全を引き起こす疾患では，長期間にわたって輸血（赤血球）を繰り返さざるをえない場合が多い．生体では鉄の排泄系がないために，輸血に伴って体内に入った過剰な鉄は，肝臓，心臓，膵，甲状腺，下垂体，生殖器系などに沈着することになる．日常の病理診断で遭遇するように，骨髄でも輸血後のMDS 症例では様々な程度の鉄沈着が認められる．過剰な鉄沈着によって肝では，肝腫大，線維化ひいては肝硬変が惹起されることがあり，心ではうっ血性心不全，不整脈をきたす．膵への沈着によって糖尿病が起こることがあり，下垂体系の機能低下も起こることがある．造血系でも造血障害を起こすと考えられている．輸血に依存せざるをえない MDS 症例ではそれ以外のMDS 症例に比較して有意に生存率が低い[9]．鉄過剰を伴う MDS 患者では，鉄キレート療法（経口鉄キレート剤による）を行うことによって生存期間が延長し，予後改善に対して有意な効果が得られることが示されている[10]．

することがある．末梢血中に芽球はみられない．骨髄穿刺塗抹標本では赤芽球系細胞の増加と核分葉や巨赤芽球様変化などの異形成を認める．顆粒球系細胞や巨核球には有意な異形成はない．骨髄芽球は有核細胞の 5% 未満である．骨髄穿刺塗抹標本の鉄染色では，赤芽球系細胞の 15% 以上が環状鉄芽球である．環状鉄芽球では 5 個以上の鉄顆粒が核の 1/3 以上を取り囲む像が認められる．骨髄組織標本では骨髄は正形成から著明な過形成性を呈し，赤芽球系細胞の著明な増殖がみられるのが普通である（図11，12）．M/E 比にすると顆粒球系よりも赤芽球系細胞の方が数が多い（M/E 比が 1 未満になる）こともしばしばである．赤芽球島の形成は認められ，組織切片上でも鉄染色を行えば環状鉄芽球を同定することができる（図13）．巨核球は数，形態ともに正常である．ヘモジデリン貪食マクロファージが多数認められることが多い（図14）．

　環状鉄芽球は他の型の MDS でも出現することがある．例えば，環状鉄芽球があっても末梢血あるいは骨髄中で芽球が多くみられる症例は RAEB と診断されることになる．また，環状鉄芽球が赤芽球前駆細胞の 15% 以上でも，他の系統の細胞の 10% 以上に異形成がみられ，末梢血中の芽球は 1% 未満，骨髄の芽球は 5% 未満で，Auer 小体の出現はなく，単球増加がない場合には RCMD に分類される（図1，表1 参照）．このような患者の予後は RARS 患者より不良である．

　環状鉄芽球は RARS のような腫瘍性の病態以外にも，アルコール，毒物（鉛やベンゼン），薬剤（イソニアジド）や亜鉛の摂取，銅欠乏，先天性鉄芽球性

進行性の鉄過剰に関連した症状も出現することがある．

e）細胞および組織学的所見

　患者は正色素性大球性あるいは正色素性正球性貧血を呈する．末梢血塗抹標本では赤血球に正色素性赤血球と少数の低色素性赤血球の 2 パターンが混在

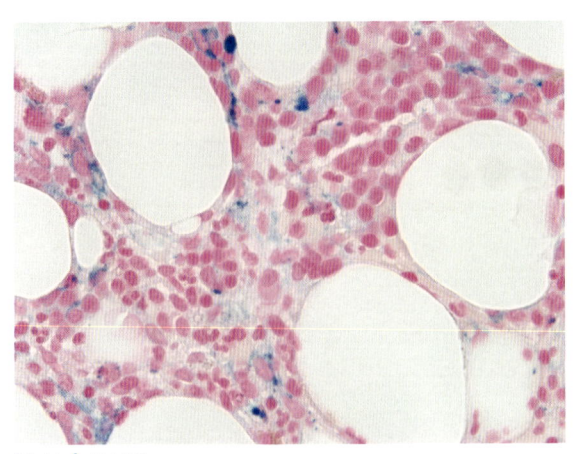

図14 | RARS
ヘモジデリン貪食マクロファージが多数認められる.

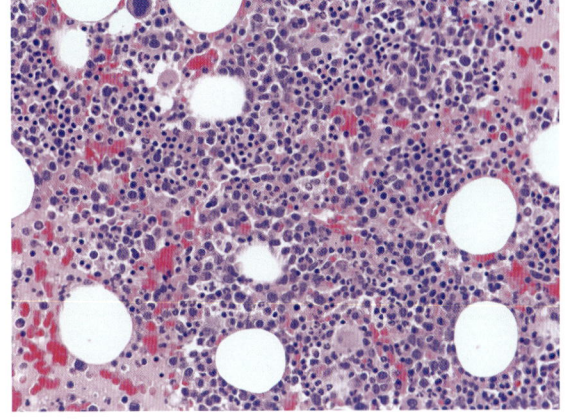

図15 | RCMD
骨髄は過形成を示す．赤芽球島の形成は認められる．

貧血でもみられることがあるので診断する際には注意する必要がある.

f）免疫組織化学的特徴
フローサイトメトリーでRARSの赤芽球系に異常な抗原発現パターンがみられることがあるという.

g）染色体異常
クローナルな染色体異常はRARSの5～20%にみられ，単一染色体の異常であることが多い.

h）予後予測因子
RARS患者の約1～2%がAMLへ進展する．生存期間の中央値は69～108ヵ月とする報告がある．

3）RCMD

a）定義・概念
refractory cytopenia with multilineage dysplasia（RCMD）は1～多系統の血球減少症と2～3系統の造血系細胞の異形成を伴う型のMDSを指す．末梢血中の芽球は1%未満，骨髄中の芽球は5%未満である．芽球にAuer小体は認められず，末梢血単球数は$1×10^9$/L未満である．血球減少症の基準として推奨されるレベルは，ヘモグロビン10g/dL未満，好中球$1.8×10^9$/L未満，血小板数$100×10^9$/L未満である．ただし，典型的な血球形態異常や複雑型の染色体異常（3種以上の染色体異常）などの特徴的な染色体所見がある場合にはこれらのレベルより高くても必ずしもMDSの診断を除外するものではない．異形成はその系統の細胞の10%以上にみられる場合を有意とする．異形成の判定には顆粒球系細胞では200個以上，赤芽球系細胞でも200個以上を塗抹標本あるいは穿刺組織標本上で観察すべきである．好中球の異形成は末梢血や骨髄の塗抹標本で評価してもよい．巨核球の異形成については骨髄の塗抹あるいは組織標本で30個以上を観察して判定する．巨核球の異形成とくに微小巨核球などは塗抹標本よりも組織標本で観察したほうがわかりやすい．

多系統の血球細胞の異形成と末梢血中2～4%の芽球，骨髄中5%未満の芽球がみられ，Auer小体が認められないような症例はRAEB-1と，末梢血中1%以下の芽球，骨髄中5%未満の芽球でもAuer小体を認める場合にはRAEB-2と，また末梢血中1%の芽球，骨髄中5%未満の芽球がみられ，Auer小体が認められない症例はMDS-Uに分類する．RCMD症例の中には環状鉄芽球を15%以上認める例もある．

b）臨床的事項
RCMDは高齢者に多く，中央値は約70歳でやや男性に多い．男性では70～74歳，女性では75～79歳に発症年齢のピークがあるという（新WHO分類）．RCMDはMDSの30%近くを占める．症状は2系統以上の骨髄造血系細胞の減少による血球減少症によって起こる．

c）細胞および組織学的所見
骨髄は過形成性のことが多い（**図15**）．骨髄塗抹標本上で認められる血球細胞の異形成の形態像の各々の変化についてはRAEBの項も参照のこと．好中球の異形成として特徴的なのは顆粒の減少や著明な核クロマチンの凝集を伴う核の低分葉（偽Pelger-Huët核）である．核の低分葉によって2つの凝集した核葉が細いひも状のクロマチンでつながれたような形（鼻メガネ型）や，著明な凝集を伴った分葉していない核形などを呈する（**図16, 17**）．骨髄芽球は骨髄細

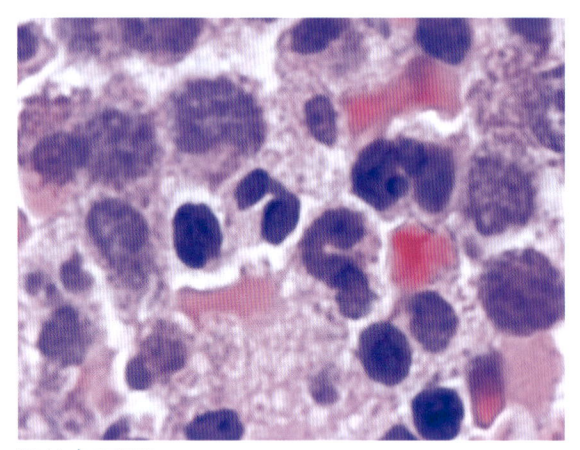

図 16 | RCMD
好中球の異形成（核の低分葉）．

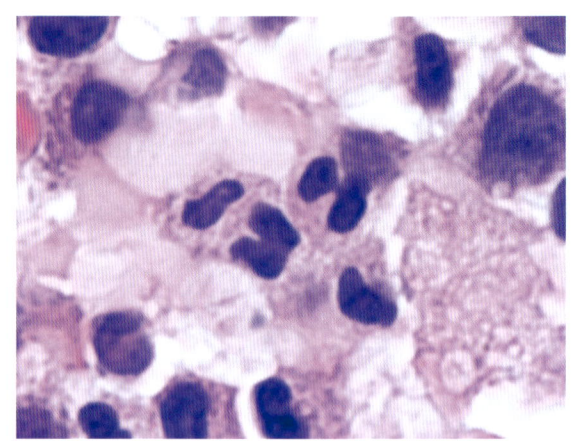

図 17 | RCMD
好中球の異形成（核の低分葉）．

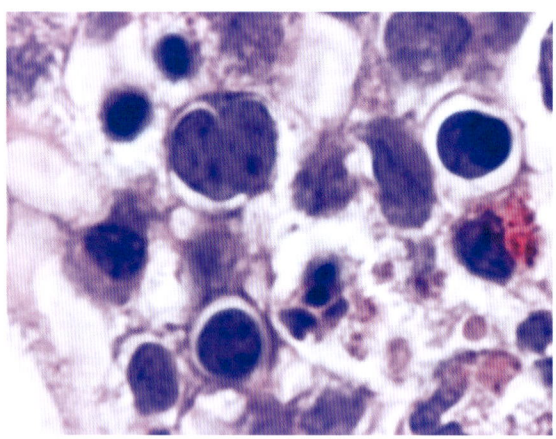

図 18 | RCMD
赤芽球系細胞の異形成（2核）．

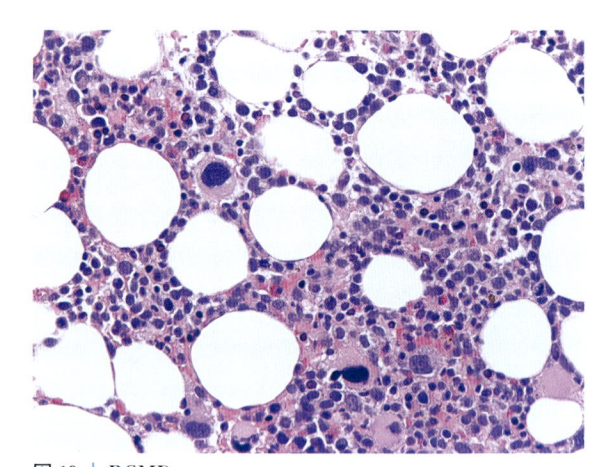

図 19 | RCMD
この例では小型ないし単核の巨核球が目立つ．

胞の5％未満である．赤芽球の著明な増加を伴う例もある．赤芽球は細胞質の空胞形成に加え，核間のクロマチンによる架橋，多分葉，芽出，多核化（図18），巨赤芽球様変化など核の形態異常が目立つことがある．空胞は不鮮明なことが多くアルコール依存症の時にみられるようなくっきりと境されたものとは異なる．空胞はPAS陽性のこともあり，細胞質全体がPAS陽性となることもある．RCMDでは種々の比率で環状鉄芽球が認められることがある．巨核球では小型単核のもの（図19），非分葉核，低分葉核，2～多核巨核球（図20～22）や微小巨核球などの形態異常がみられる．微小巨核球は前骨髄球と同じか少し小さいくらいの大きさで，分葉しないあるいは2分葉の核を有する．巨核球系では最も信頼性が高く再現性のある異形成の所見である．

少数例ではあるが，骨髄が正ないし低形成性を呈することがある（図23, 24）．低形成性MDSは芽球の明らかな増加は伴わないことが多く，RCUDあるいは一部はRCMDに分類されるのが通常である（RAEBに分類される症例が低形成性骨髄を呈することは非常に少ない）．低形成性骨髄や線維化を伴う骨髄を呈する症例では，骨髄穿刺塗抹標本で芽球の増加があるかどうかを評価しにくいことがあり，そのような場合には骨髄生検が非常に有用である．

d) 染色体異常

クローナルな染色体異常として8トリソミー，7モノソミー，del（7q），5モノソミー，del（5q）およびdel（20q）や複雑核型（3種以上の染色体異常）などがRCMD症例の50％近くに認められる．

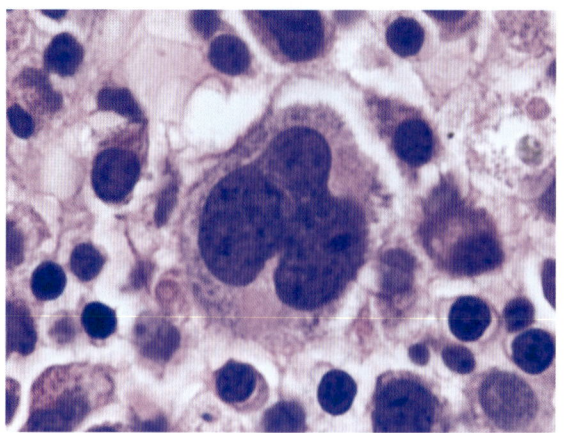

図20 | RCMD
巨核球の異形成（分葉核）．

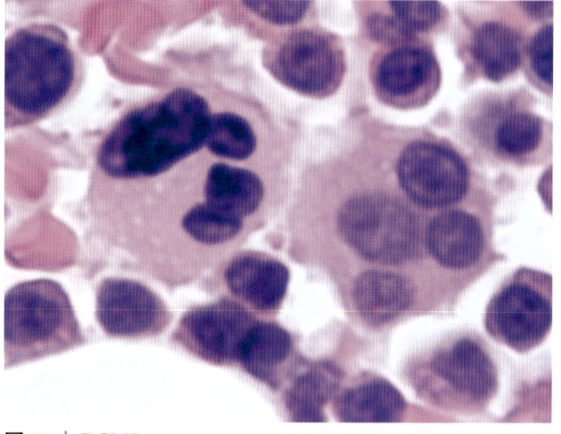

図21 | RCMD
巨核球の異形成（多核）．

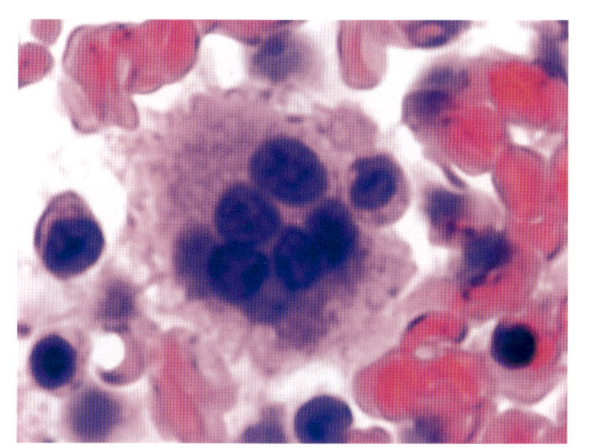

図22 | RCMD
巨核球の異形成（多核）．

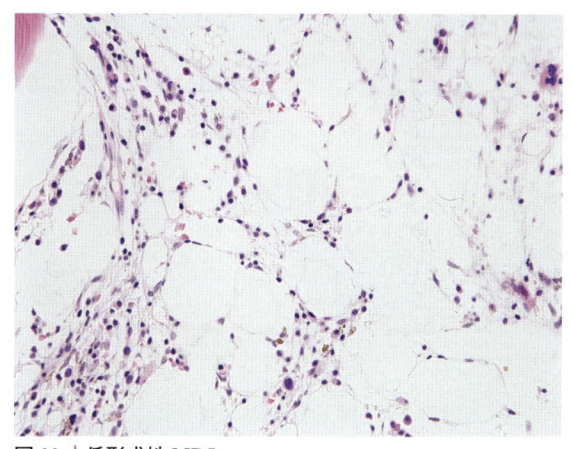

図23 | 低形成性 MDS
低形成性骨髄を呈する RCMD 症例の骨髄生検像．

e）予後予測因子

臨床経過は様々である．RCMD 患者のほとんどは IPSS スコアの中間リスク群に属する．予後は血球減少症や異形成の程度と相関する．2年以内に AML へ進展する比率は〜10％である．全体の生存期間の中央値は約30ヵ月で，複雑核型の患者は RAEB と同じくらいの生存期間しか得られない．

4）RAEB

a）定義

芽球増加を伴う不応性貧血 refractory anemia with excess blasts（RAEB）は，骨髄中の骨髄芽球が5〜19％あるいは末梢血中の芽球が2〜19％認められる型の MDS である．生存期間や AML への進展の頻度の違いによって骨髄中の芽球が5〜9％あるいは末梢

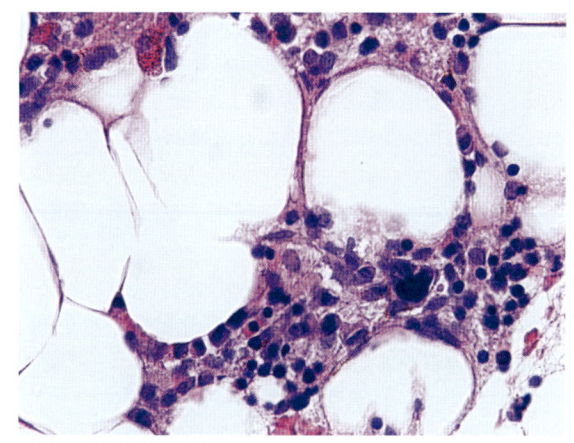

図24 | 低形成性 MDS
本例は RCMD と診断されている．巨核球の異形成が認められる．再生不良性貧血とは異なり，骨髄の細胞密度のばらつきは認められず，リンパ濾胞の出現も目立たない．

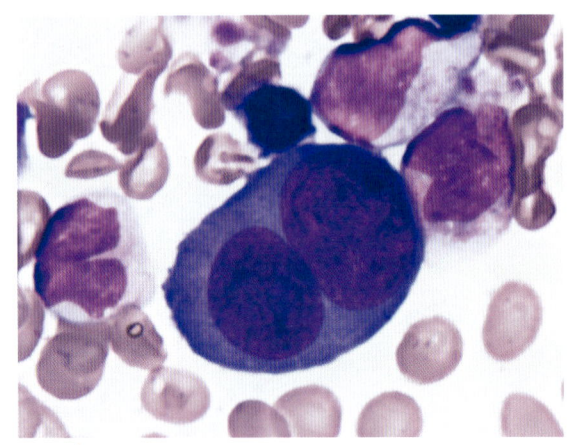

図25 | RAEB-1
巨赤芽球様変化を伴う赤芽球は2核の像を呈する.

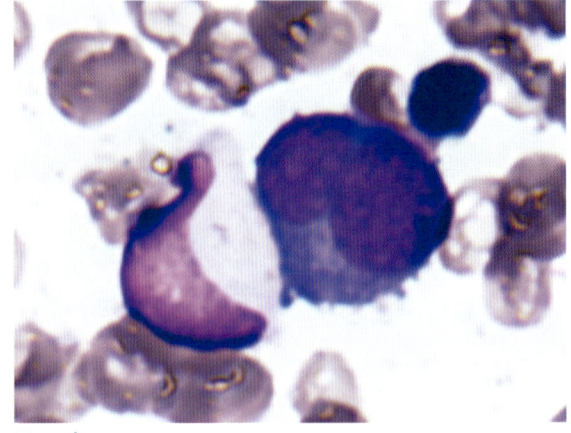

図26 | RAEB-1
巨赤芽球様変化を示す赤芽球はやはり2核状.

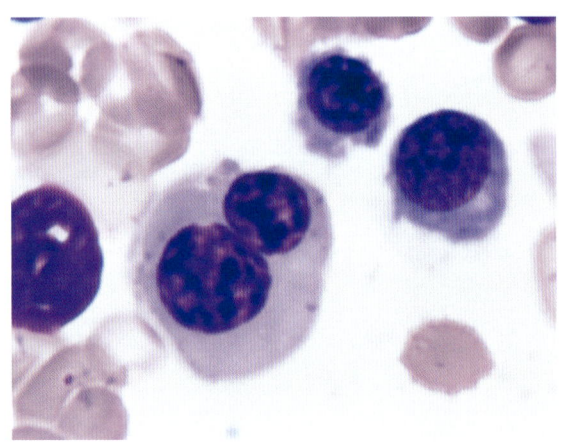

図27 | RAEB-1
2核の赤芽球.

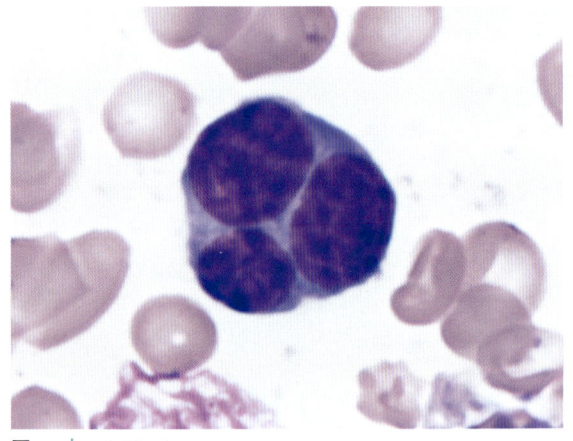

図28 | RAEB-1
3核の赤芽球.

血中の芽球が2～4％のRAEB-1と，骨髄中の芽球が10～19％あるいは末梢血中の芽球が5～19％のRAEB-2とを区別する．芽球にAuer小体が認められる場合は芽球比率に関係なくRAEB-2とする．

b）疫学
基本的に50歳以上の人が罹患し，MDSの約40％を占める．

c）病因
原因不明であるが，環境中の毒性物質，殺虫剤，石油関連物質やある種の重金属への曝露，また喫煙は発症リスクを上げるとされる．

d）臨床的事項
多くの患者は貧血，血小板減少症，好中球減少症といった骨髄機能不全に起因する症状で発症する．

e）細胞および組織学的所見
末梢血塗抹標本でもしばしば3系統の血球細胞の形態異常が認められる．赤血球の大小不同や形状不整，大型ときに巨大な血小板や顆粒の少ない血小板，細胞質の顆粒の異常や核の分葉異常を伴う好中球などがみられる．芽球もよく認められる．

骨髄穿刺標本にみられる主な特徴像を前半に，骨髄組織標本の特徴的な像を後半に示す．骨髄は過形成性であることが多い（骨髄組織標本の**図44～46**）．血球細胞の異形成の程度は症例によってまちまちである．赤芽球系は増生していることが多く，大球性で巨赤芽球様変化を伴う（**図25, 26**）．赤芽球系細胞の異形成としては異常分葉核，多核（**図27, 28**），細胞質の空胞形成（**図29**，骨髄組織標本の**図47**），核・細胞質の成熟乖離（**図30**，骨髄組織標本の図

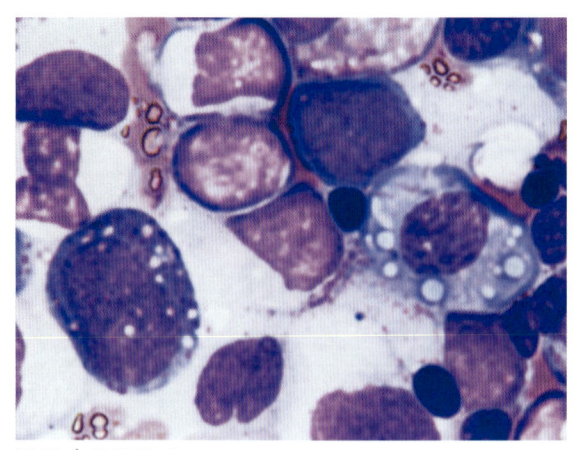

図 29 | RAEB-2
赤芽球の巨赤芽球様変化と細胞質の空胞.

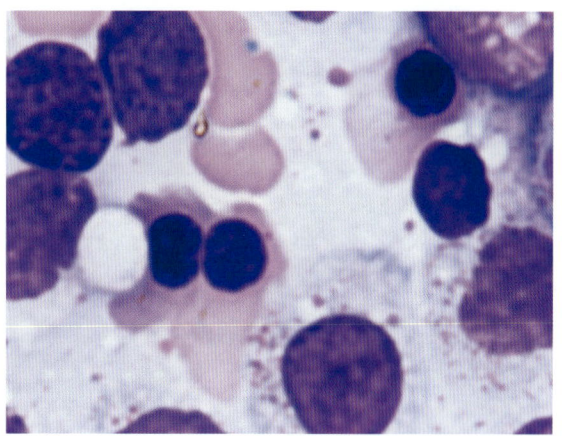

図 30 | RAEB-2
赤芽球の核・細胞質の成熟乖離.

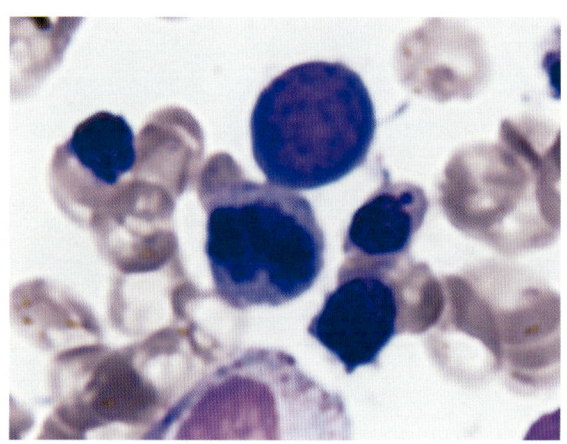

図 31 | RAEB-1
核の断片化を伴う赤芽球.

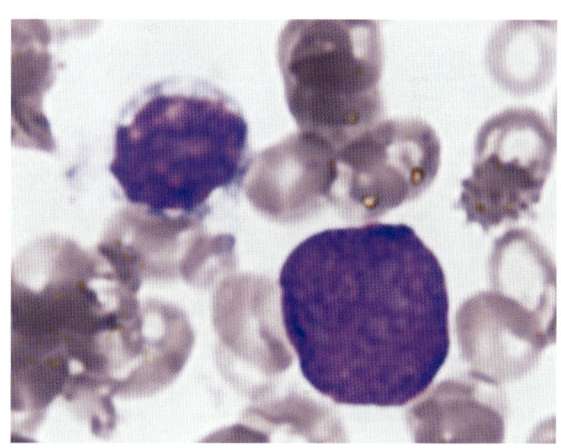

図 32 | RAEB-1
巨赤芽球様変化, 核融解を伴う赤芽球.

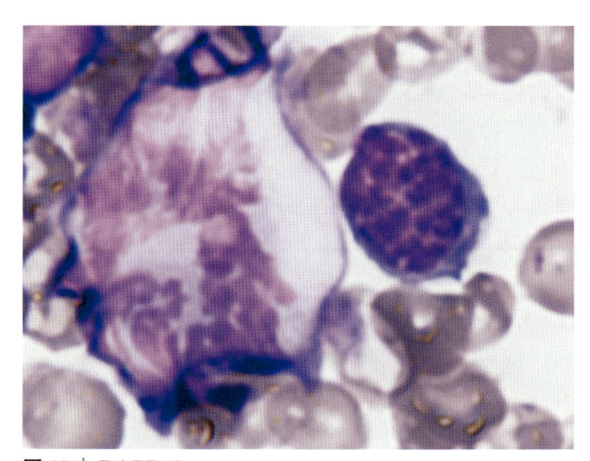

図 33 | RAEB-1
核融解を伴う赤芽球と核形不整を伴う顆粒球.

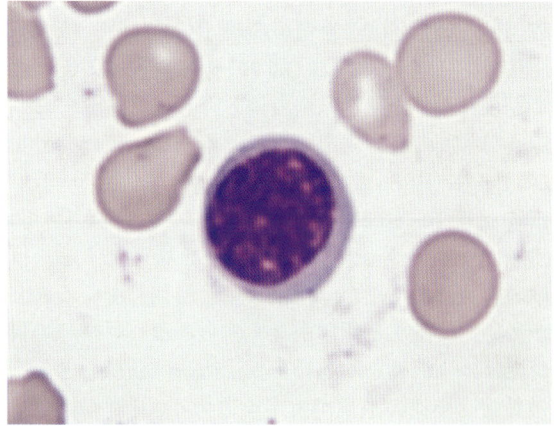

図 34 | RAEB-1
核融解を伴う赤芽球.

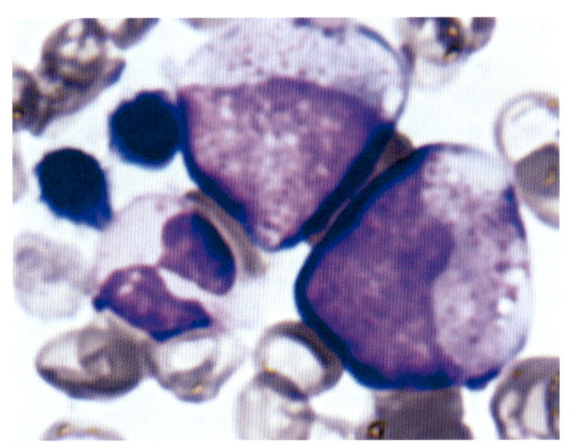

図 35 | RAEB-1
顆粒球の核形不整. 顆粒の減少.

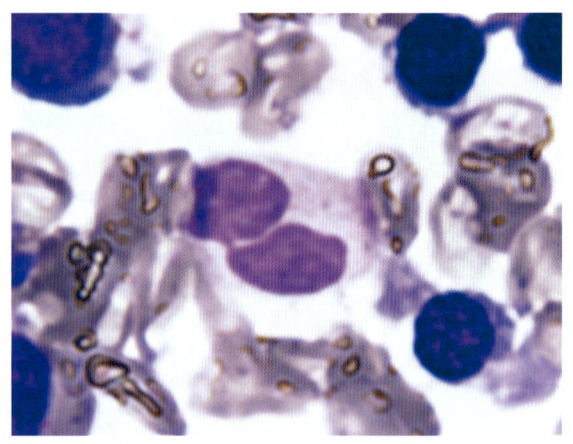

図 36 | RAEB-1
脱顆粒と核形不整.

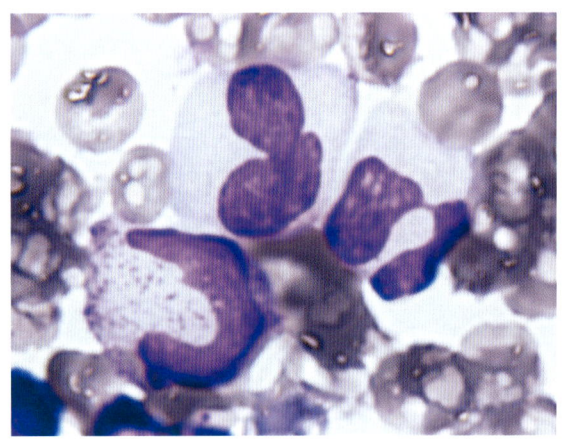

図 37 | RAEB-1
顆粒球の核形不整.

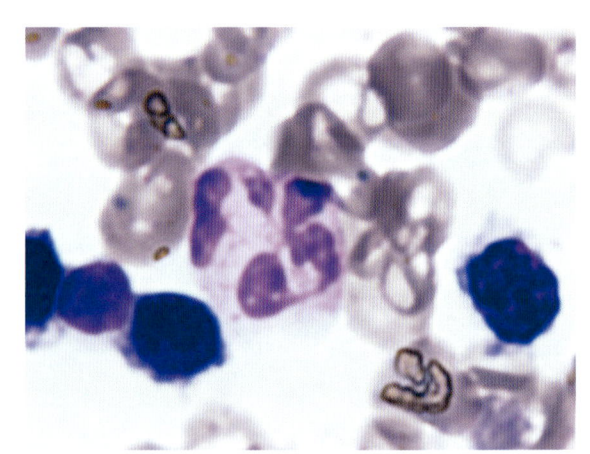

図 38 | RAEB-1
顆粒球の核過分葉(6 葉以上).

47, 48), 核形不整(骨髄組織標本の図 49), 核の断片化(図 31), 核融解像(図 32〜34)や核間架橋などもみられる. 顆粒球系造血はしばしば亢進しており様々な程度の異形成を伴う. 基本的には核の低分葉(偽 Pelger-Huët 核)を伴う小型好中球(図 35〜37), 核の過分節(図 38, 39), 細胞質の顆粒減少, 偽 Chediak-Higashi 顆粒の出現などを特徴とする. 巨核球の数は様々だが, 正常ないし増加していることが多い. 集積する傾向がよくみられる. 巨核球の異形成はほぼ例外なく認められ, 微小巨核球など小型の異常巨核球の出現が大半を占める(骨髄組織標本の図 50, 52〜54). しかし, 様々な大きさの巨核球や分離多核巨核球(図 40, 41, 骨髄組織標本の図 51)もみられることがある. 骨髄組織切片では正常な造血細胞の分布パターンとは異なる異常な分布パターンがみられる. 通常, 骨梁周囲の領域は顆粒球系細胞で占められているが, RAEB 症例では赤芽球や巨核球がしばしばこの領域に認められる. その結果, 各系統の造血細胞分布パターンが不明瞭となり, 赤芽球島の形成もはっきりしなくなる(図 44〜46).

RAEB 骨髄では芽球が集簇(3〜5 細胞)したりクラスター(5 細胞以上)を形成することもしばしばで, このような像は以前から ALIP と呼ばれていた. 通常, 幼若な顆粒球系細胞(芽球を含む)は骨梁近傍や血管周囲に分布するが, ALIP は骨梁や血管構築から離れた場所に位置する. このような芽球の存在を同定するには CD34 に対する免疫染色が非常に有用である(図 55〜57).

MDS 症例にみられる無効造血(骨髄では造血細胞の増殖が盛んで正ないし過形成性骨髄を呈するにも

IV. 骨髄異形成症候群　115

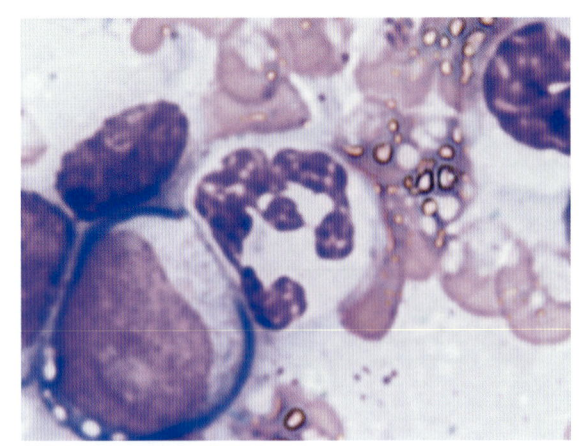

図 39 | RAEB-2
顆粒球の核過分葉.

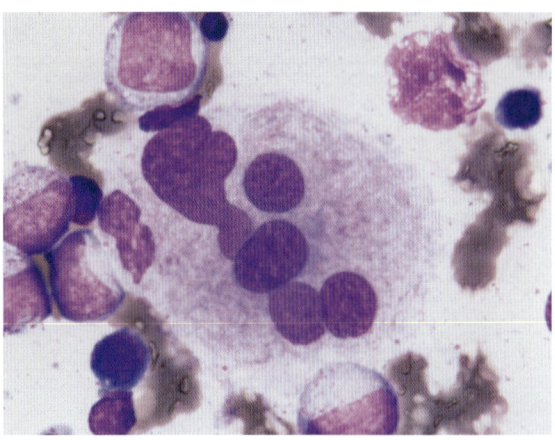

図 40 | RAEB-2
多核の巨核球.

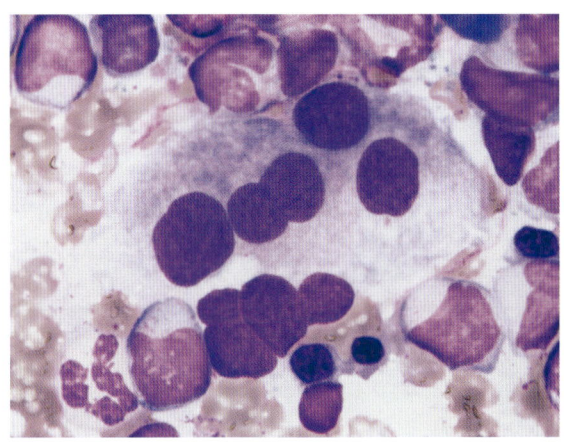

図 41 | RAEB-2
多核の巨核球.

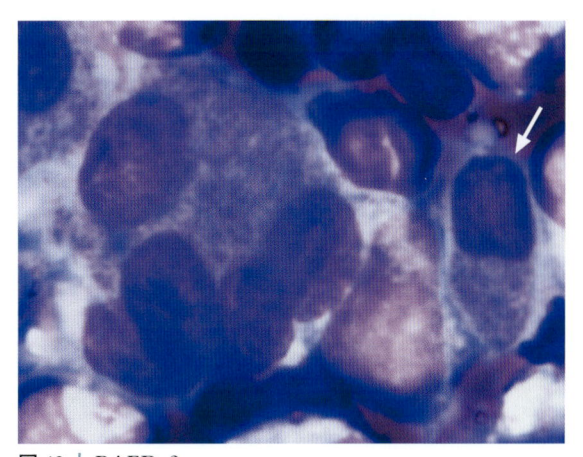

図 42 | RAEB-2
多核の巨核球の近傍に微小巨核球(矢印)が認められる.

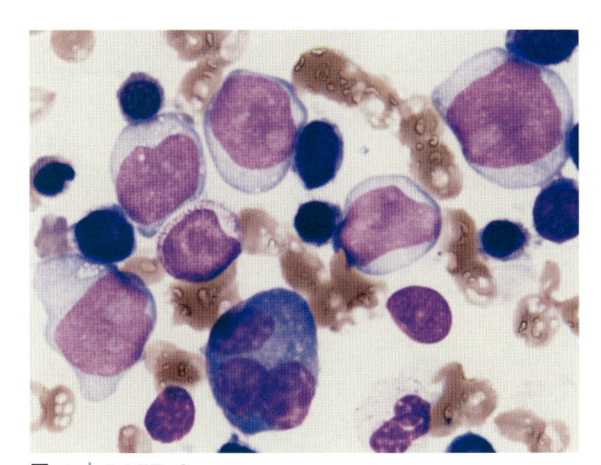

図 43 | RAEB-2
多核の赤芽球と芽球の出現が認められる.

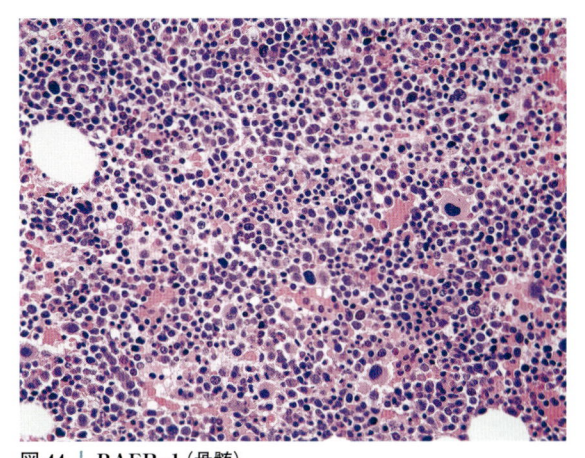

図 44 | RAEB-1(骨髄)
骨髄は過形成性で赤芽球島の形成が不明瞭になっている. この症例では弱拡大でも血球細胞の異形成が目立つ.

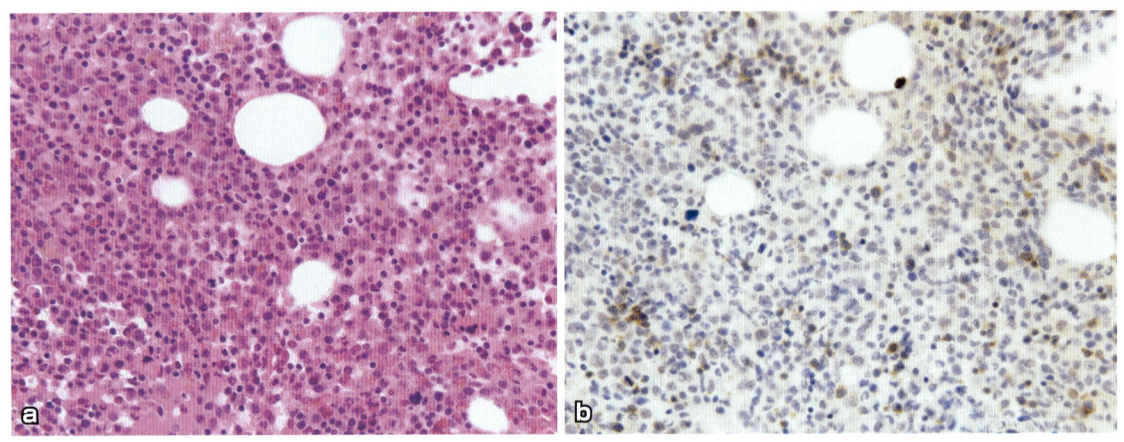

116　第2部　組織型と診断の実際

図45｜RABE-1（骨髄）
a：HE染色，b：CD71免疫染色．赤芽球島の形成が不明瞭になっている．

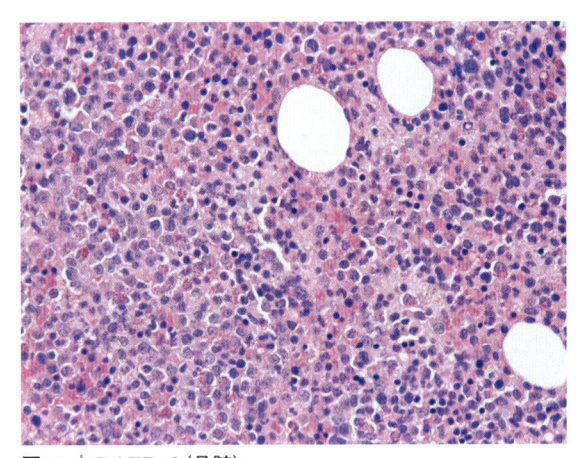

図46｜RAEB-2（骨髄）
骨髄は過形成性で赤芽球島の形成が不明瞭になっている．

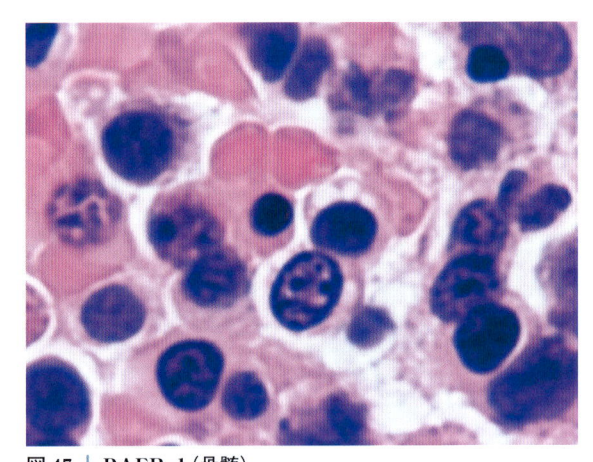

図47｜RAEB-1（骨髄）
赤芽球の核・細胞質の成熟乖離．核融解，細胞質の空胞を伴う赤芽球もみられる．

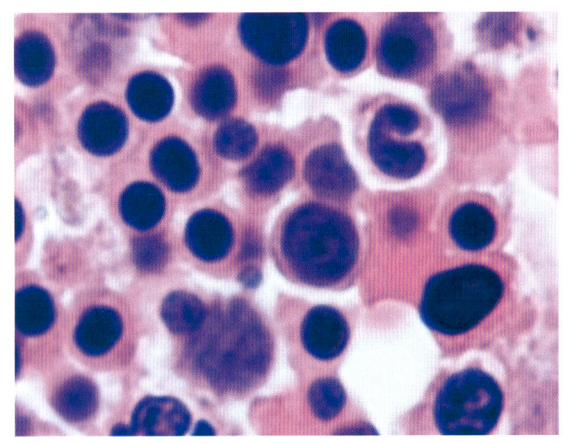

図48｜RAEB-1（骨髄）
赤芽球の核・細胞質の成熟乖離．

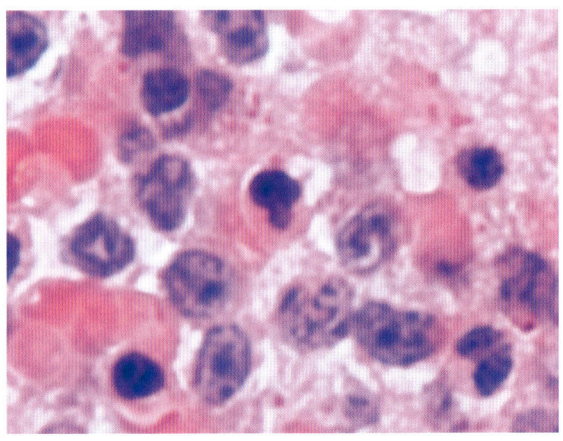

図49｜RAEB-2（骨髄）
赤芽球の核形不整．

IV. 骨髄異形成症候群　117

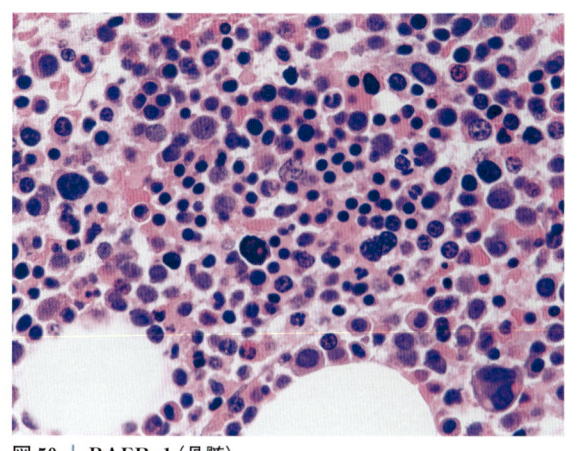

図50 | RAEB-1（骨髄）
異形成（小型単核）を示す巨核球が高頻度に認められる．

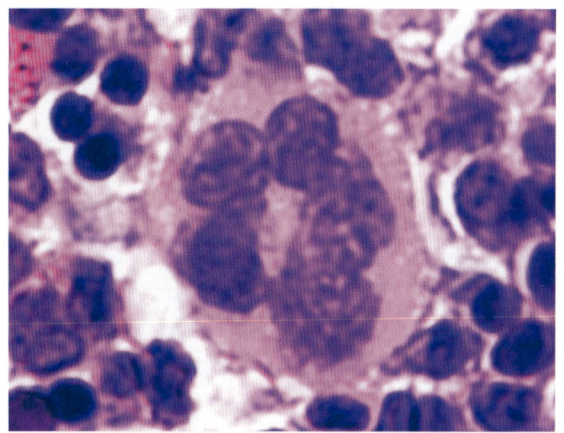

図51 | RAEB-1（骨髄）
巨核球の異形成（多核）．

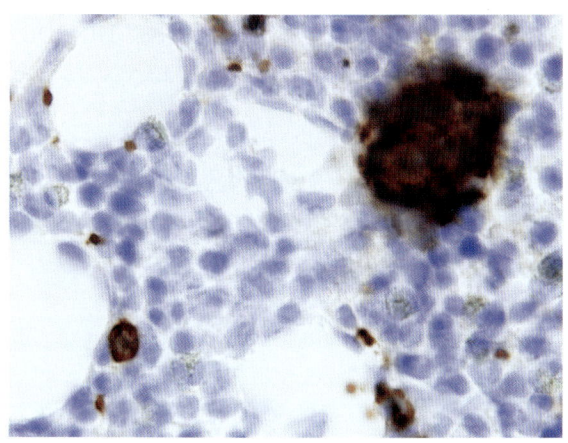

図52 | RAEB-1（骨髄）
CD61に対する免疫染色では非常に小型の微小巨核球相当のものも同定可能である．

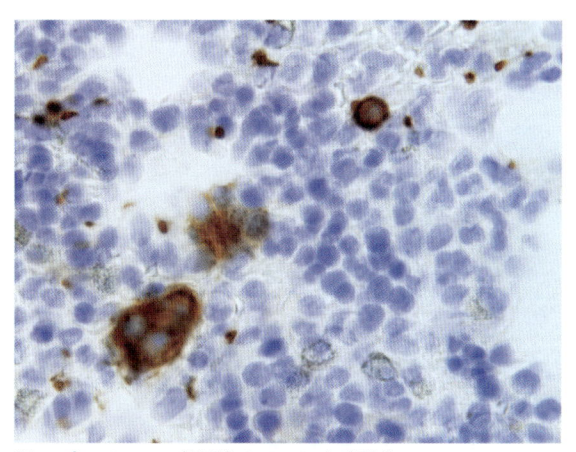

図53 | RAEB-1（骨髄）のCD61免疫染色
同様の微小巨核球相当のものが認められる．

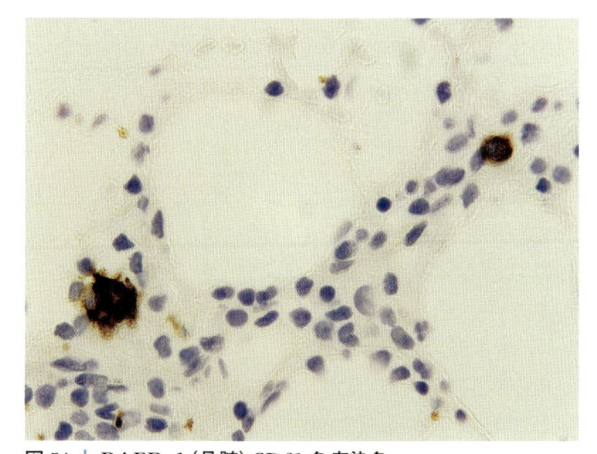

図54 | RAEB-1（骨髄）CD61免疫染色
CD61に対する免疫染色では非常に小型の微小巨核球相当のものも同定可能である．

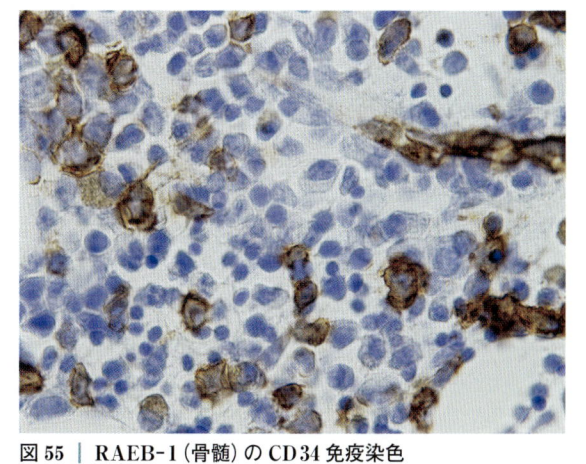

図55 | RAEB-1（骨髄）のCD34免疫染色
CD34に対する免疫染色では比較的小型で類円形の幼若細胞に陽性像が認められる．CD34は血管内皮細胞にも陽性となるので，区別する必要がある．

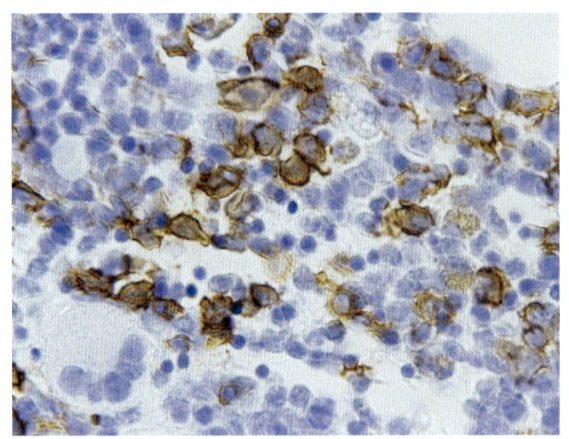

図56 | RAEB-1（骨髄）CD34免疫染色
CD34陽性の幼若細胞は一部では集簇している．髄索中に存在し，巨核球や赤芽球と混在している．

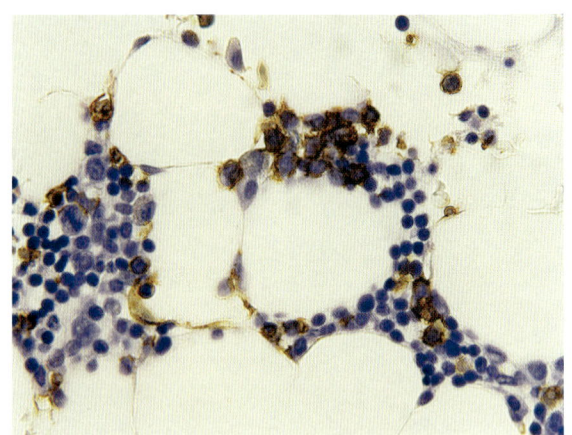

図57 | RAEB-1（骨髄）のCD34免疫染色
CD34陽性の幼若細胞は一部では集簇している．

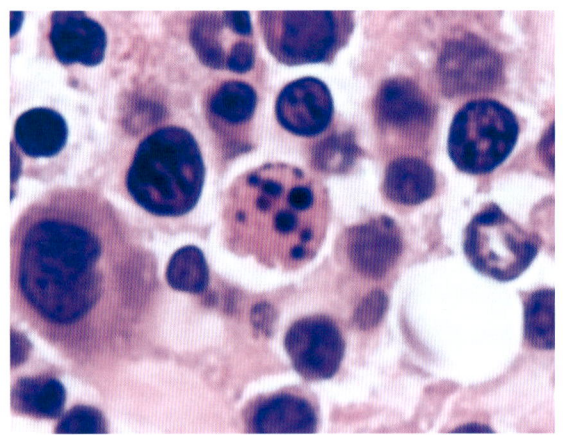

図58 | RAEB-1（骨髄）
核の断片化を伴う細胞が認められる．

かかわらず，末梢血中では血球減少症が起こる）には造血細胞に高頻度に起こるアポトーシスが深く関連していると考えられている[2]．アポトーシスはHE染色では核の断片化や核クロマチンの核周囲への凝集として認められるが，骨髄の造血細胞にも，核の細かな断片化が認められることがある（図58）．TUNEL染色やcleaved caspase 3に対する免疫染色を行うとさらにはっきりする．また造血細胞のアポトーシス亢進に関連して，間質のマクロファージ系細胞の増加が認められることも本疾患の特徴である（TOPICS⑤参照）．

f）免疫組織化学的特徴

RAEBではしばしばフローサイトメトリーでCD34やCD117あるいは両者の発現を伴う前駆細胞の増加が認められる．これらの細胞はCD38，HLA-DR，および顆粒球系関連抗原であるCD13やCD33（あるいはその両者）を発現していることが多い．成熟顆粒球のマーカーであるCD15，CD116あるいはCD65も芽球の一部に発現することがある．芽球における異常な抗原の発現としてはCD7が20％の症例に，CD56が10％の症例にみられるが，他のリンパ球系マーカーの発現は稀である．

組織切片では免疫組織化学的にCD34を同定することによって芽球の存在や増加を確認することができる．多くのRAEB症例の骨髄でみられる芽球がクラスターや集簇巣をつくるという特徴的な像もこの方法で観察することができる．また，CD42b（脱灰標本でも使用可），CD61，CD41に対する抗体を用いた免疫染色を行うと，パラフィン標本上でも優れた染色性が得られ，微小巨核球や他の異形成を伴う小型巨核球を同定しやすい．特にRAEB-Fではこのような巨核球系細胞が多数認められる（図64）．

g）染色体異常

RAEBの30〜50％ではクローナルな染色体異常として，＋8，−5，del(5q)，del(20q)が認められる．複雑核型（3種以上の染色体異常）も認められることがある．

h）予後予測因子

RAEB症例の臨床症状としては，進行性の骨髄不全と増悪する血球減少症が特徴的である．RAEB-1の約25％，RAEB-2の約33％がAMLへと進展するが，残りの症例も骨髄不全のため臨床的な経過は良好ではない．新WHO分類によると生存期間の中央値はRAEB-1が16ヵ月，RAEB-2が9ヵ月である．

④ RAEB with fibrosis（RAEB-F）

MDS患者の約10〜15％では骨髄に有意な細網線維の増生が認められる．このような症例はRAEB症例に多く，RAEB with fibrosis（RAEB-F）という概念でまとめられてきた．新WHO分類ではprovisional entityとして取り上げられている．骨髄の線維化は薬剤関連MDS，MPNや稀に反応性の造血障害（例えばHIV関連骨髄症）でもみられることがあるので，これらはMDS-Fという概念とは区別して考えなければならない．MDS-Fとするに足る線維化の程度については定説がないので，線維化自体が独立した予後因子となりうるかどうかは未だ不明である．現在一般的に考えられている基準では，MDS-Fは，びまん性の粗な細網線維の増生があり（図59），膠原線維の増生は伴っていることも伴っていないこともあるが，原発性骨髄線維症 primary myelofibrosis（PMF）にみられるような密な膠原線維の増生（図60）はみられない．PMFの線維化は骨梁周囲から全体に広がるが，RAEB-Fでは髄索中の細かな好銀線維の増加から始まることが多い（図61〜63）．

また，少なくとも2系統の造血系細胞に異形成があることが診断上の必要条件とされている．MDS-Fとされる症例のほとんどはRAEBと分類されるMDSである（RAEB-Fとも呼ばれる）．このような症例で芽球の過剰増殖があるかどうかを判定するには免疫染色が有用なことが多く，特にCD34陽性細胞の存在を同定するとわかりやすい．骨髄穿刺による塗抹材料は十分量採取できないことが多い．RAEB-Fの特徴的な所見は，様々な大きさの強い異形成を伴う巨核球（微小巨核球を含む）が増加（図64）していることである．RAEB-Fと診断される症例はacute panmyelosis with myelofibrosis（APMF）（以前は急性骨髄線維症 acute myelofibrosisとも呼ばれていた）と診断される症例と類似した骨髄形態像（好酸性の細胞質を有する小型巨核球と芽球が移行するような像を伴う）を呈することがある．ただし，臨床的にはAPMFはRAEB-Fと異なり，発熱と骨痛で突然発症するのが特徴である．

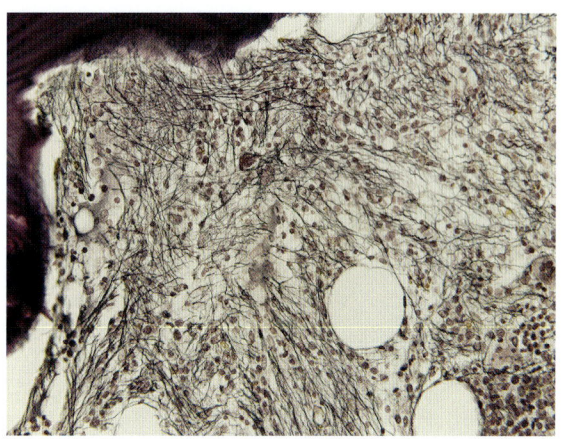

図59 | MDS-F（骨髄）の鍍銀染色
好銀線維の増生が著明に認められる．

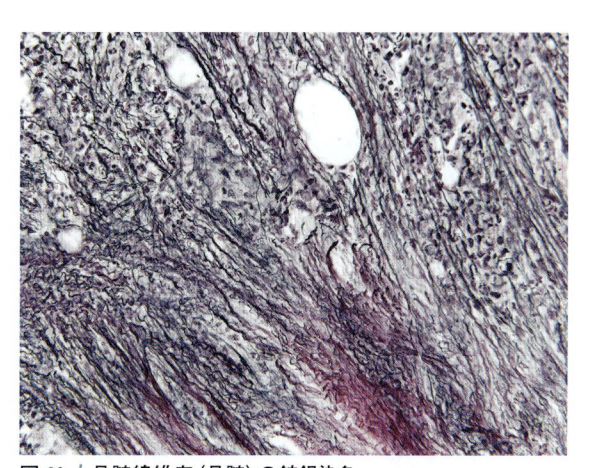

図60 | 骨髄線維症（骨髄）の鍍銀染色
好銀線維のほかに赤色調に染色される膠原線維の増生も認められる．

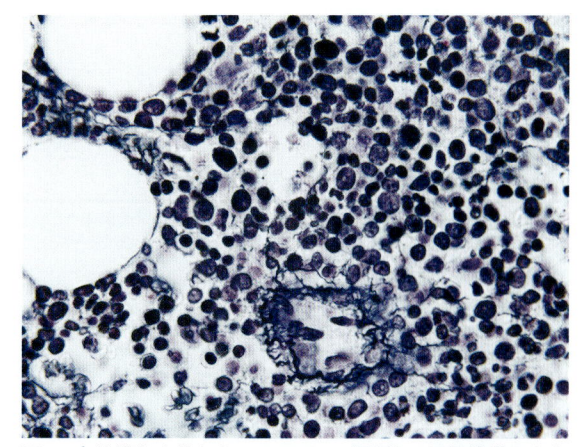

図61 | 線維化を伴わないRAEB-1（骨髄）の好銀線維の分布
血管周囲や脂肪細胞周囲に好銀線維はもともと存在しているが，髄索中にはほとんど認められない（WHO：MF-0）．

120 第2部 組織型と診断の実際

芽球にCD7発現を伴う症例は予後不良である．RAEB-2患者で末梢血中の芽球比率が5〜19％の場合，生存期間の中央値は3ヵ月とされ，これは骨髄異形成を伴うAML症例の生存期間と同等である．これに対してAuer小体の存在のみでRAEB-2と診断された症例は生存期間中央値12ヵ月とされ，末梢血中の芽球が2〜4％のRAEB-2症例と同等である．

5）MDS with isolated del（5q）
a）定義

MDS with isolated del（5q）は，貧血と他の系統の血球減少症（ないこともある），また時には血小板増加を伴うといった特徴を示すMDSで，染色体異常としてdel（5q）のみが認められる．芽球は骨髄有核細胞の5％未満，末梢血白血球の1％未満でAuer小

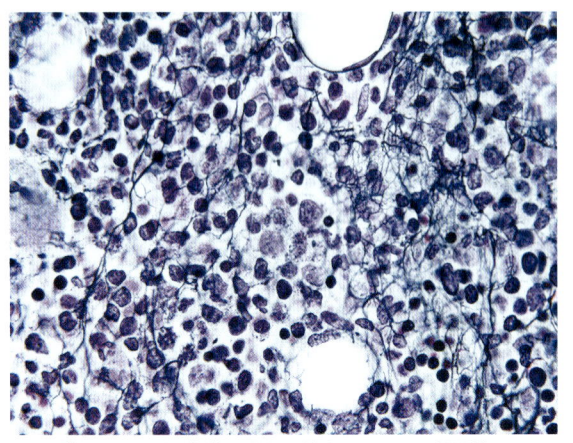

図62 | 軽度の好銀線維の増加を伴うRAEB-1（骨髄）
髄索中に微細な好銀線維が増生している（WHO：MF-1）．膠原線維の出現は認められない．

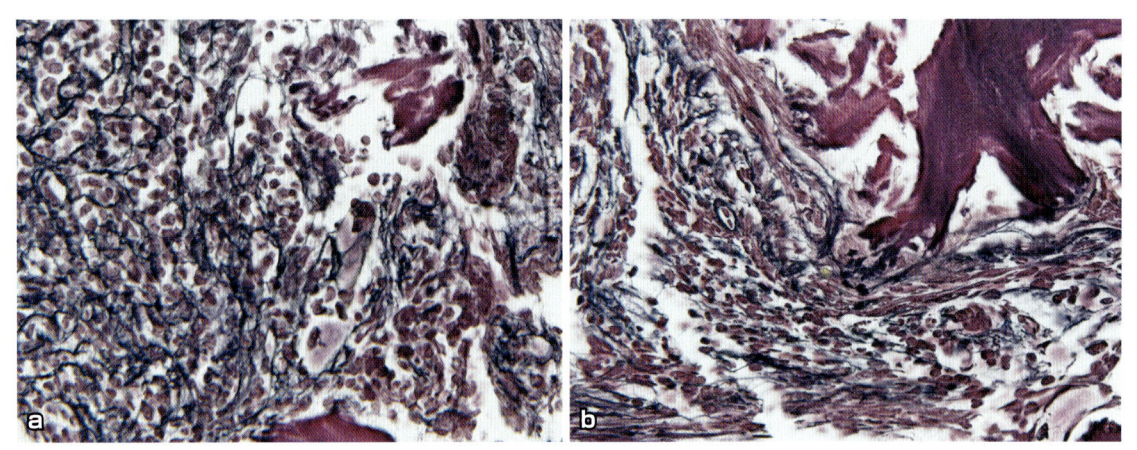

図63 | 骨髄の線維化を伴うRAEB-1（骨髄）
鍍銀染色にて密な好銀線維の増生と少量の膠原線維の出現を伴う（WHO：MF-2相当）．

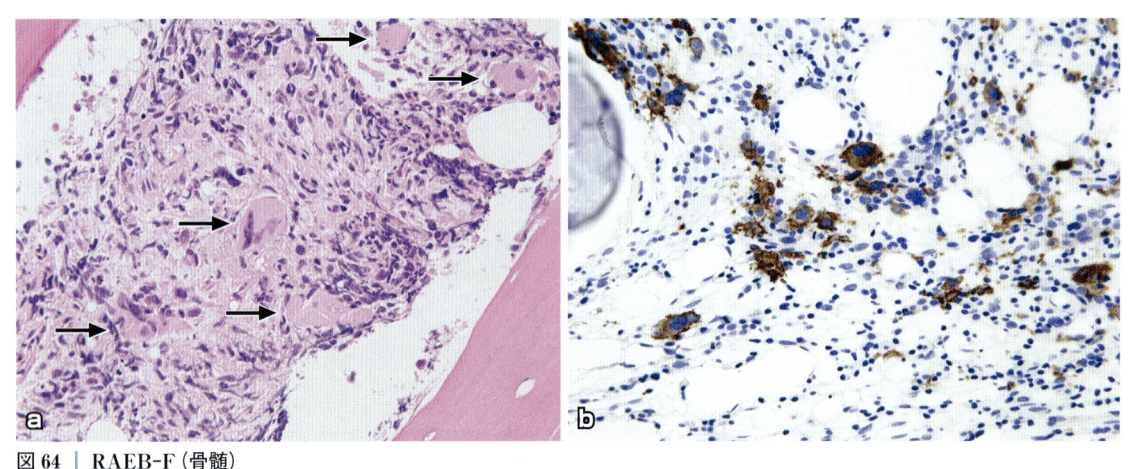

図64 | RAEB-F（骨髄）
a：HE染色．巨核球が多数認められる．b：CD61免疫染色．CD61に対する免疫染色では多数の巨核球が同定される．

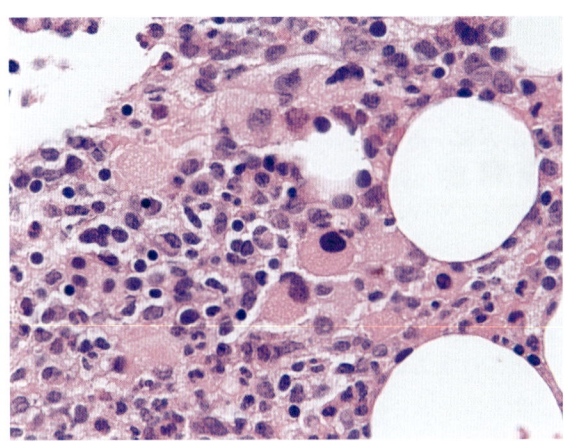

図65 | MDS
巨核球の集簇傾向.

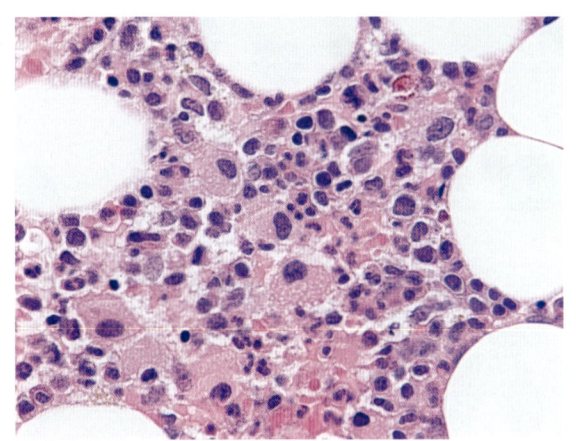

図66 | MDS
巨核球の集簇傾向. 赤芽球系は低形成性.

体はみられない. 同義語として 5q 欠失を伴う MDS（MDS with 5q deletion）あるいは 5q⁻症候群（5q⁻ syndrome）も用いられる.

b）疫学

MDS with isolated del(5q) は女性に多く, 新 WHO 分類によれば発症年齢の中央値は 67 歳である. 本邦では少ない病型である.

c）病因

染色体欠失領域に存在する癌抑制遺伝子の機能欠損によって起こると推測されている. 欠失領域に存在する遺伝子について網羅的な解析も行われ, 発症機序についての研究が進んでいる. 可能性のある候補としては early growth response 1（*EGR1*）, α-カテニン（*CTNNA1*）および 5q32 内の未だ同定されていない遺伝子群などがある. また, リボゾーム蛋白をコードする *RPS14* 遺伝子も 5q⁻症候群の原因遺伝子の候補として提唱されており, この MDS with isolated del(5q) の病態がリボゾーム蛋白の機能障害によって起こっている可能性を示唆している.

d）臨床症状

最も多い症状は貧血に関連したものである. 貧血は高度なことが多く, 通常は大球性である. 血小板増加症は 1/3～1/2 の患者にみられるが, 血小板減少は稀である.

e）細胞および組織学的所見

骨髄は通常, 過形成性あるいは正形成性でしばしば赤芽球系細胞の低形成を伴う. 骨髄巨核球は数が増加し（図 65, 66）, 大きさは正常ないしやや小型で（図 67）, 核分葉がないものや低分葉核の細胞が目立つ. これに対して赤芽球系や顆粒球系細胞の異形成

> ### ⑤ MDS における間質
>
> MDS 症例の骨髄にみられる間質細胞（bone marrow stromal cell）には様々な種類の細胞が含まれ, それらの由来, 詳細な分布や機能については未だ議論のあるところである. しかし, MDS の骨髄間質に存在する細胞群が, 造血幹細胞および前駆細胞の分化・増殖や造血細胞のアポトーシスといった細胞動態に影響を与え, MDS の特徴的な病態を形成していることは間違いなさそうである[11]. 近年, 主にマウスを用いた解析から, 骨髄間質細胞の中でも様々な種類の細胞が造血幹細胞ニッチ niche 形成に重要な役割を果たすことが示され[12-14], また遺伝子改変マウスを用いた研究から, 骨髄造血幹細胞ニッチの機能異常が, MDS と非常によく似た病態を起こすことが明らかにされた[15]. ヒトの骨髄における造血幹細胞とニッチの関係は形態学的にも, また機能解明の点からも今後の研究課題であるが, MDS 症例の骨髄においてもこのようなニッチを形成する細胞の異常と造血系細胞自身に起こる異常の相互作用に注目して解析を行っていく必要があると考えられる.

は認められないことが多い. 5q⁻症候群という診断名は, 大球性貧血, 正常～増加した血小板数と骨髄の赤芽球低形成を呈する一群の症例に対して名づけられたものである. 骨髄の芽球は 5% 未満で末梢血中の芽球も 1% 未満である.

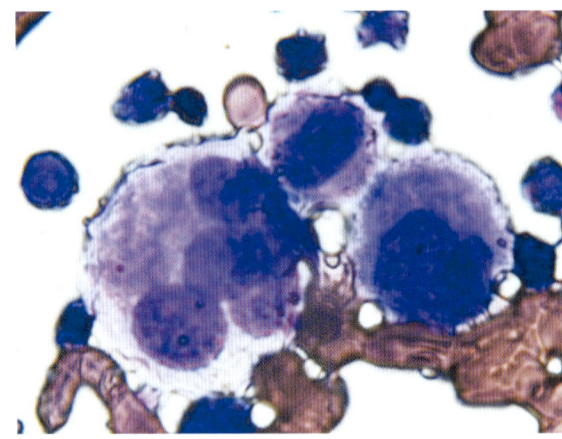

図67 │ 5q⁻症候群, MDS with isolated del(5q)
巨核球の集簇と小型の巨核球がみられる.

f) 染色体異常

単一の染色体異常として5番染色体の中間部の欠失が認められる. 欠失の大きさや場所は様々だが, q31-q33の部分は例外なく欠失している. 他の染色体異常を合併している場合には（Y染色体の欠落を除いて）このカテゴリーには分類しない. MDS with isolated del(5q)の患者ではJAK2のV617F変異を合併することがあることが最近報告された. MDSでありながらMPNによくみられる遺伝子変異を伴っていることになる（第2部Ⅲを参照）. このような症例については, さらにデータを集積し, 臨床的経過がどうなるのか, レナリドマイドなどの薬剤に対する反応性はどうかなどが明らかになるまで, MDS/MPNには分類せずに「MDS with isolated del(5q)でJAK2のV617F変異を伴う症例」として記載しておくほうが賢明であろう. FISH解析によるとdel(5q)は分化した赤芽球系, 骨髄球系, 巨核球系細胞には認められるが, 成熟リンパ球には認められないことが多いとされている.

g) 予後予測因子

本疾患の生存期間の中央値は145ヵ月とされ（新WHO分類）, AMLへの進展は10％未満である. del(5q)に他の染色体異常が加わっている場合, あるいは芽球増加のみられる例は予後が悪く, このカテゴリーに分類すべきではない. 近年, サリドマイドの類縁物質であるレナリドマイドがMDS with isolated del(5q)やdel(5q)と他の染色体異常を伴う例に有効であることが示されている. レナリドマイド投与によって2/3程度の症例で異常クローンの増殖抑制が認められ, 血球減少症の改善によって輸血が不要になったということである.

6) MDS分類不能型（MDS-U）

a) 定義・概念

MDS-U（myelodysplastic syndrome, unclassifiable）は, MDSの一型で他の型のMDSと類似した臨床像を呈するが, 初診時にどの型のMDSにもあてはまらないものを指す. 検査成績および形態像の上から以下の3つの場合を呈する場合が考えられる.

① RCUDあるいはRCMD患者のうち末梢血の芽球が1％の場合はMDS-Uとする.
② RCUDで汎血球減少症を呈する例はMDS-Uとする. RCUDに分類されるのは単一あるいは2系統の血球減少症の場合のみなので, 汎血球減少症の場合はMDS-Uとせざるをえない.
③ 持続する血球減少症があって, 末梢血中の芽球は1％以下, 骨髄中の芽球は5％未満で, 1系統以上の血球細胞に明らかな異形成があるが10％未満の細胞にしか認められない. またMDSと推測されるような染色体異常が認められる患者はMDS-Uに分類する. MDS-U患者では経過とともにMDSの定型的な型に移行するかどうかを注意深く観察すべきである.

b) 予後予測因子

MDS-Uで経過とともにMDSの定型的な型に移行する場合は, 診断基準に従って再分類すべきである. MDS-Uと診断された場合のAMLへの進展の比率や生存期間はわかっていない. ただし, RCUDあるいはRCMDに概ねあてはまるが, 末梢血中に芽球が1％存在する症例ではRCMDあるいはRCUDとRAEBの中間的な予後を呈することが示されている.

7) ICUSとIDUS

a) 概念

ICUS（idiopathic cytopenia of undetermined significance）とIDUS（idiopathic dysplasia of undetermined significance）は, 明らかな芽球増加がとらえられる前のAML, MDSに相当する概念で, これらの疾患の初期段階の可能性がある病態と考えられている[16,17].

b) 診断基準

ICUSは血球系細胞の異形成はMDSの基準を満たさないが, はっきりした血球減少症を呈する病態, 一方IDUSは異形成は明らかだが, 血球減少症がはっきりしない病態と定義される（**表5, 6**）[18]. どち

表5 | ICUS および IDUS の定義と特徴

病態	定義と特徴
ICUS	・原因不明の血球減少症が持続（6ヵ月以上）． ・MDS の診断基準は満たさない（3系統の血球系細胞には有意な異形成がみられない．あっても 10％未満）． ・分子生物学的手法，FISH などによってクローナルな細胞増殖を認めることがあるが，小さな病変で一過性のことすらある． ・フローサイトメトリーでも異常な形質を示すクローンが認められることがある． ・血球減少にはサイトカイン産生の不足が関与している可能性も指摘されている． ・low risk MDS と同様に follow up する． ・MDS や他の骨髄球系腫瘍に進展することあり．
IDUS	・クローナルな骨髄球系造血があるにもかかわらず血球減少症がはっきりしない（6ヵ月以上の観察が必要）． ・MDS を示唆するような染色体異常がみられることもある． ・環状鉄芽球が存在し，経過とともに血球減少症が起こって RARS と診断される例もある． ・MDS のみならず，AML，MPN，MDS/MPN に進展することあり． ・IDUS が MDS に移行する場合の期間は様々で，何年もあるいは何十年も IDUS の状態が続くこともあるし，比較的早期に MDS や AML に移行することもある．

表6 | MDS，ICUS，IDUS の特徴的所見の対比（文献18より）

	所見	MDS	ICUS	IDUS
末梢血	有意な血球減少症[*1]	+	+	−
	輸血依存性	+/−	−/+	−
	偽 Pelger 異常	+/−	−	−/+
	末血中の芽球	−/+	−	−
	BFU-E の著明な減少	+/−	−/+	−/+
	HUMARA[*2] 法によるクローナリティー	+	−/+	不明
骨髄	環状鉄芽球≥15％	+/−	−	+/−
	明らかな骨髄異形成[*3]	+	−	+
	芽球増加≥5％	+/−	−	−
	骨髄の線維化	−/+	−	−
	MDS 関連染色体異常	+/−	−	−/+
	フローサイトメトリー異常クローン	+/−	−/+	不明

＋：全ての例にみられる．　＋/−：多くの例にみられる．　−/＋：少数の例にみられる．　−：みられない．
[*1] 有意な血球減少症：好中球数$<1.0 \times 10^9$/L or/and ヘモグロビン<11 g/dL or/and 血小板数$<100 \times 10^9$/L．
[*2] HUMARA：human androgen receptor X-chromosome inactivation assay.
[*3] 明らかな骨髄異形成：赤芽球の異形成>10％ or/and 顆粒球系細胞の異形成>10％ or/and 骨髄巨核球の異形成>10％．

らも診断された段階では腫瘍性クローンに由来する細胞がほとんど全ての正常骨髄細胞に置き換わってしまっていると考えられるが，その証拠はいまだ不十分である．

c）血球減少症との関係

ICUS の診断を下すためには末梢血や骨髄の検索を行って，他の原因による血球減少症（表7）の可能性を除外することが必要である．

IDUS では，なぜ異常クローンが骨髄全体を占めているのに血球産生が保たれているのかは不明であるが，以下のような可能性が考えられている．①残存する正常な造血幹細胞が血球数を正常ないし正常近くまでに保つ能力を保持している．②クローン性に増殖する腫瘍細胞が成熟型の血球に分化する能力，およびそれに必要なサイトカイン反応性を保持して

表7 | 慢性に血球減少症を引き起こす病態（ICUS との鑑別）

骨髄不全	・low risk MDS ・栄養不良状態に伴う骨髄不全（膠様髄を伴うもの） ・再生不良性貧血（軽症例） ・リンパ腫など血液学的疾患の骨髄浸潤 ・毒物への曝露による骨髄傷害
反応性変化	・慢性肝疾患に伴う好中球/血小板減少 ・慢性ウイルス感染 ・非感染性の慢性炎症 ・自己免疫性溶血性貧血
栄養欠乏症やエリスロポエチン低下	・ビタミン B_{12} 欠乏 ・葉酸欠乏 ・銅欠乏 ・鉄欠乏 ・慢性腎性貧血 ・内因性エリスロポエチン産生低下（加齢性貧血）

表8 | MDSのWHO分類2008（末梢血と骨髄所見）（文献3より）

病　型	末梢血所見	骨髄所見
Refractory cytopenia with unilineage dysplasia (RCUD) 　Refractory anemia (RA) 　Refractory neutropenia (RN) 　Refractory thrombocytopenia (RT)	1系統あるいは2系統の血球減少 芽球はないかあっても1％未満	1系統の異形成（10％以上） 芽球<5％（骨髄有核細胞中） 環状鉄芽球<15％（赤芽球中）
RA with ringed sideroblasts (RARS)	貧血 芽球なし	環状鉄芽球≧15％（赤芽球中） 異形成は赤芽球系のみ 芽球<5％（骨髄有核細胞中）
Refractory cytopenia with multilineage dysplasia (RCMD)	血球減少 芽球はないかあっても稀 Auer小体（−） 単球<1,000/mL	2系統以上の血球系細胞の10％以上に異形成あり 芽球<5％（骨髄有核細胞中） Auer小体（−） 環状鉄芽球±15％
RA with excess of blasts-1 (RAEB-1)	血球減少 芽球<5％ Auer小体（−） 単球<1,000/mL	1〜多系統の異形成 芽球5〜9％ Auer小体（−）
RA with excess of blasts-2 (RAEB-2)	血球減少 芽球5〜19％ Auer小体（±） 単球<1,000/mL	1〜多系統の異形成 芽球10〜19％ Auer小体（±）
MDS unclassifiable (MDS-U)	血球減少 芽球は1％以下	異形成が1系統あるいは多系統の細胞の10％未満に認められ，細胞遺伝学的異常からはMDSと考えられるもの 芽球<5％（骨髄有核細胞中）
MDS associated with isolated del(5q)	貧血 血小板数正常〜増加 芽球はないかあっても1％未満	核分葉の少ない巨核球が正常〜増加 芽球<5％（骨髄有核細胞中） 染色体では5q⁻単独の異常 Auer小体（−）

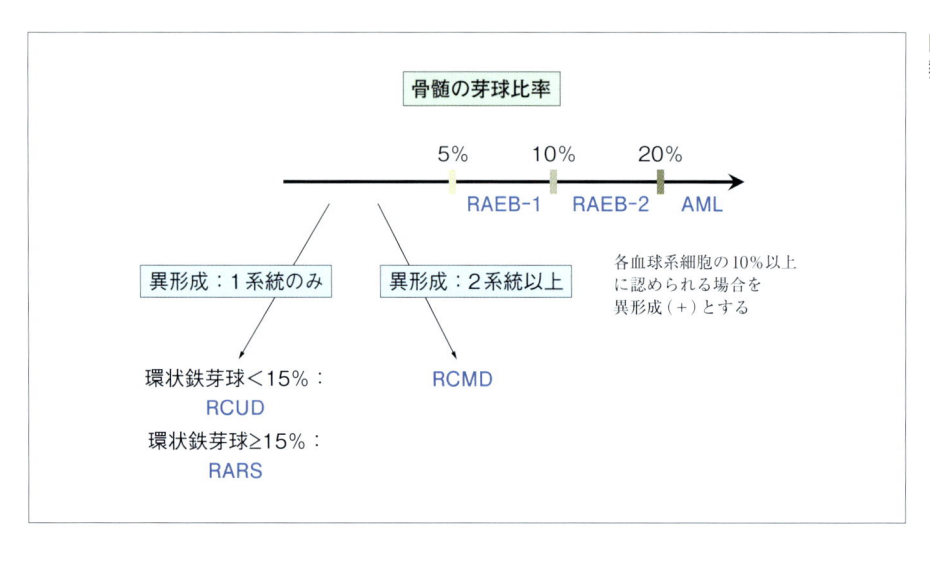

図68 | MDSのWHO分類のまとめ（2008）

いる．この2つの可能性についてはどちらもサイトカインネットワーク（リガンドも受容体も）が適切に機能していることが重要である．そして，③ IDUSクローンが赤血球産生を増強するような内在性変化（例えば *JAK2*-V617F変異のような）を伴っている．

ただし，ほとんどのIDUSではこのような変化はみつかっていない．以上のどの仮説もいまだ証明されてはおらず今後のさらなる解析が待たれるところである．

d）鑑別診断

ICUS では**表7**に挙げるような疾患が鑑別の対象となる．一方，形態学的に血球系細胞の異形成はあるが，染色体異常は伴わない IDUS では，ウイルス感染，自己免疫疾患，ビタミン B_{12} や葉酸の欠乏，銅欠乏，非造血器系悪性腫瘍の影響なども鑑別することが重要である．成長因子による治療や腫瘍に対する化学療法，放射線治療によっても IDUS 様の像を呈することがあるので注意が必要である．

まとめ

以上述べてきた MDS の分類の一覧を**表8**に，主な型の分類の簡単なまとめを**図68**に示す．今後も，現在 provisional entity とされている病態などの整理が進むと考えられる．病理形態学的診断を行う現場でも，新しい知見を取り入れながら対応していく必要に迫られるであろう．

（北川昌伸）

文　献

1) Bennett JM, Catovsky D, Daniel MT et al：Proposed revised criteria for the classification of acute myeloid leukemia. A report of the French-American-British Cooperative Group. Ann Intern Med 103：620-625, 1985
2) Jaffe ES, Harris NL, Stein H et al (eds)：WHO Classification of Tumour of Haematopoietic and Lymphoid Tissues, IARC Press, Lyon, 2001
3) Swerdlow SH, Campo E, Harris NL et al (eds)：WHO Classification of Tumour of Haematopoietic and Lymphoid Tissues, IARC Press, Lyon, 2008
4) Kitagawa M, Kurata M, Yamamoto K et al：Molecular pathology of myelodysplastic syndromes：biology of medullary stromal and hematopoietic cells (review). Mol Med Report 4：591-596, 2011
5) Choi JW, Fujino M, Ito M：F-blast is a useful marker for differentiating hypocellular refractory anemia from aplastic anemia. Int J Hematol 75：257-260, 2002
6) Kitagawa M, Yoshida S, Kuwata T et al：p53 expression in myeloid cells of myelodysplastic syndromes. Association with evolution of overt leukemia. Am J Pathol 145：338-344, 1994
7) Ebert BL, Pretz J, Bosco J et al：Identification of RPS14 as a 5q- syndrome gene by RNA interference screen. Nature 451：335-339, 2008
8) Yoshida K, Sanada M, Shiraishi Y et al：Frequent pathway mutations of splicing machinery in myelodysplasia. Nature 478：64-69, 2011
9) Malcovati L, Porta MG, Pascutto C et al：Prognostic factors and life expectancy in myelodysplastic syndromes classified according to WHO criteria：a basis for clinical decision making. J Clin Oncol 23：7594-7603, 2005
10) Neukirchen J, Fox F, Kündgen A et al：Improved survival in MDS patients receiving iron chelation therapy - a matched pair analysis of 188 patients from the Düsseldorf MDS registry. Leuk Res 36：1067-1070, 2012
11) Kitagawa M, Kurata M, Yamamoto K et al：Molecular pathology of myelodysplastic syndromes：biology of medullary stromal and hematopoietic cells (review). Mol Med Report 4：591-596, 2011
12) Ding L, Saunders TL, Enikolopov G et al：Endothelial and perivascular cells maintain haematopoietic stem cells. Nature 481：457-462, 2012
13) Sugiyama T, Nagasawa T：Bone marrow niches for hematopoietic stem cells and immune cells. Inflamm Allergy Drug Targets 11：201-206, 2012
14) Yamazaki S, Ema H, Karlsson G et al：Nonmyelinating Schwann cells maintain hematopoietic stem cell hibernation in the bone marrow niche. Cell 147：1146-1158, 2011
15) Raaijmakers MH, Mukherjee S, Guo S et al：Bone progenitor dysfunction induces myelodysplasia and secondary leukaemia. Nature 464：852-857, 2010
16) Valent P, Horny HP, Bennett JM et al：Definitions and standards in the diagnosis and treatment of the myelodysplastic syndromes：Consensus statements and report from a working conference. Leuk Res 31：727-736, 2007
17) Valent P, Horny HP：Minimal diagnostic criteria for myelodysplastic syndromes and separation from ICUS and IDUS：update and open questions. Eur J Clin Invest 39：548-553, 2009
18) Valent P, Bain BJ, Bennett JM et al：Idiopathic cytopenia of undetermined significance (ICUS) and idiopathic dysplasia of uncertain significance (IDUS), and their distinction from low risk MDS. Leuk Res 36：1-5, 2012

V. 小児骨髄異形成症候群

1. 小児骨髄異形成症候群の独立性

骨髄異形成症候群 myelodysplastic syndrome (MDS) は，造血幹細胞の腫瘍性疾患で，血球減少，異形成を単ないし多系統に認め，無効造血を呈し，高い頻度で白血病へ移行する，などの特徴を有する疾患群と定義される．成人，特に高齢者で比較的頻度の高い疾患であるが，小児では稀である．小児MDSは成人にみられるタイプもあるが，成人と比較して低形成症例が多い．また臨床病理学的には，成人は貧血が基本病態であるが，小児 MDS は low grade でも，汎血球減少を呈する場合が多い．また環状鉄芽球を伴う不応性貧血 refractory anemia with ringed sideroblast (RARS) や 5q⁻ 症候群は，小児ではほとんどみられない．これら相違点にもかかわらず，血球形態分類を含め，小児 MDS は成人の診断基準により分類されてきた．改訂された WHO 分類では，暫定分類で小児不応性血球減少症 refractory cytopenia of the childhood (RCC) の項目が新たに設定され，この疾患概念を整理する方向性を打ち出した[1]．この分類は芽球増加を伴う不応性貧血 refractory anemia with excess blasts (RAEB) 以外の MDS を全て RCC に包括しており，小児でも存在する多血球系異形成を伴う不応性血球減少症 refractory cytopenia with multilineage dysplasia (RCMD) が独立していない点や，RCC と再生不良性貧血 aplastic anemia (AA) との境界が極めてあいまいであるなどの問題があり，本稿では WHO 分類に記載された RCC に必ずしも準拠せず，日本小児血液学会が行っている中央診断のコンセプトを主体にまとめる[2]．

2. 小児 MDS の臨床像

成人の低形成性 MDS は 10％程度であるが，小児例は 70％以上を占め，低形成が主体である．そのため AA との鑑別が問題となる．血球減少は二系統ないしは汎血球減少を呈する場合がほとんどで，貧血が主体の成人と異なる．低形成であるため，AA との鑑別に組織学的診断が必要である．

小児造血障害では，AA，RCC とならび原発性骨髄不全症候群の鑑別を要する．種々の先天異常に伴う造血障害が知られており，形態的に異形成と鑑別を要する所見を伴い鑑別が難しい場合が多い．免疫不全を思わせる臨床経過，家族歴，外表奇形などの特徴的臨床所見がある場合は，血液像や病理所見だけから MDS と判断することなく，特異的な遺伝子解析などと総合的に評価が必要である．

3. 小児 MDS の病理像

RCC は，末梢血芽球 5％未満，骨髄芽球 5％未満，骨髄における二血球系統以上の異形成の出現あるいは一系統における 10％以上の異形成の出現と定義されている[1]．末梢血塗抹標本では，赤血球の大小不同，様々な奇形がみられ，好中球の低分葉，顆粒減少，偽 Pelger 核異常，血小板の大小不同が様々な程度で観察される．骨髄は低形成で，赤芽球は巨赤芽球様変化，多核赤芽球，核の分葉，核間架橋などが異形成として挙げられ（図1），顆粒球は偽 Pelger 核異常，顆粒の減少，消失，巨大分葉核球，核の分葉異常が（図2），巨核球は微小巨核球 micromega-

V. 小児骨髄異形成症候群　　127

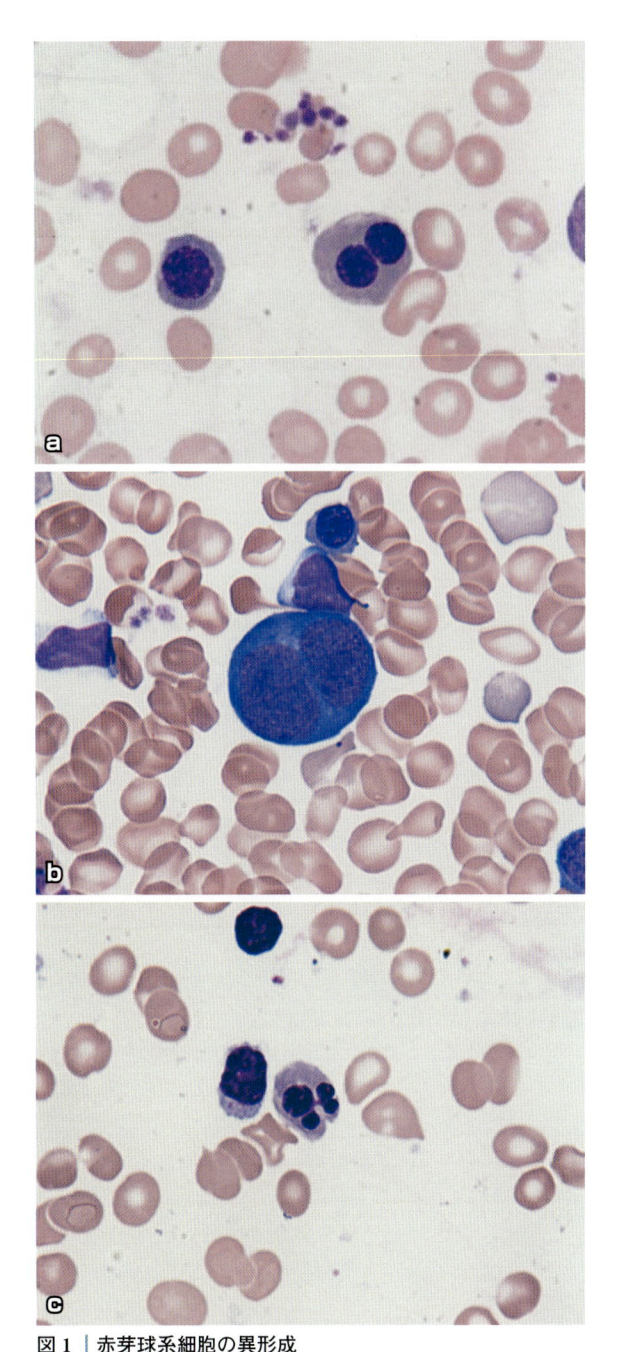

図1 ｜ 赤芽球系細胞の異形成
a：巨細胞様変化，二核赤芽球．b：多核赤芽球．c：核間架橋．

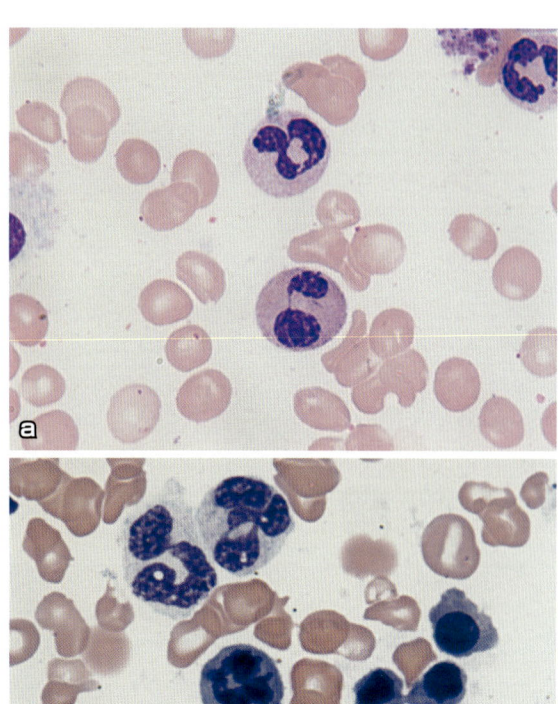

図2 ｜ 顆粒球系細胞の異形成
a：偽 Pelger 核異常．b：過分葉．

karyocyte，分離核，小型円形核など(図3)が血液細胞学的異形成としてとらえられる．

　RCC は，AA と鑑別を要する低形成骨髄である場合が多い．造血細胞は散在性に少数の集塊を形成してみられ，その主体は赤芽球からなる(hypoplastic marrow with patchy pattern)(図4)．赤芽球は大型の前赤芽球相当の分化を呈する細胞が数個集簇し，巨赤芽球様変化 megaloblastic change を呈する異形成が多くみられる(図5)．この所見は，EWOG-MDS (European Working Group of MDS and JMML in childhood)は，左方移動ないしは macrocytic の表現をとっている．生理的には存在しない皮質骨周囲の赤芽球造血は abnormal localization として RCC に特徴的な所見である(図6)．小型で単核の巨核球は通常の組織標本でも確認できるが，微小巨核球は免疫染色で確認が必須である(図7)．芽球の評価は組織学的には難しいが，CD 34 の免疫染色で同定可能な芽球を評価することでその増減をとらえることができる．免疫染色では，p53 陽性細胞が少数散在性にみられる場合が多い(図8)．成人 MDS 同様に赤芽球の一部には集簇性に胎児型ヘモグロビン(HbF)発現を呈する(図9)．

　過形成骨髄を呈する小児 MDS は，成人とほぼ同様なカテゴリーに属し，芽球が5％を超える場合は

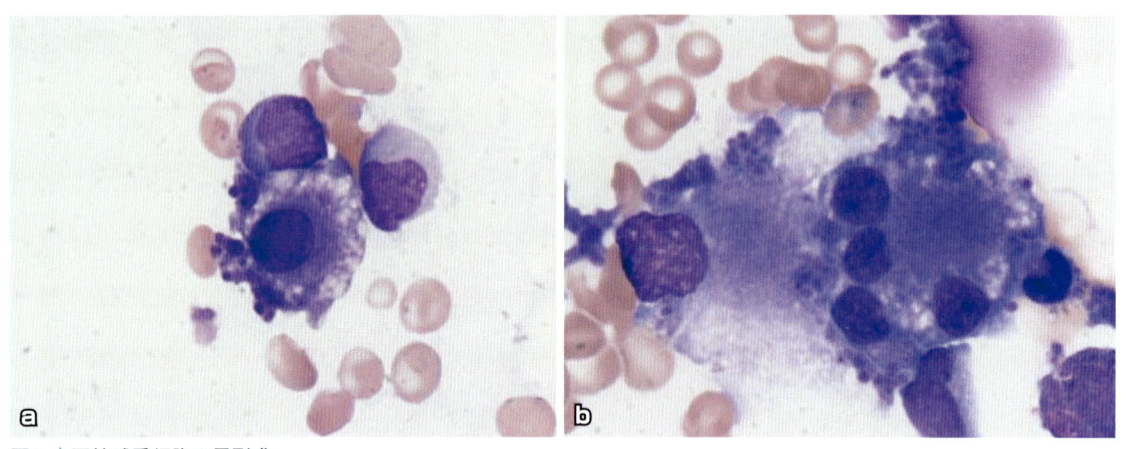

128　第2部　組織型と診断の実際

図3｜巨核球系細胞の異形成
a：微小巨核球．b：単核小型巨核球，分離円形核．

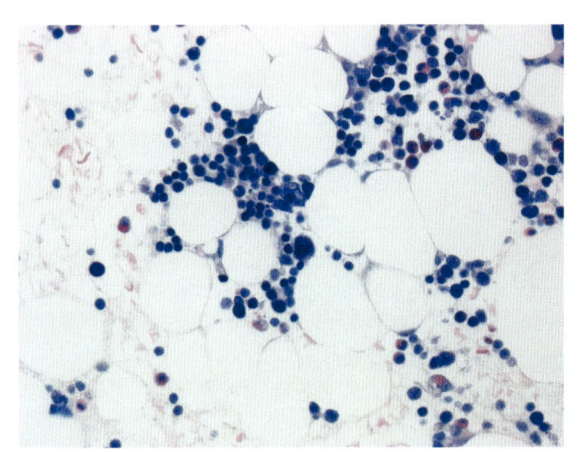

図4｜RCC（AS-D Giemsa 染色）
低形成骨髄で散在性に造血細胞集塊が観察される．

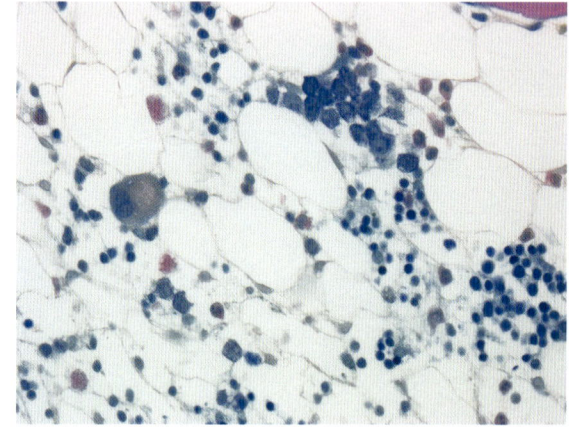

図5｜RCC（AS-D Giemsa 染色）
巨細胞様変化を呈する赤芽球の3個以上の集簇がみられる．

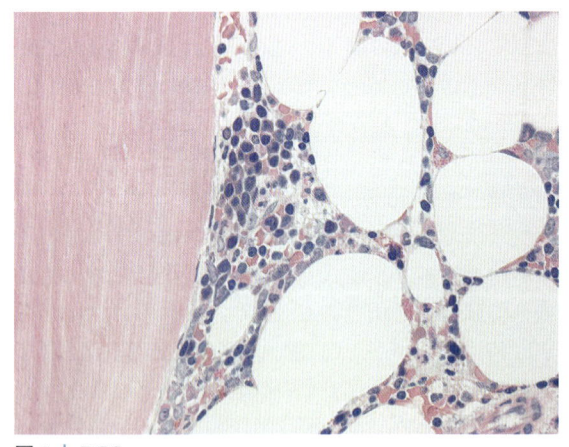

図6｜RCC
皮質骨下の赤芽球造血（abnormal localization）を認める．

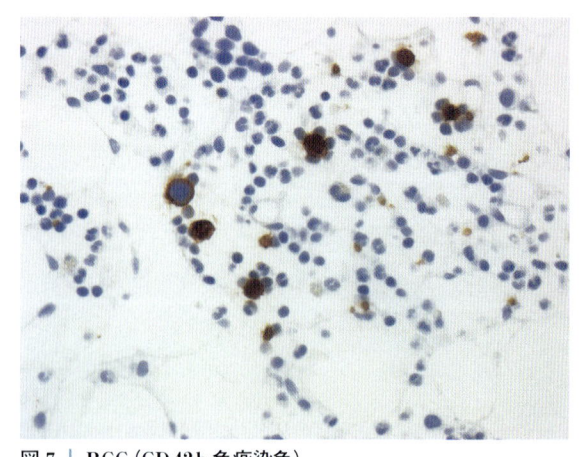

図7｜RCC（CD42b 免疫染色）
巨核球は減少するが，免疫染色では微小巨核球の同定が容易である．

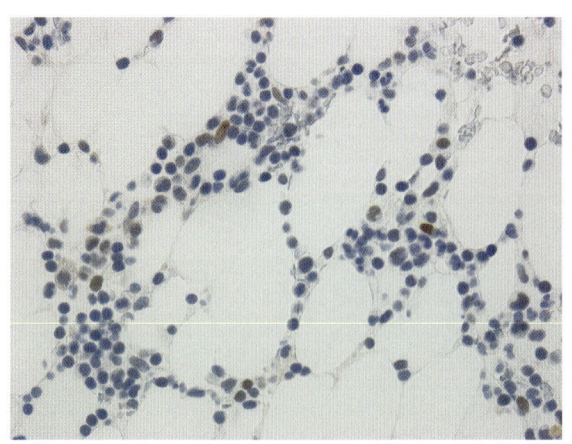

図8 | **RCC（p53 免疫染色）**
少数であるが p53 陽性細胞をみる．

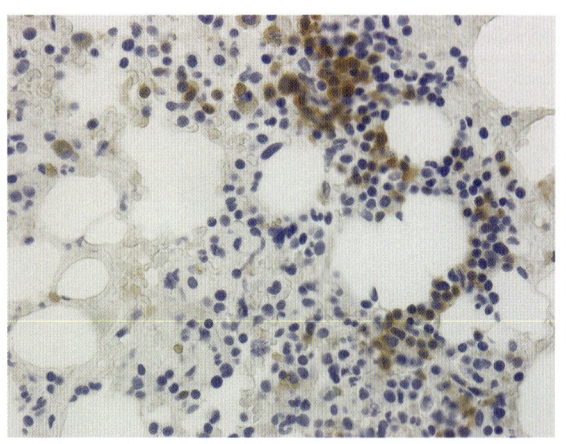

図9 | **RCC（HbF 免疫染色）**
赤芽球の一部には集簇性に HbF 発現を認める．

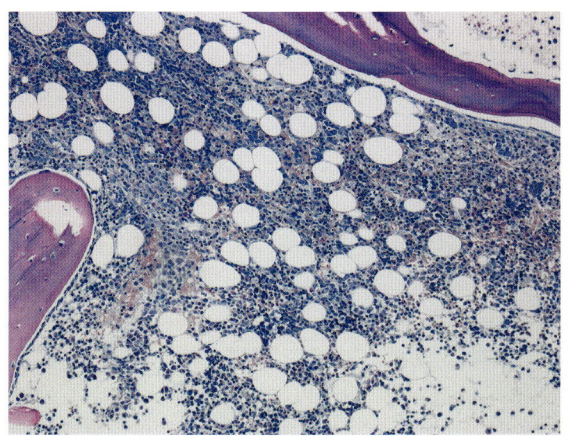

図10 | **RCMD（AS-D Giemsa 染色）**
びまん性に正ないし軽度過形成骨髄である．

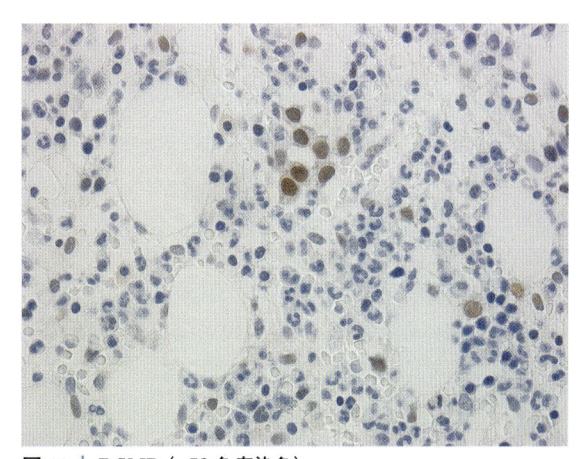

図11 | **RCMD（p53 免疫染色）**
p53 陽性細胞は RCC に比べ多い傾向がある．

RAEB とし，成人同様の分類を用いる．病理中央診断での検討では，細胞学的に各系統にそれぞれ10％を超える異形成を認め，芽球が5％未満の症例があり，成人では RCMD に相当する症例が小児にも相当数あり，異形成が二系統以下の RCC との違いを検討している．RCMD は，小児例でも成人同様にびまん性に正ないし過形成を呈する傾向があり，RCC に比べ明瞭な異形成を認める（**図10**）．臨床病理学的差異は今後明らかにされる課題である．小児 RCMD は RCC 同様に，赤芽球は巨赤芽球様変化を呈し，abnormal localization を呈する．p53 陽性細胞は RCC 同様にみられるが，造血細胞がより多いため RCC より多くみられる（**図11**）．赤芽球の HbF 発現や，微小巨核球の出現は同様である．

RAEB は，小児では稀であるが病理像は成人と同様である．過形成骨髄がほとんどで，異形成は各系統でより明瞭であり，CD34 陽性芽球の増加を認める（**図12**）．赤芽球島形成が不明瞭で，巨赤芽球様変化をみる．免疫染色では，p53 陽性細胞が RCC や RCMD に比べ明瞭な増加を示す（**図13**）．赤芽球の HbF 発現は同程度である．微小巨核球は増加が目立つ症例があり，7番染色体異常を伴う症例でより明瞭である．

線維化を伴う MDS は，成人では一定頻度でみられ，異形成の程度や芽球の増加のパターンからは RAEB 相当であるが，小児では極めて稀である．明瞭な線維化を伴う MDS では Down 症に伴う白血病が特徴的であるが，同様な組織像を呈する場合にはモザイク変異を含め染色体分析が重要となる．

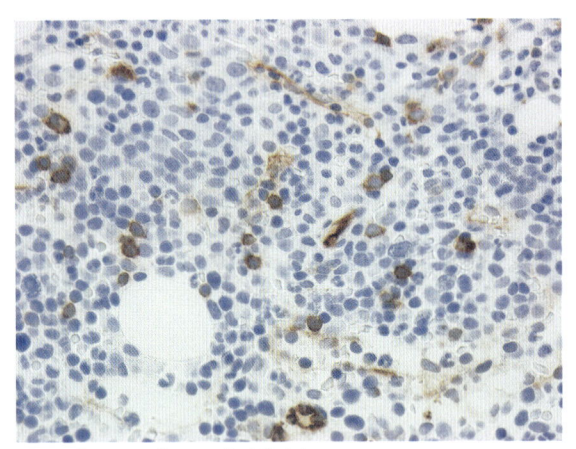

図 12 │ RAEB（CD34 免疫染色）
CD34 陽性芽球の増加を認める．

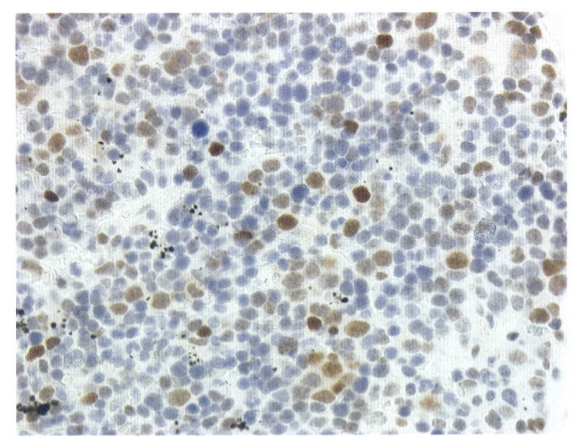

図 13 │ RAEB（p53 免疫染色）
p53 陽性細胞は RCC や RCMD と比較して明らかな増加をみる．

4．二次性 MDS

　小児においても成人同様に，悪性腫瘍の化学療法などに続発する MDS の発症がみられる．病理組織像は，成人同様に正形成ないしは過形成骨髄で，各系統の異形成は比較的明瞭で，早い段階から芽球の増加傾向がみられる．異形成が三系統にみられ，cellularity も高い点で RCC の像とは異なることが多く，RCMD ないしは芽球増加がみられ RAEB の場合が多い．免疫組織化学的には，p53 陽性細胞の像が目立ち，CD34 陽性芽球の増加を認める場合が多い（図 14）．芽球比率が低くても芽球転化でみられる集簇傾向が早くからみられ比較的早期に芽球転化を呈する．巨核球は微小巨核球の増加がみられ，7 番染色体異常を伴う群ではその頻度が高い．

5．RCC の鑑別診断

　RCC は，弱い異形成で，低形成病変のため組織診断が重要である．低形成骨髄病変は，塗抹細胞ではほとんど細胞がみられない検体でも，生検やクロット標本では一定の観察が可能である．低形成病変が鑑別の中心となるため AA との鑑別が最も重要となる．小児にみられる種々の先天性造血障害は，しばしば汎血球減少を呈する血球減少がみられ MDS と鑑別が問題となる．

6．AA と RCC の鑑別

　AA は低形成で，cellularity の程度にかかわらず巨核球が消失する．免疫染色による微小巨核球の確認は必須である．分化型顆粒球の減少ないしは消失が特徴的である．赤芽球は比較的残存する傾向があり RCC との鑑別が難しいが，巨細胞様変化はなく小型の分化型赤芽球からなり，abnormal localization はみられない（図 15）．stem cell factor/mast cell growth factor の過剰による肥満細胞の増加がみられるが，この所見は RCC でもみられる．AA では CD8 陽性 T リンパ球の増加がみられ，形質細胞の増加を伴う場合もある（図 16）．RCC はリンパ球の増加が限定的である．免疫染色では，AA では p53 陽性細胞の出現をみることはなく，赤芽球の HbF 発現もみられない．芽球増加や，巨核球の出現はみられない．その他 RCC でみられる所見が AA ではない．AA でも異形成と鑑別が難しい細胞形態を伴う場合があり，特に免疫抑制などの治療後では細胞形態の評価は困難な場合が多く，RCC との鑑別ができないことが多い．

7．先天性造血障害症候群との鑑別

　骨髄組織像は，RCC や AA の特徴的所見を欠く場合，また背景の脂肪織に膠様変性（serous atrophy, gelatinous transformation）を呈する場合は，何らかの非腫瘍性造血不全症候群の可能性を考える必要がある．先天性造血障害症候群は，極めて多種であり単系統の異常から多系統までみられる．以下に代表的なものだけを挙げる．
　多系統の造血障害は，Fanconi 貧血が代表的で，形態的異形成がしばしばみられ RCC や RCMD と鑑別が困難である．染色体脆弱性を証明することで確

V. 小児骨髄異形成症候群　131

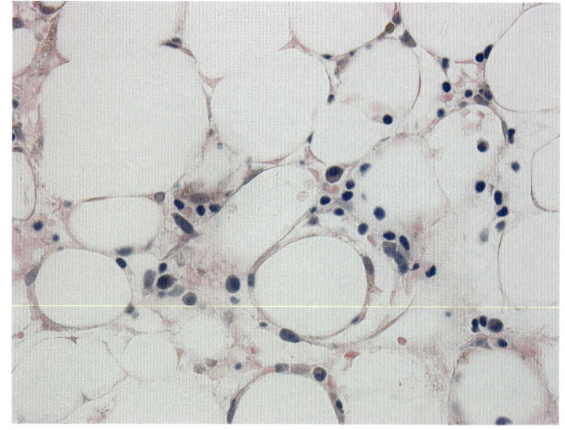

図15 ┃ AA（AS-D Giemsa 染色）
高度な低形成骨髄で，少数のリンパ球，形質細胞をみるのみ
で，分化型顆粒球，成熟巨核球は消失する．

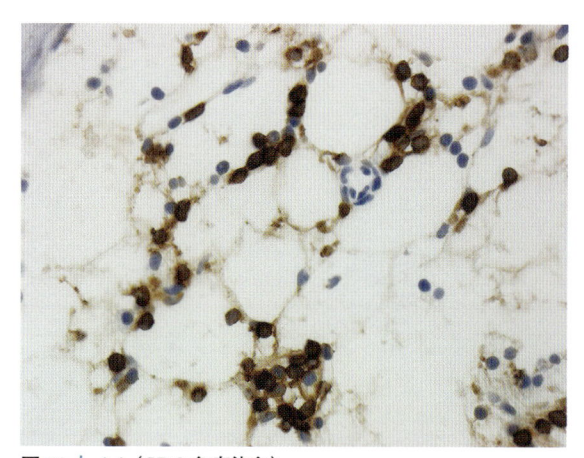

図16 ┃ AA（CD8 免疫染色）
CD8陽性Tリンパ球が多く残存する．

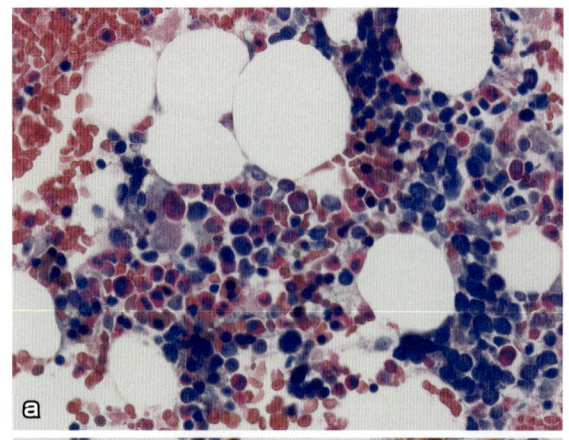

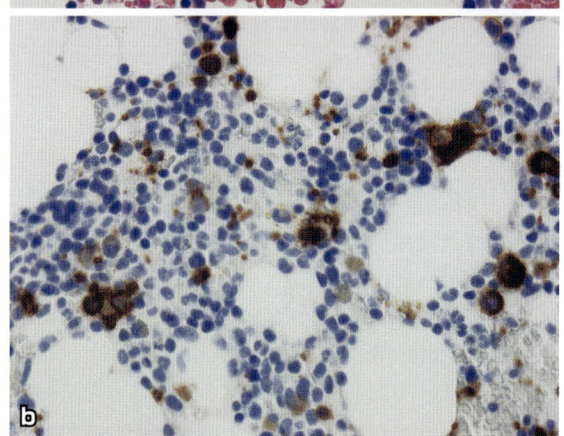

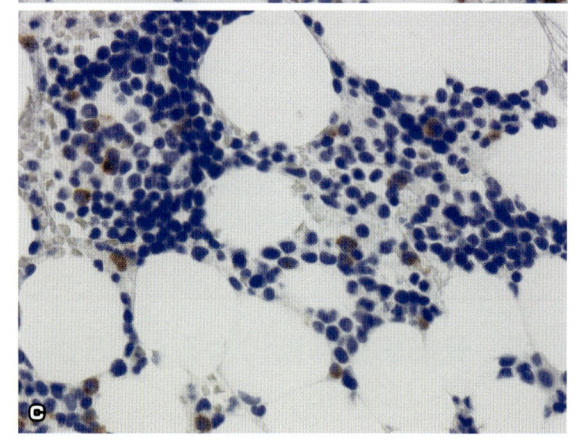

図14 ┃ 骨肉腫治療後 MDS
a：AS-D Giemsa 染色．b：CD42b 免疫染色．c：CD34 免疫
染色．赤芽球の異形成が強く，微小巨核球を含む小型巨核球
の増加をみる．このパターンは monosomy 7 で明瞭である．
二次性 MDS では CD34 陽性芽球の増加が早期からみられる．

定診断されるが，手指の奇形など外表所見や家族歴
などから疑う必要がある[3]．

　dyskeratosis congenita は，皮膚色素沈着，爪の
萎縮，粘膜の白板症を伴う血球減少症で，貧血，血
小板減少を主体とし，次第に汎血球減少を呈する．
小児では造血不全が目立ち，外表所見の注意深い観
察が必要な疾患である．テロメア長の短縮が特徴的
であるが[4]，造血障害は RCC と鑑別を要する弱い異
形成を認める．

　赤芽球単系統の造血障害を呈する症候群は，Dia-
mond-Blackfan 貧血（DBA）が代表的である．大球性
貧血を呈し，骨髄は高度な赤芽球低形成を呈し赤芽
球癆となる場合もみられる（**図17**）．残存する赤芽球
が巨赤芽球様変化を呈するため RCC と鑑別が必要な
場合がある．遺伝子変異はないが p53 免疫染色の異
常を呈する[5]．また，顆粒球，巨核球には異常が目
立たない点で鑑別が可能である．

　congenital dyserythropoietic anemia（CDA）[6]は，
極めて稀な疾患であるが赤芽球に高度な異形成を呈

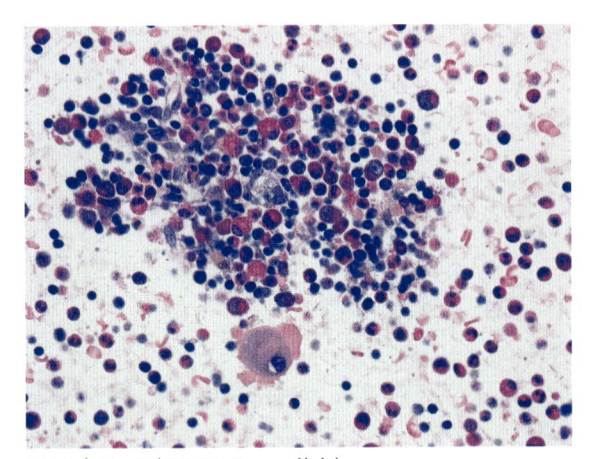

図 17 | DBA（AS-D Giemsa 染色）
分化型顆粒球およびリンパ球が主体で赤芽球は血島形成がみられずほとんど観察されない．

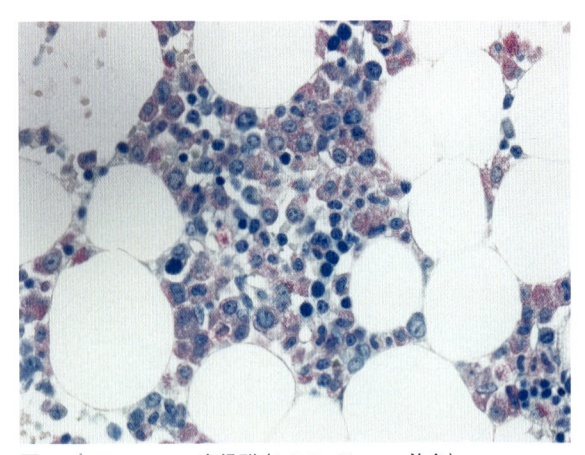

図 18 | Kostmann 症候群（AS-D Giemsa 染色）
顆粒球は観察されるが，ほとんど骨髄球までの分化にとどまり，分葉核球は観察されない．異形成や芽球の増加はない．

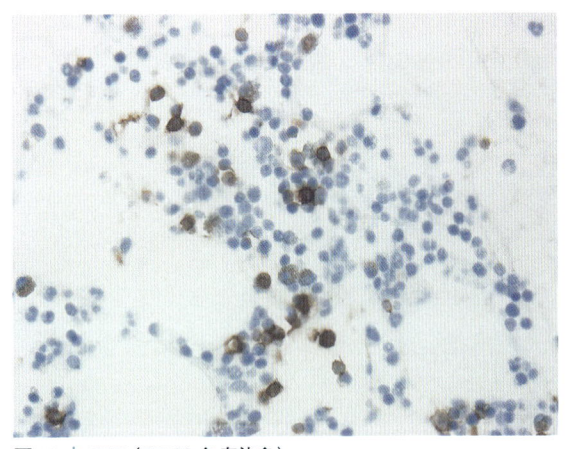

図 19 | ITP（CD 20 免疫染色）
やや大型の CD 20 陽性 B リンパ球の増加が特徴的である．

するため，MDS との鑑別が必要となる．貧血が軽微で成人で見出される場合があり，注意が必要である．

Shwachman-Diamond 症候群（SDS）は，顆粒球低形成で膵外分泌障害を伴う造血不全症候群である．外表奇形や精神発達障害を伴い，好中球減少による易感染性で疑われる場合が多い[7]．形態的には特徴は乏しく，分化型顆粒球の低形成を認める．

severe congenital neutropenia（SCN）は，Kostmann 症候群を含むより広い概念で，*ELA2* 遺伝子の変異が報告されている[8]．分化型顆粒球が消失し，MDS と鑑別を要するが赤芽球系や巨核球には異形成がみられない（図 18）．免疫的機序で発症する好中球減少症は，分化型好中球がほぼ正常に残存する点で鑑別可能である．

巨核球系の異常は，**特発性血小板減少性紫斑病 idiopathic thrombocytopenic purpura（ITP）**が代表的で反応性に増加し，小型細胞を多くみるため微小巨核球との鑑別が難しい場合がある．小型から成熟型まで連続性に増加する点や，赤芽球や顆粒球に異形成がみられない．また，CD20 陽性のやや大型 B リンパ球が増加するのが特徴である（図 19）[9]．

先天性造血障害の多くは MDS と鑑別が難しいが，細胞形態や組織像で確実な異形成がみられない場合や，免疫染色での所見が揃わない場合は遺伝子検索などにより詳細な検討が必要である．

8. 骨髄病理診断による MDS 診断の客観化

MDS 診断は，形態的異形成に診断が依存するため，診断者間での診断不一致例が特に low grade MDS を中心に多くみられた．細胞形態の異形成の標準化が試みられてきた[10]．また細胞診断と病理診断のすり合わせも重要で，より客観的な指標による標準化が望まれる．MDS 診断では，赤芽球の HbF 染色と，p53 免疫染色の有用性を指摘した[11-13]．特徴的な赤芽球形態など客観化できる所見をスコアにし（図 20），その積算で MDS 診断の標準化が，日本小児血液学会の「小児 MDS/再生不良性貧血中央診断」で試みられ，既に検討した症例にこのスコアシステ

図20 | MDS組織診断のためのスコア

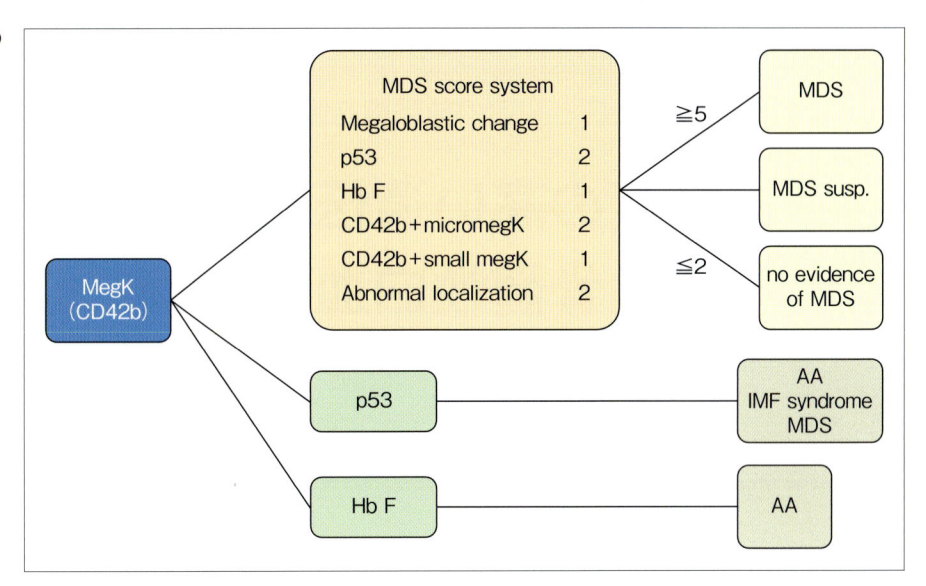

```
MegK          MDS score system
(CD42b)  ─┬─  Megaloblastic change  1  ─┬─ ≧5 ── MDS
          │   p53                   2   │
          │   Hb F                  1   ├──── MDS susp.
          │   CD42b+micromegK       2   │
          │   CD42b+small megK      1   ├─ ≦2 ── no evidence
          │   Abnormal localization 2   │         of MDS
          │                              
          ├── p53 ──────────────────── AA
          │                            IMF syndrome
          │                            MDS
          │
          └── Hb F ─────────────────── AA
```

ムを適用すると，スコア2以下の症例にはMDSは含まれず，5以上の症例はMDSおよび造血器腫瘍のみが含まれた．このスコアでは，MDS以外の先天性造血障害や後天性造血障害の除外が期待できる．

（伊藤雅文）

文　献

1) Baumann I, Niemeyer CM, Benett JM et al：Childhood myelodysplastic syndrome. in Swerdlow SH, Campo E, Harris NL et al (eds)： "WHO Classification of Tumours of Haematopoietic and Lymphoid Tissues", 4th ed, IARC Press, Lyon, 2008, pp104-107
2) 濱　麻人，伊藤雅文：MDS骨髄病理診断の標準化．病理と臨床 30：832-839，2012
3) Tischkowitz M, Dokal I：Fanconi anemia and leukemia：clinical and molecular aspects. Br J Hematol 126：176-191, 2004
4) Alter BP, Baerlocher GM, Savage SA et al：Very short telomere length by flow fluorescence in situ hybridization identifies patients with dyskeratosis congenita. Blood 110：1439-1447, 2007
5) Sieff CA, Yang J, Merida-Long LB et al：Pathogenesis of the erythroid failure in Diamond Blackfan anaemia. Br J Hematol 148：611-622, 2010
6) Wickramasinghe SN, Wood WG：Advances in the understanding of the congenital dyserythropoietic anaemias. Br J Hematol 131：431-446, 2005
7) Boocock GR, Morrison JA, Popovic M et al：Mutations in SBDS are associated with Shwachman-Diamond syndrome. Nat Genet 33：97-101, 2003
8) Bellanne-Chantelot C, Clauin S, Leblanc T et al：Mutations in the ELA2 gene correlate with more severe expression of neutropenia：a study of 81 patients from the French Neutropenia Register. Blood 103：4119-4125, 2004
9) 伊藤雅文，市橋亮一，岩淵英人：ITPと脾臓．病理と臨床 22：1272-1275，2004
10) 朝長万左男，松田　晃：不応性貧血（骨髄異形成症候群）の形態学的異形成に基づく診断確度区分と形態診断アトラス．厚生労働科学研究費補助金，難治性疾患克服研究事業，特発性造血障害に関する調査研究班報告書（平成19年度）
11) Choi JW, Fujino M, Ito M：F-blast is a useful marker for differentiating hypocellular refractory anemia from aplastic anemia. Int J Hematol 75：257-260, 2002
12) Choi JW, Kim Y, Fujino M et al：Significance of fetal hemoglobin-containing erythroblasts (F blasts) and the F blast/F cell ratio in myelodysplastic syndromes. Leukemia 16：1478-1483, 2002
13) Iwasaki T, Murakami M, Sugisaki C et al：Characterization of myelodysplastic syndrome and aplastic anemia by immunostaining of p53 and hemoglobin F and karyotype analysis：differential diagnosis between refractory anemia and aplastic anemia. Pathol Int 58：353-360, 2008

第 2 部　組織型と診断の実際

Ⅵ. 急性骨髄性白血病と関連の前駆細胞腫瘍

1　頻度の高い遺伝子異常を伴う急性骨髄性白血病

はじめに

1976 年に French-American-Brisith (FAB) グループが急性白血病の分類としてそれまでに行われていた形態に基づく分類を整理して FAB 分類を提唱した[1]．FAB 分類では形態学的所見に基づく分類法に客観的指標として数値基準を導入したため，しっかりした形態診断力に基づいた検索を行えば特殊な設備や技術に依存することなく検査・分類が可能となり，国際的な標準的分類法として広く普及した．しかしその後，血液腫瘍の分野では腫瘍細胞の性格や腫瘍化の機構に関して非常に多くの知見が見出され，特に染色体や遺伝子の異常に関する情報は飛躍的に多くなった．この傾向は，解析技術の革新と相まって近年ますます強くなっており，全ゲノム配列の情報を含めて新しい整理・分類の仕方が求められるようになっている．このような流れを受けて世界保健機関 (WHO) が造血器/リンパ組織の悪性腫瘍を包括した枠組みを 1999 年に発表し，さらに，2001 年には形態像の写真も数多く示すことによりそれまでの FAB 分類とも対応させて，造血器/リンパ組織腫瘍の各病型分類基準を作成し，「Tumours of Haematopoietic and Lymphoid Tissues」として出版した[2]．WHO 分類は臨床像・形態像・遺伝子異常を統合した，病因に基づく疾患単位分類として，新しい白血病分類法の提起をしており，白血病研究の臨床への応用を図る上でも重要な転換をもたらしたと考えられる．

本項では 2008 年に新しく改訂された WHO 分類[3]に基づき，頻度の高い遺伝子異常を伴う急性骨髄性白血病 acute myeloid leukemia (AML) について，染色体異常の概要や染色体レベルから遺伝子レベルへと変遷しつつある白血病遺伝子異常の機構，また臨床病理学的あるいは形態学的な特徴について概説したい．ただし，FAB 分類の時代とは異なり，ここに分類される白血病では，形態像の所見は診断上の第一義的な意味合いをもつものではない．あくまで，分類は染色体，遺伝子の異常を基になされるものであることを念頭に置いておく必要がある．したがって，個々の型の白血病の形態像については，FAB 分類を基本として AML を整理した第 2 部 Ⅵ-4「急性骨髄性白血病，NOS」の項も参照していただくことにして，本項では主に遺伝子異常の内容について概説することにしたい．

「頻度の高い遺伝子異常を伴う AML」は，WHO 分類 2001 から存在する項目であるが，新たな染色体異常の知見が増えたことに伴い，WHO 分類 2008 では，特定の染色体転座に基づく分類が 4 項目から 7 項目へと増加した[3]．またこの WHO 分類 2008 では "provisional entities" として，染色体転座によるものではない，"遺伝子レベル"の異常による AML の分類が提唱された．本項で紹介する NPM (nucleophosmin)，CEBPA (CCAAT/enhancer-binding protein alpha) のほかにも FLT3 (FMS-like tyrosine kinase 3)，WT1，KIT などの遺伝子変異が分類基準の候補として検討されている．その名のごとく現在も病因・病態解明の途上にあるために設けられた"暫定的"ともいえる診断項目であるが，これらは近年の AML 研究における最新トピックスの一つであり，分子標的

治療のターゲットとして新規治療薬の開発という観点からも大いに注目を集めている.

1. 均衡染色体転座・染色体逆位を伴う急性骨髄性白血病

均衡染色体転座・染色体逆位を伴う急性骨髄性白血病 AML with balanced translocations/inversions は，WHO 分類 2001 から踏襲された概念であり，特定の染色体転座により融合遺伝子が形成され，異常なキメラ蛋白質を発現することにより腫瘍が起こる．ただし，多くの場合これらの染色体異常のみでは白血病化には十分ではないとされており，付加的な異常が生じることにより白血病に至ると考えられている[4]．WHO 分類 2008 では 7 種類の染色体異常が記載されており，これらの多くは特徴的な臨床病態像，形態像および免疫形質を呈するとされている．国や施設による差はあるが，日本におけるおおよその頻度を図 1 に示す.

1) t (8 ; 21) (q22 ; q22) を伴う AML : *RUNX1-RUNX1T1*

a) 定義・概念

RUNX1（*AML1* または *CBFA* とも呼ばれる）および次項に示す *CBFB* は core binding factor (CBF) と呼ばれる転写因子群をコードする遺伝子であり，染色体転座をきたして遺伝子再構成を生じると白血病を発症することが知られている．本項で説明するt (8 ; 21) 転座では *RUNX1-RUNX1T1* という融合遺伝子ができることによって白血病が起こると考えられている．*RUNX1T1* は *ETO*，*MTG8*，*CBFAT1* とも呼ばれ，この型の AML は WHO 分類 2001 における *AML1-ETO* 転座を伴った白血病に相当する．*RUNX1* は他の型の染色体転座では *RUNX1T1* 以外に *MTG16*，*EVI1*，*TEL* などと融合遺伝子をつくることが知られている（図 2）．*RUNX1-RUNX1T1* 融合遺伝子による発症機序として幾つかの機構が考えられている（図 3a, b）.

b) 細胞および組織学的所見

この型の白血病は比較的若年に発症し，好中球への分化を伴った FAB 分類 M2 の形態像を呈することが多い（M2 の約 10％を占める）（図 4〜7）．白血病細胞は好塩基性細胞質，アズール顆粒を含む大型の芽球よりなり，時に非常に大きな顆粒を有することもある．成熟好中球にしばしば Auer 小体を認める．

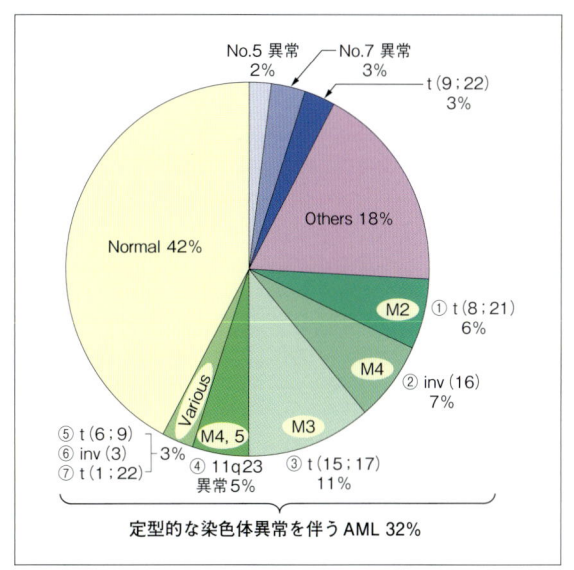

図 1 | AML の染色体異常の頻度
この「頻度の高い遺伝子異常を伴う AML」に含まれる定型的な核型異常を伴う症例は AML 全体の 30〜40％を占め，ほぼそれと同数の症例は正常核型を示す．もちろん施設によって比率に差はあるが，1/3 くらいは染色体異常のパターンで診断されるカテゴリーで占められるようになっている．WHO 分類が使われるようになり，形態学的所見のみに基づく分類法の意義は再考する必要が出てきたといえるであろう．

末梢血中ではやや小型の芽球がみられることもある．骨髄中には様々な形態異常を伴う前骨髄球，骨髄球，成熟好中球が出現し，好酸球前駆体の増加，単球の減少または欠如もみられる．赤芽球および巨核球には異常を認めない．骨髄中の芽球が 20％未満の症例もあるが，これも AML に分類する．

c) 免疫組織化学的特徴

芽球は，免疫組織化学的に CD 34，HLA-DR，MPO，CD 8 などを発現するが，CD 33 の発現は比較的弱い．

d) 予後予測因子

治療に対する反応はよく，比較的予後良好なサブタイプとされるが，CD 56 発現，*KIT* 突然変異（20〜25％）などは予後不良因子とされている．

2) inv (16) (p13.1q22) あるいは t (16 ; 16) (p13.1 ; q22) を伴う AML : *CBFB-MYH11*

a) 定義・概念

全年齢層に発症するが，比較的若年に多く AML の 10〜20％を占める．inv (16) と t (16 ; 16) の 2 つの型が知られており inv (16) (p13.1q22) のほうが高い頻度を示すが，何れの型も smooth muscle myosin

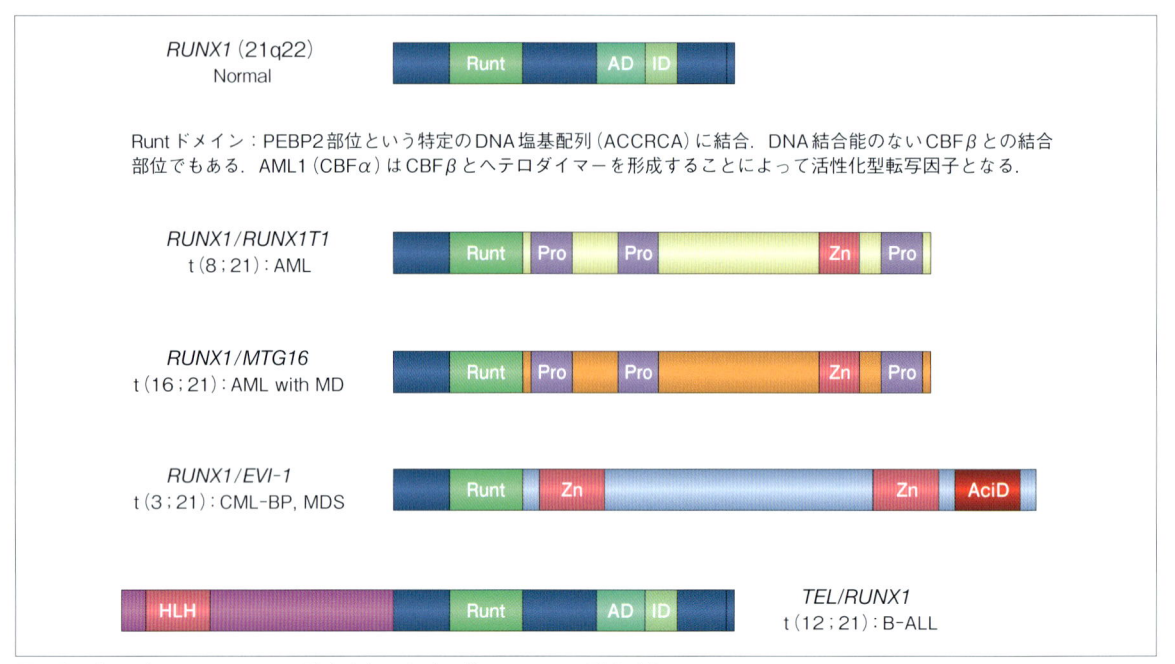

図2 | t(8；21)によるRUNX1融合遺伝子とその他のRUNX1融合遺伝子

t(8；21)転座により転写因子である core binding factor αをコードする RUNX1（AML1とも呼ばれる）と RUNX1T1（ETOとも呼ばれる）遺伝子のコードする融合転写産物 RUNX1-RUNX1T1 が形成される．RUNX1T1 はほぼ全長が融合．RUNX1（runt-related transcription factor 1）：別名 core binding factor α，AML1．21q22 に位置し，RUNX ファミリー（RUNT ドメインに相同性）に属する転写因子である．Runt ドメイン：DNA 結合活性をもつ．PEBP2 部位という特定の塩基配列（ACCRCA）に結合する．また，このドメインは DNA 結合能のない CBFβ（βサブユニット）との結合部位でもある．RUNX1（CBFα）は CBFβ とヘテロダイマーを形成することによって活性化型の転写因子となる．AD：活性化ドメイン，ID：抑制ドメイン，Pro：プロリン豊富ドメイン，Zn：Zn フィンガードメイン，AciD：酸性ドメイン，HLH：helix-loop-helix ドメイン．RUNX1T1（RUNX1, translocated to 1）：別名 ETO（eight-twenty one：蛋白-蛋白 interaction に関係）あるいは MTG8（myeloid translocation gene 8）．EVI-1（ecotropic virus integration site-1）：oncoprotein．TEL（translation ets-like leukemia）：転写因子．TEL-RUNX1 では 3′側の ETS 類似ドメインが消失．

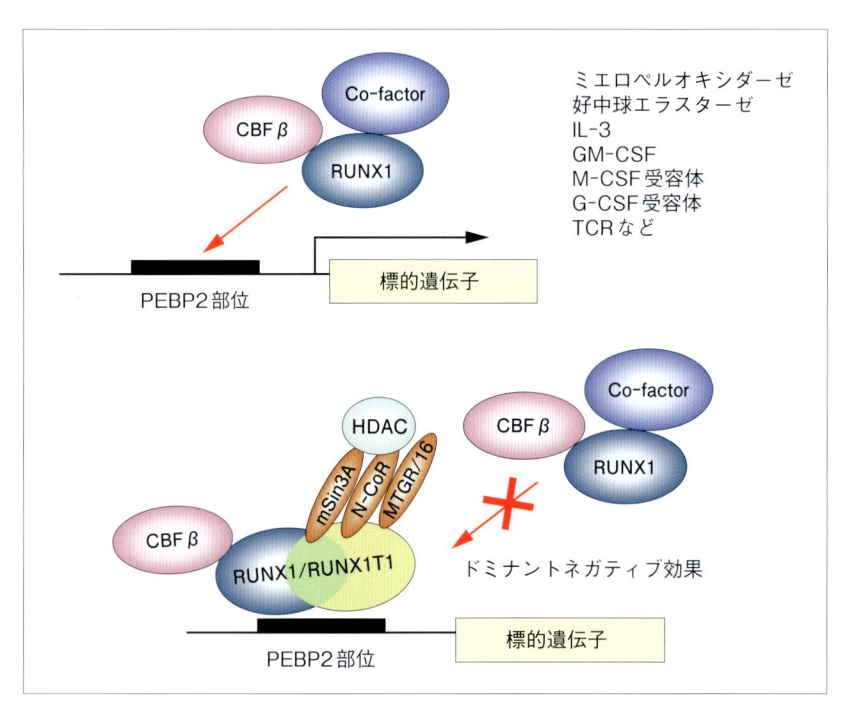

図3a | RUNX1-RUNX1T1 融合遺伝子産物の作用

まず，本来の RUNX1 の機能を上段に示す．RUNX1 は CBFβ および Co-factor と結合して，転写因子として作用する．ここにあるような標的遺伝子の転写を活性化して造血細胞の機能を調節している．CBFβ：core binding factor β：RUNX1 の PEBP2 部位への結合を強化．RUNX1 のユビキチン化による分解を防ぐ．下段に示すように RUNX1-RUNX1T1 融合遺伝子産物が形成されると本来の RUNX1 遺伝子産物の転写を阻害してしまう（ドミナントネガティブ効果）．HDAC：ヒストン脱アセチル化酵素．

図3b | RUNX1-RUNX1T1融合遺伝子産物の作用

RUNX1-RUNX1T1融合遺伝子産物はPEBP2部位(上段)あるいはC/EBP部位(下段)に結合して本来のRUNX1とは異なる転写活性効果を示し,正常な調節を阻害する.C/EBP：CCAAT/enhancer-binding protein.これが結合する部位がC/EBP部位.

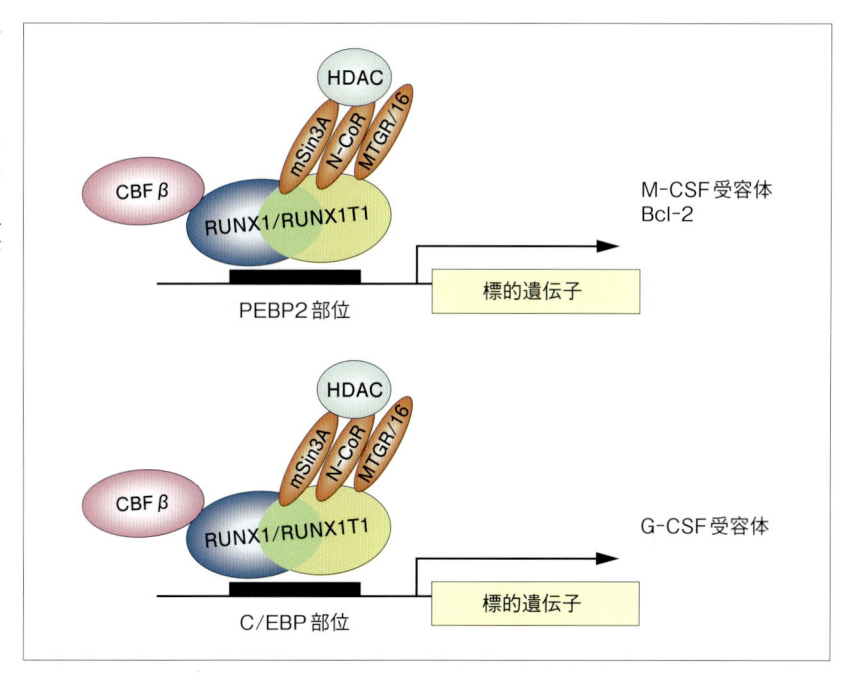

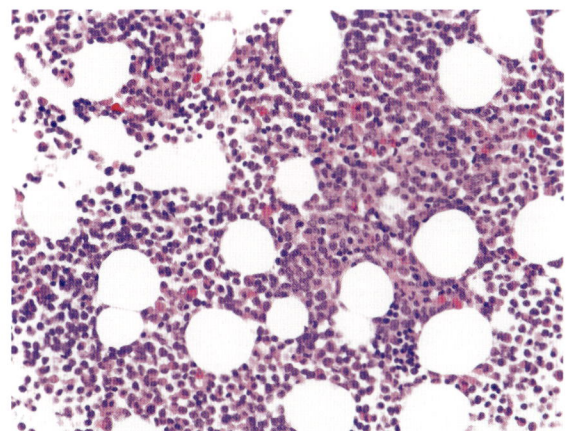

図4 | RUNX1-RUNX1T1の骨髄穿刺吸引クロット標本
やや過形成性の骨髄.

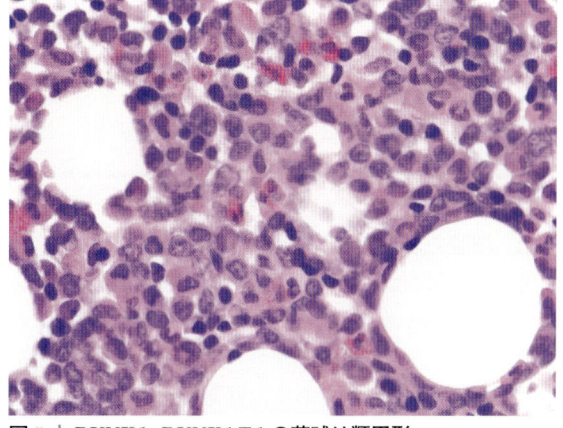

図5 | RUNX1-RUNX1T1の芽球は類円形
一部で分化を伴うFAB分類のM2のパターンを呈する.

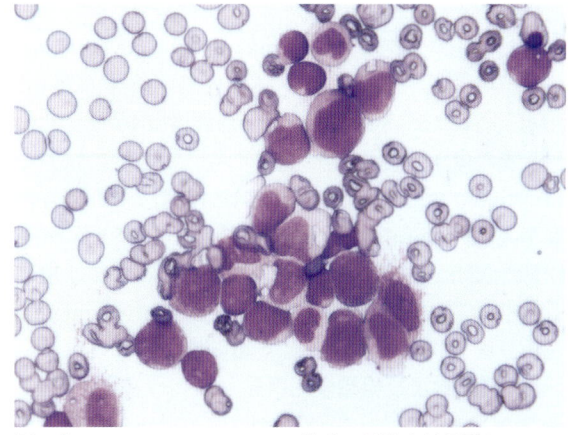

図6 | RUNX1-RUNX1T1の芽球の骨髄穿刺吸引クロット標本

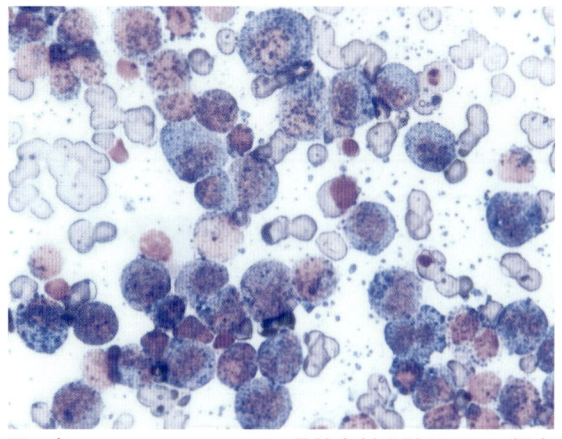

図7 | RUNX1-RUNX1T1の骨髄穿刺吸引クロット標本(MPO染色)
芽球はMPO陽性を呈する.

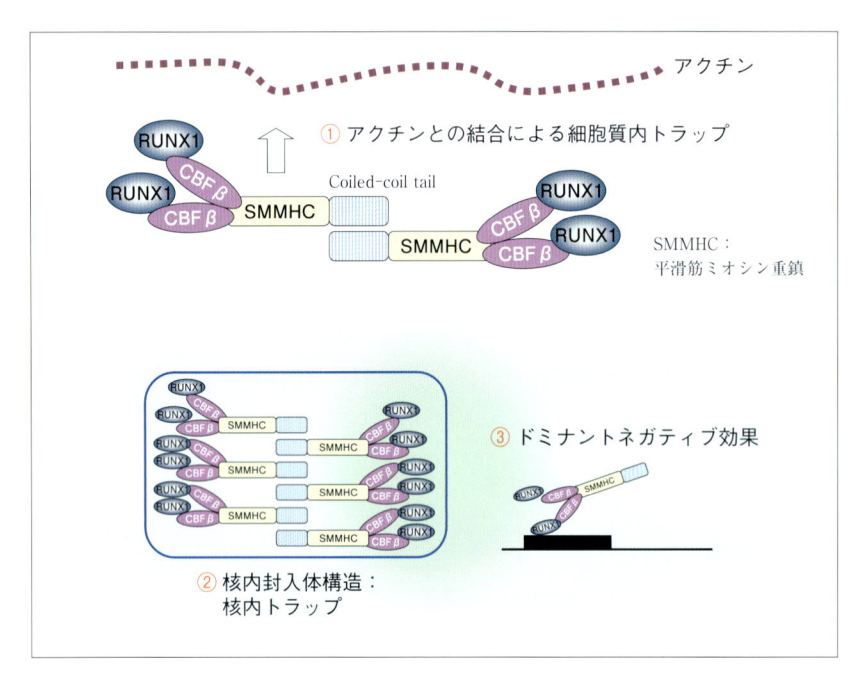

図8 | CBFβ-MYH11融合遺伝子の作用機構（FAB：M4Eo）

AMLの10〜20％を占め，形態学的にはAML with eosinophilia（M4Eo：M4の診断基準を満たすとともに好酸球が5％以上）に相当することが多い．融合遺伝子産物の作用機序として①アクチンにミオシン鎖が結合することによってRUNX1分子が細胞質内にトラップされてしまう．②核内で複合体が多量体を形成して封入体を形成し，ここに多くのRUNX1分子がトラップされてしまう．③複合体が本来のRUNX1に対してドミナントネガティブに作用する，といった機構を介してRUNX1の正常な機能が損なわれることによると考えられている．

---

heavy chainをコードする*MYH11*遺伝子と*CBFB*遺伝子との融合遺伝子を形成するという点では共通した機序によって起こる白血病である（図8）．骨髄肉腫 myeloid sarcomaの形で発症あるいは再発することがある．

b）細胞および組織学的所見

形態学的には芽球は急性骨髄単球性白血病 acute myelomonocytic leukemia（AMML）（FAB分類のM4）のパターンを呈し，芽球は単球および顆粒球系への分化を示す亜型である．芽球のうち少なくとも3％はMPO陽性である．骨髄芽球にはAuer小体が認められることがある．一方，単球系の芽球は非特異的エラスターゼが陽性のことが多い．骨髄中の成熟好中球はむしろ減少している．また，各成熟段階の好酸球が増加することが多く，異常形態を示す好酸球が混在することが特徴の一つとして挙げられる．したがって，AML with eosinophilia（FAB：M4Eo，M4の診断基準を満たすとともに好酸球が5％以上）に相当することが多い（図9，10）．幼若な好酸球系細胞では大型かつやや紫色がかった顆粒が認められることが特徴的である．末梢血でも好酸球の増加や形態異常がみられることがある．

c）免疫組織化学的特徴

免疫組織化学的な形質は複雑で，未熟な芽球はCD34やCD117を高発現するが，顆粒球系に分化するものは，CD13，CD33，CD65，MPOが陽性となるし，単球系へ分化するものは，CD14，CD4，CD11b，CD11c，CD64，CD36，リゾチームが陽性となる．

d）予後予測因子

付加的な染色体や遺伝子の異常としては，+22（22番染色体トリソミー，10〜15％に認める）は予後良好因子，*KIT*突然変異（30％程度に認める）は再発増加や生存期間短縮などの予後不良因子として知られている．また，高齢者に発症した場合には生存率が低い．

3）t(15;17)(q22;q12)を伴うAPL：*PML-RARA*

a）定義・概念

急性前骨髄球性白血病 acute promyelocytic leukemia（APL）は，全年齢層に発症するが中年層に多い．AML全体の5〜8％を占める．形態像はFAB分類のM3またはM3 variantに相当する．この型の転座ではretinoic acid receptor α（*RARA*）遺伝子と前骨髄球性白血病 promyelocytic leukemia（*PML*）遺伝子が融合遺伝子を形成する（図11）．臨床的には播種性血管内凝固 disseminated intravascular coagulation（DIC）を合併しやすいことで知られている．

b）細胞および組織学的所見

骨髄は形態学的に過形成性で，Giemsa染色にて比較的豊かで，明るいピンク色，赤色あるいは，紫色調を呈する細胞質をもつ前骨髄球様の白血病細胞

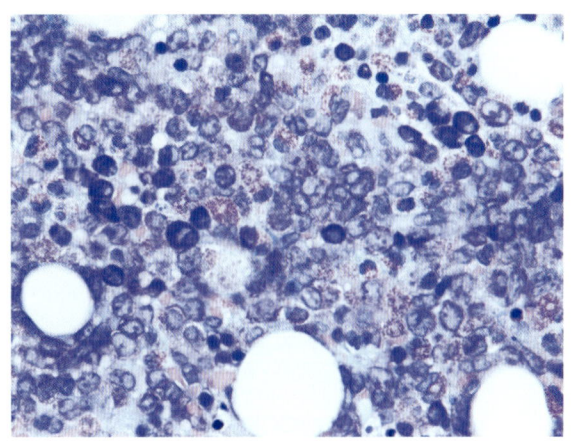

図9 inv(16)の骨髄穿刺吸引クロット標本(Giemsa染色)
芽球と好酸球の増加が目立つ．芽球は類円形の核をもつ細胞と不整形でくびれを伴う核をもつ細胞とが混在している．核分裂像も散見される．成熟好中球は減少している．

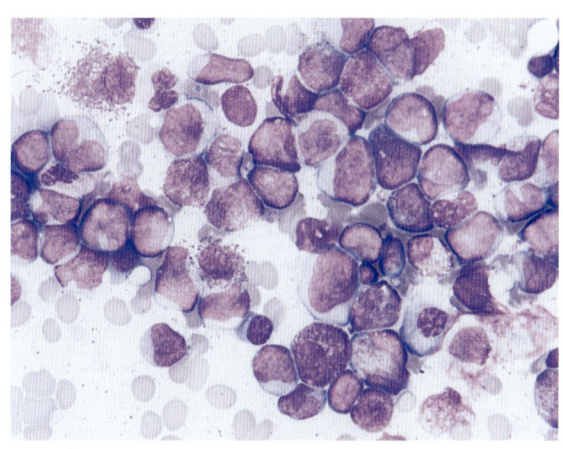

図10 inv(16)の骨髄穿刺吸引クロット標本
骨髄芽球は類円形〜楕円形の核を有し，核/細胞質比が高い．核網は繊細である．細胞質は中等度好塩基性で顆粒は認められない．一方，単芽球はやや広めの細胞質を有し，核には強いくびれないし切れ込みを伴う．核網はより繊細である．時に空胞形成あり．その他の所見として好酸球が目立つ(本例では20％程度)．細胞は大型化し，顆粒も大型のものがみられる．以上，FAB分類のM4Eoのパターンを呈する．

が増加している．核の大きさはまちまちで腎臓形または2葉の核が多い．豊富な細胞質には，大型の顆粒が高密度に集積する像がみられ，大型のAuer小体も認められる(図12〜16)．束状にAuer小体が集合した像がみられるものはファゴット faggot 細胞と呼ばれる．全ての前骨髄球様白血病細胞はMPO強陽性となる．末梢血中に出現する前骨髄球様白血病細胞はごく稀である．

c) 免疫組織化学的特徴

白血病細胞の免疫組織化学的形質としては，HLA-DR，CD34，CD11a，CD11b，CD18は弱陽性あるいは陰性で，CD33は全体に強陽性だがCD13は一部の細胞に陽性所見を示す．

d) 予後予測因子

この型の白血病に対してはall trans retinoic acid (ATRA)による分化誘導療法が有効であるが，約20％の症例では白血病細胞にCD56の発現が認められ，予後不良因子となる．付加的遺伝子異常として*FLT3*遺伝子の異常もみられるが(40％)，予後についての影響ははっきりしていない．

APLに類似した形態像を示す症例の中には*RARA*について，他の型の転座を伴うものがある．*RARA*のパートナーとして，11q23の*ZBTB16*，11q13の*NUMA1*，5q35の*NPM1*，17q11.2の*STAT5B*などがあり，APL with a variant RARA translocation と診断される．

4) t(9;11)(p22;q23)を伴うAML：*MLLT3-MLL*

a) 定義・概念

あらゆる年齢で発症するが，小児発症が多い(小児白血病の約10％，成人AMLの2％)．Drosophila trithorax遺伝子のヒトhomologueである*MLL*遺伝子に関連する亜型であり，旧分類では11q23(*MLL*) abnormalities としてまとめられており，特定の融合遺伝子が規定されていなかった．しかし*MLLT*(*AF9*：ALL1 fused gene from chromosome 9 protein)遺伝子との融合遺伝子形成の頻度が最も高く，独立したサブタイプであることが明らかにされ，このような分類となった．MLL蛋白はヒストンメチルトランスフェラーゼであり，クロマチンのリモデリングに際して*HOX*遺伝子群などの遺伝子の転写を制御している(図17)．現在のところ，*MLL*遺伝子に関する転座はこの型のほかに80を超えるパターンが同定されており，転座相手によってはALLを生じることもある．また，骨髄異形成症候群myelodysplastic syndrome(MDS)や治療に関連したAMLの際も*MLL*遺伝子に関連する融合遺伝子が形成されることがあるが，これらについてはMDSや治療に関連したAMLと診断すべきとされている．

b) 細胞および組織学的所見

形態学的には，多くの例は急性単球性白血病acute monocytic leukemia(AMoL)あるいはAMML (FAB：M4，M5)の像を呈する(図18，19)．骨髄中

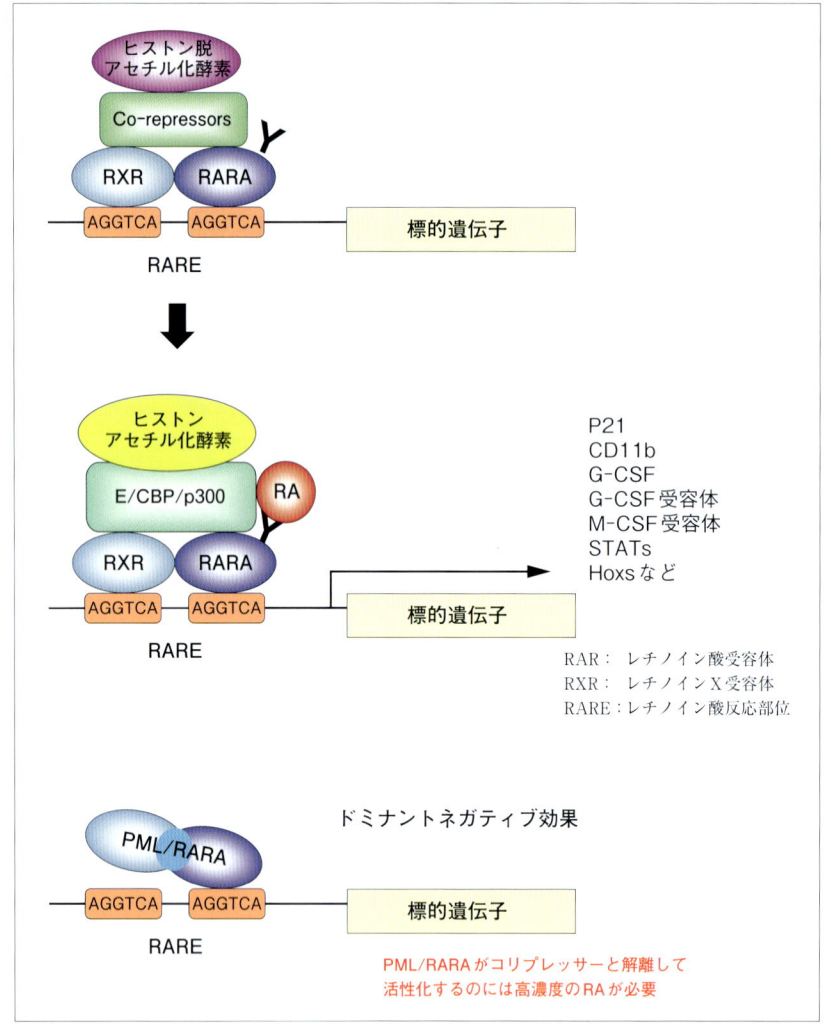

図11 | *PML-RARA* 融合遺伝子の作用機構

上段は本来の RARA の作用を示す．RARA は RXR とヘテロダイマーを形成し，DNA 上の RARE（RAR element）に結合する．レチノイン酸（RA）が結合して，コリプレッサーが外れると（中段），ヒストンアセチル化酵素がリクルートされて転写が on になる．この型の転座では 17 番染色体上の retinoic acid receptor α（RARA）と 15q22 に存在する promyelocytic leukemia gene（PML）が融合してキメラ蛋白をコードする．下段のように PML-RARA 融合蛋白ができるとドミナントネガティブ効果によって本来の RARA の機能が障害される．

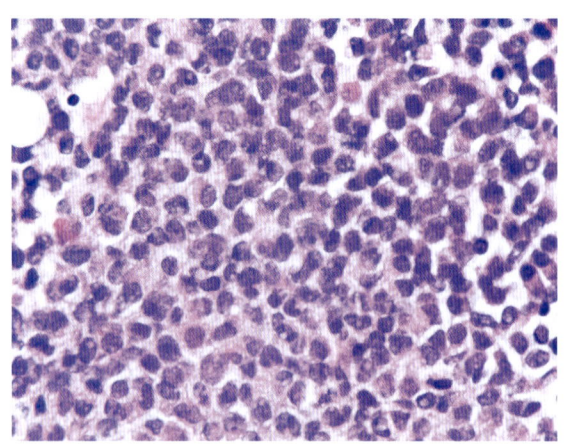

RAR：レチノイン酸受容体
RXR：レチノイン X 受容体
RARE：レチノイン酸反応部位

PML/RARA がコリプレッサーと解離して活性化するのには高濃度の RA が必要

図12 | *PML-RARA* の骨髄穿刺吸引クロット標本
過形成性の骨髄には異型前骨髄球様細胞が増生している．

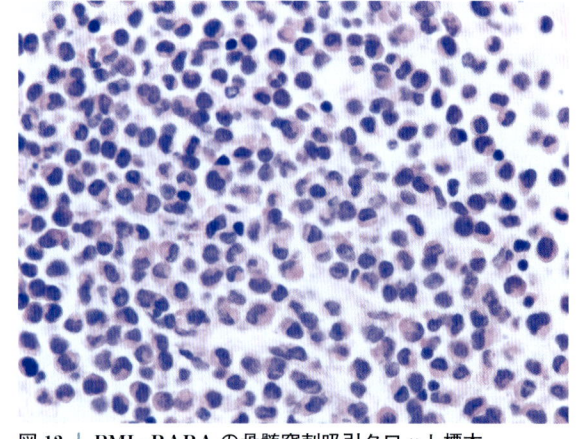

図13 | *PML-RARA* の骨髄穿刺吸引クロット標本
本例ではやや細胞質の豊富な前骨髄球様細胞が増生している．

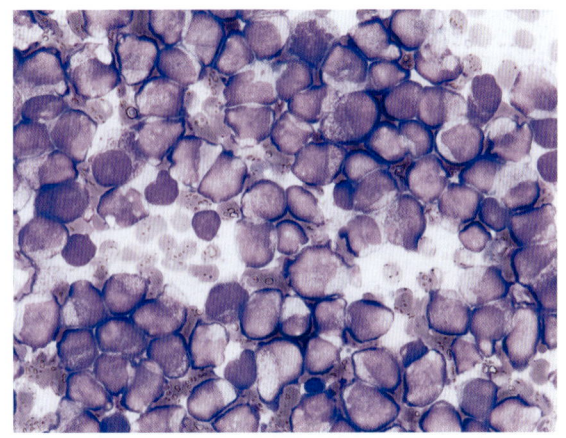

図14 │ PML-RARA の骨髄穿刺吸引クロット標本
異型前骨髄球様細胞が著明に増加している．核/細胞質比は高く，細胞質には濃染多彩な顆粒が多数認められる．淡紅色の巨大顆粒もみられる．

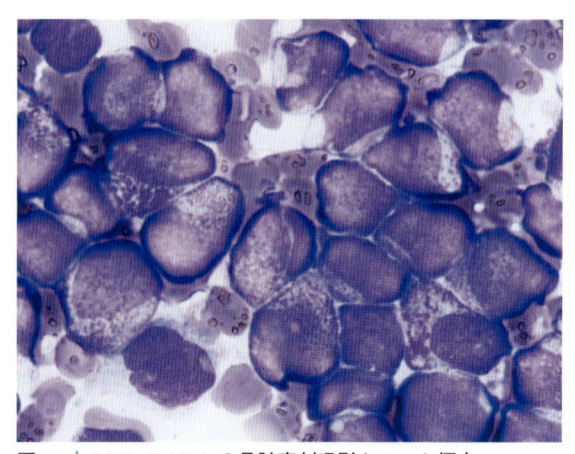

図15 │ PML-RARA の骨髄穿刺吸引クロット標本
芽球の細胞質には束状の Auer 小体が出現しているものもある（ファゴット faggot 細胞）．FAB 分類の M3 のパターンを呈する．

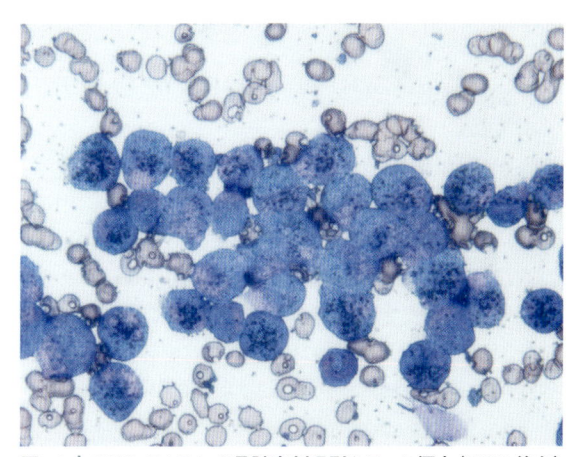

図16 │ PML-RARA の骨髄穿刺吸引クロット標本（MPO 染色）
前骨髄球様の芽球は MPO 陽性を呈する．

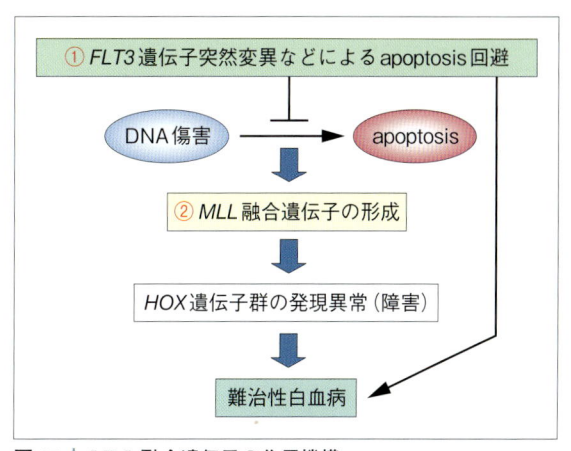

図17 │ MLL 融合遺伝子の作用機構
11q23 に存在する MLL 遺伝子の転座の相手は 50 以上の染色体領域に及ぶ．この型の転座で再構成される MLL 遺伝子はホメオボックスの制御に関与していると考えられている．ここで代表とされている t(9;11)(MLLT3-MLL 融合遺伝子)では M4，M5 が多い．また，t(6;11) では MLL-AF6 融合遺伝子が，t(10;11) では MLL-AF10 融合遺伝子が形成される．MLL : myeloid/lymphoid or mixed lineage leukemia，FLT3 : FMS-like tyrosine kinase-3.

では単芽球および前単球が優位を占める．単芽球は豊かでやや好塩基性の強い細胞質をもつ大型の細胞で，胞体内に細かいアズール顆粒と空胞がみられる．核は類円形で繊細な網目状のクロマチンを有し，1～数個の明瞭な核小体を伴う．前単球は不規則で細かな凹凸を伴う核をもち，細胞質はやや淡明で顆粒が多い．単芽球および前単球は非特異的エステラーゼ反応が強陽性だが，単芽球は MPO 陰性のことが多い．

c）免疫組織化学的特徴

芽球の免疫組織化学的形質は，小児例では CD33，CD65，CD4，HLA-DR が強陽性だが，CD13，CD34，CD14 の発現は弱い．成人例では単球系のマーカーとして CD14，CD4，CD11b，CD11c，CD64，CD36，リゾチームなどが陽性となることがある．

d）予後予測因子

この型の白血病の予後は中間群とされているが，

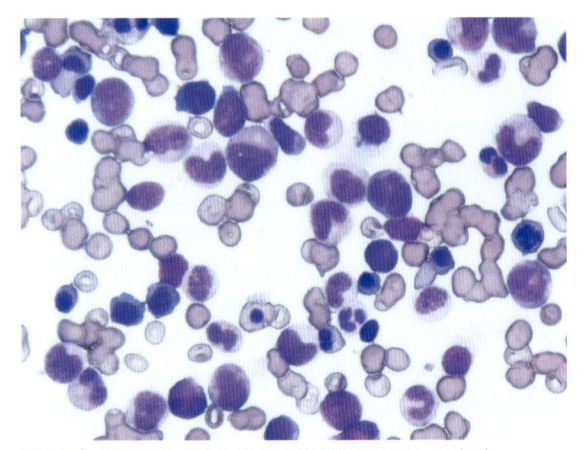

図18 | MLLT3-MLL の骨髄穿刺吸引クロット標本
芽球は類円形～楕円形の核を有する細胞と，不整形でくびれのある核を有する細胞が混在する．FAB 分類の M4 のパターンを呈する．

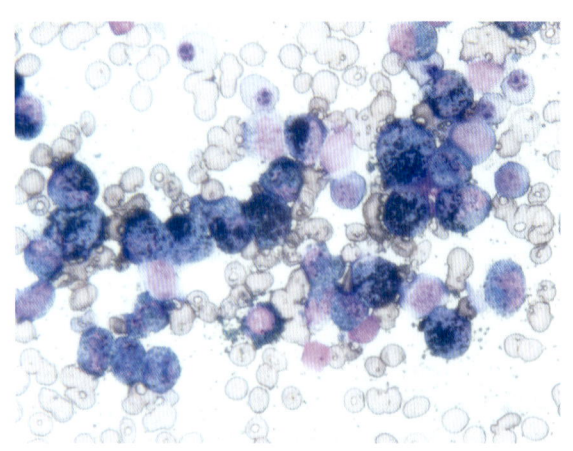

図19 | MLLT3-MLL の骨髄穿刺吸引クロット標本（MPO 染色）
芽球には MPO 陽性細胞と陰性細胞が混在して認められる．単芽球にはエステラーゼが陽性となる．

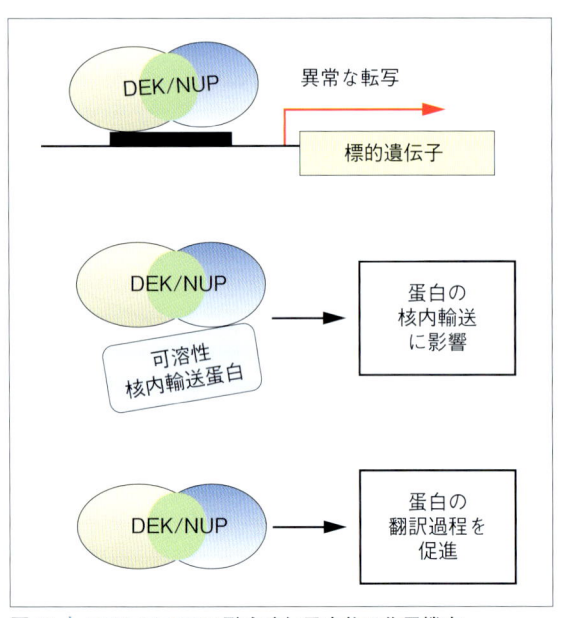

図20 | DEK-NUP214 融合遺伝子産物の作用機序
DEK-NUP214 融合蛋白の作用は完全に解明されてはいないが，異常な転写を起こす（上段），NUP214 に関連した蛋白の核・細胞質輸送に影響を与える（中段），蛋白の翻訳を促進する（下段）などの関与が考えられている．DEK：Drosophila ephrin receptor tyrosine kinase，NUP：nuclear pore complex protein（nucleoporin），以前は CAN とも呼ばれた．

5）t(6;9)(p23;q34)を伴う AML：*DEK-NUP214*

a）定義・概念

小児発症（中央値13歳）と成人発症（中央値35歳）の型があり，AML 全体の 0.7～1.8％を占める．6番染色体上（6p23）の *DEK* および 9 番染色体上（9q34）の *NUP214* による融合遺伝子・蛋白が形成され，異常な転写因子として作用する，あるいは可溶性核内移行因子と結合し蛋白の核内輸送に影響を与える形で作用する（図20）．また，この融合蛋白には転写を介さずに蛋白の翻訳過程を修飾して蛋白合成を盛んにする作用があるとする報告もある[5]．*FLT3* の遺伝子異常（*FLT3*-ITD）を合併する頻度が高く，小児発症のものではおよそ 70％，成人発症例では約 80％に及ぶ．*FLT3*-TDK の突然変異は少ない（TOPICS ①参照）．

貧血，血小板減少あるいは汎血球減少を初発症状とすることが多い．成人発症例では白血球数が中央値約 12,000/mL と他の AML に比較して少ないことが多い．

b）細胞および組織学的所見

この型の AML の骨髄の芽球は FAB 分類の M2，M4 の像を呈することが多いが，M3，M7 を除くあらゆる型の形態像をとりうる．したがって，この型に特異的な芽球の形態学的特徴はない．Auer 小体は約 1/3 の症例で認められる．芽球は MPO 陽性だが非特異的エステラーゼは陽性のことも陰性のこともある．半数～それ以上の症例で，骨髄および末梢血の有核細胞中 2％以上となる好塩基球の増加が認め

9p22 以外との転座の場合はやや予後が悪い．また付加的遺伝子異常としては 8 トリソミーの頻度が最も高いが，予後に与える影響はなさそうである．

TOPICS ① *FLT3* 変異

FLT3（FMS-like tyrosine kinase 3）遺伝子は13q12にコードされた受容体型チロシンキナーゼで，正常の骨髄球系およびリンパ球系前駆細胞に発現し，血球分化に伴って発現が消失する．また，*FLT3*は細胞増殖・分化および造血幹細胞の自己複製における重要なシグナル伝達機構に関与しているといわれている[6]．AMLにおける*FLT3*遺伝子異常には，*FLT3* internal tandem duplication（*FLT3*-ITD）とtyrosine kinase domain（TKD）の点突然変異（*FLT3*-TKDあるいはkinase domain mutation（KDM）で*FLT3*-KDMとも呼ばれる）の2種類が知られている．*FLT3*-ITDは*FLT*遺伝子のexon 14および15にコードされたJMD領域に様々な大きさの重複配列が生じることによる遺伝子変異を指し，この異常により，FLT3のリガンドを欠いた状態においても恒常的に受容体リン酸化が惹起され，AKT kinaseやRAS，JAK/STAT2系などの下流のシグナルが活性化状態となる．一方，*FLT3*-TKDはTKD内に存在するexon 20にコードされたactivation loopのミスセンス突然変異により生じる．また，TKD領域の蛋白変異をきたす点突然変異も報告されている．マウスを用いた実験系では，*FLT*-ITD変異においては慢性骨髄単球性白血病（CMML）に類似した骨髄増殖性疾患を生じ，*FLT3*-TKDでは多クローン性（オリゴクローナル）のリンパ球増殖をきたしたものの，いずれの系においてもAMLは発症しなかった[7]．すなわち，*FLT3*遺伝子異常のみではAMLを発症するには不十分であり，白血病発症における二次的に生じるイベントとしてとらえられている．AMLのうち約30%に*FLT*-ITDが，約10%に*FLT3*-TKDが認められる．

TOPICS ② 白血病の幹細胞

白血病細胞はその全てが自己複製しながら増殖しているわけではなく，正常造血における造血幹細胞と同様，ごく少数の白血病幹細胞が自己複製と限定された分化を行うことにより腫瘍細胞を供給，維持し，白血病という病態を形作っていると考えられている．白血病幹細胞の存在は，マルチカラーフローサイトメトリーを用いて特定の抗原を発現する細胞のみを分取することが可能になったこと（複数の抗原発現の組み合わせや発現強度の程度による分別も可能になった），さらに重症免疫不全マウスへの移植実験系が発達し動物個体内でヒト白血病の病態を再現することが可能になったこと，によって証明された．AMLではCD34陽性CD38陰性分画に白血病幹細胞の存在が確認されており[8]，リンパ球系腫瘍や造血器系以外の様々な腫瘍（固形癌を含め）でも同様のアプローチで腫瘍幹細胞（癌幹細胞）の研究が進んでいる．

自己複製能を有する造血幹細胞に遺伝子変異が生じて白血病幹細胞ができる場合と，いったん自己複製能を失った造血前駆細胞が遺伝子変異によって自己複製能を再獲得するとともに分化能を失って白血病幹細胞が形成される場合とがあるようである．造血幹細胞と白血病幹細胞の表現形や機能は類似している点が多いため，両者を厳密に区別することは難しいが，最近の研究では白血病幹細胞と造血幹細胞のゲノムワイドな遺伝子発現プロファイルの比較解析や細胞1個レベルでの遺伝子発現解析などから様々な成果が得られている．AMLではTIM-3（T-cell immunoglobulin mucin-3）が白血病幹細胞の特異的抗原として注目されている[9]．白血病の治療抵抗性や完全寛解後の再発の防止という観点からも，白血病幹細胞の同定，自己複製能の維持と分化抑制の分子機構を解明することが重要な課題である．

られる（通常のAMLではほとんどない）．さらに，顆粒球系，赤芽球系の異型性が認められる症例が多く，一部では骨髄巨核球の異形成も伴う．

c）免疫組織化学的特徴

芽球の免疫組織化学的形質としては，顆粒球系マーカーとして，MPO，CD13，CD33，CD38，HLA-DRが多くの症例で陽性となり，一部の症例では単球関連マーカーCD64が陽性となる．およそ半数の症例でTdT陽性となるが他のリンパ球系マーカーは陰性のことが多い．

d）予後予測因子

全体として予後は悪くunfavorable群と同等である．中でも末梢血白血球の多い例，骨髄の芽球の比率が高い例は予後が悪い．

図21 | *RPN1-EVI1* 融合遺伝子の白血病発症における機能
融合遺伝子が形成されると RPN1 が *EVI1* 遺伝子発現のエンハンサーとして機能し，EVI1 の機能亢進が起こると考えられている．EVI1：ecotropic viral integration site-1，RPN1：ribophorin 1．

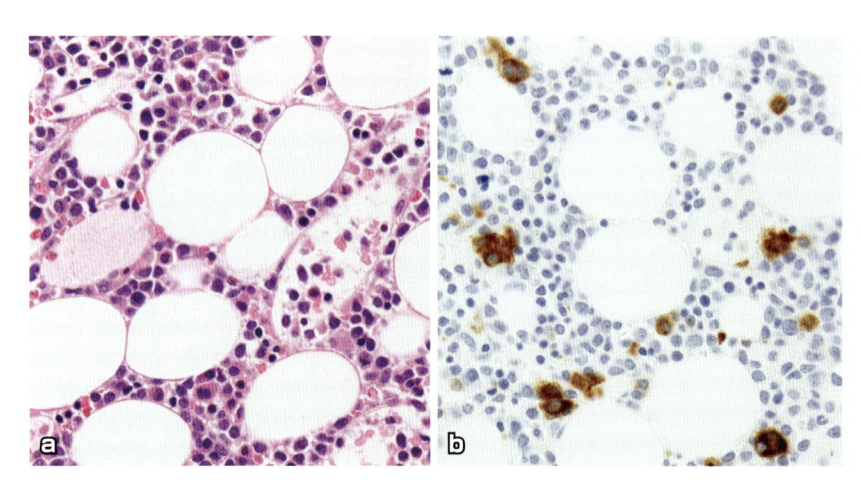

図22 | inv(3)(q21；q26.2)を伴う AML
a：HE 染色．b：CD42b 免疫染色．上気道炎症状と汎血球減少症(白血球数 2,420，ヘモグロビン値 10.2，血小板数 9.6 万)にて発症した症例．CD42b 免疫染色では，小型で単葉状あるいは 2 葉状の核を示す特徴的な巨核球を確認できる．

6) inv(3)(q21；q26.2) あるいは t(3；3)(q21；q26.2) を伴う AML：*RPN1-EVI1*

a) 定義・概念

成人発症例が多く，AML 全体の 1〜2％ を占める．AML では 3 番染色体長腕に様々な染色体異常が起こることが知られており，3q21 に位置する *RPN1* と，同様に 3 番染色体長腕にコードされた *EVI1* が関与した転座および逆位が最も頻度が高い．EVI1 は転写因子の一つで造血幹細胞の増殖に必須とされ，また，様々な経路で癌遺伝子としても作用することが知られている（TOPICS ②参照）．この型の逆位あるいは転座では，*RPN1* が *EVI1* 遺伝子発現のエンハンサーとして機能していると考えられ，その結果，細胞増殖促進や分化抑制を引き起こすことにより白血病化が起こると考えられている[10]（図21）．de novo で初めから AML として発症する場合と MDS が先行する場合がある．治療に関連した AML において *EVI1-RUNX2* 融合遺伝子が形成されることがあるが，別カテゴリーとすべきとされている．また付加的な染色体異常として半数位の症例に 7 モノソミーが認められる．慢性骨髄性白血病 chronic myeloid leukemia（CML）でも発症後に inv(3)(q21；q26.2) あるいは t(3；3)(q21；q26.2) が起こることがあり，accelerating phase や blast phase への移行につながると考えられている．

b) 細胞および組織学的所見

末梢血では貧血がみられ，好中球の顆粒の減少や偽 Pelger 異常などもみられることがある．血小板数は正常ときに増加しており，巨大で顆粒に乏しい血小板がよくみられ，裸核状の巨核球も出現することがある．骨髄の芽球の形態は様々で，FAB 分類の M3 以外の何れの型も示すことがある．また，骨髄中の芽球比率が 20％ 未満で CMML 様の病態を呈することもある．骨髄では芽球以外に 3 系統の血球細胞の異形成がみられることが多く，特に巨核球の異形成はしばしば認められる．骨髄巨核球は正常ないし増加しており，小型で単葉状あるいは 2 葉状の核を示すものがみられる（図22）．骨髄では好酸球，好塩基球，肥満細胞も増加することがある．骨髄の線維化もみられることがあるが，その程度はまちまちである．

c) 免疫組織化学的特徴

芽球の免疫組織化学的形質は通常 CD13，CD33，HLA-DR，CD34，CD38 が陽性，CD7，CD41，CD61 などを発現する症例もある．

d) 予後予測因子

予後は他のサブタイプに比べて不良である．

7) t(1;22)(p13;q13)を伴うAML(megakaryoblastic):*RBM15-MKL1*

a) 定義・概念

小児発症(Down症候群でない小児)で,女児に多い白血病である.発症は3歳以下に限られており,多くは生後6ヵ月まで(中央値4ヵ月)に発症する.ほとんどの症例では肝脾腫などの臓器腫大を伴う.貧血,血小板減少がみられ,白血球数は中等度の増加を示す.巨核球系への分化を伴うAMLであり,FAB分類では急性巨核芽球性白血病acute megakaryoblastic leukaemia(M7)の形態像に相当する.他のサブタイプに比べ最も頻度の少ないカテゴリーである(AMLの1%未満).

この型の転座ではRNA binding motif protein-15(*RBM15*(*OTT*))とmegakaryocyte leukemia-1(*MKL1*(*MAL*))との融合遺伝子産物が形成される.*RBM15*にコードされる蛋白はRNA認識領域とspen paralogおよびortholog C-terminal(SPOC)を有し,一方,*MKL1*遺伝子にはクロマチンDNA結合領域がコードされているため,両者の融合遺伝子産物によりクロマチン構造やHOX誘導性の分化などに異常をきたす[11](図23).

b) 細胞および組織学的所見

末梢血中や骨髄中の芽球の形態はFAB分類のM7と同様である.小型〜大型の巨核芽球は核/細胞質(N/C)比が高く未分化な像を呈し,リンパ芽球に類似する.大きさは12〜18μmで,類円形からやや不規則,切れ込みをもった核を有し,クロマチンは繊細で1〜3個の核小体を伴う.細胞質は好塩基性で顆粒をもたないことが多く,偽足状の突起を有することもある.芽球にはSudan black BやMPOは陰性.微小巨核球micromegakaryocyteもよくみられるが,他の系統の血球すなわち顆粒球系や赤芽球系の細胞には異形成はみられない.骨髄は正ないし過形成性で好銀線維や膠原線維の増加を伴う.そのため骨髄穿刺が困難なこともある.

c) 免疫組織化学的特徴

芽球の免疫組織化学的形質としては,血小板由来糖蛋白であるCD41(glycoprotein Ⅱb/Ⅲa),CD61(glycoprotein Ⅲa)などが陽性となる.これらの抗原は細胞膜表面よりも細胞質内の陽性所見のほうが特異性もよく感度も高い(細胞表面への血小板の非特異的付着による偽陽性を除外できるため).より分化した血小板関連抗原であるCD42(glycoprotein Ⅰb)は時に陽性となることがある程度である.顆粒球系のマーカーであるCD13,CD33は陽性となることがあるが,CD34,CD45,HLA-DRは陰性である.

d) 予後予測因子

この型のAMLは他のサブタイプに比べて相対的に予後不良とされてきたが,AMLの強化療法が有効とする報告もある.

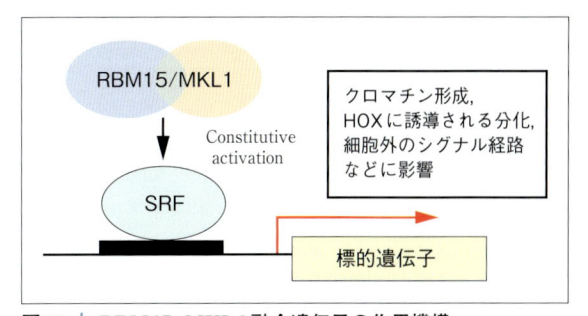

図23 | *RBM15-MKL1* 融合遺伝子の作用機構
RBM15-MKL1蛋白はSRFの転写能を持続的に活性化することによって,様々な影響が生じると考えられる.RBM15:RNA binding motif protein-15,MKL1:megakaryocyte leukemia-1,SRF:serum response factor.

2. 染色体転座や逆位を伴わず,遺伝子変異を有する急性骨髄性白血病

新しいカテゴリー・病因論として"遺伝子変異"を伴う急性骨髄性白血病AML with gene mutationsがprovisional entityとしてAMLの分類に取り入れられた.頻度がある程度高いこと,予後との相関があること,骨髄や芽球の形態像,臨床像に特徴がみられることなどの観点から,以下に示す2つの型が挙げられている.突然変異は通常,PCRによって検出される.

1) *NPM1* 遺伝子変異を伴う AML

この型のAML(AML with mutated *NPM1*)では,通常 *NPM1* 遺伝子のexon 12に突然変異が生じている.この変異が起こるとNPM蛋白が細胞質内に認められるようになる.比較的高齢者(女性に多い)の*de novo*白血病として認められ(MDSやMPNが先行することはない),核型は正常であることが多い(85%).*NPM1*変異の頻度は小児AMLの2〜8%,成人AMLの27〜35%,正常核型のAMLに限ってみれば45〜64%を占め,AMLにおいて最も頻度の高い遺伝子変異となっている.貧血,血小板減少,

表1 │ AMLにみられるその他の遺伝子変異

変異	機能	内容
FLT3変異	受容体型チロシンキナーゼ	internal tandem duplication, キナーゼ領域の変異, AMLの30％近く
c-Kit変異	受容体型チロシンキナーゼ	キナーゼ領域などの活性化変異, カテゴリー1のAML（特にCBF白血病）に高率
AML1変異	転写制御因子	Runtドメインの点突然変異, AML with MDの25％
Ras変異	GTP結合蛋白質（G蛋白質）	活性化点突然変異, AML, MDSの一部
p53変異	細胞周期制御因子	変異による不活化, CML-BPに高頻度, MDSの一部
p16変異	細胞周期制御因子	変異による不活化, リンパ性白血病の一部

比較的強い白血球増加を認め，歯肉，リンパ節，皮膚など骨髄外への浸潤を起こすことがある．

形態上はAMMLあるいはAMoL（FAB分類のM4あるいはM5）の像を示すことが多いが，FAB分類のM1, M2, M6などの型も起こりうる（どの系統の細胞に変異が起こるかによって様々な型をとる）．AMoLの80〜90％はNPM1変異によるAMLである．骨髄は著明に過形成性で芽球比率も他の正常核型AMLに比較して高い．診断は遺伝子変異を同定するか免疫組織化学的に細胞質内に異常蓄積したNPM蛋白を確認することで可能となる．

NPMは5q35にコードされた核小体リン酸化を司る蛋白であり，細胞質内と核内の移行蛋白としても知られる[12]．未分化大細胞リンパ腫anaplastic large cell lymphoma（ALCL）におけるALK（p80）との転座相手の一つであり，t(2;5)陽性のALCLでは核内にALKが陽性となることから，ALCLの病理診断学上重要なマーカーでもある．NPM1の突然変異を伴うAML例では，その95％がexon 12における4塩基挿入を示すものであり，全ての症例でもう一方の相同染色体に変異・消失を伴わないヘテロ変異の形態を示す．この変異によりC末端に異常をきたした蛋白が形成され，その結果NPMの核外への移行が亢進するため細胞質内に異常蛋白（変異NPM）が蓄積される．上記のようにこの異常な蓄積は免疫組織化学的に同定可能であり，この蓄積が白血病化に直接関わっているとされる．NPM突然変異とFLT3-ITDおよびFLT-TKDの発生には有意な相関があり，FLT同様に治療ターゲット蛋白質としても期待される．

芽球の免疫組織化学的形質は，顆粒球系マーカーCD13, CD33, MPOが陽性であることに加えて，単球系のマーカーであるCD14, CD11b, CD68なども発現していることが多い．また，CD34が陰性であることも特徴的である．

AML with mutated NPM1は治療反応性がよく，予後は比較的良好である．FLD-ITDを伴う症例では予後は悪くなるが，NPM1変異のないFLD-ITD陽性症例よりは予後が良い．

2）CEBPA遺伝子変異を伴うAML

この型のAML（AML with mutated CEBPA）は，FAB分類のAML, M1あるいはM2に相当する像を呈することが多く，de novo AMLとして発症し，発症年齢，性差に特徴はない．de novo AMLの6〜15％，正常核型AMLの15〜18％を占める．他の型のAMLと比較して，貧血は軽度で血小板数は少なく，末梢血中の芽球数は多い傾向がある．芽球の形態には大きな特徴はなく，他の原因で起こるM1あるいはM2の芽球と同様の像を呈する．

CEBPAの変異には2つの型が知られている．1つはN端のフレームシフト変異により本来（p42）より短い蛋白（p30）がつくられる型，他の1つはC端のin frame変異でblastic leucin zipper（b-ZIP）domainが破壊される型である．この型のAML症例の多くは両方の型の変異をもつことが知られているが，どちらか1つのみの変異の場合もある．CEBPAは転写因子であるが，突然変異型の分子（例えばp30）はdominant negativeに作用することが知られており，本来この転写因子がもっている造血細胞とくに顆粒球系細胞の分化・増殖に関わる機能が障害されることが白血病の発症に関連すると考えられている．

芽球の免疫組織化学的形質としては，顆粒球関連マーカーとしてCD13, CD33, CD63, CD11b, CD15のうちのどれかが陽性となる．HLA-DRやCD34は陽性のことが多いが，単球系のマーカーは陰性のことが多い．

AML with mutated CEBPAの70％は正常核型で，予後良好である[12]．

表2 | AMLの分類の方向性

Morphology, phenotypeによる分類(〜FAB 1976, 1982)
腫瘍細胞の由来重視 　　各タイプの臨床像は同一ではなかった
Chromosome abnormality (cytogenetics)による分類(〜WHO 2001)
Oncogenic mechanism-based. 発癌機構重視 　　Favorite outcome group：DFSは60％ 　　Unfavorite outcome group：DFSは10％ 　　しかし多くはintermediate group（含．正常核型30〜50％） 　　（発癌には第二の遺伝子異常による細胞増殖，不死化のシグナルも重要）
Gene mutationによる分類(WHO 2008〜)
より正確な予後予測を目指す（複数遺伝子異常の組み合わせによる予測） Molecular target therapy
網羅的解析による分類？
遺伝子発現プロファイル，白血病細胞の全ゲノムシークエンス，SNPアレイ，マイクロRNAの発現プロファイルetc.

その他にもAML症例では表1に示すような突然変異がみられることが知られており[13]，分類をどのように整理していくのか，今後さらに検討が加えられるものと考えられる．

おわりに

WHO分類2001は，染色体異常と臨床・形態像との合理的な相関性を主体に分類がなされたが，WHO分類2008をみると，近年の白血病の研究成果から，染色体異常だけでは説明が困難な急性白血病の病因が次々と明らかにされようとしている．つまり，"白血病＝染色体異常ありき"という既成の概念ではなく，染色体異常と遺伝子異常を複合的にとらえることが，診断・治療において重要ということになる．今後もさらに分類法は発展していくものと予想される（表2）．現在の病理診断の現場においては，これらの異常を直接証明する手段は乏しいものの，他の悪性腫瘍と同一の蛋白の異常をきたすものも少なくなく，悪性リンパ腫や他の固形腫瘍のように今後免疫組織化学的手法や遺伝子解析技術の進歩により，簡便かつ確実な手段として病理検体が診断や病態の把握のために用いられる時代が到来するかもしれない．

（北川昌伸）

文　献

1) Bennett JM, Catovsky D, Daniel MT et al：Proposed revised criteria for the classification of acute myeloid leukemia. A report of the French-American-British Cooperative Group. Ann Intern Med 103：620-625, 1985
2) Jaffe ES, Harris NL, Stein H et al (eds)：WHO Classification of Tumours of Haematopoietic and Lymphoid Tissues, IARC Press, Lyon, 2001
3) Swerdlow SH, Campo E, Harris NL et al (eds)：WHO Classification of Tumour of Haematopoietic and Lymphoid Tissues, IARC Press, Lyon, 2008
4) Kelly LM, Gilliland DG：Genetics of myeloid leukemias. Annu Rev Genomics Hum Genet 3：179-198, 2002
5) Ageberg M, Drott K, Olofsson T et al：Identification of a novel and myeloid specific role of the leukemia-associated fusion protein DEK-NUP214 leading to increased protein synthesis. Genes Chromosomes Cancer 47：276-287, 2008
6) Gilliland DG, Griffin JD：The roles of FLT3 in hematopoiesis and leukemia. Blood 100：1532-1542, 2002
7) Grundler R, Miething C, Thiede C et al：FLT3-ITD and tyrosine kinase domain mutants induce 2 distinct phenotypes in a murine bone marrow transplantation model. Blood 105：4792-4799, 2005
8) Yoshimoto G, Miyamoto T, Jabbarzadeh-Tabrizi S et al：FLT3-ITD up-regulates MCL-1 to promote survival of stem cells in acute myeloid leukemia via FLT3-ITD-specific STAT5 activation. Blood 114：5034-5043, 2009
9) Kikushige Y, Akashi K：TIM-3 as a therapeutic target for malignant stem cells in acute myelogenous leukemia. Ann NY Acad Sci 1266：118-123, 2012
10) Martinelli G, Ottaviani E, Buonamici S et al：Association of 3q21q26 syndrome with different RPN1/EVI1 fusion transcripts. Haematologica 88：1221-1228, 2003
11) Descot A, Rex-Haffner M, Courtois G et al：OTT-MAL is a deregulated activator of serum response factor-dependent gene expression. Mol Cell Biol 28：6171-6181, 2008
12) Schlenk RF, Döhner K：Impact of new prognostic markers in treatment decisions in acute myeloid leukemia. Curr Opin Hematol 16：98-104, 2009
13) Marcucci G, Haferlach T, Döhner H：Molecular genetics of adult acute myeloid leukemia：prognostic and therapeutic implications. J Clin Oncol 29：475-486, 2011

第2部　組織型と診断の実際

Ⅵ. 急性骨髄性白血病と関連の前駆細胞腫瘍

2　骨髄異形成関連変化を伴う急性骨髄性白血病

はじめに

急性骨髄性白血病 acute myeloid leukemia（AML）は細胞形態学，細胞化学所見を基礎とした French-American-British（FAB）分類から特異的染色体・遺伝子異常を示す WHO 分類へ推移している．

従来 AML with trilineage myelodysplasia（AML/TMDS）[1)] とされていた病型を WHO 分類 第 3 版（2001）[2)] では芽球の増殖に加えて造血 3 系統（顆粒球系，赤芽球系，巨核球系）に異形成 dysplasia を認め "AML with multilineage dysplasia" とした．

WHO 分類 第 4 版（2008）[3)] では 4 つのカテゴリー（表 1）からなり，骨髄異形成関連変化を伴う急性骨髄性白血病 AML with myelodysplasia-related changes（AML/MRC）（カテゴリー2）とし 2 系統以上の細胞で 50％以上の細胞に異形成を認める AML としている（FAB 分類にはカテゴリー1，2，3 は含まれない病型である）．

骨髄異形成症候群 myelodysplastic syndrome（MDS）の既往をもつ本疾患症例は，染色体異常，遺伝子変異は複雑な変化が多く MDS 症例の約半数に染色体異常があるとされ，5 番，7 番の染色体異常が高頻度に認められる．本疾患においては染色体異常とともに特に血球形態異常を末梢血，および骨髄（骨髄塗抹標本，組織標本）での詳細な形態学の所見が重要な役割を担っている．

1. 定　義

AML/MRC の診断基準は表 2 に示す．

1. 末梢血あるいは骨髄の芽球が 20％以上存在する急性白血病であり骨髄異形成 myelodysplasia の形態像を伴う．

2. myelodysplastic syndrome（MDS）あるいは myelodysplastic/myeloproliferative neoplasm（MDS/MPN）の既往がある AML．

3. MDS 関連の染色体・遺伝子異常を有する AML．

4. ①特異的染色体異常を有する AML（カテゴリー1）にみられる染色体・遺伝子異常を認めない．②他の無関係な疾患に対する化学療法あるいは放射線治療の既往がない．

WHO 分類 第 3 版（2001）では AML with multilin-

表 1 | 急性骨髄性白血病の WHO 分類（文献 2, 3 より改変）

カテゴリー1	特異的遺伝子異常を伴う AML（acute myeloid leukemia with recurrent genetic abnormalities）
カテゴリー2	骨髄異形成関連変化を伴う AML（acute myeloid leukemia with myelodysplasia-related changes） 　1）骨髄異形成症候群（MDS）あるいは骨髄異形成/骨髄増殖性腫瘍（MDS/MPN）から転化した AML 　2）de novo AML
カテゴリー3	治療関連骨髄系腫瘍（therapy-related myeloid neoplasms）
カテゴリー4	その他の AML（acute myeloid leukemia, not otherwise specified）

表2 | 骨髄異形成関連変化を伴うAML（AML/MRC）の診断基準（文献3より改変）

1. 末梢血および骨髄中の芽球が20％以上
2. 下記の1）～3）のいずれかを満たす
    1) MDSの既往
    2) MDSに関連した染色体・遺伝子異常
    3) 多血球系統の異形成
3. 下記の1）2）のいずれも満たさない
    1) 他疾患に対する化学療法の既往
    2) 特異的染色体異常を有するAMLにおける染色体・遺伝子異常

表3 | WHO分類に示されている血球異形成（文献3より改変）

A. 顆粒球系異形成 dysgranulopoiesis
1. 好中球の顆粒低形成 neutrophils with hypogranular cytoplasm
2. 低分葉核（偽Pelger核異常）hyposegmented nuclei (pseudo-Pelger-Huët anomaly)
3. 奇怪な分葉核 bizarrely segmented nuclei

B. 赤芽球系異形成 dyserythropoiesis
1) 核 nucleus
    1. 巨赤芽球様変化 megaloblastoid changes
    2. 核融解 karyorrhexis
    3. 核不整，核断片化 nuclear irregularity, fragmentation
    4. 多核化 multinucleation
2) 細胞質 cytoplasm
    1. 環状鉄芽球 ring sideroblasts
    2. 細胞質空胞 cytoplasmic vacuoles
    3. PAS陽性赤芽球 PAS positivity

C. 巨核球系異形成 dysmegakaryopoiesis
1. 微小巨核球 micromegakaryocytes
2. 非分葉核または多核の正常大ないし大型巨核球 normal sized or large megakaryocytes with non-lobulated or multiple nuclei

---

eage dysplasiaとしているが，MDS由来のAMLあるいは芽球以外の2系統以上の異形成の存在するAML（*de novo*）に加えて，MDS関連染色体異常を第4版改訂で新たに追加した．

2. 臨床的事項

1. 発症は高齢者に多く，小児は稀である．
2. 頻度はAML全体の24～35％に認められる．
3. しばしば高度の汎血球減少を呈する．
4. 骨髄塗抹標本の芽球のカウントが20～29％で，特にMDSからの移行症例あるいは小児例では緩徐な進行を示すこともある．
5. FAB分類におけるRAEB-T（refractory anemia with excess blast in transformation）は，臨床的にはAMLよりもMDSに類似する臨床経過をとる．

3. 細胞および組織学的所見

末梢血液像および骨髄像（骨髄塗抹Giemsa標本，骨髄組織像）；形態像を基盤とした本疾患（AML/

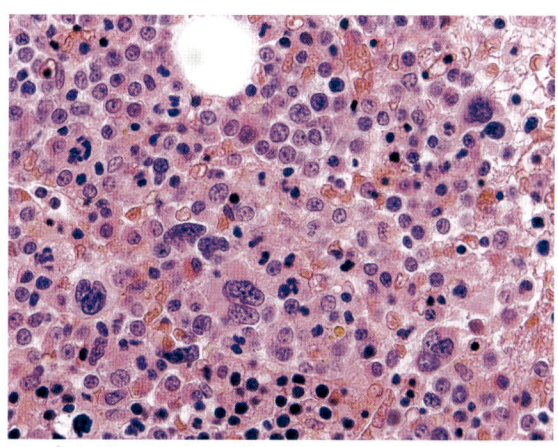

図1 | 症例1：31歳，男性．AML/MRC（*de novo* AML），HE染色（クロット標本）
過形成骨髄で3系統の形態異常を認める．巨核球がやや目立ち，微小巨核球，小型巨核球を疑う細胞がみられる．

MRC）は20％以上の白血病芽球と骨髄造血細胞の2系統以上で50％以上の細胞に異形成が認められるとしている（表3）（図1～10）．

・顆粒球系の形態異常には，好中球の顆粒低形成，

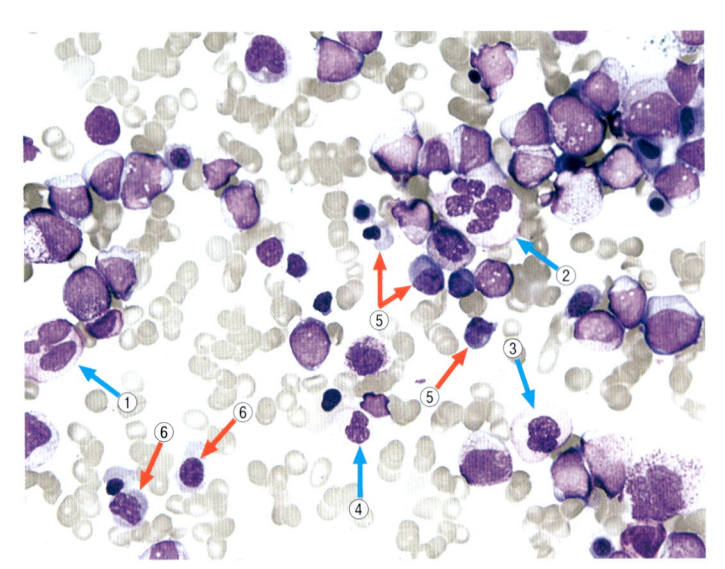

図2｜症例1：骨髄塗抹 Giemsa 標本
芽球（CD13（＋）CD33（＋）・HLA-DR（＋））31.4％．造血3系統の細胞に形態異常を認める．顆粒球系異形成（青矢印）：①巨大好中球，②過分葉，③低分葉，④低分葉・脱顆粒好中球等．赤芽球系異形成（赤矢印）：⑤核不整赤芽球，⑥核融解赤芽球等．

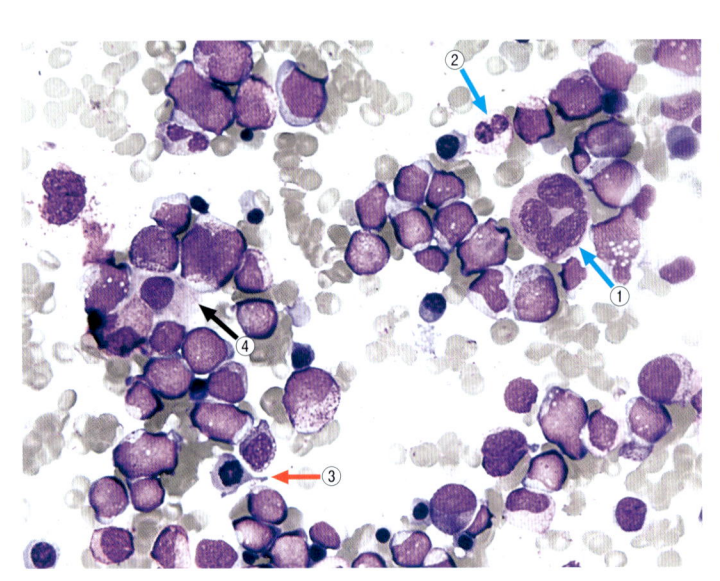

図3｜症例1：骨髄塗抹 Giemsa 標本
顆粒球系異形成（青矢印）：①巨大好中球，②偽 Pelger 核異常・脱顆粒好中球等．赤芽球系異形成（赤矢印）：③核断片化赤芽球等．④単核微小巨核球（黒矢印）．

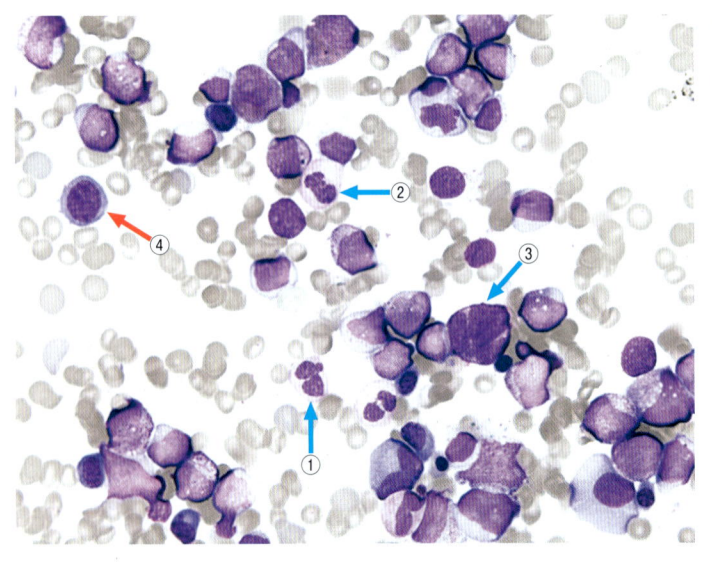

図4｜症例1：骨髄塗抹 Giemsa 標本
顆粒球系異形成（青矢印）：①偽 Pelger 核異常・脱顆粒好中球，②低分葉好中球，③巨大好塩基球等．赤芽球系異形成（赤矢印）：④巨赤芽球様変化．

2．骨髄異形成関連変化を伴う急性骨髄性白血病　　151

図5｜症例1：骨髄塗抹 Giemsa 標本
顆粒球系異形成（青矢印）：①2核骨髄球，②輪状核好中球．③低分葉好中球等．赤芽球系異形成（赤矢印）：④核融解赤芽球．

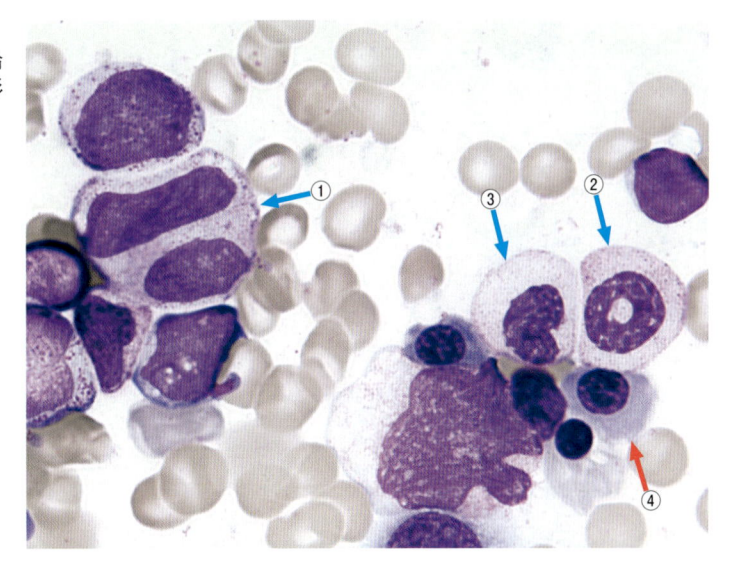

図6｜骨髄塗抹 Giemsa 標本
a：症例1．巨大過分葉好中球（矢印）．b：症例2．**巨赤芽球様変化**．芽球 34.3％，過形成性骨髄で AML（M6）と鑑別を要する形態像．CD13（＋）CD33（＋）HLA-DR（＋）．造血3系統の細胞に形態異常を認める．

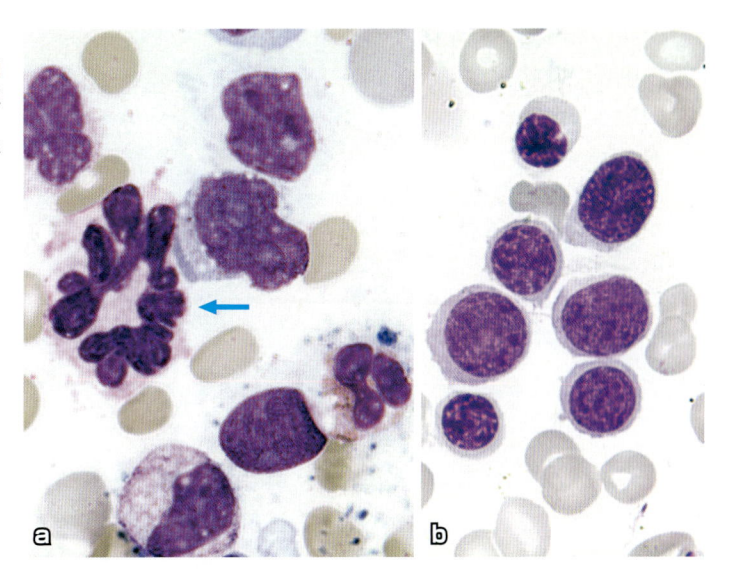

図7｜症例2：骨髄塗抹 Giemsa 標本
a：2核小型巨核球（黒矢印），b：微小巨核球（黒矢印），c：核の断片化赤芽球（赤矢印），d：核間染色質橋赤芽球．

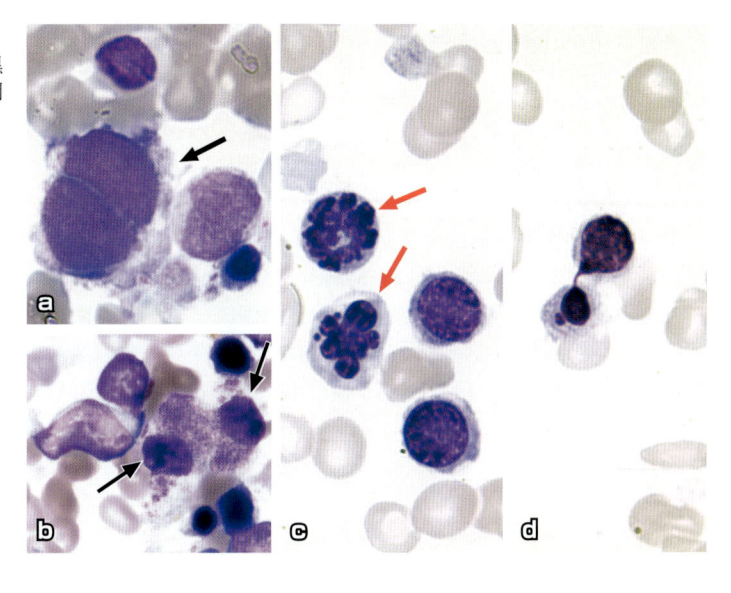

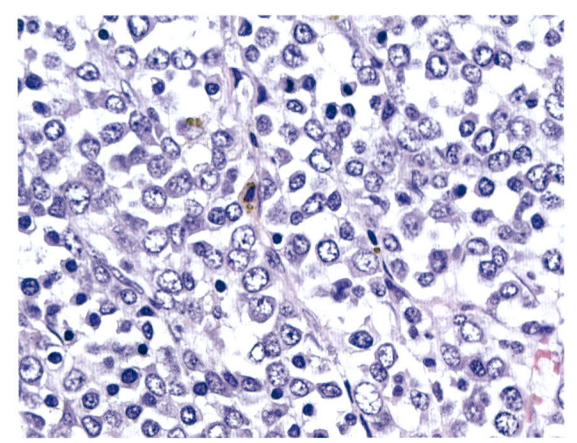

図8 | 症例2：51歳，男性．AML/MRC (*de novo* AML)，HE染色（過形成性骨髄）
染色体分析で5番，7番の異常を含む多くの染色体異常を認める．CD34（＋）芽球の増加．glycophorin A（＋），CD41（＋）の形態異常細胞を認める．

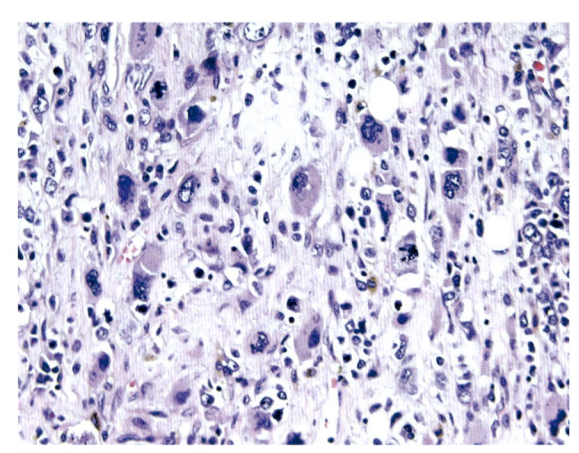

図9 | 症例2：HE染色
骨髄巨核球の増加と形態異常が目立つ．また線維化もみられる．

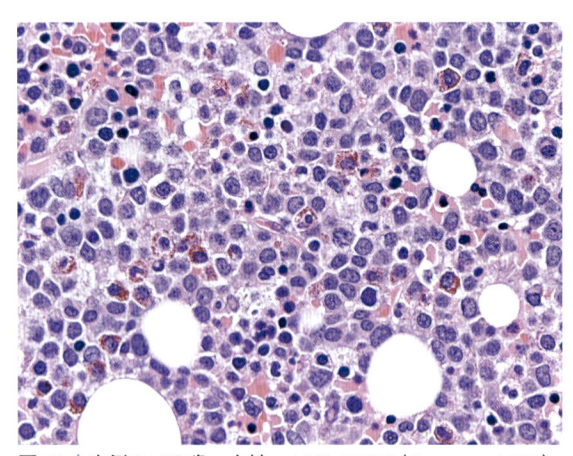

図10 | 症例3：73歳，女性．AML/MRC (*de novo* AML)，HE染色（クロット標本）（過形成性骨髄）
CD34（＋）ASD（－）の芽球の増加．CD71（＋），glycophorin A（＋）の核形不整の形態異常を認める．骨髄塗抹標本（芽球33.2％）では2系統（顆粒球系，赤芽球系）の形態異常を認める．

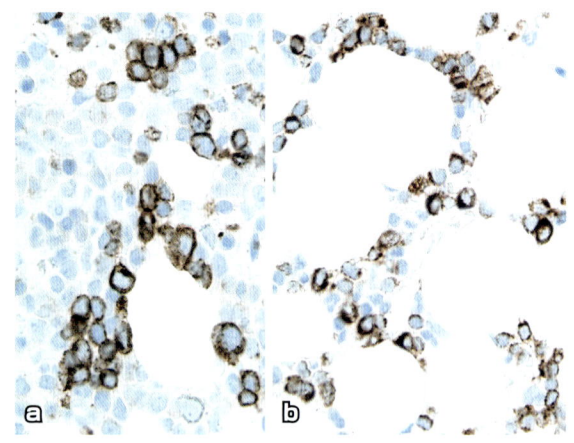

図11 | 免疫染色
a：症例3のCD71免疫染色．やや大型のCD71（＋）の赤芽球系細胞が混在して認められる．b：症例4[63歳，男性．AML/MRC (MDSから移行)，骨髄塗抹標本（芽球51.9％），低形成性骨髄]のCD34免疫染色．CD34（＋）芽球の増加を認める．

低分葉核（偽Pelger核異常など）あるいは奇怪な分葉4核等がみられる（図2〜5, 6a）．骨髄塗抹よりも末梢血のほうで確認されやすい．
・赤芽球系の特徴的な形態異常としては，巨赤芽球様変化（図4, 6b），核の融解や断片化（図2, 3, 5, 7c），核不整，多核化あるいは，環状鉄芽球，細胞質空胞がみられ，またPAS陽性所見なども認められる．
・巨核球系の形態異常には，微小巨核球，非分葉核または多核の正常大ないし大型巨核球等が認められる（図3, 7a, 9, 12）．

巨核球系の形態異常は骨髄塗抹標本よりも骨髄組織像（クロット標本，生検）で確認されやすい[4,5]．

AML/MRCの骨髄形態学的診断で，芽球以外の細胞が少なく，明確な形態異常が認められない症例では，MDS関連染色体・遺伝子異常やMDSの既往が存在すればAML/MRCと診断される．

図12 │ 免疫染色
a：症例4のCD61免疫染色．CD61(＋)微小巨核球を認める(矢印)．
b：症例4のCD42b免疫染色．CD42b(＋)微小巨核球，小型巨核球を認める(矢印)．
c：症例5[83歳，男性．AML/MRC(MDSから移行)，骨髄塗抹標本(芽球58.6％)，正形成性骨髄]のCD42b免疫染色．CD42b(＋)微小巨核球を認める(矢印)．骨髄組織でp53陽性細胞をわずかに認める．

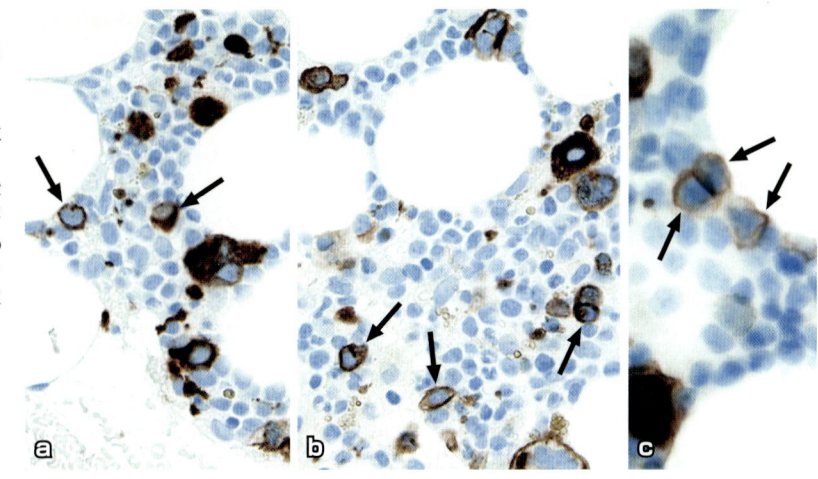

4．免疫組織化学的特徴

本疾患では多様な遺伝子異常が認められ，免疫学的形質は，一定した傾向がみられない．

5番と7番染色体の異常を呈する症例は，CD34, terminal deoxynucleotidyl transferase (TdT), CD7の発現が高率に認められる．

MDSからの移行症例はCD34陽性細胞は芽球の一部のみであり，幹細胞関連抗原であるCD38, HLA-DRの発現も低い．また顆粒球系マーカーであるCD13, CD33が発現していることが多く，CD56, CD7発現例もある．

5．細胞分子遺伝学

本疾患にみられる染色体異常を**表4**に示す．染色体異常はMDSに認められるものと類似し，複雑核系と-7/del(7q), -5/del(5q)が最も多く認められる．

MDS関連染色体異常が存在することでAML/MRCとするが，治療関連AMLをまず除外する必要がある．

細胞起源は多能性幹細胞を推定している．

6．鑑別診断

鑑別を要する疾患として，①MDS(RAEB)，②赤白血病，③急性巨核芽球性白血病，④AML-NOS(AML, not otherwise specified)がある．

芽球の比率，形態学的異形成，MDS関連染色

表4 │ 末梢血あるいは骨髄中芽球≧20％を呈しAML/MRCと診断可能な染色体異常(文献3)より改変)

1) 複雑核型[*1]	3) 均衡型異常
2) 不均衡型異常	1. t(11;16)(q23;p13.3)[*2]
1. -7/del(7q)	2. t(3;21)(q26.2;q22.1)[*2]
2. -5/del(5q)	3. t(1;3)(p36.3;q21.1)
3. i(17q)/t(17p)	4. t(2;11)(p21;q23)[*2]
4. -13/del(13q)	5. t(5;12)(q33;p12)
5. del(11q)	6. t(5;7)(q33;q11.2)
6. del(12p)	7. t(5;17)(q33;p13)
7. del(9q)	8. t(5;10)(q33;q21)
8. idic(X)(q13)	9. t(3;5)(q25;q34)

[*1]：3個以上の関連しない異常を有する(ただし特異的染色体異常を伴うAMLは含まない)．
[*2]：治療関連AMLによくみられる異常なのでまず治療関連AMLを除外する．

体・遺伝子異常が鑑別上重要で，本疾患は純粋な形態学的所見診断であるAML, NOSよりも優先して診断される．特に赤白血病症例は，異形成を伴うことが多く芽球の形態学的診断のみでは鑑別が難しいことがある．骨髄中赤芽球系細胞が50％以上を占め，全有核細胞の20％以上の芽球が認められればAML/MRCとする[6](**表5**)．

骨髄芽球が20％以上，幼若赤芽球が50％以上あり，さらに多血球系統の異形成，7モノソミーを認めれば，赤白血病ではなくAML/MRCを考えるべきである．MDS関連染色体異常が診断に重要となる．また巨核芽球が20％以上で多血球系統の異形成が認められれば，AML/MRC(megakaryoblastic type)と診断される．

表5 | 赤芽球系細胞が50％以上を占める場合に考えられる疾患の鑑別診断（文献3より改変）

骨髄中の赤芽球系細胞%	末梢血/骨髄所見	その他の所見	診 断
50％以上	末梢血または骨髄ANCの20％以上が芽球	AML with MDS-related changesに適合	AML with MDS-related changes
赤芽球系幼若細胞が80％以上を占め成熟傾向に乏しい	骨髄芽球はあっても少数	顆粒球系成分はあっても少ない	Pure erythroid leukemia（M6b）
50％以上	骨髄のANC，末梢血で芽球が20％未満	芽球が骨髄中の非赤芽球系細胞の20％以上	Acute erythroid/myeloid leukemia（M6a）
50％以上	骨髄のANC，末梢血で芽球が20％未満	芽球が骨髄中の非赤芽球系細胞の20％未満	MDS：（RAEBその他の病型）

ANC：all nucleated cell（全骨髄有核細胞）.

7. 予 後

MDSの像を伴うAML（MDSからの移行例，MDS関連染色体異常をもつ症例）は一般的に他のAMLよりは治療抵抗性で完全寛解率が低く，予後不良とされる[7,8]．

謝辞：ご協力をいただいた昭和大学病理 増永敦子先生，矢持淑子先生および血液検査室 及川佳恵技師に深謝します．また症例の提供にご協力いただいた東京大学医科学研究所検査部 小柳津直樹先生，埼玉医科大学総合医療センター 糸山進次先生，田丸淳一先生に深謝いたします．

（光谷俊幸）

文 献

1) Brito-Babapulle F, Catovsky D, Galton DA：Clinical and laboratory features of de novo acute myeloid leukemia with trilineage myelodysplasia. Br J Haematol 66：445-450, 1987
2) Jaffe ES, Harris NL, Stein H et al (eds)：WHO Classification of Tumours. Pathology & Genetics. Tumours of Haematopoietic and Lymphoid Tissue, IARC Press, Lyon, 2001
3) Swerdlow SH, Campo E, Harris NL et al (eds)：WHO Classification of Tumours of Haematopoietic and Lymphoid Tissue, IARC Press, Lyon, 2008
4) 宮内 潤，泉二登志子（編）：骨髄疾患診断アトラス―血球形態と骨髄病理―，中外医学社，2012，pp174-176
5) 栗山一孝：多血球系に異形成を認めるAML．阿部達夫（編）：造血器腫瘍アトラス―形態，免疫，染色体と遺伝子．日本医事新報社，2009．pp263-267
6) 宮崎泰司：骨髄異形成に関連した変化を有するAML．木崎昌弘，田丸淳一（編）：WHO分類第4版による白血病・リンパ系腫瘍の病態学．中外医学社，2009．pp125-128
7) Miyazaki Y, Kuriyama K, Miyawaki S et al：Cytogenetic heterogeneity of acute myeloid leukaemia (AML) with tri-lineage dysplasia：Japan Adult Leukaemia Study Group-AML 92 Study. Br J Haematol 120：56-62, 2003
8) Weinberg OK, Seetharam M, Ren L et al：Arber clinical characterization of acute myeloid leukemia with myelodysplasia-related changes as defined by the 2008 WHO classification system. Blood 113：1906-1908, 2009

第2部 組織型と診断の実際
Ⅵ. 急性骨髄性白血病と関連の前駆細胞腫瘍

3 治療関連骨髄腫瘍

1. 定 義

　最初の腫瘍性疾患あるいは非腫瘍性疾患に対して行われた化学療法，放射線治療後の合併症として発症した骨髄腫瘍をこのカテゴリーに分類する．形態的および芽球の比率により，治療関連急性骨髄性白血病 therapy-related acute myeloid leukemia (t-AML)，治療関連骨髄異形成症候群 therapy-related myelodysplastic syndrome (t-MDS)，治療関連骨髄異形成症候群/骨髄増殖性腫瘍 therapy-related MDS/myeloproliferative neoplasms (t-MDS/MPN) の3型に診断される．t-MDS は急速に t-AML へと進展し，また治療関連性発症が比較的高い慢性骨髄単球性白血病 chronic myelomonocytic leukemia (CMML) が t-MDS/MPN のカテゴリーに分類されたことから，2008年の WHO 分類 第4版では，これら3型を合わせて治療関連骨髄腫瘍 therapy-related myeloid neoplasms (t-MNs) と総称した．ただし，MPN から転化した症例は MPN 自体の病態の増悪か治療関連の発症なのかが決定できないため，このカテゴリーには含めない．

2. 臨床的事項

1) 疫学
　AML のうちで，t-AML が占める割合は10％前後で，MDS や MDS/MPN を含めると，全体に占める t-MNs の割合は約10〜20％と推定されているが[1]，発症率は原疾患とその治療により様々であり一定していない．どの年齢にも発症するが，アルキル化剤あるいは放射線治療では高齢者に発症しやすく，トポイソメラーゼⅡ阻害剤では全年齢に発症する傾向がある．

2) 部位
　末梢血と骨髄が主病巣．

3) 原因
　最初の腫瘍に対して通常行われる化学療法や放射線治療は，腫瘍細胞に広範な DNA 損傷を起こして増殖を阻害し，腫瘍細胞のアポトーシス経路を活性化するが，同時に正常細胞にも DNA 損傷が起こりえる．このような損傷が正常造血幹細胞に起こり，修復機構やアポトーシス経路の異常などのため排除されずに残存すると，細胞増殖や分化に異常をきたして骨髄腫瘍クローンが発生する．さらに細胞毒性の強い治療の継続と異常クローン選択を助長するような薬剤によって，t-MNs が発症すると考えられている．同一の治療を受けた場合，t-MNs を発症するかどうかは個々の症例の DNA 修復や薬物代謝に関わる遺伝的素因が関与していると考えられており，t-MNs 発症に関する種々の遺伝子多型が同定されている．さらに，放射線やアルキル化剤が DNA メチル化異常に関与することが知られている．細胞毒性のある薬剤，治療としてアルキル化剤，放射線治療，トポイソメラーゼⅡ阻害剤，その他の4つが挙げられる（表1）．ほかに，ハイドロキシウレア，放射性アイソトープ，L-アスパラギナーゼ，血液造血因子に関連した白血病発症が示唆されているが，未だ明らかではない．特徴的な臨床像，形態学的所見，遺

表1 | 治療関連骨髄腫瘍に関連する薬剤と治療

アルキル化剤	メルファラン，シクロホスファミド，ナイトロジェンマスタード，クロラムブチル，ブスルファン，カルボプラチン，シスプラチン，ダカルバジン，プロカルバジン，カルムスチン，マイトマイシンC，チオテパ，ロムスチン，その他
放射線治療	活動性の骨髄を含む広範囲の照射
トポイソメラーゼⅡ阻害剤	エトポシド，テニポシド，ドキソルビシン，ミトキサントロン，アムサクリン，アクチノマイシン（トポイソメラーゼⅡ阻害剤は治療関連リンパ球性白血病にも関連する）
その他	抗代謝拮抗剤：チオプリン類，ミコフェノール類，フルダラビン 抗テュブリン剤：ビンクリスチン，ビンブラスチン，ビンデジン，パクリタキセル，ドセタキセル（通常他剤と併用して用いられる）

伝子異常などは既往の治療としばしば関連している．

4）臨床的事項

既往疾患は，造血器腫瘍（非Hodgkinリンパ腫，多発性骨髄腫，Hodgkinリンパ腫，急性白血病など）と非造血器固形腫瘍（乳癌，卵巣癌，前立腺癌が多い）がほぼ同数であるが，化学療法が多剤・高用量であるほどt-MNsの発症率は増加する傾向にあり，自家造血幹細胞移植では，t-MNs発症率が特に高い．一方，非腫瘍性疾患が5～20％あり，自己免疫性疾患や臓器移植に対して免疫抑制療法を受けた患者である．t-MNsは，主にMDSを発症し予後不良なt-AML/t-MDSとMDS期を経ないでt-AMLを発症するt-AML/t-MDS/MPNの2つの病型が知られている．2001年のWHO分類でアルキル化剤/放射線治療関連とトポイソメラーゼⅡ阻害剤治療関連とに分類されたものとほぼ同一である．t-AML/t-MDSはt-MNsの70～80％を占め，アルキル化剤または放射線治療の5～10年後に発症し，t-MDSとして1系統あるいは複数の血球が減少し骨髄不全を示す．少数の症例ではt-MDS/MPNまたはt-AMLとして発症する．一般的に不均衡型の染色体異常を有し，しばしば5番または7番染色体の欠失を伴う．他方，t-AML/t-MDS/MPNはt-MNsの20～30％に認められ，トポイソメラーゼⅡ阻害剤等により治療1～5年後にMDSを経ずにt-AMLとして発症し，しばしば均衡型染色体転座を示す．実際には，上記の両方の薬剤を含む多剤化学療法がなされていることが多く，常にこの2つの病型に分けられるわけではなく[2]，2008年のWHO分類では治療方法での分類は廃止された．

3．細胞および組織学的所見

多くの症例で，多系統の造血細胞の異形成を示す．前治療としてアルキル化剤または放射線治療を受けている症例では，異形成とともに5番または7番染色体欠失や複雑核型を伴うが，均衡型染色体転座を示す患者でも異形成が認められることがある．末梢血は1系統以上の血球減少が生じる．貧血はほとんどの症例で認められ，大赤血球や奇形赤血球などの形態異常がみられる．好中球系細胞では，核分葉異常，特に低分葉がみられ，細胞質の脱顆粒などの異形成が認められる．好塩基球の増加もしばしばみられる．骨髄は低形成から過形成までみられ，15％程度に線維化を伴っている．環状鉄芽球は症例の60％以上に出現し，幼若赤芽球も15％以上で出現する．巨核球数は様々であるが，単核や低分葉，分離核などの異形成を呈す種々のサイズの巨核球が多くの症例で認められる（図1）．芽球の比率は様々で，MDSの症例の半数は芽球が5％未満である[3,4]．5％の症例でCMMLなどのMDS/MPNが認められるが，形態的特徴や芽球数から，t-MDSやt-AMLと分類することは臨床的にはあまり意味がない．t-MNsの20～30％は，MDSの期間を経ずにAMLが発症し，トポイソメラーゼⅡ阻害剤による治療と関連している．これらの症例では，11q23転座（MLL）または21q22転座（RUNX1）などのde novo AMLと同様の病型特異的な相互転座を有しており[5-7]，形態的に少数例ではMDSや異形成を呈することもあるが，急性単球性白血病 acute monocytic leukemia（AMoL）や急性骨髄単球性白血病 acute myelomonocytic leukemia（AMML）に分類されることもある．形態および核型では均衡型染色体転座を有するAMLと区別がつかない症例もあり，固有の染色体異常を有するt-AMLならば，例えばt-AML with t(9;11)(p21;

3. 治療関連骨髄腫瘍   157

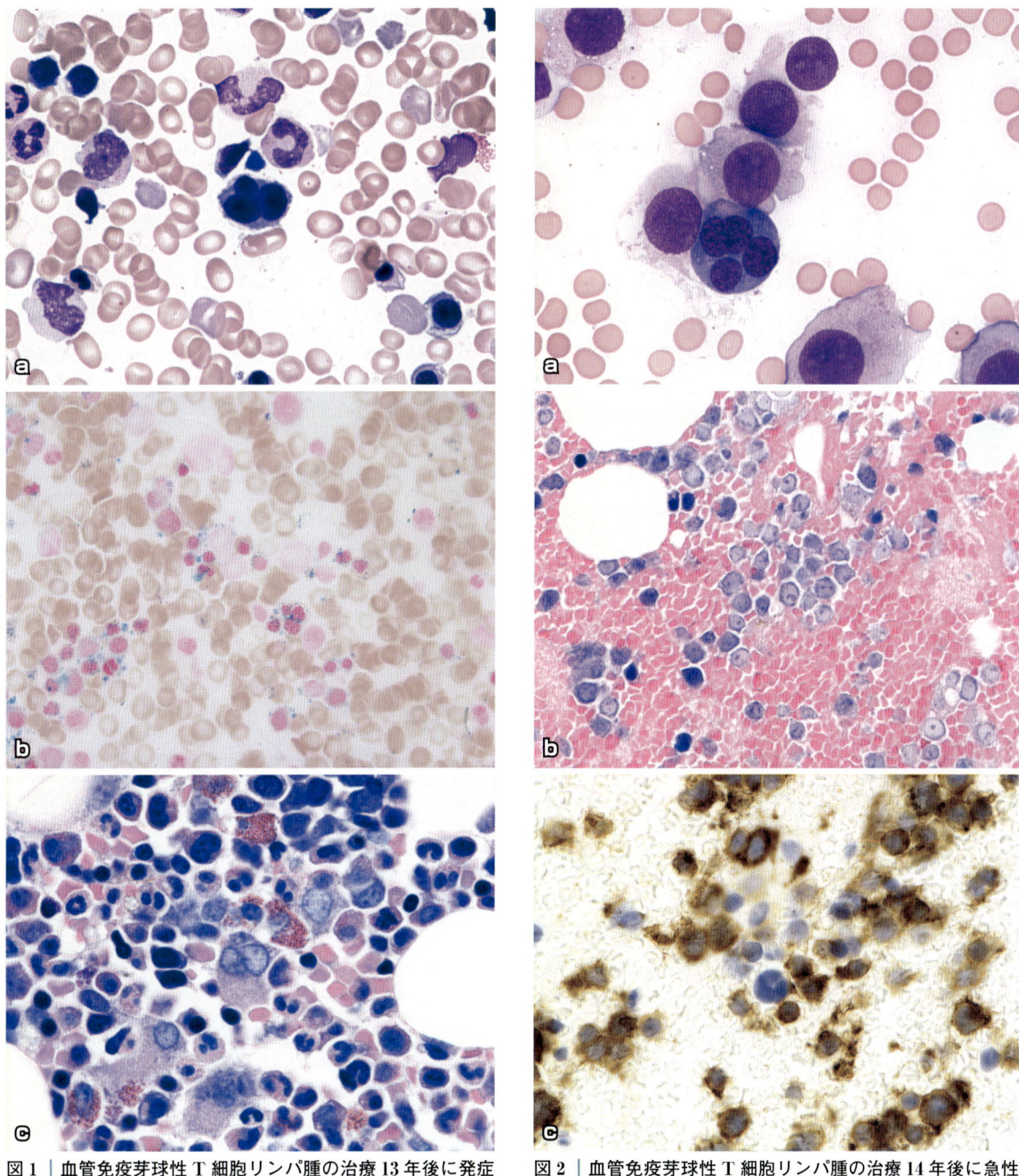

図1 | 血管免疫芽球性T細胞リンパ腫の治療13年後に発症した環状鉄芽球を伴う不応性貧血
a：多核赤芽球を伴う赤芽球の異形成（骨髄塗抹標本）．b：環状鉄芽球（骨髄塗抹標本，鉄染色）．c：赤芽球の過形成と巨核球の形態異常（骨髄クロット切片）．

図2 | 血管免疫芽球性T細胞リンパ腫の治療14年後に急性骨髄性白血病を発症
a：骨髄芽球と多核赤芽球（骨髄塗抹標本）．b：骨髄芽球の増殖．c：CD34免疫染色（骨髄クロット切片）．

q23）と表記される．トポイソメラーゼⅡ阻害剤治療後には，急性リンパ性白血病 acute lymphocytic leukemia（ALL）も起こり，しばしば t(4 ; 11)（q21 ; q23）転座を有する[8]．

4. 免疫組織化学的特徴

t-MNs の免疫的表現型に特徴的なものはない．*de novo* 症例と類似の所見がみられ，芽球は通常 CD34 が陽性で（**図2**），汎骨髄球系マーカーの CD13，

CD33が陽性で，しばしばCD56やリンパ球系マーカーのCD7も陽性となる．

5. 細胞分子遺伝学

t-AML/t-MDSの90％以上で染色体異常を示し，治療から発症までの期間や治療内容が関連している[1,2,6]．70％の患者は不均衡型染色体異常を呈し，5番または7番染色体の全欠失あるいは部分欠失とともに複数の染色体異常[del(13q)，del(20q)，del(11q)，del(3p)，-17，-18，-21，+8]を示す．これらの変化は，アルキル化剤や放射線治療後の長い潜伏期とMDSを経たt-AMLに認められる．

残りの20～30％は，11q23の再構成[t(9;11)(p22;q23)とt(11;19)(q23;p13)を含む]，21q22の再構成[t(8;21)(q22;q22)とt(3;21)(q26.2;q22.1)を含む]，その他にt(15;17)(q22;q12)とinv(16)(p13q12)などの均衡型染色体転座が認められる．均衡型染色体転座の症例の多くは，短い潜伏期ののちMDSを経ずにt-AMLを発症し，トポイソメラーゼⅡ阻害剤が関連している．

6. 予 後

t-MNsの予後は一般に不良であるが，これは染色体異常があること，細胞毒性のある治療が必須の重篤な悪性腫瘍あるいは疾患が存在していることが影響している．5年生存率は10％未満と報告されている．5番，7番染色体欠失と複雑核型を有する症例は特に予後不良であり，生存中央値はt-AMLあるいはt-MDSいずれも1年未満である[3,4]．de novo MDSに比較して，芽球の比率や亜型も臨床成績に影響しないことから，t-AML/MDSあるいはt-AML/t-MDS/MPNと記載するほうがより適切とする報告もある．均衡型染色体転座の症例では予後はやや良好であるが，t(15;17)(q22;q12)とinv(16)(p13.1q12)あるいはt(16;16)(p13;q22)を除いてde novo症例に比べて生存期間は短い[2,5,7]．

最初の骨髄腫瘍がAMLやMPNの症例では，続発する骨髄腫瘍は，大概は同一疾患の進展や再発として扱われているが，これらのかなりの部分はt-MNsである可能性が示唆されている．

（瀧本雅文，太田秀一）

文 献

1) Mauritson N, Albibn M, Rylander L et al：Pooled analysis pf clinical and cytogenetic features in treatment-related and de novo adult acute myeloid leukemia and myelodysplastic syndromes based on a consecutive series of 761 patients analyzed 1976-1993 and on 5098 unselected cases reported literature 1974-2001. Leukemia 16：2366-2378, 2002
2) Smith SM, Le Beau MM, Huo D et al：Clinical cytogenetic associations in 306 patients with therapy-related myelodysplasia and myeloid leukemia. The university of Chicago series. Blood 102：43-52, 2003
3) Michels SD, Mckenna RW, Arthur DC et al：Therapy-related acute myeloid leukemia and myelodysplastic syndrome：a clinical and morphologic study of 65 cases. Blood 65：1364-1372, 1985
4) Singh ZN, Huo D, Anasyasi J et al：Therapy-related myelodysplastic syndrome：morphologic subclassification may not be clinically relevant. Am J Cli Pathol 127：197-205, 2007
5) Anderson MK, Larson RA, Mauritzson N et al：Balanced chromosome abnormalities inv(16) and t(15：17) in therapy-related myelodysplastic syndrome and acute leukemia：report from an international work shop. Genes Chromosomes Cancer 33：395-400, 2002
6) Rowley JD, Olney HJ：International workshop on the relationship of prior therapy to balanced chromosome aberrations in therapy-related myelodysplastic syndrome and acute leukemia：overview report. Gene Chromosomes Cancer 33：331-345, 2002
7) Slovac ML, Bedell V, Popplewell L et al：21q22 balanced chromosome aberrations in therapy-related hematopietic disorders：report from an international workshop. Gene Chromosomes Cancer 33：379-394, 2002
8) Ishizawa S, Slovak ML, Popplewell L et al：High frequency of pro-B acute lymphoblastic leukemia in adults with secondary leukemia with 11q23 abnormalities. Leukemia 17：1091-1095, 2003

第2部 組織型と診断の実際

VI. 急性骨髄性白血病と関連の前駆細胞腫瘍

4 急性骨髄性白血病，NOS

はじめに

本項は急性骨髄性白血病 acute myeloid leukemia (AML)について WHO 分類で NOS (not otherwise specified)とされているグループについて扱う．第4版では，第3版(2001)の not otherwise categorised とは多少の用語の違いや，骨髄肉腫 myeloid sarcoma や Down 症に伴う細胞増殖状態を別枠にしたなどの変更はあるが，実際に遭遇すると予想される症例数の大部分に関して基本的には変わっていない．

（本書は現行の WHO 分類に沿って解説することを目標にしているので，本項をまとめるにあたっても基本的に参考にし，引用もしたのは WHO のアトラス第3版(2001)，第4版(2008)であるが，同時にWHO のアトラスの中で特に myeloid 系の病変に関して広い範囲にわたり極めて重要な著者の一人である Bain BJ による Leukemia Diagnosis 第4版(2009, Wiley-Blackwell)にも極めて大きく依拠していることをお断りしておく．この書籍自体が WHO のアトラスに沿って懇切な解説になっている．）

WHO 分類は今，白血病や骨髄異形成症候群 myelodysplastic syndrome (MDS)，リンパ腫などを含めた血液細胞腫瘍に関する分類の国際的なコンセンサスであり，血液疾患を専門に扱っている臨床や病理部門は基本的にそれを学び，準拠しようとしているはずである．そこでは多彩な AML を一定の染色体異常や遺伝子異常と関連の深いもの，MDS に関連したもの，癌の化学療法に続発したもの，などにカテゴリー分類した後，その残りの部分に相当するものが AML, NOS としてまとめられている．このように AML, NOS は除外診断によるものであるが旧来の FAB 分類を援用して一定の病型はある．

1. AML, NOS にたどり着く道筋

1. 臨床経過や末梢血の検査などで急性白血病であるという見当がつくこと．
2. 酵素組織化学やフローサイトメトリー flow cytometry，免疫組織化学などで AML であると見当がつくこと．
3. 他の悪性腫瘍に対する化学療法や照射療法が行われているもの (therapy-related AML : t-AML) を除外すること．
4. 特定の染色体異常や遺伝子異常のある症例を除外すること．現在除外されるのは t(8;21)(q22;q22)：*RUNX1-RUNX1T1*，t(15;17)(q22;q12)：*PML-RARA*，inv16 ((p13.1;q22) or t(16;16)(p13.1;q22)，t(9;11)(p22;q23)：*MLLT3-MLL*，t(1;22)(p13;q13)：*RBM15-MKL1* などが代表的であるがほかにもあり，さらに候補に挙がっているものもある．
5. MDS の像を伴っているもの，あるいは MDS の経過があり，その結果として AML に移行したと考えられるものを除外すること．

執筆し始めてまもなく大きな当惑を覚えた．その理由はなにか？ と考えてみると，WHO の基本的立場として AML, NOS というのは旧来の FAB における AML (MDS も一部含む) 分類を亜型ごとの呼称を含めて形式的には踏襲しているものの，そこから重

要な染色体異常や遺伝子異常を伴うもの，MDS 関連のもの，化学療法に続発したものなどを除いたものであり，除外される部分は決して小さなものではなく，大変大きなものである．端的にいえば WHO の立場では AML, NOS という実態があるということではなく，FAB の整理，解体作業中に現在未整理の状態として残っているもの（default category）[1,2]ということであり，この作業はまだ進行中でさらに削り取られる可能性のある候補が並んでいる．default とは債務不履行といった芳しからぬ形容である．すなわち AML, NOS とは今や確固たる地盤の上に自立しているものではなく，やせ細りつつある FAB の残骸といっていいものである．その残骸の幾つかのかけらについて，元の形が何であり，何が削り取られてこのような形になったのかを考察し，それがどのような特性をもっているのかを述べるのが本項の目的である．実際のところ WHO 分類 第 4 版において AML および関連疾患に関する記述が 56 ページある中で AML, NOS については FAB の M0〜M7（M3 を除く）の部分で 8 ページが割かれているが，Bain による Leukemia Diagnosis においては 105 ページ中，わずか 2 ページの途中まで（実質 1 ページあまり）で事足りている．これは一つにはその前に FAB 分類に関する解説が十分行われているからであり，いま一つには化学療法後の AML，染色体異常や遺伝子異常が関わっている AML，MDS 関連の AML など，FAB 分類における M0〜M7 から除外されるものが実際非常に大きく，WHO が暫定的な措置として残しているが実態として認めていない AML, NOS についての厳密な定義などは今や難しいし，それ程有意義とも言い切れないからである．我々はどのようにすればいいのか？これが大変難しい問題であるが，我が国において FAB 分類における M0〜M7 の用語は筆者が知る限り臨床現場の会話の中ではまだ十分働き続けている．その中で FAB 分類が最初に提唱された 1976 年から 40 年近くもそれに依拠してきた立場として，FAB から WHO 分類にどのように移行してきたのかという経路を一度整理し，その上でこの 2 つの分類をどのように使い分け最終的に WHO 分類に適応しようとしているのかを，血液病理に関わっている一人として，必ずしも WHO 分類 第 4 版の原則に即応していない日本の現状も踏まえて解説を試みる．

2. FAB 分類について

まず FAB 分類がどのようなものであったのかについて考え直してみたい．急性白血病に関して FAB 分類が設定されたのは 1976 年[3]であるが，FAB はフランス，アメリカ，英国の血液学者の共同研究によることを示している．しかし彼らはこれを欧米に限った local な仕事とは考えていなかったし，現在の WHO と同じく国際的に通用する分類であることが強く意識されていた．

1）FAB 分類の基本的思想と実際の運用方法

1. 白血病は造血細胞の腫瘍であり，臨床的な実態を伴うものであるが，基本的には増殖している腫瘍細胞によって分類が決まる．
2. 白血病には治療しなければ数週〜数ヵ月以内に死に至るような急性白血病と数ヵ月〜数年で死に至るような慢性白血病がある．
3. 増殖する細胞には造血幹細胞からの分化からみて骨髄系細胞，リンパ球系細胞の系列がある．
4. 以上をまとめると白血病を臨床経過や細胞形態を併せて AML，ALL，CML，CLL の 4 つに大分類できる．
5. それぞれの系列からさらに分化が起こって全体としての血液細胞群を形成しているのに対応して細胞系列や分化段階ごとに異なる腫瘍が発生しうる．
6. 1976 年急性白血病に関する分類が提案された[3]．その理念として，1）細胞系列に沿った分類であること，2）世界中で等しく利用できること，を重視し，基本的に May-Grünwald 染色，Giemsa 染色などのいわゆる Romanowsky 染色だけで診断できることが挙げられている．すなわち FAB 分類の基本的手法は末梢血，および骨髄穿刺液の塗抹標本を染色して観察することであり，そこには細胞形態は病態を代表するものであるという基本理念があった．しかし実際には既にこのころから Romanowsky 染色以外の組織化学や酵素組織化学が研究面だけではなく臨床の現場にも用いられ始めており，さらに電顕が用いられていた施設も我が国では少なくなかった．
7. AML は主たる増殖細胞が顆粒球系（主として好中球），単球系，赤芽球系，巨核球系のいずれかによる分類があり，分化度や組み合わせなど

によりM0〜M7までに分類される．M7（急性巨核芽球性白血病，1985年）[4]，M0（ペルオキシダーゼ陽性芽球3％未満，1991年）[5]は後で追加されたものであるが，この時点でFABの最初の基本理念は既に崩れている．染色体異常の重要性は認識され始めていたし，免疫組織化学の時代にも入り，これが爆発的に発達し，FAB分類にも直ちに応用されてきた．したがってFABからWHOへの移行は当時から徐々に準備されてきたことである．ALLは形態的にL1，L2，L3に分類でき，臨床的にも違いがある．

8. 白血病の境界病変，あるいは前白血病状態といった段階があるのではないかということも長い間研究されてきたが[6]，FABグループによるMDSに関する分類は1982年に発表された[7]．当初境界病変として研究されてきたMDSの症例は実際にはde novoの急性白血病症例よりも多いことが分かり，高齢化が進むにつれてさらにMDSが増加し格差が広がりつつある[8,9]．

9. FAB分類は塗抹標本での観察が基本的手法であり，AML，MDSなどでは芽球の評価が鑑別のかぎとなっている[10-12]．I型芽球はN/C比の高い幼若細胞で顆粒はないかごく微量，核クロマチンは繊細で核小体が目立つもの，と定義されている．正常の骨髄芽球との異同についての記述はない．リンパ芽球というのも原則顆粒をもたないので形態的にはI型芽球である．II型芽球はI型よりも細胞質がわずかに広く，少量のアズール顆粒があり，Auer小体をもつものがあるとされている．その後さらにIII型芽球というのも定義され，もう少し顆粒が豊富だがほかには前骨髄球の特徴をもっていないものという定義で目的は非腫瘍性の前骨髄球と顆粒のある腫瘍性の芽球との区別であるが[13,14]，定義自体が難解である．III型芽球というのはFABの形態分類をさらに洗練するための提案ではあるが，FABそのものではない．

10. 単芽球の定義：骨髄芽球よりも大型，広い細胞質は好塩基性で，微細な顆粒をもったり，あるいは微小空胞をもち，円形細胞であることもあるが不規則な辺縁をもつことがある．核は円形か，やや長円形で繊細な核網をもち，明瞭な核小体を1個もつことが多い[10-12]．

11. 前単球の定義：やはり大型の細胞だが核形が不規則で切れ込みをもつことも多い．細胞質の好塩基性は単芽球よりもやや弱い．微細な顆粒をもったり，あるいは微小空胞をもつのは単芽球に似ている．FABでは前単球に関する定義をしただけだがWHO第4版ではこれに単芽球と同じ意味をもたせたので分類にかなり大きな影響を与えることになった[10-12]．

12. MDSとAMLとの境界：FABにおいては骨髄において芽球20％以下はMDSに分類され，21〜29％はMDSからAMLへの移行段階（MDS in transformation），30％以上でAMLと診断される．

13. FAB分類でのAMLの各亜型分類（M0〜M7）の定義：

①M0（AML with minimal evidence of myeloid differentiation）：免疫組織化学などでmyeloid系であることがわかるものの，ペルオキシダーゼやSudan black（SBB），naphthol AS-D chloroacetate esterase（CAE）などでの陽性率が3％に満たない．

②M1（AML without maturation）：骨髄で芽球が30％以上，赤芽球を除いて90％以上が芽球でペルオキシダーゼやSBB，CAEなどでの陽性率が3％以上ある．

③M2（AML with maturation）：骨髄で芽球が30％以上，赤芽球を除いて30〜89％が芽球，分化した顆粒球系細胞が10％以上あり，単球系は20％未満．

④M3（acute promyelocytic leukemia and M3 variant）：これは異型性の強い前骨髄球に相当すると考えられた腫瘍だが，染色体異常，遺伝子異常に基づくものであることがわかり，WHOでは削除されている．

⑤M4（acute myelomonocytic leukemia）：骨髄で芽球が30％以上，あるいは赤芽球を除いた細胞の30％以上が芽球で，また赤芽球を除いた細胞の20％以上が顆粒球系細胞，および20％以上が単球系細胞．

⑥M5（acute monocytic/monoblastic leukemia）：骨髄で芽球が30％以上，あるいは赤芽球を除いた細胞の30％以上が芽球で，赤芽球を除いた細胞の80％以上が単球系であるもの．このうち単芽球が80％以上のものをacute monoblastic leukemia（M5a），80％未満のものをacute monocytic leukemia（M5b）とする．

⑦M6（acute myeloid leukemia with prominent

いたかもしれないのでWHOとそれ程極端に変わったとは思われない．病理医ごとのばらつきが大きすぎる，というのはまず第一に芽球の定義と判定が難しいことにある．これはWHO分類でも変わらない．

3）AML分類でFABからWHO第4版への主な変更点

1. MDSとAMLとの区別を芽球30％ではなく，20％としたこと．AMLと診断するに際しては芽球の計測が極めて重要であることはFABと変わらないが，その際，観察する標本は治療前のものであることと限定されている．
2. t-AMLを別扱いとすること．
3. AMLからrecurrent genetic abnormalityのあるものを除外すること．これらについては芽球の比率を問わずAMLとすること．
4. MDSを伴う白血病，あるいはMDSが進行してAMLに移行したといえる症例も別扱いとした．
5. 前単球を単芽球と同値とみなしたためAML, M4とCMMLとの境界に若干の影響を与えた．
6. mixed lineage leukemiaを定義したこと．これは染色体11q23に位置するMLL遺伝子の脱落や転座などが原因といわれている．
7. これらを差し引いた残りがAML, NOSであるが，t(8；21)(q22；q22)：RUNX1-RUNX1T1の存在によって，AML, M1, M2の一部が削られ，t(15；17)(q22；q12)：PML-RARAの存在によって，AML, M3はほぼ100％消失し，inv16(p13.1；q22) or t(16；16)(p13.1；q22)の存在によって，M2EoやM4Eoなどが差し引かれ，t(9；11)(p22；q23)：MLLT3-MLLの存在によって，FAB分類の広い範囲の中から削り取られ，t(1；22)(p13；q13)：RBM15-MKL1の存在によって，M7の一部が削り取られている．

血液病理医はどのように対処してきたのか？（実際には我が国では血液病理医というものが独自に存在するわけではなく，診断も十分に標準化されているとも言いにくいので結局筆者自身のやり方を紹介できるにすぎないが）

FAB分類は基本的に塗抹標本による診断であったが，WHO分類でもAMLとMDSとの区別やAML, NOSにおける亜型分類，特にM6の分類においては塗抹標本上での計測が極めて重要である．しかし病理医でこれを専門にみる人はおそらくそれほど多くない．針生検trephine biopsyや骨髄穿刺液のいわゆるクロット切片を観察して評価していることが多い．組織切片は塗抹標本よりも組織の実際をそのまま反映してはいるが細胞の分布は均一とは限らないので芽球の比率などを数的に表現するのには向かない．しかし逆にわずかな病変でも局在するものを発見できることがある．その場合それが芽球であるかどうかの判断はHE標本やCAEなどの酵素組織化学，血液検査室における酵素組織化学の結果などを参照し，さらに免疫組織化学も可能な限り併用して補ってきた．その結果，細胞の所属する系列についての判断が多くの場合可能になった．こうしたいろいろな事情があって筆者自身は芽球がリンパ球系統か，あるいは骨髄系ではどの系列かにまず注意するのが第一で，細胞の比率3％，5％，10％，20％，30％，50％，80％，90％といったいろいろなcut offに関わる数字に対しても注意はするが組織切片で正確な数値として出すことは無理と考えている．しかし全体の比率とは別に明らかな腫瘍形成を見出すときにはそれを病理診断として報告している．結局血液病理医として骨髄組織に関してできる限りWHO分類に沿った診断を心がけてはいるものの，WHOでいうところの疾患単位としての最終的な白血病診断は実際には臨床医に委ねている．AML, NOSの中でFAB分類におけるM0〜M7のどのあたりだろうか？と考えながら診断してはいるものの，M0を組織切片から確信をもって判断したことはなく，ALLとは違うといえるかどうかが第一の問題で，次にM0かM1かと考えを進めるが断定できることは少なく，M1かM2かの判断もおおよその見当をつけ，コメントすることはあるが，診断名として断定はほとんどしていない．M3は多くの場合判断できる．M4, M5については塗抹標本のエステラーゼ染色を参考に判断することが多い．M6はおそらく症例が少ないし，MDSとの鑑別が難しい症例が多く，やはり確実に診断した症例は極めて少ない．M7も症例が少なく，診断が可能になったのはCD41, CD61などによる免疫組織化学で小型の幼若細胞を含め巨核球系細胞をほぼ確実に染色できるようになってからである．それでもM7であろうと判断したのは1例しか記憶にない．これが実地における骨髄病理検査と診断の実際であるが，末梢血や骨髄塗抹標本に関しては検査室の専門の技師や臨床医の読みを重視しているし，最近はフローサイトメトリーの結果もほとんど遅れずに着信する．さらには少し遅れて染色体情報が到

着するのが普通であるが，この時間的遅れは短縮しつつあり，病理診断のほうも免疫組織化学を追加する必要が生じたりして遅れる可能性も大いにあるので，染色体が常に遅れるとは言い切れなくなってきている．組織診断として AML, NOS のどこかに分類したつもりでもそれはむしろ暫定的なものと考えておいたほうがよく，背景に MDS が存在することもあるし，染色体や遺伝子異常の存在によって最終診断が NOS ではなくなる例も少なくない．筆者の経験として比較的多いのは t(9;11)(p22;q23)：*MLLT3-MLL* の変異を示す例で，形態的には FAB 分類のどの型でもありうるが特に M4, M5 との関連が深いという．

3．基本的に重要な染色法について

1）塗抹標本

Giemsa 染色，鉄染色，Sudan black B (SBB)，酵素組織化学としてのミエロペルオキシダーゼ myeloperoxidase (MPO) 染色（好中球，好酸球，単球系に染まる），CAE 染色，非特異的エステラーゼ (NSE)（同じく NaF による阻害試験，用いる基質としては α-naphthyl acetate esterase (ANAE), α-naphthyl butylated esterase (ANBE) などがある），エステラーゼ 2 重染色（CAE と NSE で好中球系と単球系とを染め分ける）など．

2）パラフィン切片

HE 染色，Giemsa 染色，naphthol AS-D chloroacetate esterase (CAE) 染色（特異的エステラーゼとも呼ばれる．ほかにも略語あり．好中球のほか肥満細胞にもよく染まる），鉄染色，鍍銀法など．

3）免疫組織化学

myeloperoxidase (MPO)，glycophorin A（赤芽球），spectrin（赤芽球），CD41（巨核球，血小板），CD42b（巨核球，血小板），CD61（巨核球，血小板），CD68（単球系，マクロファージを含む），CD34（造血幹細胞），KIT (CD117，造血幹細胞)，HLD-DR（主に骨髄系の幼若細胞），TdT（主にリンパ球系の幼若細胞），ほかに CD3，CD2，CD5，CD7，CD8，CD20，CD56 (NK 細胞，他)，CD138（形質細胞），免疫グロブリン軽鎖における κ, λ, 重鎖における α, δ, μ, γ など．

こうした特殊染色が多用される時代であるが注意も必要である．大きな問題としては技術の進歩は今でもすさまじいものではあるが，それでも染まりにくいものはあり，抗体を提供しているメーカーやクローンの違い，さらには前処置その他の細かな技術的違いなどで大きな差を生じることもある．したがってこうした情報に十分注意している必要がある．しかし 10 年前に染まらなかったものが新しい抗体のクローンで見事に染まるようになってきたものが多数存在するので，これからもしばらくは免疫組織化学の時代が続くのではないかと考える．

CD34 や KIT (CD117) などが寛解か少数の芽球が残存するのかという判断に役に立つという状況が生まれていると感じる．また，検査歴を遡って芽球がいつ頃から出現していたのかを調べることもでき，MDS の中でも様々な grading があることはわかっているが，それについても有用な情報がもたらされる可能性があると考える．造血幹細胞のマーカーとしては CD34 よりも KIT のほうが陽性所見を示す症例が多いが，筆者の経験ではその理由についてはまだはっきりと理解はできていない．微量の芽球が残存するということについても KIT が役に立ちそうだということを述べたが，注意が必要である．それは肥満細胞が陽性所見を示すことである．芽球が多数存在するときにはあまり問題はないが，微量の残存というときにはそれが肥満細胞ではないことを十分見極めることが何よりも重要である．また，化学療法後に正常造血細胞群が再生してくるときに造血幹細胞に近い細胞が動員されて腫瘍ではない幼若細胞が陽性となる可能性についても常に注意が必要である．

4．AML, NOS の定義と解説のまとめ

AML, NOS は FAB における AML の分類が WHO に移行するにあたって生まれてきたものであるが，WHO が疾患単位群として存在を認めているということではなく，FAB における M0～M7 の分類の中から t-AML，一定の染色体異常や遺伝子異常を伴うもの，MDS 関連のものなどを取り去った残りとして暫定的に認めているにすぎず，解体作業中の残骸であるということを述べてきた．しかしそのことを強調しすぎてバランスを欠く面があったので少し修正を加えておきたい．経緯はこのとおりで FAB から削り取られたものは非常に大きかった．しかしこの削り取りには実際に大きな意味があったのである．染

色体異常にはいまや膨大な種類があり未整理のものが多いが，AML with recurrent genetic abnormalities としてまとめられている数種についてはほぼ疾患単位としての意味をもつものとみてよいし，その中でそれぞれに相対的に予後のよいもの，よくないものが存在することがわかってきた[16]．そしてt-AML[17,18] や MDS 関連の AML[19] は FAB の AML 全体と比較すると明らかに予後がよくないことがわかってきた．その結果，元の FAB における AML からはひどくやせ細ってしまった AML，NOS が WHO においては実態としての存在を認められていないにもかかわらず，かえって一つの純化されたグループのような状態にやや近くなってきたのである．

FAB 分類の AML，M0～M7 を基礎としながらもあまりにも大きく変わってしまった AML，NOS であるが，最小限の定義と解説をまとめる．また当初の FAB の AML，M0-M7 に入ってなかったものも加わっているのでそれについても最小限の解説を行う．

1) acute myeloid leukaemia with minimal differentiation

FAB の M0 に対応するものであるが，次の M1, acute myeloid leukaemia without maturation と用語上間違えやすいので要注意．AML 全体の 5％以下で，どの年齢にも発生しうるが小児と高齢者に分布が分かれている．汎血球減少が普通であるが，芽球の増加が著しい例では末梢血の白血球数が増加することもある．末梢血か骨髄で芽球の比率が最少 20％に達する．通常の Giemsa 染色や光顕的組織化学で芽球を myeloid と確認することは難しく，各種の免疫組織化学や超微形態的組織化学が必要になってくる．現在は免疫組織化学が進んだため電顕が使われることは少なくなってきている．ALL との鑑別が第一でこれには CD3，CD20，TdT などリンパ球系マーカーが用いられる．次に MPO，SBB，CAE などを参考にするが，これら骨髄細胞系マーカーと考えられるものが 3％未満ということになっている．これは生検やクロット切片上での計測には向かないので病理診断として AML，M0 と診断することは事実上難しい．CD13，CD33，CD34，CD38，CD117（KIT），HLA-DR が出やすいが，TdT も半数程度に陽性になるといわれている．一定の染色体異常はいわれていないが実際には多様な異常がみつかっている．

2) acute myeloid leukemia without maturation

FAB の M1 に対応するものである．without maturation という言葉から minimal differentiation よりも未分化のものと誤解しやすいので要注意．AML 全体の 5～10％を占める．どの年齢にも発生しうるが基本的には成人である．汎血球減少が普通であるが，芽球の増加が著しい例では末梢血の白血球数が増加することもある．末梢血か骨髄で芽球の比率が最少 20％に達する．骨髄で赤芽球を除いた有核細胞中，90％以上を芽球が占める．MPO，SBB，CAE などで芽球が myeloid であることが確認できる．ほかに CD13，CD33，CD34，CD117（KIT），HLA-DR なども重要．

●症例 2（図 7～11）

31 歳，男性．白血球数 100,000（芽球 95％）．芽球の増生が高度であるが，CAE や MPO 陽性細胞が少数ながら混在し，FAB 分類で AML，M1 を考えていた．しかし染色体検査で t(9;11)(p22;q23) が見出されており，AML with t(9;11)(p22;q23)：*MLLT3-MLL* ということになる．KIT 陽性細胞がほとんどである．エステラーゼ 2 重染色で単球系が出ているのは少数．

3) acute myeloid leukaemia with maturation

FAB の M2 に対応するものであるが AML 全体の 10％ほどを占める．どの年齢にも発生しうる．貧血，血小板減少が起こり，白血球減少もあるが白血球数は芽球の増生の程度によって様々である．末梢血か骨髄で芽球の比率が最少 20％に達する．しかし骨髄中で 10％以上の細胞が前骨髄球以降の段階への分化を示している．塗抹標本でアズール顆粒をもつ芽球，もたない芽球が存在するが Auer 小体もしばしば見出される．FAB の AML，M2 の一部は t(8;21)(q22;q22)：*RUNX1-RUNX1T1* ということで除外されている．WHO によればそれは従来の M2 の 10％ほどという．

●症例 3（図 12～16）

59 歳，女性．白血球数 1,200（好中球 7％），ヘモグロビン値 5.1，血小板数 21,000．MDS か再生不良性貧血 aplastic anemia（AA）を疑っている．細胞数は正常範囲だが大型で不整な核形をもち，くすんだクロマチン網をもつ芽球が増生している．MPO，KIT は陽性であるが CD34 ははっきりしない．当初の診

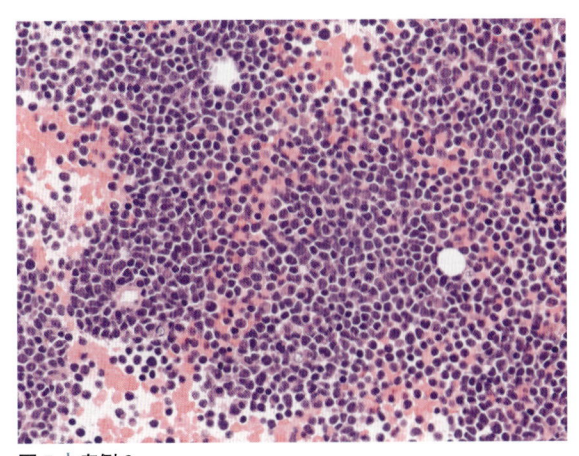

4．急性骨髄性白血病，NOS　167

図7｜症例2
90％以上が芽球で形態的にはM1と考えられる．

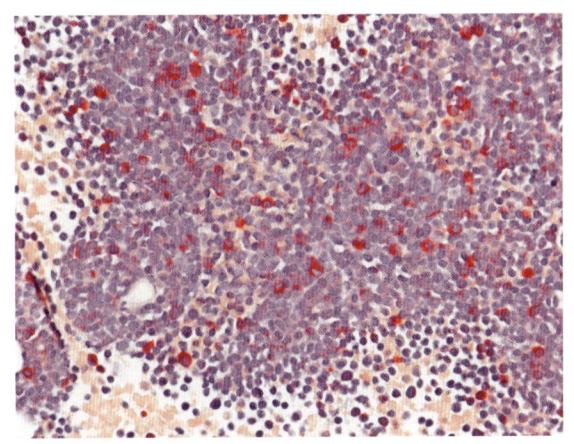

図8｜症例2：CAE染色
エステラーゼ陽性細胞のうち真の芽球はN/C比の高い細胞であり，ここにみる細胞質が広く，鮮明な赤色を示しているものは多くが分化した細胞で，真の芽球といえるものはごく少数である．

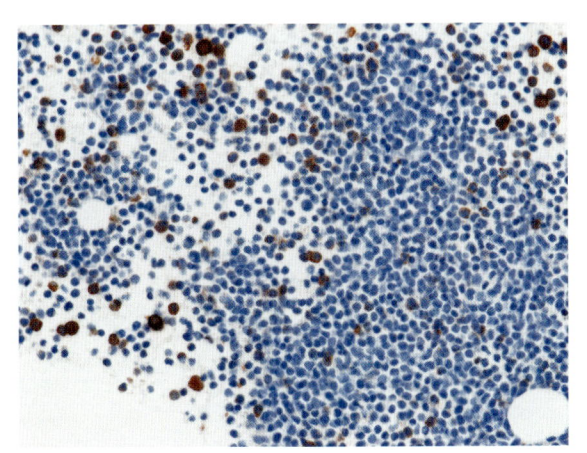

図9｜症例2：MPO免疫染色
MPO陽性の芽球は少ない．

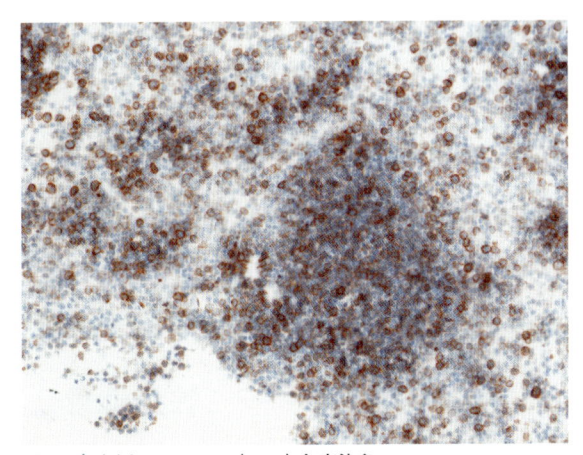

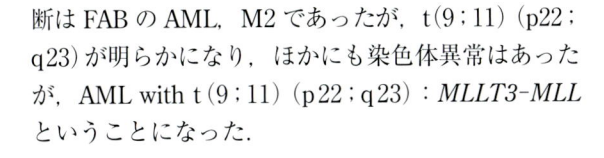

図10｜症例2：CD117（KIT）免疫染色
KIT陽性細胞は非常に多い．

断はFABのAML，M2であったが，t(9;11)(p22;q23)が明らかになり，ほかにも染色体異常はあったが，AML with t(9;11)(p22;q23)：*MLLT3-MLL*ということになった．

4) acute promyelocytic leukaemia
FABのM3に対応するもの．これはt(15;17)(q22;q12)：*PML-RARA*，およびその近縁の異常でほぼ100％説明されることになり，AML，NOSから除外されている．

5) acute myelomonocytic leukaemia
FABのM4に対応するもの．AML全体の5～10％を占める．どの年齢にも発生しうるが高齢者に多い．

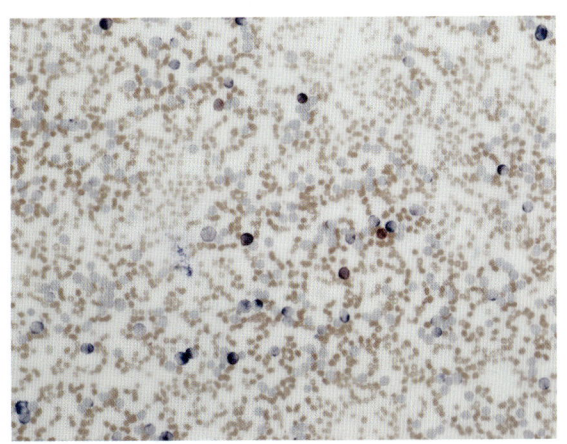

図11｜症例2：エステラーゼ2重染色
褐色に染まる細胞は単球系だが数は少なく，染色性が弱いが淡く青色に染まっているのが特異的エステラーゼ陽性の骨髄芽球である．

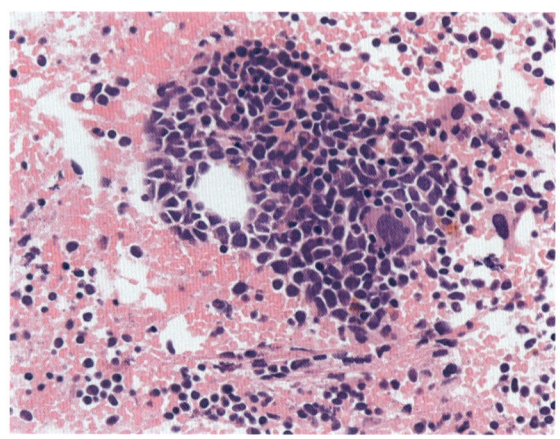

168　第2部　Ⅵ. 急性骨髄性白血病と関連の前駆細胞腫瘍

図12｜症例3
大型不整な核を有する芽球が増生している．巨核球や赤芽球もみえる．

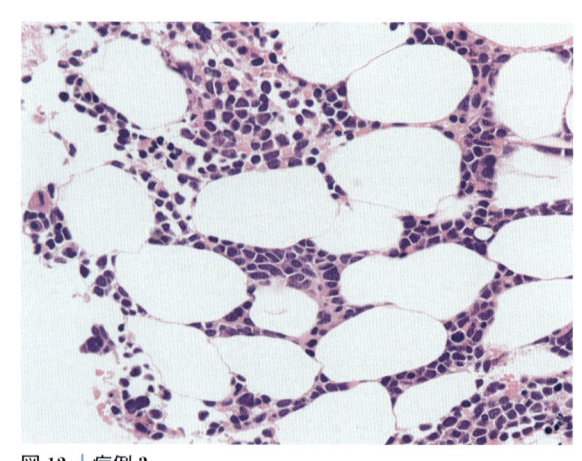

図13｜症例3
細胞はそれほど多くないが，不定形大型核で少しくすんだような繊細な核網をもつ細胞は芽球といえ．その比率は高い．

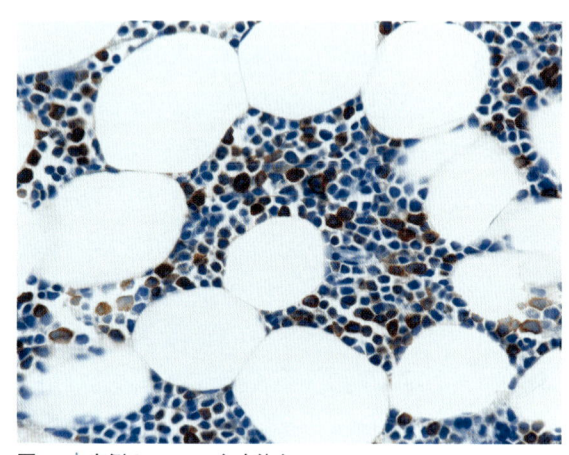

図14｜症例3：MPO 免疫染色
芽球の中に MPO 陽性細胞と陰性細胞が混在している．

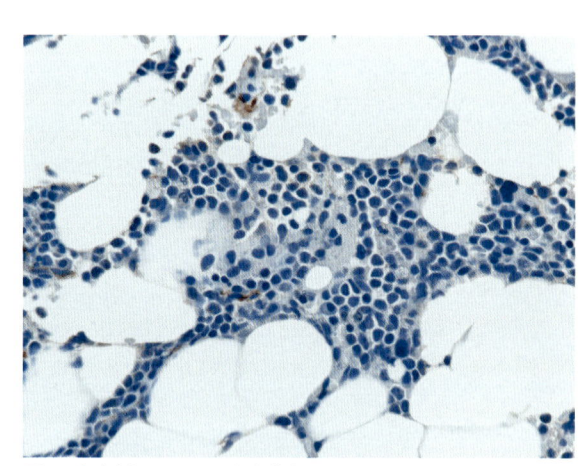

図15｜症例3：CD34 免疫染色
ほとんどの細胞が CD34 陰性である．

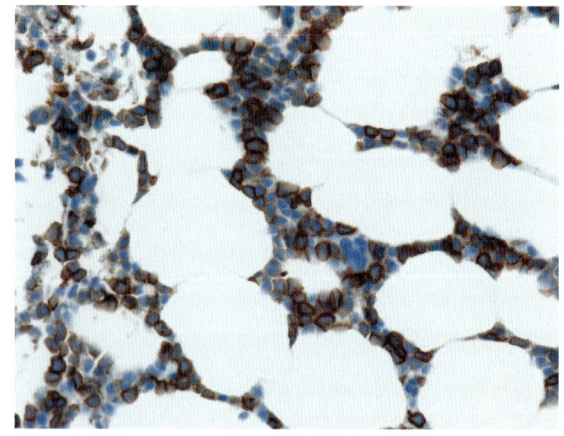

図16｜症例3：CD117（KIT）免疫染色
芽球の大部分が KIT 陽性を示す．

FAB の M4 に対応するものではあるが inv(16)(p13.1；q22) or t(16；16)(p13.1；q22)：*CBFB-MYH11* や t(9；11)(p22；q23)：*MLLT3-MLL* などが除外される．末梢血か骨髄で前単球を含み芽球の比率が最少 20％ に達する．骨髄中で好中球系の細胞が芽球を含めて最少 20％ にとどき，単球系の細胞も芽球を含めて 20％ にとどくことが条件．フローサイトメトリーでは骨髄球系のマーカーとして CD13，CD33，CD65，CD15 などがあり，単球系のマーカーとしては CD14，CD68，CD11b，CD11c，CD64，CD163 などで，CD15，CD64 の共発現は単球系分化の根拠となりうる．染色法としては塗抹標本でのエステラーゼ2重染色がわかりやすい．大部

4. 急性骨髄性白血病, NOS

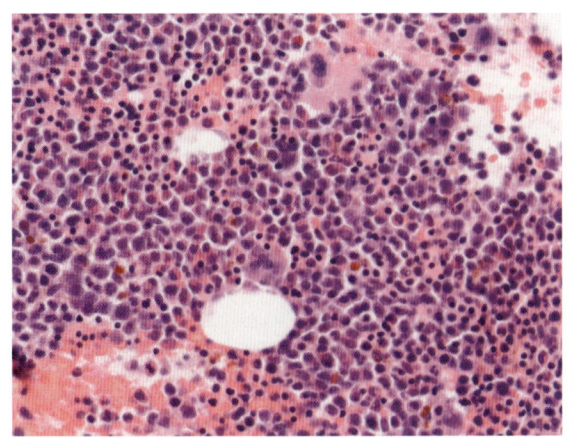

図 17 | 症例 4
芽球の増加は明らかだが赤芽球, 巨核球も多く, この状態はpanmyelosisに相当する. しかしこれをWHOのacute panmyelosis with myelofibrosisと混同してはならない.

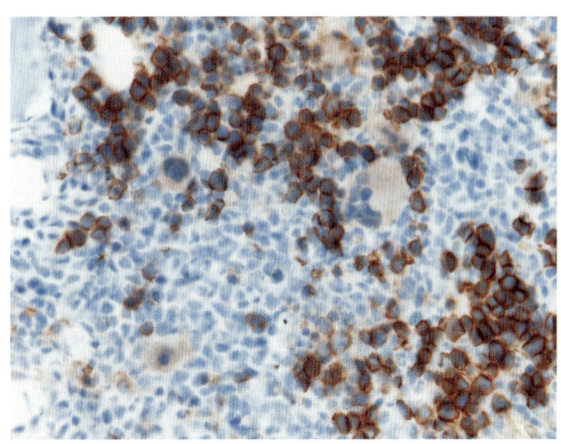

図 18 | 症例 4：spectrin 免疫染色
赤芽球が少なくないことがわかる.

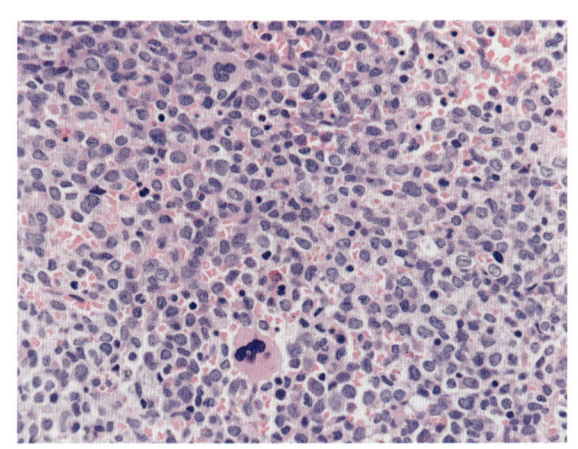

図 19 | 症例 4：治療（darbepoetin alfa）5ヵ月後
5ヵ月後の検査では芽球が90％程度に及んでおり, 腎形核なども多く, 核クロマチン網は繊細で単芽球を思わせる. エステラーゼ2重染色で非特異的エステラーゼ陽性細胞が多く, 形態的にはAML, M5に相当する.

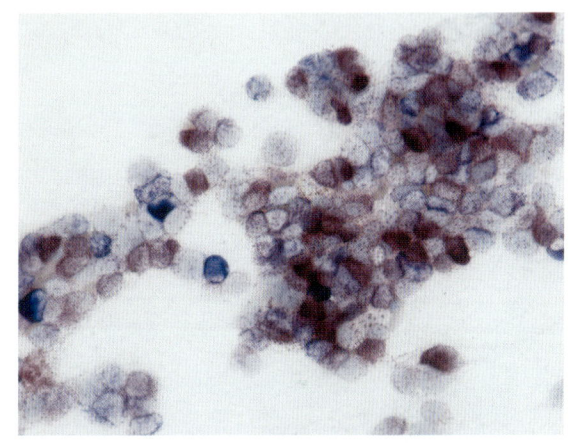

図 20 | 症例 4：エステラーゼ2重染色
青色は特異的エステラーゼ（CAE）, 褐色は非特異的エステラーゼ（ANBE）であるが, 褐色に染色される単球系細胞が多くみられる.

分の症例で染色体異常, +8が存在するが特異的な異常ではないのでAML, NOSから除外されていない.

6) acute monoblastic and monocytic leukaemia

FABのM5に対応するもので, FABではM5をM5a（acute monoblastic leukaemia）とM5b（acute monocytic leukaemia）とに亜型分類していたものが用語の上で残っているのである. それぞれAML全体の5％以内の頻度で存在する. 白血病細胞の80％以上が単球系であることが条件で好中球系は20％以下でなければならない. どの年齢でも発生しうるがM5aは若年者に比較的多く, M5bは成人に多い. マーカーとしてはacute myelomonocytic leukaemiaで挙げたものとほぼ同様で染色法もやはり塗抹標本でのエステラーゼ2重染色がわかりやすい. t(9;11)(p22;q23)：MLLT3-MLLが単芽球を伴っていることがあり, その場合は除外される. t(8;16)(p11.2;p13.3)がacute monocytic leukaemiaやacute myelomonocytic leukaemiaの状態を示すこともあるがこれは今のところ除外条件にはなっていない.

●症例4（図 17〜20）

69歳, 女性. 白血球数6,900, ヘモグロビン値7.3, 血小板数377,000. HE染色では細胞密度が高い. フローサイトメトリーではCD13, CD33, HLA-DR陽性, CD34は発現していない. 組織診断ではMDS/

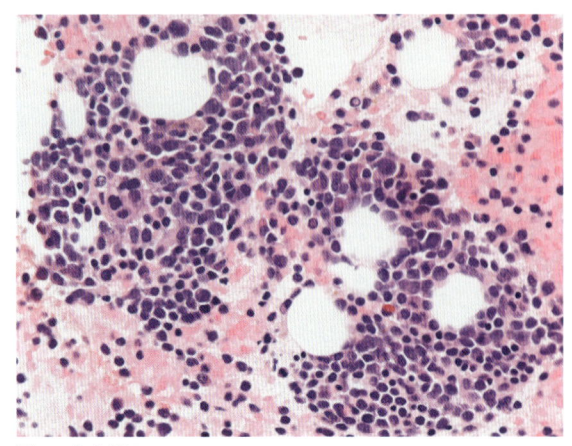

図21 | 症例5
著しい過形成骨髄で芽球が多い.

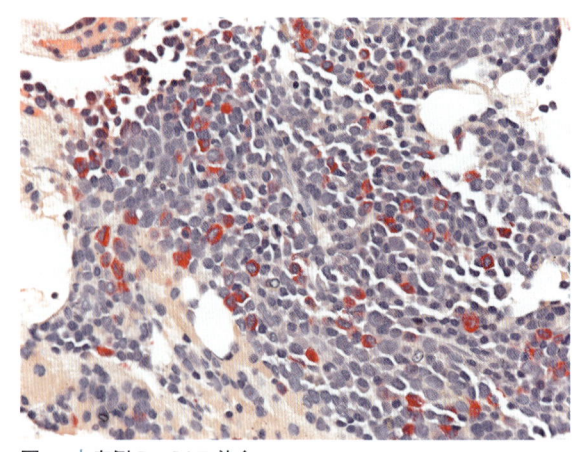

図22 | 症例5：CAE染色
ほとんどを芽球が占めているがエステラーゼ陽性細胞の中で明らかな芽球は少数である.

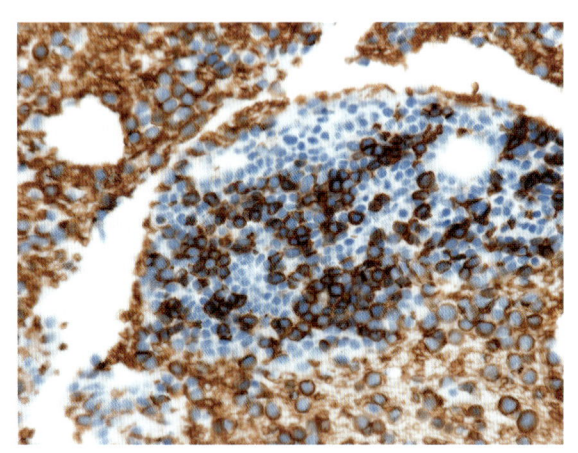

図23 | 症例5：spectrin免疫染色
spectrin陽性の赤芽球が多いところがある.

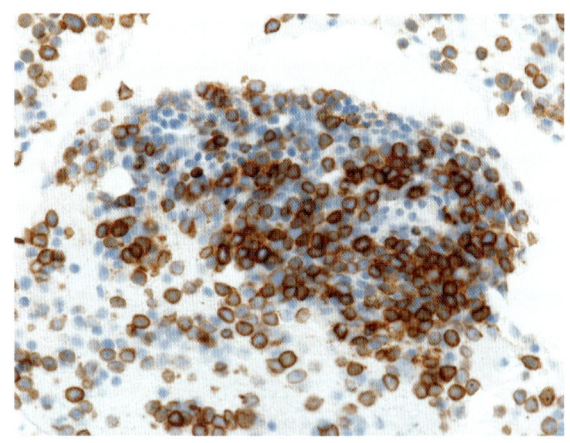

図24 | 症例5：KIT免疫染色
芽球のほとんどがKIT陽性を示す.

MPD unclassifiableとした．芽球の増生はあるが巨核球，spectrin陽性の赤芽球も少なくない．acute panmyelosis with myelofibrosisの症例を提示できなかったが，所見として部分的には似たところのある一例として紹介する．その後の経過ではAML, M5の形態を示した．

7) acute erythroid leukaemia

FABのM6に対応するものである．骨髄有核細胞の50％以上が赤芽球であり，非赤芽球の30％以上が芽球であるもの，という定義であったが，WHOではこれを(1) erythroleukaemia (erythroid/myeloid)と(2) pure erythroid leukaemiaの2つに分け，前者は骨髄有核細胞の50％以上が赤芽球系で，赤芽球を除く有核細胞中，骨髄芽球が20％を超えるものであり，AML全体の5％以内で主として成人の疾患である．高度に貧血を示し，末梢血に赤芽球が認められることがしばしばあるが，MDS経由のこともあり，境界が難しく，AML, NOSに残らないものもある．後者は80％以上が赤芽球系の幼若細胞からなり，骨髄芽球の増加を示していないものである．極めて稀な疾患であるが年齢的には小児を含めてどの年齢にも発生しうる．赤芽球のマーカーとしてはglycophorinやspectrinがあり，erythroleukaemiaでは赤芽球以外に骨髄芽球が条件なのでMPOで証明する．さらに幼若な芽球やpure erythroid leukaemiaではCD117 (KIT) がマーカーになりうるといわれている．染色体異常は複雑なものが多いが，特異的なものはみつかっていないのでAML, NOSから除外されていない．

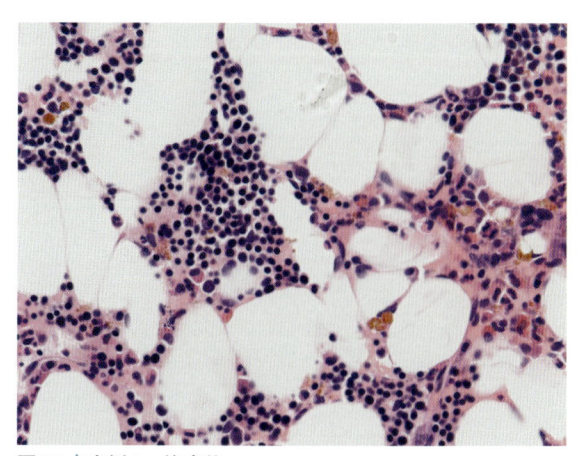

図 25 症例 5：治療後
この視野では骨髄寛解状態にみえる．

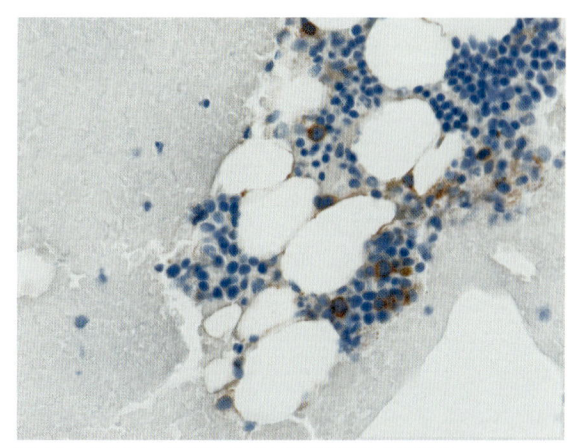

図 26 症例 5：治療後の CD117（KIT）免疫染色
KIT 陽性の芽球が少数残存していることから白血病細胞が残っていることが窺われる．

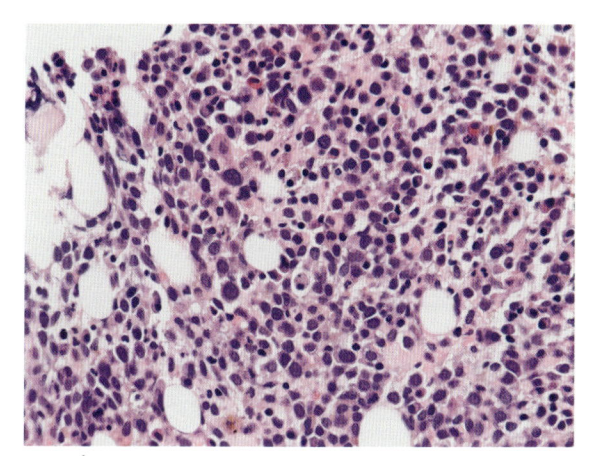

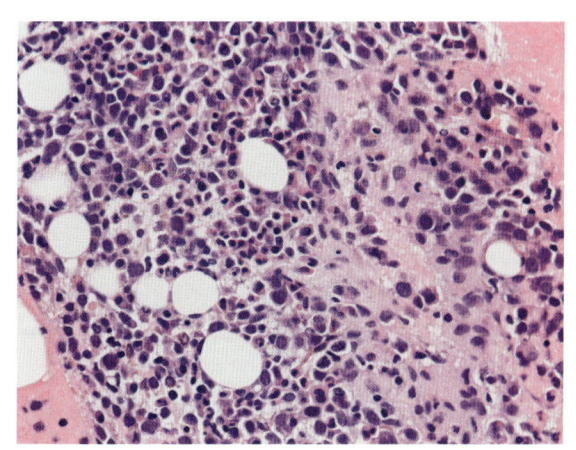

図 27 症例 6
多形性のある芽球の増生と線維増生がある．

図 28 症例 6
芽球の増殖が明らかであるが細胞に多形性があり，線維化も観察される．本例で AML, M7 を考えたのはフローサイトメトリーで CD7, CD41 が出現しているとみられたからである．この HE 像をみれば AML のほかのグループより確かに多形性があり，大型のものも少なくないが，直ちに M7 を想起できるかどうかはそれほど自信はない．

●症例 5（図 21〜26）

68 歳，女性．白血球数 25,000（芽球 93％），ヘモグロビン値 4.7，血小板数 15,000 で急性白血病の精査のため骨髄検査が行われた．著しい過形成骨髄で芽球が多いことは確かだが CAE 陰性の芽球が多く，巨核球が混在し，赤芽球も多いところがあり，AML, M0, M6, MDS 関連 AML などが候補に挙がった．spectrin 陽性細胞は赤芽球で，CD117（KIT）陽性の部位と重なっているようにもみえるので幼若な赤芽球が CD117（KIT）陽性になっているのかもしれない．その治療後に CD117（KIT）が明らかに減少しているものの少数ながら残存していることがわかる．

8) acute megakaryoblastic leukaemia

FAB の M7 に対応するものである．末梢血，あるいは骨髄において有核細胞の 20％以上の芽球を含み，そのうちの 50％以上が巨核球系と証明されるもの．ただし MDS 関連のものや t(1;22)(p13;q13), inv(3)(q21q26.2), t(3;3)(q21;q26.2) が証明されるもの，および Down 症に関連したものは除外される．AML 全体の 5％以下である．血球減少が普通だが血小板増多を示すこともある．肝脾腫は稀である．

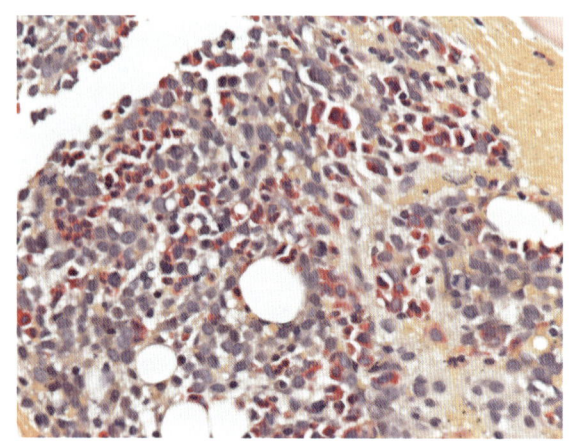

図29 │ 症例6：CAE染色
芽球の多くはエステラーゼ陰性．

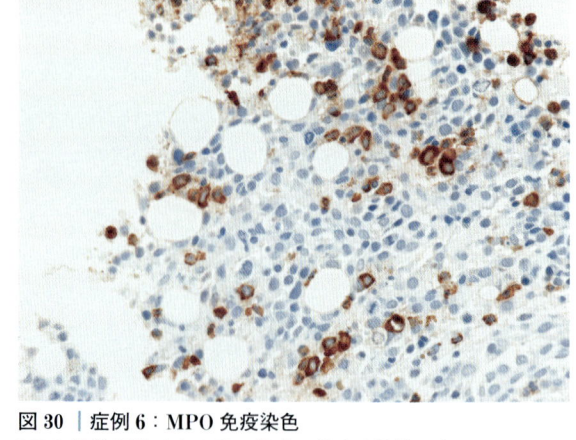

図30 │ 症例6：MPO免疫染色
MPO陽性細胞はあるが，芽球の多くは陰性である．

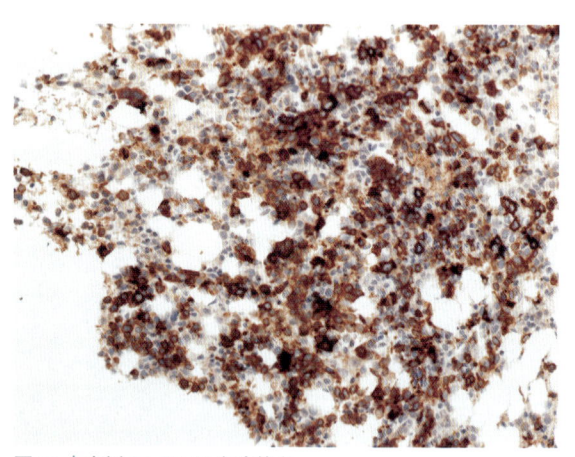

図31 │ 症例6：CD41免疫染色
極めて多数の細胞がCD41陽性であり，芽球が含まれている．芽球の多くが巨核球系で巨核球としては小型単核であり，巨核芽球と考えてよい．

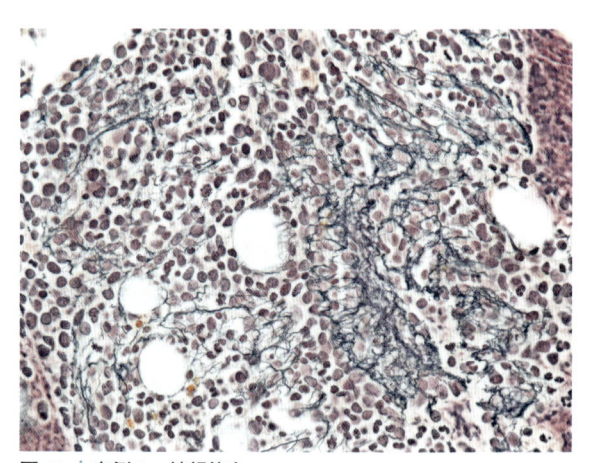

図32 │ 症例6：鍍銀染色
血管周囲に銀線維が伸びている．

●症例6（図27～32）

71歳，男性．白血球数8,600（芽球17％），ヘモグロビン値6.0，血小板数500．染色体で45X-Yを含む極めて複雑な核形異常が見出されているが単クローンではない．フローサイトメトリーでCD7，CD13，CD41が出現している．HE染色では多形性のある芽球の増生と線維増生がある．CAEやMPO陽性細胞も混在するが，CD41陽性細胞が充実性に著しい増生を示しており，FABではM7に相当する．

9) acute basophilic leukaemia

これはFAB分類の中では特に取り上げられていなかったものである．おそらく稀な病態で筆者も記憶している症例の持ち合わせがないのでWHOのアトラスを参照していただくほかはない．形態的にはM2と読まれてしまう可能性があるという．日常，骨髄塗抹標本を専門にみているわけではなく，組織切片を観察している立場で感じることは，肥満細胞は容易に見出されるのに肥満細胞とは異なる好塩基球を確認する手段が難しいことである．ヒスタミンを含むなど好塩基球の顆粒と肥満細胞の顆粒には生化学的な共通性が多いが，好塩基球の顆粒のほうが粗大であるらしい．またテキストでみる好塩基球には分葉核のものもあるが，組織切片でみる肥満細胞は全て単核である．

10) acute panmyelosis with myelofibrosis

これもWHO第3版に既に取り入れられているが，

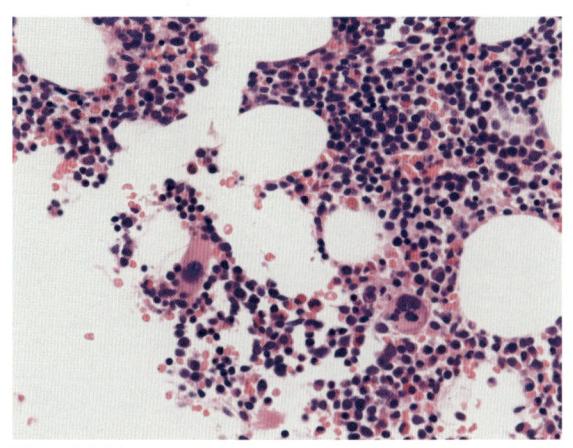

4. 急性骨髄性白血病, NOS　173

図33｜症例7
3系統の細胞がやや増加しているがこの視野だけではAMLとはいえない.

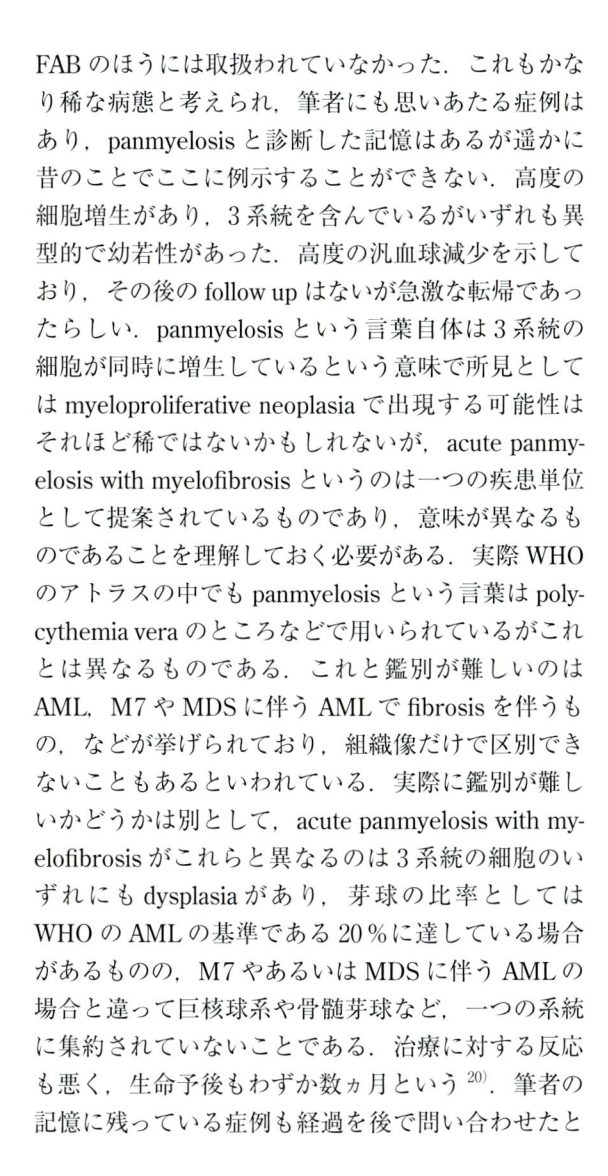

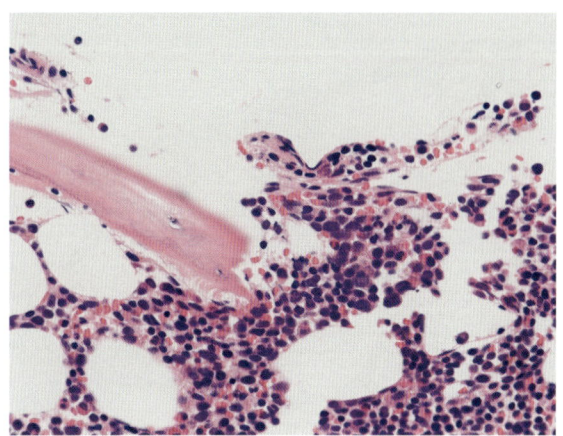

図34｜症例7
芽球の多いところがある.

FABのほうには取扱われていなかった. これもかなり稀な病態と考えられ, 筆者にも思いあたる症例はあり, panmyelosisと診断した記憶はあるが遥かに昔のことでここに例示することができない. 高度の細胞増生があり, 3系統を含んでいるがいずれも異型的で幼若性があった. 高度の汎血球減少を示しており, その後のfollow upはないが急激な転帰であったらしい. panmyelosisという言葉自体は3系統の細胞が同時に増生しているという意味で所見としてはmyeloproliferative neoplasiaで出現する可能性はそれほど稀ではないかもしれないが, acute panmyelosis with myelofibrosisというのは一つの疾患単位として提案されているものであり, 意味が異なるものであることを理解しておく必要がある. 実際WHOのアトラスの中でもpanmyelosisという言葉はpolycythemia veraのところなどで用いられているがこれとは異なるものである. これと鑑別が難しいのはAML, M7やMDSに伴うAMLでfibrosisを伴うもの, などが挙げられており, 組織像だけで区別できないこともあるといわれている. 実際に鑑別が難しいかどうかは別として, acute panmyelosis with myelofibrosisがこれらと異なるのは3系統の細胞のいずれにもdysplasiaがあり, 芽球の比率としてはWHOのAMLの基準である20%に達している場合があるものの, M7やあるいはMDSに伴うAMLの場合と違って巨核球系や骨髄芽球など, 一つの系統に集約されていないことである. 治療に対する反応も悪く, 生命予後もわずか数ヵ月という[20]. 筆者の記憶に残っている症例も経過を後で問い合わせたところでは確かにそのようなものであった.

5. MDSから急性白血病への緩徐移行

MDSから急性白血病への緩徐移行例と思われる症例を呈示す.

●症例7 (図33〜38)

59歳, 女性. MDSの診断を受けて8年後の標本, 白血球数21,000 (芽球16.4%), 赤血球数2,350,000, 血小板数18,000, AMLへの移行期と思われる. HE染色では造血3系統の細胞があるが芽球様細胞がやや増加し, MPO陽性, KIT陽性細胞も存在する. 8年前の標本を見直すとやはりMDSといえる状況だが, 改めてKITを染め直すと当時から既に少数の陽性細胞が存在していた.

おわりに

以上, 血液病理医としてAMLの診断にどのように関わってきたか, 現状を踏まえて述べた. WHOの前文にはWHO分類に到達した経過が述べられ, 形態学のみならず臨床経過を含めて集積しうるあらゆるデータを集積して最終的な診断をくだすべきで, そのために病理医や腫瘍学者, 血液内科医などの衆智を集めてWHO分類というものに結実したということが述べられている[21]. そのことからすると筆者が行っているのは検体が提出された段階での可能な限りのデータを参照しているものの, ひとまずの形

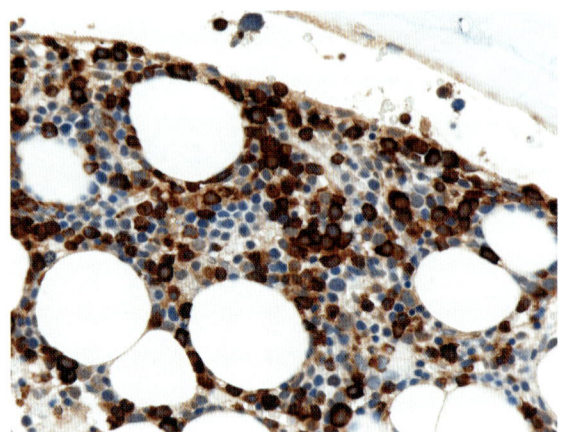

図35 | 症例7：MPO免疫染色
円形核をもつ芽球らしい細胞がMPO陽性を示す．

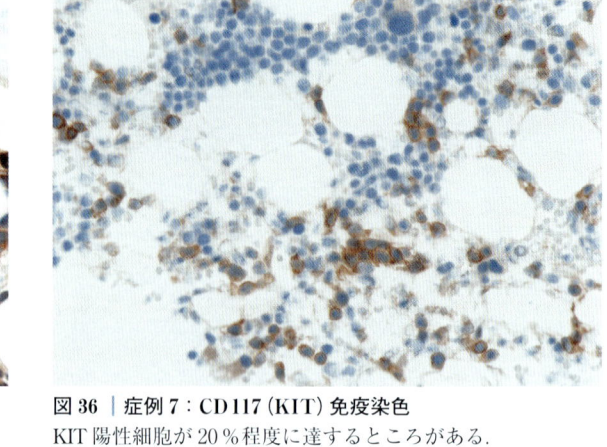

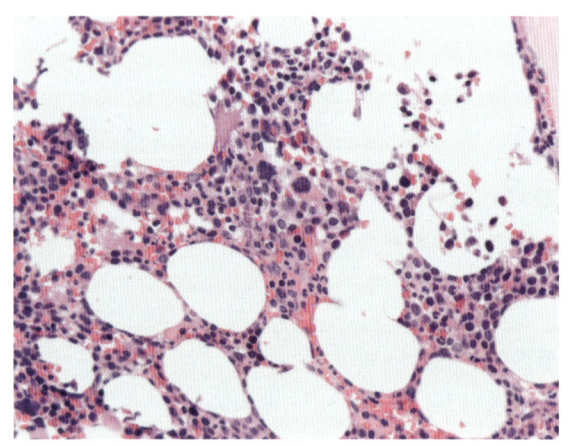

図36 | 症例7：CD117（KIT）免疫染色
KIT陽性細胞が20％程度に達するところがある．

図37 | 症例7：8年前の骨髄
当時からMDSと判断していた．やはりやや大型核でくすんだ繊細な核網をもつ細胞がやや目立っていた．

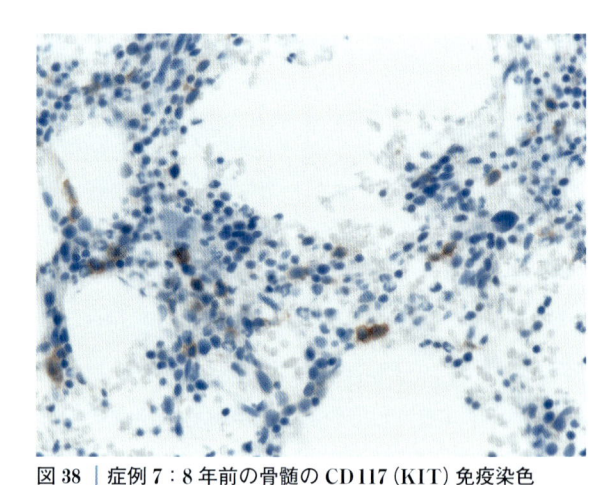

図38 | 症例7：8年前の骨髄のCD117（KIT）免疫染色
8年前の骨髄について改めてKITを染めてみると少数ながら当時から芽球が存在していたことが明らかになった．緩やかな経過をたどったMDSから急性白血病への移行が考えられる症例である．ただしKITは肥満細胞にも陽性になるのでそれを除外できるか？形態的に芽球に一致しているかどうかを慎重に判断する必要がある．

態学的診断で，芽球の比率についても注意はしているがM1，M2といったFABの用語を持ち越していることが多く，WHOのAML，NOSの基準に合わせているとはいえない．染色体や遺伝子情報，臨床経過などを含めた最終的な疾患分類というのは事実上，血液内科にお任せしていることが多い．ただ先方に報告が行っただけということではWHOの趣旨に合っているとはいえないが，2ヵ月に一度ほどカンファランスを行って多少とも補っている．

（糸山進次）

文　献

1) Arber DA, Brunning RD, Orazi A et al：Acute myeloid leukaemia, not otherwise specified. in Swerdlow SH, Campo E, Harris NL et al (eds)："WHO Classification of Tumours of Haematopoietic and Lymphoid Tissues", 4th ed, IARC Press, Lyon, 2008, pp130-139
2) Bain BJ：Leukaemia Diagnosis, 4th ed, Wiley Blackwell, West Sussex, 2010, p160
3) Bennett JM, Catovsky D, Daniel MT et al：Proposal for the classification of acute leukaemias. French-American-British (FAB) co-operative group. Br J Haematol 33：451-458, 1976
4) Bennett JM, Catovsky D, Daniel MT et al：Criteria for the diagnosis of acute leukaemia of megakaryocytic lineage (M7)：a report of the French-American-British coopora-

tive group. Ann Int Med 103 : 460-462, 1985
5) Bennett JM, Catovsky D, Daniel MT et al : Proposal for the recognition of minimally differentiated acute myeloid leukaemia (AML M0). Br J Haematol 78 : 325-329, 1991
6) Doll DC, List AF : Myelodysplastic syndromes : introduction. Semin Oncol 19 : 1-3, 1992
7) Bennett JM, Catovsky D, Daniel MT et al : Proposals for the classification of the myelodysplastic syndromes. Br J Haematol 51 : 189-199, 1982
8) Bain BJ : Leukaemia Diagnosis, 4th ed, Wiley Blackwell, West Sussex, 2010, p219
9) Hamblin TJ : Epidermiology of the myelodysplastic syndromes. in Bennett JM (ed) : "The Myelodysplastic Syndromes : Patholgy and Clinical Management", Marcel Dekker, New York, 200, pp15-28
10) Vardiman JW, Brunning RD, Arber DA et al : Introduction and overview of the classification of the myeloid neoplasms. in Swerdlow SH, Campo E, Harris NL et al (eds) : "WHO Classification of Tumours of Haematopoietic and Lymphoid Tissues", 4th ed, IARC Press, Lyon, 2008, pp18-23
11) Brunning RD, Orazi A, Germing U et al : Myelodysplastic syndromes/neoplasms, overview. in Swerdlow SH, Campo E, Harris NL et al (eds) : "WHO Classification of Tumours of Haematopoietic and Lymphoid Tissues", 4th ed, IARC Press, Lyon, 2008, pp88-93
12) Bain BJ : Leukaemia Diagnosis, 4th ed, Wiley Blackwell, West Sussex, 2010, pp6-7
13) Goasguen JE, Bennett JM, Cox C et al : Prognostic implication and characterization of the blast cell population in the myelodysplastic syndrome. Leuk Res 15 : 1159-1165, 1991
14) Mufti GJ, Bennett JM, Goasguen J et al : Diagnosis and classification of MDS : International Working Group on Morphology of MDS (IWGM-MDS) consensus proposals for the definition and enumeration of myeloblasts and ring sideroblasts. Haematologica 93 : 1712-1717, 2008
15) Bain BJ : Leukemia Diagnosis, 4th ed, Wiley Blackwell, West Sussex, 2010, p55-56
16) Arber DA, Brunning RD, Le Beau MM et al : Acute myeloid leukaemia with recurrent genetic abnormalities. in Swerdlow SH, Campo E, Harris NL et al (eds) : "WHO Classification of Tumours of Haematopoietic and Lymphoid Tissues", 4th ed, IARC Press, Lyon, 2008, pp110-123
17) Vardiman JW, Arber DA, Brunning RD et al : Therapy-related acute myeloid neoplasms. in Swerdlow SH, Campo E, Harris NL et al (eds) : "WHO Classification of Tumours of Haematopoietic and Lymphoid Tissues", 4th ed, IARC Press, Lyon, 2008, pp127-129
18) Bain BJ : Leukaemia Diagnosis, 4th ed, Wiley Blackwell, West Sussex, 2010, pp158-160
19) Arber DA, Brunning RD, Orazi A et al : Acute myeloid leukaemia with myelodysplasia-related changes. in Swerdlow SH, Campo E, Harris NL et al (eds) : "WHO Classification of Tumours of Haematopoietic and Lymphoid Tissues", 4th ed, IARC Press, Lyon, 2008, pp124-126
20) Arber DA, Brunning RD, Orazi A et al : Acute myeloid leukaemia with myelodysplasia-related changes. in Swerdlow SH, Campo E, Harris NL et al (eds) : "WHO Classification of Tumours of Haematopoietic and Lymphoid Tissues", 4th ed, IARC Press, Lyon, 2008, pp138-139
21) Harris NL, Campo E, Jaffe ES et al : Introduction to the WHO classification of tumors of haematopoietic and lymphoid tissues. in Swerdlow SH, Campo E, Harris NL et al (eds) : "WHO Classification of Tumours of Haematopoietic and Lymphoid Tissues", 4th ed, IARC Press, Lyon, 2008, pp14-15

VII. 骨髄肉腫

1. 定　義

骨髄肉腫 myeloid sarcoma は，顆粒球肉腫 granulocytic sarcoma，髄外性骨髄腫瘍 extramedullary myeloid tumor，骨髄芽球腫 myeloblastoma，あるいは時に腫瘍の割面が緑色を呈することから緑色腫 chloroma とも呼ばれる．WHO 分類 第4版では，myeloid sarcoma として myeloid blast より構成される腫瘍と定義され，単芽球，赤芽球，巨核球への分化を示す腫瘍も含まれる[1]．

2. 臨床的事項

発症平均年齢は 55.8 歳であるが，小児～成人にわたり発症し，男性にやや優位の傾向を示す（男女比 1.42：1）[2]．皮膚，リンパ節，精巣，消化管，中枢神経など様々な髄外性の臓器・組織に発生する．

臨床病態学的には急性骨髄性白血病 acute myeloid leukemia（AML）と同時またはその経過中に発症したり，AML に先行して発症する場合がある．また AML の髄外性の再発や，骨髄異形成症候群 myelodysplastic syndrome（MDS）の AML への進展徴候として発症する場合に加えて，骨髄増殖性腫瘍 myeloproliferative neoplasms（MPN）の急性転化として発症する場合がある．なお全経過を通じて AML を伴わない症例も認められる．

3. 細胞および組織学的所見

未熟な骨髄系細胞の増殖よりなる腫瘍で多くの症例では，未熟顆粒球系細胞の増殖が認められる．腫瘍細胞の分化度により，blastic，immature，differentiated に分類される．blastic type では，腫瘍細胞は主に骨髄芽球 myeloblast より構成され，N/C 比の高い繊細な核クロマチンを示す細胞の増生が認められる（図1）．immature type では，骨髄芽球から前骨髄球 promyelocyte レベルの分化を示す腫瘍細胞より構成され，differentiated type ではさらに成熟分化した腫瘍細胞が出現する．また頻度は少ないものの単芽球，赤芽球（図2），巨核球への分化を示す腫瘍細胞が出現する症例も認められる．

4. 組織化学・免疫組織化学的特徴

組織化学染色では，naphthol-ASD-chloroacetate esterase（CAE）染色が顆粒球系細胞の同定に有用であるが（図3），分化度の低い未熟な細胞では陰性となる場合もある．免疫組織化学的には myeloperoxidase（MPO）（図4a），CD 68 などの骨髄球系のマーカーに加えて CD 34 の発現がみられる．CD 13 や CD 33 の検索も行う．また単芽球，赤芽球，巨核球への分化を示す腫瘍細胞では単芽，赤芽球，巨核球関連抗原の発現を認める場合もある．CD 56 や terminal deoxynucleotidyl transferase（TdT）陽性の症例（図4b）に加えて，B あるいは T 細胞マーカーなどの aberrant な抗原を発現する症例（図5a）もあるので鑑別診断上注意が必要である．

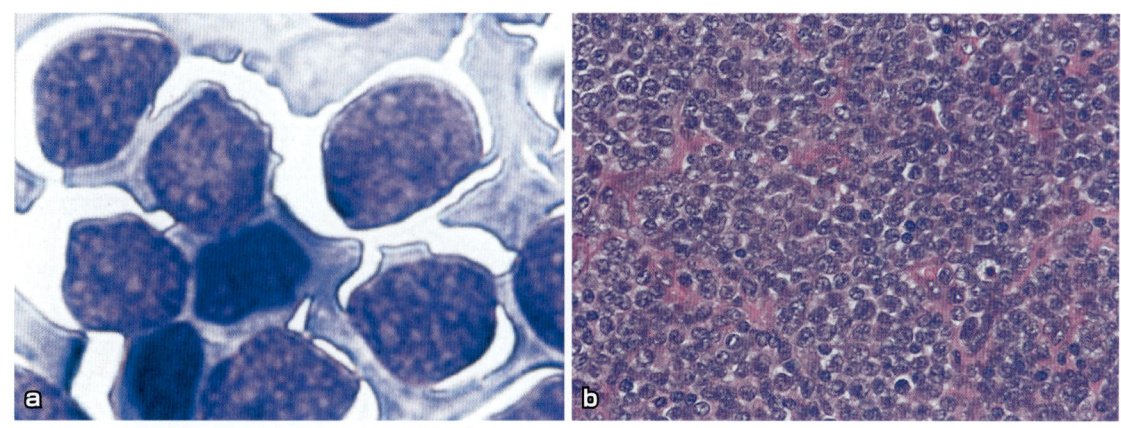

図1 | リンパ節骨髄肉腫の捺印標本および組織標本
a：Giemsa 染色．N/C 比の高い繊細な核クロマチンパターンを示す芽球が認められる．b：HE 染色．芽球がびまん性に増殖しており，本来のリンパ節の構築は消失している．

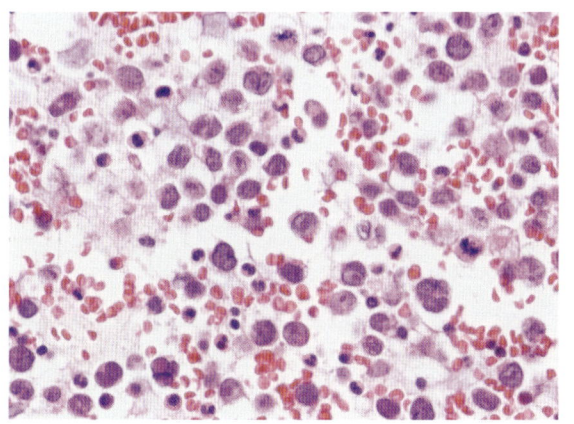

図2 | 急性赤芽球性白血病に発症した腸骨骨髄肉腫の HE 染色
で異型赤芽球の増生がみられる．（長岡赤十字病院病理部 江村巌先生提供）

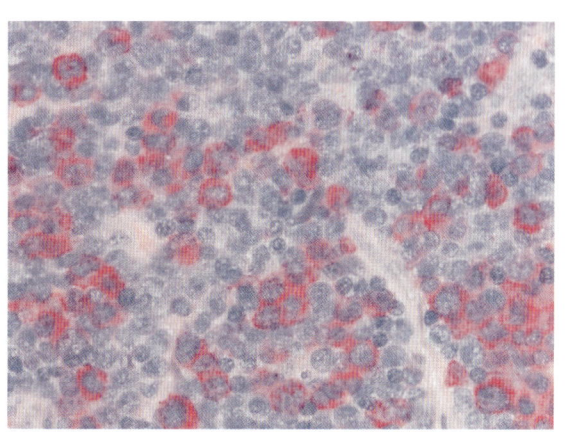

図3 | リンパ節骨髄肉腫の naphthol AS-D chloroacetate esterase（CAE）染色
一部の芽球は CAE 陽性（赤色）である．（文献3より）

5. 細胞分子遺伝学

　白血病に関連する骨髄肉腫の場合には，関連する白血病の遺伝子異常に準ずる．慢性骨髄性白血病 chronic myeloid leukemia（CML）の経過中に発症したリンパ節骨髄肉腫の自験例では，腫瘍細胞に FISH（fluorescence in situ hybridization）で，M-*bcr/abl* の融合シグナルを認め，臨床病態学的に CML の急性転化がリンパ節で起こった症例を経験している（図5b）[3]．

　また骨髄肉腫を発症しやすい AML の遺伝子異常として，t(8;21)(q22;q22)，inv(16)(p13.1q22) あるいは t(16;16)(p13.1;q22) などがあるが，これらの遺伝子異常を伴う AML は WHO 分類では AML with recurrent genetic abnormalities というカテゴリーとしてまとめられている[4]．

6. 鑑別診断

　鑑別診断としては，芽球様の形態を示す非 Hodgkin リンパ腫（リンパ芽球性リンパ腫，マントル細胞リンパ腫）との鑑別が重要で免疫組織化学的検索が不可欠となる．TdT や aberrant な B リンパ球あるいは T リンパ球マーカーの発現する場合には悪性リンパ腫と誤診される場合があり，特に注意が必要である．また皮膚に発生した場合には芽球性形質細胞様樹状細胞腫瘍 blastic plasmacytoid dendritic cell neoplasm（BPDCN）との鑑別も問題となる．その他，小

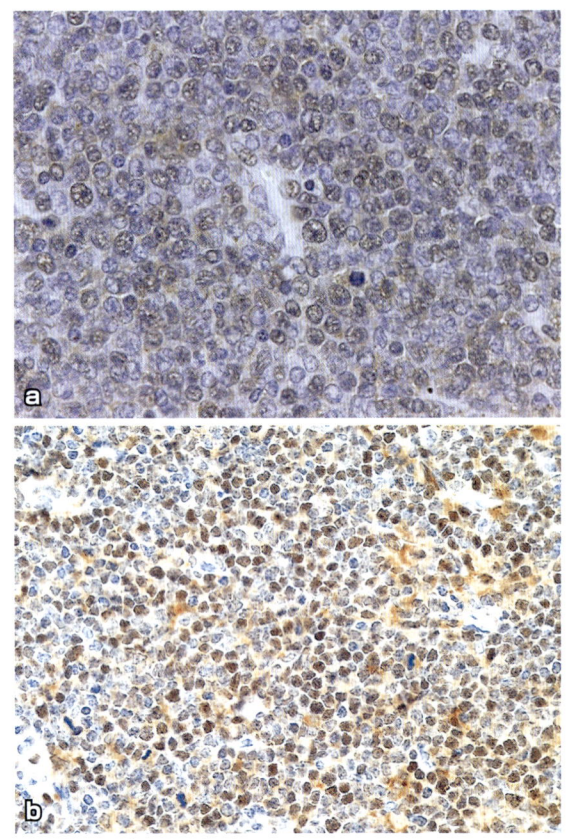

178　第2部　組織型と診断の実際

図4｜リンパ節骨髄肉腫
a：myeloperoxidase（MPO）免疫染色．芽球は MPO 陽性である．b：terminal deoxynucleotidyl transferase（TdT）免疫染色．芽球は TdT 陽性である．（文献3より）

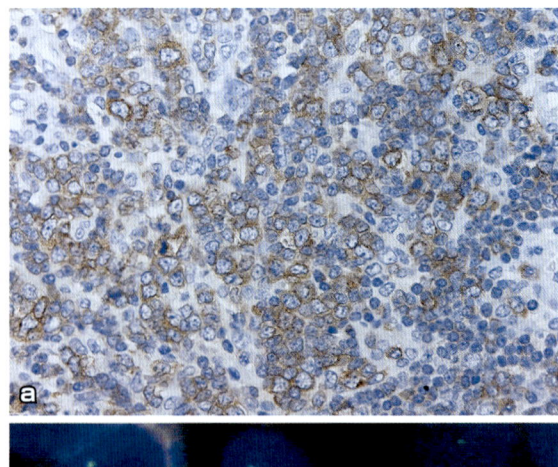

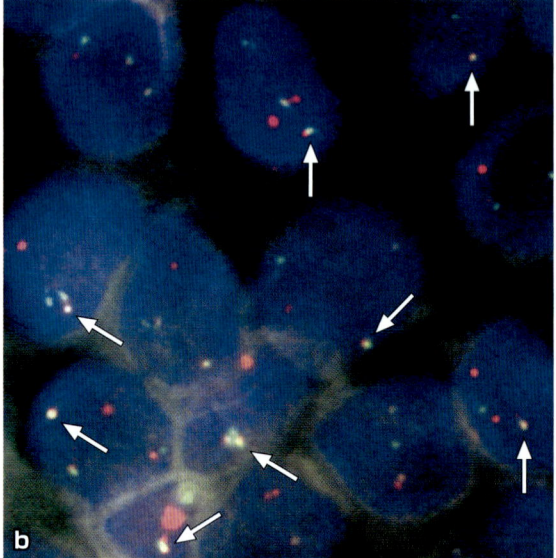

図5｜リンパ節骨髄肉腫
a：CD7 免疫染色．芽球は CD7 陽性である．b：M-*bcr/abl* の FISH．*abl*（赤），*bcr*（緑）の融合シグナル（黄色，矢印）が認められる．（文献3より）

TOPICS　白血病と脾病変

　白血病の際にみられる脾病変としては，梗塞，破裂，脾腫が挙げられる．中でも脾腫は，CML をはじめとした骨髄増殖症候群の重要な臨床症状の一つであり，CML での脾腫の程度は，末梢血白血球数と相関する．慢性骨髄増殖性腫瘍における脾腫の原因は，教科書的には脾臓における髄外造血とされているが，その成因について近年興味ある報告が行われている．*JAK2* 遺伝子変異は原発性骨髄線維症，真性赤血球増加症，本態性血小板血症に認められる特徴的な遺伝子異常として知られている．これらの疾患での脾臓の髄外造血細胞にも *JAK2* 遺伝子変異が認められることが近年明らかにされており[6,7]，骨髄増殖性腫瘍に認められる脾腫の髄外造血が腫瘍性に起こっていることを示している．

細胞癌，Ewing 肉腫，胎児型横紋筋肉腫などが鑑別診断に挙げられるが詳細については他の成書を参照されたい．

1）B および T リンパ芽球性白血病／リンパ腫

　B リンパ球あるいは T リンパ球への分化が決定したリンパ芽球由来の腫瘍である．腫瘍細胞は，N/C 比が高く繊細な核クロマチンパターンを示している．いずれの場合でも，定型例では TdT が原則として陽性であり，分化段階に応じた B リンパ球，T リンパ球の免疫学的表現型を発現する．一部の症例では CD13 や CD33 などの骨髄球系のマーカーが発現するが，B リンパ球あるいは T リンパ球への帰属が確

認できればリンパ芽球性白血病/リンパ腫と診断する．

2）マントル細胞リンパ腫

リンパ濾胞マントル層を構成するリンパ球に相当する形態・形質を有するB細胞性腫瘍である．なかでも blastoid variant と呼ばれる一群では，リンパ芽球型リンパ腫の腫瘍細胞に類似する繊細な核クロマチンをもつN/C比の高い腫瘍細胞が認められる．免疫染色ではCD5，CD20，CD79a陽性に加えてcyclin D1陽性が重要な鑑別点となる．t(11;14)の遺伝子異常が認められ，FISHでは約90％の症例で陽性となる．

3）BPDCN

以前は blastic NK-cell lymphoma，agranular $CD4^+$ $CD56^+$ hematodermic neoplasm と呼ばれた皮膚に好発する腫瘍である．骨髄浸潤し白血化することが多いため，WHO分類 第4版ではAMLの関連病変として分類されている．皮膚病変では，真皮に芽球様の腫瘍細胞の増生がみられるが（**図6**），表皮との間に Grenz zone を形成することが特徴である．腫瘍細胞はCD4，CD56に加えて，CD123，TCL1などの dendritic cell-associated antigen が陽性となる[5]（第2部IX「芽球性形質細胞様樹状細胞腫瘍」を参照）．

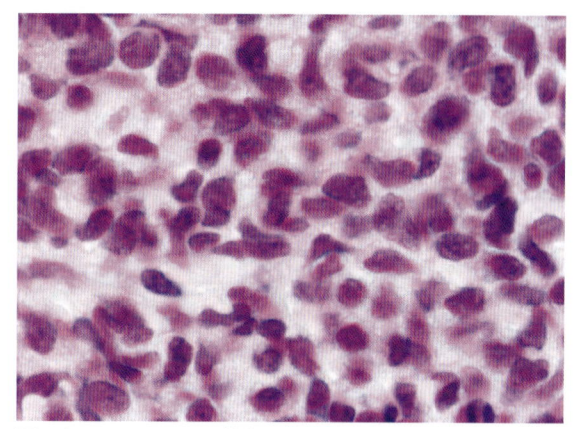

図6 | BPDCN の HE 染色
増殖する芽球は，形態像からは骨髄肉腫との鑑別は困難である．（文献5より）

7．治療および予後

AMLに準じた治療を行う．5年生存率は20％未満であるが，骨髄移植を行った症例では予後の改善が認められている[2]．

（佐藤　孝，阿保亜紀子）

文　献

1) Pileri SA, Orazi A, Falini : Myeloid sarcoma. in Swerdlow SH, Campo E, Harris NL et al (eds) : "WHO Classification of Tumors of Haematopoietic and Lymphoid Tissue", 4th ed, IARC Press, Lyon, 2008, pp140-141
2) Pileri SA, Ascani S, Cox MC et al : Myeloid sarcoma : clinico-pathologic, phenotypic and cytogenetic analysis of 92 adult patients. Leukemia 21 : 340-350, 2007
3) Abo-Yashima A, Satoh T, Abo T et al : Distinguishing between proliferating nodal lymphoid blasts in chronic myelogenous leukemia and non-Hodgkin lymphoma : Report of three cases and detection of a bcr/abl fusion signal by single cell analysis. Pathol Int 55 : 273-279, 2005
4) Arber DA, Brunning RD, LeBeau MM et al : Acute myeloid leukemia with recurrent genetic abnormalities. in Swerdlow SH, Campo E, Harris NL et al (eds) : "WHO Classification of Tumors of Haematopoietic and Lymphoid Tissue", 4th ed, IARC Press, Lyon, 2008, pp110-123
5) Tsunoda K, Satoh T, Akasaka K et al : Blastic plasmacytoid dendritic neoplasm : report of two cases. J Clin Exp Hematol 52 : 23-29, 2012
6) Hsieh PP, Olsen RJ, O'Malley DP et al : The role of Janus kinase 2V618F mutation in extramedullary hematopoiesis of the spleen in neoplastic myeloid disorders. Mod Pathol 20 : 929-935, 2007
7) Randhawa J, Ostojic A, Vrhovac R et al : Splenomegaly in myelofibrosis-new options for therapy and the therapeutic potential of Janus kinase 2 inhibitors. J Hematol Oncol 5 : 43-49, 2012

Ⅷ. Down症候群関連骨髄増殖性疾患

1. 概 説

　Down症候群(DS)は極めて高い白血病発症リスクを有する(報告によって異なるが,非DSの集団に比較して10～100倍の発症率とされている).4歳未満のDS患児では,急性リンパ性白血病 acute lymphoblastic leukemia(ALL)と急性骨髄性白血病 acute myeloid leukemia(AML)の頻度の比が1.0:1.2とほぼ同率で,同じ年齢層の非DS小児における比率4:1に比較してAMLの頻度が高く,非DS小児には稀な急性巨核芽球性白血病 acute megakaryoblastic leukemia(AMKL)がAMLの70%を占めるという特徴がある.この年齢層のDS患児におけるAMLは特有の細胞形態,免疫学的表現型,分子生物学的ならびに臨床的な特徴を示すことから,WHO分類 第4版にて Down症候群関連骨髄性白血病 myeloid leukemia associated with Down syndrome(ML-DS)と命名され,新たな病型に設定された.またDSの新生児ではAMKL様の血液異常を示すも数週間～数ヵ月以内に自然治癒する病態が存在し,一過性骨髄造血異常症 transient abnormal myelopoiesis(TAM)などと呼ばれている.TAMとML-DSの芽球は極めて類似した細胞形態と表現型を示し,ともに*GATA1*遺伝子異常を有することなどから,両者は一連の疾患と考えられている.この両者は多くのユニークな特徴を有することから,従来より"myeloid leukemia of Down syndrome"という一括した名称で呼ばれてきたが,WHO分類 第4版にてDown症候群関連骨髄増殖性疾患 myeloid proliferations related to Down syndromeという新たな独立した疾患群として分類された.

2. 一過性骨髄造血異常症(TAM)[1-3]

1) 定義

　DS患者の新生児期に末梢血中に芽球が出現し,臨床的・形態学的所見からAMLと区別が困難であるが,無治療で自然寛解する疾患が存在する.この疾患は真の白血病か否か議論があったため,TAMのほかに一過性骨髄増殖性疾患 transient myeloproliferative disorder(TMD)や一過性白血病 transient leukemia(TL)など様々な名称で呼ばれてきた(WHO分類 第3版ではTMD,第4版ではTAMが採用された).TAMは胎児期の肝臓に存在する多能性造血幹細胞に由来する腫瘍であることが示されており[4],現在では一種の骨髄異形成症候群 myelodysplastic syndrome(MDS)ないし極めて特殊な白血病と考えられている.

2) 臨床的事項

　発症頻度はDS児の約10%程度と推定されているが,気づかれないままに自然治癒する症例や死因が確定されずに終わる死産児例も存在すると考えられ,正確な発症頻度は不明である.発症時には血小板減少がしばしばみられるが,他の系統の血球減少を起こすこともある.白血球数は通常増加し,高度の白血球増加を起こすこともある.芽球が末梢血中に種々の程度に出現し,血液中の芽球比率が骨髄中の芽球比率を上回る場合が少なくない.この点は通常

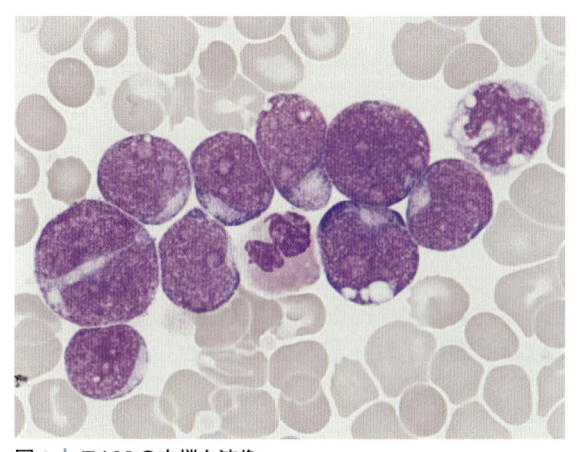

図1 | TAMの末梢血液像
大きな核小体を有する特徴の乏しい芽球が多数出現している.

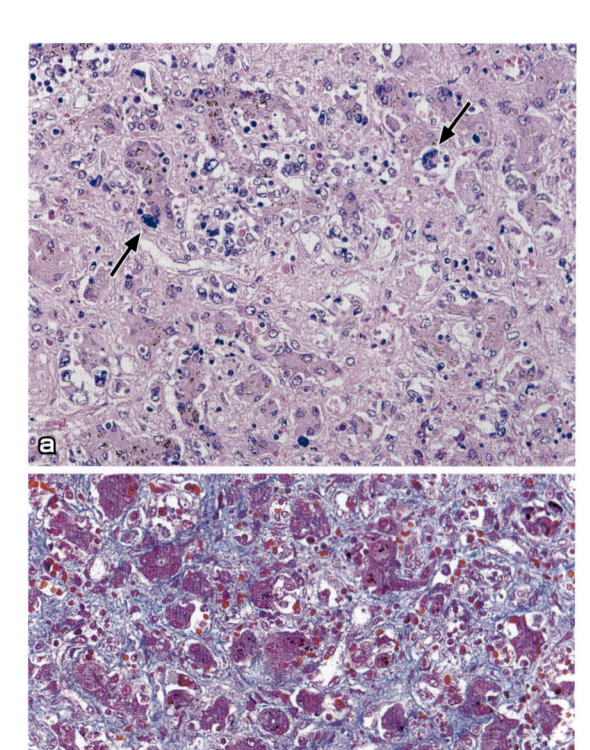

図2 | TAMの剖検肝の組織像
a：類洞内の線維化と肝細胞索構造の顕著な破壊が認められる．自然寛解後のため芽球は消失しているが，異型巨核球（矢印）が散見される．b：Azan染色．類洞に沿った特有の肝線維症の所見を呈する．

のAMLと異なる大きな違いであり，本疾患が骨髄ではなく胎児肝に由来することに起因する現象と考えられている．肝脾腫がみられる場合もある．本疾患は大部分の患者で生後数週から数ヵ月以内に自然寛解するが，心肺不全や進行性肝不全，過粘稠症候群，脾壊死等の生命に影響を及ぼす重篤な合併症を起こして死亡する症例や，胎児水腫などで死産となる場合もある．また患者の20〜30％は自然寛解後1〜3年でML-DSを発症する．

3) 細胞および組織学的所見

TAMの芽球はML-DSの芽球と同様の形態的特徴および免疫学的表現型を示す．好塩基性細胞質を有する未熟な芽球とともに細胞突起cytoplasmic blebを伴った巨核芽球の特徴を示す芽球がみられる（図1）．また好塩基球顆粒に類似した粗大な顆粒を有する芽球もしばしばみられ，末梢血に成熟好塩基球が増加する症例もある．骨髄中の芽球比率は様々であり，骨髄検査は必ずしも本疾患の診断の決め手とはならない．骨髄では赤芽球および巨核球にしばしば形態異常がみられる．AMKLはしばしば骨髄線維症を起こすことが特徴であるが，TAMではAMKL様の芽球が増殖するにもかかわらず，骨髄線維症は通常みられず，肝線維症がしばしば認められる[5]（図2）．AMKLでは白血病細胞が産生するtransforming growth factor β（TGFβ）などのサイトカインが線維芽細胞を刺激して骨髄線維症を起こすと考えられているが，TAMは骨髄ではなく胎児肝を発症・進展の場とするために，AMKLと同様の機序で肝臓に線維化を起こすと考えられる．

4) 免疫学的表現型

TAMの芽球は巨核球系抗原をはじめとする特徴的な免疫学的表現型を示す．すなわち多くの症例でCD34, CD56, CD117, CD13, CD33, CD7, CD4（微弱）, CD41, CD42, TPO-R（thrombopoietin receptor）, IL-3R（interleukin-3 receptor）, CD36, CD61, CD71が陽性で，myeloperoxidase（MPO）, CD14, CD15, glycophorin Aは陰性である．約30％の症例はHLA-DRが陽性である．免疫組織化学にて巨核球系細胞を同定するには，CD41, CD42b, CD61などに対する抗体が有用である．

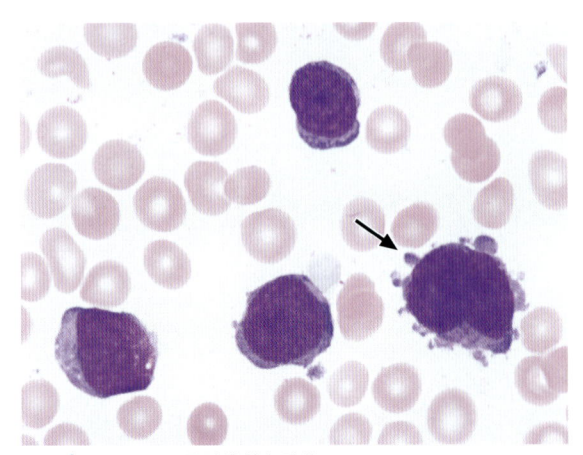

図3 | ML-DS の骨髄塗抹細胞像
芽球の増加がみられ，細胞突起 cytoplasmic bleb（矢印）を有する芽球も認められる．

5）分子細胞遺伝学

稀な症例を除き，通常 21 トリソミー以外に染色体異常はみられないが，TAM の芽球には後天的な *GATA1* 遺伝子の変異がほぼ全ての症例で認められる[6]．点突然変異や挿入・欠失など種々の変異がみられるが，いずれの場合も結果的に全長型 GATA1 蛋白の発現が阻害され，N 端側の転写活性化領域を欠いた分子量の小さい GATA1 蛋白（GATA1s と呼ばれる）が多量に発現されるようになる．これらが腫瘍発生にどのように関わるか詳細は不明である．TAM における *GATA1* 変異は子宮内で起こることを示す多くの証拠がある．DS の胎児では *GATA1* 変異は比較的高頻度で起こることが示されており，一人の TAM 患者に複数の *GATA1* 変異が認められる場合もある[7]．

TAM の発症には 21 トリソミーに基づく 21 番染色体上の遺伝子の過剰発現と子宮内で起こる *GATAT1* 遺伝子変異が深く関わると考えられるが，これらのみでは永続的な芽球の増殖は起こさず，TAM は生後自然に寛解する．この自然寛解の機序は解明されていないが，一つの仮説として，TAM の芽球増殖が胎児肝の造血微小環境に依存するために，生後に造血の場が骨髄に移行し肝造血が停止することで芽球の増殖も抑制されるという環境説がある．別の可能性として，TAM の起源である造血幹細胞が胎生期の肝造血に関わるが，生後の骨髄造血には関与しない細胞のため，規定の遺伝子プログラムに従って生後に消滅するか増殖能を失うという内因説もある．

6）予後

大部分の症例は自然に治癒するため予後は一般に良好であるが，心肺不全や肝不全を主とする重篤な致死性合併症を起こして死亡する症例もある．また自然治癒後 1〜3 年で 20〜30 % の患者が致死性の ML-DS を発症する．

3. Down 症候群関連骨髄性白血病（ML-DS）[1-3]

1）定義

ML-DS は 5 歳以下の DS 患児における AML をいう．その多くは AMKL である．MDS の時期を経て発症する場合が多いが，MDS と overt AML との間に生物学的差異はみられず，これらを鑑別する診断基準は予後予測や治療に影響せず，実用価値は乏しい．ML-DS の用語は AML と MDS の両者を包含する．

2）臨床的事項

ML-DS は DS 患児の 1〜2 % にみられ，小児における AML/MDS 症例の約 20 % を DS 患児が占める．多くは生後 3 年の間に発症する．TAM の自然寛解後に起こる場合が多いが，TAM の既往なしに発症する症例もある．骨髄中に芽球が 20 % 未満の時期は臨床経過が比較的緩徐で，初期には一定の期間，血小板減少が続く．芽球増加を伴う MDS や overt AML への移行に先行して，有意な芽球増加を伴わない小児不応性血球減少症 refractory cytopenia of childhood（RCC）（第 2 部 V を参照）に相当する前白血病期が通常みられ，これは数ヵ月間続く場合もある．ML-DS の主たる増殖の場は骨髄と血液であり，脾臓や肝臓などの髄外臓器への浸潤もほぼ常に認められる．

3）細胞および組織学的所見

末梢血中に芽球が出現し，赤芽球もみられる場合がある．芽球は円形ないしやや不整な形状の核と中等量の好塩基性細胞質を有し，巨核芽球の特長とされる細胞突起 cytoplasmic bleb を有する場合もある（図3）．好塩基性顆粒に類似した粗大な顆粒を有する芽球も種々の程度に認められる．顆粒は一般に MPO 陰性である．赤芽球はしばしば巨赤芽球性変化や二核・三核・核破砕物等を有する異常な形態を示す．赤血球はしばしば大小不同や多形が顕著で，時に涙滴赤血球が認められる．血小板数は通常減少

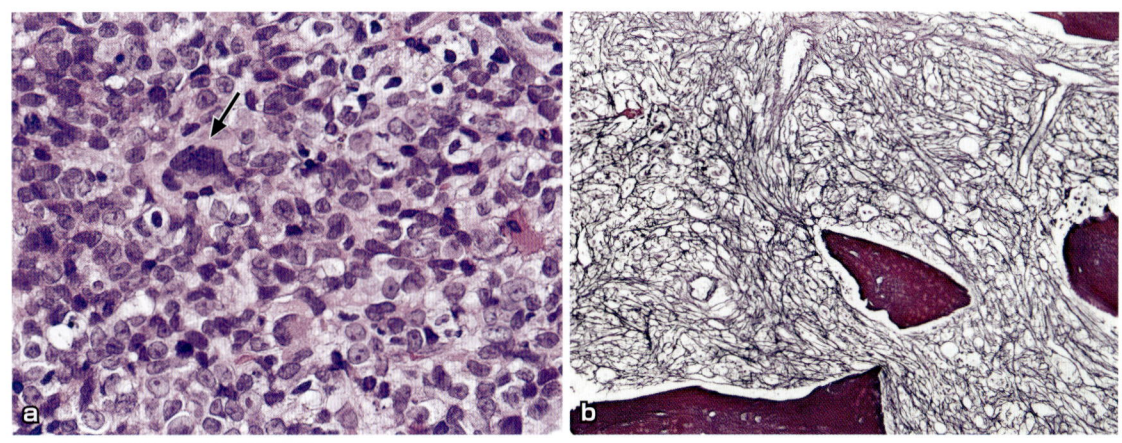

図4 | ML-DSの骨髄生検組織像
a：顕著な過形成骨髄で，芽球の一様な増殖からなる急性白血病の所見である．一部に異型巨核球（矢印）が混在する．b：鍍銀染色．骨髄内に細網線維の著明な増加が認められる．

し，巨大血小板がみられる場合もある．

　骨髄では芽球が顕著に増加する症例では，形態的に異常な巨核球が混在する場合もある（図4a）．成熟巨核球が顕著に増加する場合もあり，形態異常を示す小型巨核球や微小巨核球 micromegakaryocyte の集簇，時に前巨核球の増加をみる場合もある．赤芽球造血は芽球比率が低い症例では亢進している場合があるが，病期の進行とともに減少する．好中球系の成熟細胞は減少する．骨髄生検にて密な細網線維の増加がしばしばみられ（図4b），吸引生検は困難ないし不可能となる場合もある．

4）免疫学的表現型

　AMKLの芽球はTAMの芽球と類似した免疫学的表現型を示す．多くの場合，CD117，CD13，CD33，CD7，CD4，CD42，TPO-R，IL-3R，CD36，CD41，CD61，CD71が陽性で，MPO，CD15，CD14，glycophorin Aは陰性である．TAMと異なる点として，CD34が半数例で陰性で，約30％の症例でCD56とCD41が陰性であることが挙げられる．AMKL以外のAMLの病型では各々の病型に対応した表現型を示す．免疫組織化学による巨核球系細胞の同定にはCD41，CD42b，CD61などに対する抗体が有用である．

5）分子細胞遺伝学

　21トリソミーに加え，ほぼ全ての症例で後天的なGATA1遺伝子変異が認められる[6]．点突然変異や挿入・欠失など種々の変異がみられるが，いずれの場合も結果的に全長型GATA1蛋白の発現が阻害され，N端側の転写活性化領域を欠いた分子量の小さいGATA蛋白（GATA1sと呼ばれる）が多量に発現されるようになる．これらが腫瘍発生にどのように関わるかは不明である．GATA1遺伝子変異はTAMの芽球と共通しているが，TAMとは異なり，本疾患ではさらに付加的な遺伝子・染色体異常がしばしば認められ，これらが急性白血病への進展に関わると考えられている．付加的染色体異常としては8トリソミーがしばしばみられる．

　GATA1変異は子宮内で起こると考えられている．TAMの自然治癒後にML-DSを発症した症例で，両者の芽球が同じクローンを示唆する同一のGATA1変異を有する場合とそうでない場合の報告がある．これらの所見から，DS患児では21トリソミーを基盤に子宮内でGATA1変異が加わることでTAMが発症し，TAMの自然治癒後に残存していた腫瘍細胞の微小クローン（あるいはTAMを発症するに至らなかったGATA1変異細胞の遺残）にさらに別の付加的な遺伝子変異が蓄積されることでMDSを介してML-DSを発症するという多段階発がんモデルが提唱され，広く支持されている[1,3,7,8]．ただし5歳を超えたDS患者のMDS/AMLではGATA1遺伝子変異がみられない場合もあり，このような症例は通常のAMLないしMDSと考えるべきである．

6) 予後

　GATA1 変異を有する ML-DS は化学療法に対して高感受性を示すという特徴があり，非 DS の AML 患者に比べて予後は極めて良好である．ただし *GATA1* 変異を有する年長児での ML-DS の予後は不良で，非 DS の AML 患者と同等である．

　　　　　　　　　　　　　　　　（宮内　潤）

文　献

1) Hitzler JK, Zipursky A：Origins of leukaemia in children with Down syndrome. Nat Rev Cancer 5：11-20, 2006
2) Zipursky A：Transient leukaemia—a benign form of leukaemia in newborn infants with trisomy 21. Br J Haematol 120：930-938, 2003
3) 宮内　潤，泉二登志子（編）：骨髄疾患診断アトラス：血球形態と骨髄病理．中外医学社，2010
4) Li Z, Godinho FJ, Klussmann JH et al：Developmental stage-selective effect of somatically mutated leukemogenic transcription factor GATA1. Nat Genet 37：613-619, 2005
5) Miyauchi J, Ito Y, Kawano T et al：Unusual diffuse liver fibrosis accompanying transient myeloproliferative disorder in Down's syndrome：a report of four autopsy cases and proposal of a hypothesis. Blood 80：1521-1527, 1992
6) Wechsler J, Greene M, McDevitt MA et al：Acquired mutations in GATA1 in the megakaryoblastic leukemia of Down syndrome. Nat Genet 32：148-152, 2006
7) Ahmed M, Sternberg A, Hall G et al：Natural history of GATA1 mutations in Down syndrome. Blood 103：2480-2489, 2004
8) Roy A, Roberts I, Norton A et al：Acute megakaryoblastic leukaemia（AMKL）and transient myeloproliferative disorder（TMD）in Down syndrome：a multi-step model of myeloid leukaemogenesis. Br J Haematol 147：3-12, 2009

第2部　組織型と診断の実際

IX. 芽球性形質細胞様樹状細胞腫瘍

1. 定　義

　形質細胞様樹状細胞 plasmacytoid dendritic cell (pDC) はウイルス感染の際に Toll 様受容体を介して刺激され，タイプ 1 インターフェロンを産生する細胞である．形質細胞様の形態を示すが，成熟すると樹状細胞様の形態へと変化し，ナイーブ T 細胞の活性化に関与する．芽球性形質細胞様樹状細胞腫瘍 blastic plasmacytoid dendritic cell neoplasm (BPDCN) は，pDC の前駆細胞を起源とし[1]，高頻度に皮膚と骨髄を侵して白血化する悪性腫瘍である．この腫瘍は 1994 年に Adachi らにより最初に報告され，腫瘍細胞が CD4 と CD56 に陽性を示すことから芽球性 NK 細胞リンパ腫あるいは CD4$^+$ CD56$^+$ hematodermic neoplasm と呼ばれていた．その後，この腫瘍が pDC と共通のフェノタイプを示すことが明らかになり，2008 年の WHO 分類において BPDCN と分類され，「急性骨髄性白血病および関連前駆細胞性腫瘍」に含まれることになった．

2. 臨床的事項

　稀な疾患で，急性骨髄性白血病 acute myeloid leukemia (AML) 症例の 0.76％，非 Hodgkin リンパ腫の 0.27％を占める[2]．診断時年齢の中央値は 65 歳と高齢者に多いが，小児にも発症する．男女比は 3：1 と男性に多い．骨髄異形成症候群 myelodysplastic syndrome (MDS) に関連して発症することがある．EBV (Epstein-Barr virus) との関連はみられない．

　当初，皮膚病変がこの疾患の特徴とされていたが，近年になり，発症時に皮膚症状を示さない症例が相次いで報告されている．皮膚病変に次いで骨髄・末梢血病変とリンパ節病変が多く，それぞれ全体の 60〜90％，40〜50％でみられる．通常は孤発性あるいは多発性の，局面性あるいは結節性の皮膚病変で発症し（図1），時に局所リンパ節の腫脹を伴う．多くの症例では疾患の進行とともに病変は末梢血や骨髄へ波及する．診断時に血球減少（特に血小板減少）が認められる場合もあり，重度な場合には骨髄不全を呈する．化学療法にいったんは反応するが，ほとんどの場合再発がみられる．再発に要する期間の中央値は 9〜11 ヵ月と短期である[3]．再発病変は皮膚病変に限局する場合や，軟部組織や中枢神経系に病変が及ぶこともあり，最終的には重度の白血化をきたす．

　BPDCN の 10〜20％の症例が骨髄単球性白血病や AML を併発する．これらの二次性白血病は MDS を母地とする場合とそうでない場合がある．

3. 細胞および組織学的所見

　病変は基本的に中等大の芽球の単調なびまん性増生からなり，腫瘍細胞の核は不整で，繊細なクロマチンと 1 個〜数個の小型の核小体を有する（図2）．細胞質は乏しく，Giemsa 染色では灰青色を呈し，顆粒はみられない（図3, 4）．通常，核分裂像はそれほど多くなく，血管侵襲や凝固壊死が認められる．

　皮膚病変では腫瘍細胞は主に真皮に存在し，皮下組織へと浸潤するが，表皮および grenz zone への浸潤はみられない（図5）．リンパ節では濾胞間領域と

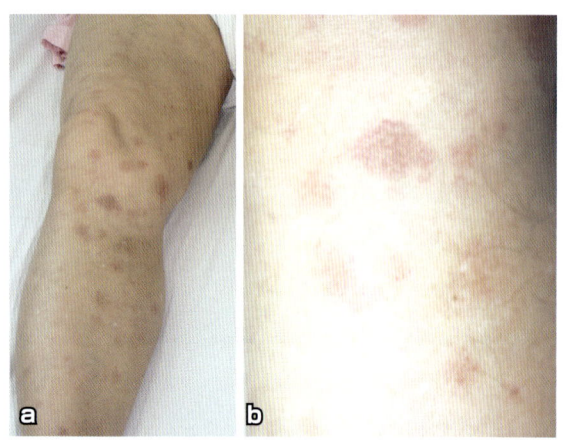

図1 | 芽球性形質細胞様樹状細胞腫瘍（BPDCN）の皮膚病変の肉眼所見
a：四肢や体幹に局面性の皮膚病変が多発している．b：拡大像．

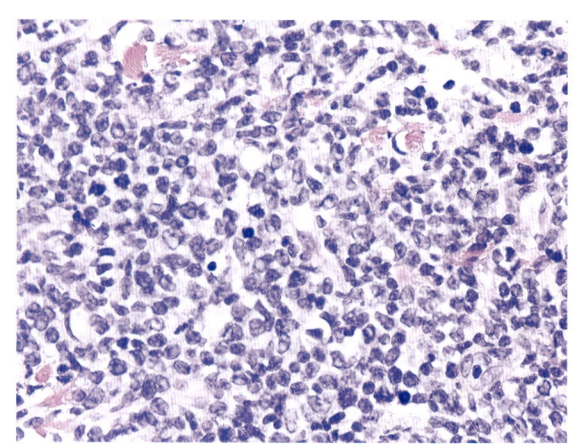

図2 | BPDCNの組織所見（皮膚病変，HE染色）
繊細なクロマチンと小型の核小体を有する不整な核を呈する芽球様細胞の単調な増生がみられる．

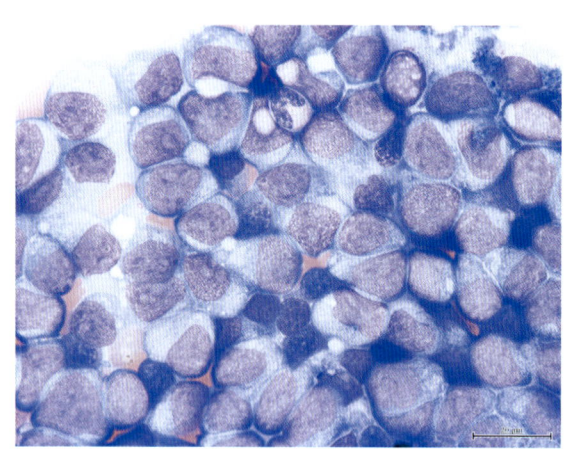

図3 | BPDCNの骨髄塗抹標本（May-Giemsa染色）
腫瘍細胞は繊細なクロマチンを有する．胞体は灰青色で顆粒はみられない．

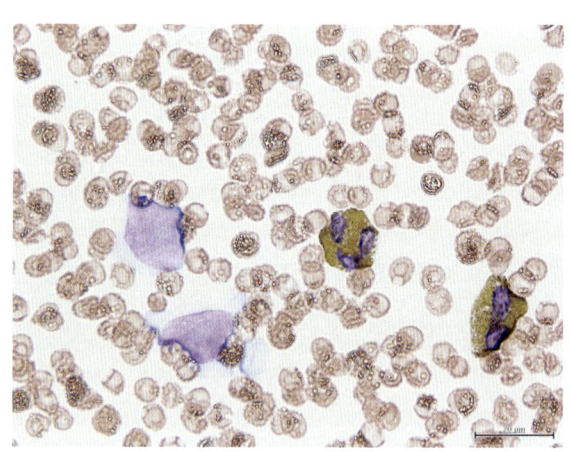

図4 | BPDCNの末梢血塗抹標本（ペルオキシダーゼ反応）
腫瘍細胞はペルオキシダーゼ反応に陰性である．

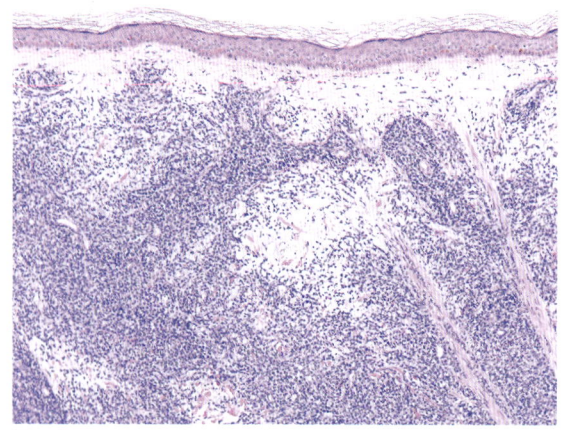

図5 | BPDCNの皮膚病変（図2と同一病変の弱拡大像）
腫瘍細胞は真皮から皮下組織にかけて密な浸潤を示すが，表皮およびgrenz zoneへの浸潤はみられない．

髄質に浸潤がみられる．

骨髄生検では免疫染色でのみ確認できるような軽度の浸潤から，広範にわたる密な浸潤がみられる．周囲の造血細胞，特に巨核球に異型が確認できることもある．末梢血や骨髄の塗抹標本では細胞膜に接する微小空胞や偽足がみられる．腫瘍細胞は非特異性エステラーゼ反応やペルオキシダーゼ反応に陰性である．

腫瘍細胞が必ずしも芽球様の形態を示さないことが知られている．Cotaらの検討では，33症例から得られた皮膚病変45検体の中で，典型的な芽球様細胞の単調な増生がみられたのは20検体で，残りの25検体では長楕円形核，ねじれを有する核や濃染する核などの多形性を示す腫瘍細胞が混在していた[4]．

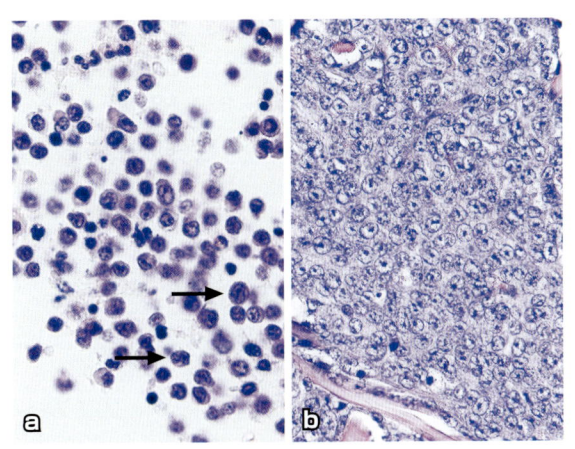

図6 | 様々な形態を示す BPDCN の例
a：腫瘍細胞はやや広い細胞質を有し，核にくびれや分葉（矢印）がみられる．b：大型の核小体がみられる場合もある．

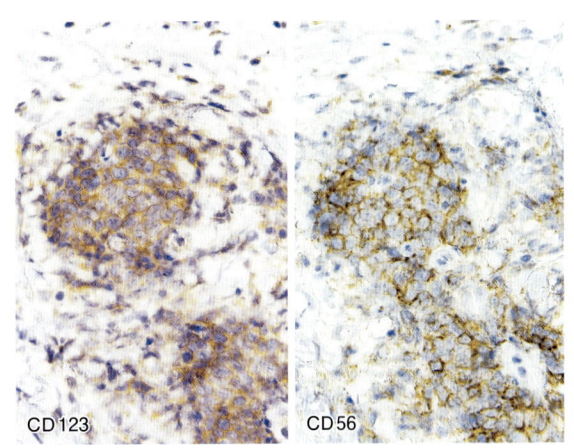

図7 | BPDCN の免疫染色
CD123 および CD56 の陽性像を示す．

我々の施設でも，必ずしも芽球様の細胞からなる病変だけではなく，豊富な細胞質とくびれた核を有する腫瘍細胞からなる症例も経験している（図6）．

4．免疫組織化学的特徴

腫瘍細胞はフローサイトメトリーで $CD45^{low}$ の blast gate に含まれ，CD4，CD43，CD45RA，CD56 に加え，pDC マーカーである CD123（IL-3α 鎖受容体）と BDCA（blood dendritic cell antigen）-2/CD303，BDCA-4/CD304，TCL1，CLA と MxA を発現する（図7）．CD56 陰性の症例も存在するが，CD4，CD123，TCL1 が陽性であれば BPDCN と判断する．ちなみに CD56 は正常の pDC では基本的に発現されない．2008年の WHO 分類では，これらの免疫学的特徴の一部分だけを満たす症例は「系統不明な急性白血病」と診断される．正常の pDC に発現する CD68 は半数の BPDCN 症例で陽性となり，細胞質内に点状に発現する．リンパ球系と骨髄球系の抗原のうち，CD7 と CD33 の発現が比較的多くみられ，CD2，CD36 や CD38 の発現も報告されている．一方，CD3，CD5，CD11c，CD13，CD16，CD19，CD20，CD79a，CD117，LAT，lysozyme や MPO は通常陰性である．正常の pDC でみられる granzyme B はフローサイトメトリーで検出されるものの，組織切片では多くの場合陰性である．TdT は 1/3 の症例で発現がみられ，腫瘍細胞の 10～80％ が陽性となる．CD34，EBV 抗原と EBER は陰性である．なお，Jaye らは，腫瘍細胞の分化の程度に応じて TdT の発現が減弱し，BDCA-2 と CD7 の発現が増加するとしている[5]．

診断上問題となるのは，CD56（あるいは CD4）が BPDCN 以外の多くの血液系腫瘍，例えば AML や NK/T 細胞リンパ腫，末梢性 T 細胞リンパ腫などで陽性となることである．また，pDC マーカーの多くは必ずしも BPDCN に特異的ではない．したがって，これらの疾患との鑑別のためには詳細な免疫学的検索が要求される．Garnache-Ottou らは腫瘍細胞の表面抗原の発現を基に BPDCN をそれ以外の疾患から鑑別するためのスコアリングシステムを提唱している（表1）．これによれば，$CD4^+ CD56^{+/-} CD11c^- MPO^- cCD79a^- cCD3^-$ の条件を満たさない場合，BPDCN は除外される．この条件を満たし，加えて CD123 の発現があれば1点，BDCA-2 の発現があれば2点，BDCA-4 の発現があれば1点を加算し，合計点が3点以上で BPDCN と診断できるとしている[6]．Garnache-Ottou らの検討では，典型的な BPDCN 16例と非定型的なフェノタイプを示した BPDCN 4例はスコア3以上であったのに対して，AML症例49例，未分化型白血病3例，Bリンパ芽球性白血病16例とTリンパ芽球性白血病11例のいずれもスコア2以下であった．

5．細胞分子遺伝学

T細胞受容体 T-cell receptor（TCR）や免疫グロブリンの遺伝子再構成は通常みられないが，TCRγ の遺伝子再構成がみられたという報告がある．BPDCN

表1 | 芽球性形質細胞様樹状細胞腫瘍(BPDCN)診断のためのスコアリングシステム(文献6より)

マーカー	陽　性	陰　性
プロファイル：CD4$^+$CD56$^{+/-}$CD11c$^-$, MPO$^-$, cCD79a$^-$, cCD3$^-$	1	BPDCNは除外される
CD123	1 (CD123$^{+\ or\ high}$)	0 (CD123$^{-\ or\ dim}$)
BDCA-2	2	0
BDCA-4	1	0

総スコアが3点以上であればBPDCNと診断する.
MPO：myeloperoxidase. cCD79a：cytoplasmic CD79a. cCD3：cytoplasmic CD3.

の2/3の症例で核型に異常がみられる．頻度の高い異常として，5q21あるいは5q34，12p13，13q13-21，6q23-qter，15q，9番染色体の欠失などが知られている．遺伝子発現プロファイリングや染色体マイクロアレイ解析の結果では4番染色体上の4q34，9番染色体上の9p13-p11と9q12-q34，13番染色体上の13q12-q31の欠失がみられ，癌抑制遺伝子である*RB1*や*LATS2*の発現低下や[7]や*CDKN1B*，*CDKN2A*と*TP53*の消失[8]などが指摘されている．

6. 予　後

進行性であり，生存期間の中央値は12～14ヵ月である．診断時に病変が皮膚に限局している患者の生存期間は17ヵ月で，皮膚以外に病変が進行している患者では12ヵ月である[9]．多くの症例は多剤化学療法に反応するが，再発後は治療に抵抗性となる．若年症例において急性白血病に準じた緩解導入療法で完全寛解に達した後，同種幹細胞移植を行うことで長期寛解が得られたという報告があり[9]，高齢の症例においても同種幹細胞移植が予後を改善するという報告もある[3]．また，成人例と異なって，小児例では疾患の進行が緩徐であるために，早期の同種幹細胞移植は勧められないとする意見もある[10]．

（大竹浩也，山川光徳）

文　献

1) Facchetti F, Jones DM, Petrella T：Blastic plasmacytoid dendritic cell neoplasm. in Swerdlow SH, Campo E, Harris NL et al (eds)："WHO Classification of Tumours of Haematopoietic and Lymphoid Tissues", 4th ed, IARC Press, Lyon, 2008, pp145-147
2) Bueno C, Almeida J, Lucio P et al：Incidence and characteristics of CD4+/HLA DRhi dendritic cell malignancies. Haematologica 89：58-69, 2004
3) Dietrich S, Andrulis M, Hegenbart U et al：Blastic plasmacytoid dendritic cell neoplasia (BPDC) in elderly patients：results of a treatment algorithm employing allogeneic stem cell transplantation with moderately reduced conditioning intensity. Biol Blood Marrow Transplant 17：1250-1254, 2011
4) Cota C, Vale E, Viana I et al：Cutaneous manifestations of blastic plasmacytoid dendritic cell neoplasm - morphologic and phenotypic variability in a series of 33 patients. Am J Surg Pathol 34：75-87, 2010
5) Jaye DL, Geigerman CM, Herling M et al：Expression of the plasmacytoid dendritic cell marker BDCA-2 supports a spectrum of maturation among CD4+CD56+ hematodermic neoplasms. Mod Pathol 19：1555-1562, 2006
6) Garnache-Ottou F, Feuillard J, Ferrand C et al：Extended diagnostic criteria for plasmacytoid dendritic cell leukaemia. Br J Haematol 145：624-636, 2009
7) Dijkman R, van Doorn R, Szuhai K et al：Gene-expression profiling and array-based CGH classify CD4+CD56+ hematodermic neoplasm and cutaneous myelomonocytic leukemia as distinct disease entities. Blood 109：1720-1727, 2007
8) Jardin F, Callanan M, Penther D et al：Recurrent genomic aberrations combined with deletions of various tumour suppressor genes may deregulate the G1/S transition in CD4+CD56+ haematodermic neoplasms and contribute to the aggressiveness of the disease. Leukemia 23：698-707, 2009
9) Reimer P, Rudiger T, Kraemer D et al：What is CD4+CD56+ malignancy and how should it be treated? Bone Marrow Transplant 32：637-646, 2003
10) Jegalian AG, Buxbaum NP, Facchetti F et al：Blastic plasmacytoid dendritic cell neoplasm in children：diagnostic features and clinical implications. Haematologica 95：1873-1879, 2010

第3部
鑑別ポイント

第3部　鑑別ポイント

I. 芽球増加をきたす骨髄性腫瘍の鑑別

はじめに

　骨髄球系腫瘍の新 WHO 分類（2008 年）では，臨床像，血球系細胞の形態像と発現形質，染色体・遺伝子の異常などの情報に加えて，末梢血中あるいは骨髄中の芽球 blast（骨髄芽球 myeloblast）の比率によって各種疾患の概念が定義されており，芽球増加とその比率は診断上の検索必須事項である．したがって，高い比率で芽球が増加している病態では，鑑別診断上あまり大きな問題は起こらないと考えられる．鑑別診断に苦慮する可能性が高いのは，定義上の境界領域あるいは非常に低い頻度で芽球が認められる場合であろう．
　本節では，芽球増殖がみられる骨髄球系腫瘍の注意点をまとめ，非常に低い比率で芽球が出現しうる病態を腫瘍性と反応性に分けて考えてみたい．

1. 腫瘍性芽球増殖

1）急性骨髄性白血病（AML）

　新 WHO 分類（2008 年）では，急性骨髄性白血病 acute myeloid leukemia（AML）の芽球比率は末梢血中あるいは骨髄中で 20％以上とされている．芽球比率が比較的低かったり，進行が非常に緩徐な急性白血病は，以前はくすぶり型白血病 smoldering leukemia とも呼ばれたが，WHO 分類では芽球比率によって，20％以上を AML，20％未満は骨髄異形成症候群 myelodysplastic syndromes（MDS），骨髄増殖性腫瘍 myeloproliferative neoplasms（MPN）あるいは MDS/MPN といった概念で整理しているので，この点についてのあいまいさや混乱はなくなった．低形成性白血病 hypoplastic leukemia という言葉もあるが，これは骨髄が低形成を呈する症例を指すもので，診断の根拠となる芽球比率については通常の 20％以上と違いはない．
　芽球比率が低い場合には，免疫染色も有用なことがある．ただし，AML の白血病細胞の抗原の発現パターンは症例によって異なるので注意が必要である（図 1, 2）．

2）骨髄異形成症候群（MDS）

　第 2 部 IV「骨髄異形成症候群」で述べられているように，芽球比率が 20％未満の病態の一部をまとめた概念で，多くの型に分類されている（新 WHO 分類 2008 年）．MDS の芽球の同定については抗 CD34 抗体による免疫染色が有用で，組織標本上でも芽球数の変化が観察しやすく，幼若細胞の異常分布 abnormal localization of immature precursors（ALIP）もわかりやすい（第 2 部 IV 参照）．

3）ICUS と IDUS

a）概念

　ICUS（idiopathic cytopenia of undetermined significance）と IDUS（idiopathic dysplasia of undetermined significance）は，明らかな芽球増加がとらえられる前の AML，MDS すなわちこれらの疾患の初期段階の可能性がある病態を指す．
　造血器系の腫瘍は何年もかかって発生すると考えられており，初期の段階では潜在的で，形態学的にもとらえられず（HE 染色や Giemsa 染色による通常

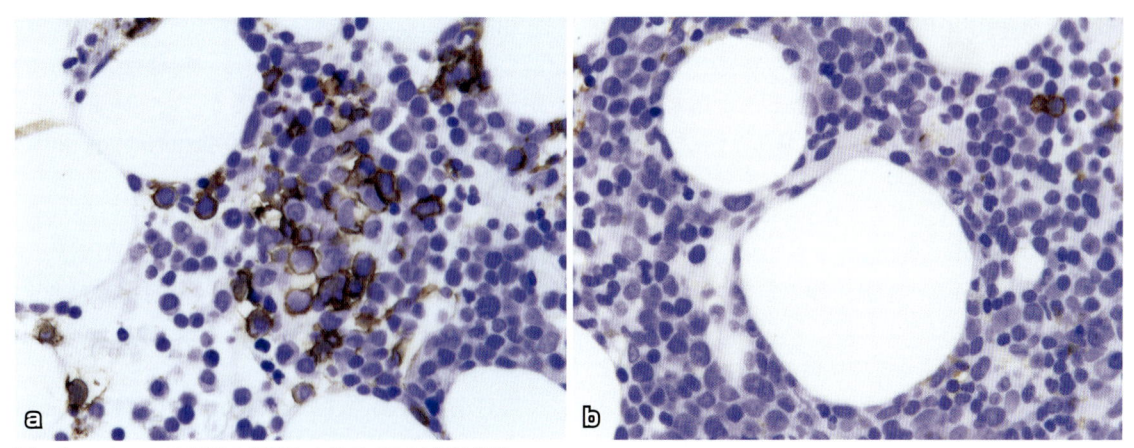

図 1 | AML，M6 症例の骨髄における CD 34 陽性細胞
CD 34 陽性細胞は幼若な造血系細胞（AML においては必ずしも芽球と一致するわけではない）および血管内皮細胞に陽性となっている．a と b は同一症例であるが CD 34 陽性細胞の分布には大きな差がある．芽球の比率や分布は，HE 染色による通常の組織標本観察ではわかりにくいこともある．

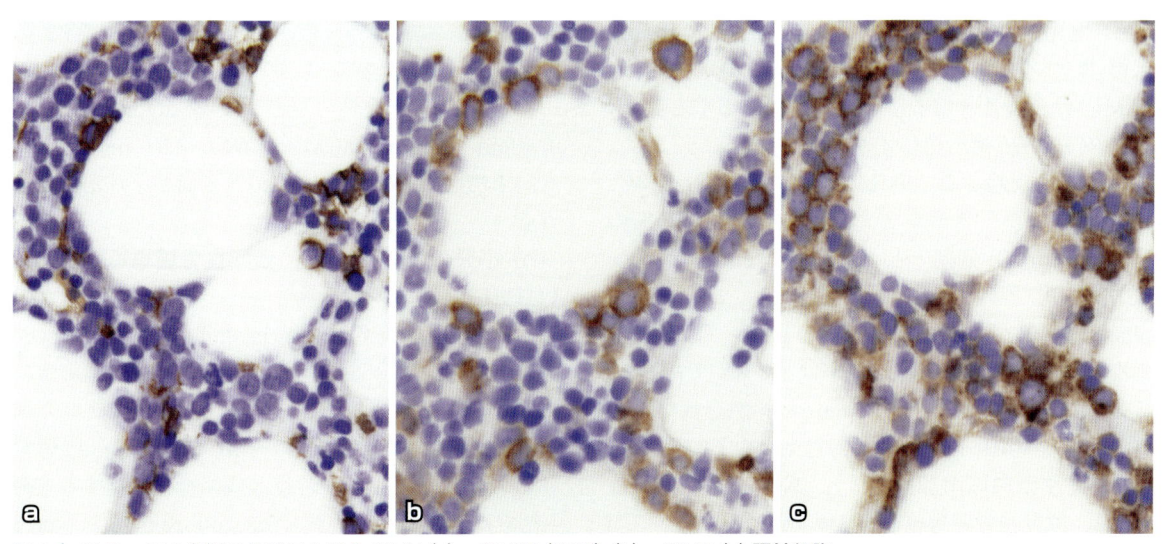

図 2 | AML，M6 症例の骨髄における CD 34 (a)，CD 117 (KIT) (b)，CD 71 (c) 陽性細胞
CD 117 (KIT) は芽球に陽性となっているが，赤芽球の一部にも陽性となっている．厳密には二重免疫染色を行う必要がある．

の病理検体の観察では，造血細胞の 5％未満の芽球は非常にわかりにくい），臨床的にもごくわずかな異常しか伴わない（subdiagnostic）ものと考えられる．偶発的に骨髄中に芽球が認められる（5％未満）可能性はあるが，有意な増加とはとらえられないと考えられるので，形態像での診断は難しい．リンパ球系の腫瘍ではある程度初期像がとらえられてはいるが，骨髄球系（顆粒球系）腫瘍では，顕在化する前の minimal な病変が，どのような経過をとり，どのような転帰・予後を呈するのかについてはほとんどわかっていない．骨髄球系腫瘍の minimal な初期病変の候補となる概念として ICUS と IDUS という 2 つの考え方が提唱されている[1,2]．これらの概念にあてはまる患者のうち少なくとも一部は，骨髄球系腫瘍のごく初期段階に相当するものと考えられている．そのような患者では MDS への進展がみられることが多いが，AML や MPN が起こることもある．ICUS については 10 症例中 2 症例が，2〜3 年の経過で MDS に進展し，このうち 1 例では初診時から 7 モノソミーを伴う異常クローンがごく少数存在し（分裂

中期細胞20個中1個），後に多くを占めるクローンになったという報告もある[3]．別の研究では，67例のICUSのうち8例（12％）がAMLへと進展し，このうち2例ではICUSと診断されているときからHUMARA法による解析でクローナルな細胞増殖が認められたという[4]．一方，IDUSは何年も時には何十年もそのままの状態で経過することも多く，MDS以外の骨髄球系腫瘍へ進展することもあり，その転帰を予測することは非常に難しい．逆の見方をすれば，ICUSもIDUSも全ての症例が腫瘍性の病態へと進展するわけではないことも理解しておくべきである．このように診断された患者は慎重にfollow upして，その後の経過に注意する必要がある（第2部IV-2-7）参照）．

4）骨髄増殖性腫瘍（MPN）

a）慢性骨髄性白血病（CML）（第2部Ⅰ-1参照）

慢性骨髄性白血病 chronic myeloid leukemia（CML）は多能性骨髄幹細胞の異常に由来するMPNで，*BCR-ABL*融合遺伝子が形成されることによって細胞増殖が起こる．染色体上は，t(9;22)(q34;q11)によるフィラデルフィア染色体を90〜95％の症例に認める．病期として，初期はchronic phase（CML-CP）と呼ばれ，進展に伴ってaccelerated phase（AML-AP），さらにblastic phase（CML-BP）となる．CML-CPでは芽球比率は2％未満であるが，CML-APでは末梢血白血球and/or骨髄有核細胞の10〜19％，CML-BPでは20％以上となる．

b）真性赤血球増加症（PV），本態性血小板血症（ET），原発性骨髄線維症（PMF）（第2部Ⅰ-2, 3, 4参照）

MPNのうち真性赤血球増加症 polycythemia vera（PV），本態性血小板血症 essential thrombocythemia（ET），原発性骨髄線維症 primary myelofibrosis（PMF）患者に*JAK2*遺伝子のJH2領域に位置する617番目のアミノ酸がバリン（V）からフェニルアラニン（F）に置換するような遺伝子変異*JAK2*-V617F変異が見出された．PVでは80〜90％，ET，PMFでは50〜60％程度に認められる．PVやETでは基本的に芽球の増加は認められないが，PVの後期には稀にpost-polycythemic myelofibrosis and myeloid metaplasia（PPMM）と呼ばれる病態に進展することがある．しかし，このような場合でも通常は末梢血や骨髄中の芽球比率が10％以上になることはない．一方，PMFはprefibrotic phase/early stageとfibrotic stageに病期が分けられ，進展に伴って骨髄の線維化の程度が強くなる．芽球はみられないか，あっても10％未満であるが，accelerated phase（10〜19％），急性転化 acute transformation（20％以上）と増加していくこともある．

5）骨髄異形成/骨髄増殖性腫瘍（MDS/MPN）

a）慢性骨髄単球性白血病（CMML）および非定型慢性骨髄性白血病（aCML），*BCL-ABL* negative（第2部Ⅲ参照）

慢性骨髄単球性白血病 chronic myelomonocytic leukemia（CMML）はMDS/MPNの中では最も頻度が高い疾患で，比較的高齢の男性に多い．末梢血および骨髄中では，前単球＋単芽球＋骨髄芽球が20％未満の比率で出現するが，AMLへの急性転化（芽球が20％以上に増加する）もみられる（5年急性転化率はCMML-1で18％，CMML-2で60％程度である）．

また，非定型慢性骨髄性白血病 atypical chronic myeloid leukemia（aCML），*BCL-ABL* negativeでも，末梢血および骨髄中で20％未満の芽球が出現しうる．

b）小児のMDS/MPN，若年性骨髄単球性白血病（JMML）

若年性骨髄単球性白血病 juvenile myelomonocytic leukemia（JMML）は，骨髄球系および単球系細胞の増殖を主体とする病態であり，芽球および単芽球の比率は20％未満のものを指す．小児白血病全体の2〜3％未満で，多くは3歳未満で発症する．約1割では1型神経線維腫症 neurofibromatosis type 1（NF1）を伴っている．骨髄，末梢血ともに骨髄球系・単球系細胞が増殖しており，髄外浸潤も多く認められる（肝，脾，皮膚，リンパ節など）．

c）小児のMDS（第2部Ⅴ参照）

小児骨髄異形成症候群 childhood myelodysplastic syndromes（childhood MDS）は，成人型のMDSと比較して芽球の増加が乏しい場合の病態に特徴があるとされる．小児不応性血球減少症 refractory cytopenia of childhood（RCC）と呼ばれ，childhood MDSの約半数を占める．継続する血球減少があり，芽球は骨髄有核細胞中で5％未満，末梢血白血球の2％未満の状態を指す．診断には，血球系細胞の異形成の存在を示す必要があり，骨髄の形態像の検索が必須である．骨髄は低形成性のことが多く，1系統以上の造血細胞に異形成を認める．RCCの約半数

には7モノソミーが認められる．

6）Down症候群（TAM, TMD, TL）（第2部Ⅷ参照）

本病態でも，骨髄中あるいは末梢血中で芽球が認められることがあるので，ここで紹介しておくことにする．

Down症候群（Down症，21トリソミー）児では白血病発症のリスクが高いことが知られており，非Down症児に比較して約10～20倍の発症率とされている[5]．白血病の型としては2歳以下ではAMLが多くを占め，特に急性巨核芽球性白血病 acute megakaryoblastic leukemia（AMKL）（FAB分類のM7）が多い．Down症児のAMKLは白血病発症に先行する長い骨髄異形成の時期がみられることが多く，また新生児期にAMKLと区別しがたい像を呈するにもかかわらず，無治療で3ヵ月以内に自然治癒する病態が認められる．自然治癒を伴う特異な病態は一過性の病態であることから，一過性骨髄造血異常症 transient abnormal myelopoiesis（TAM），一過性骨髄増殖性疾患 transient myeloproliferative disorder（TMD）や一過性白血病 transient leukemia（TL）などと呼ばれている．臨床像のまとめを**表1**に示す[6]．TAMはDown症新生児の約10％に認められ（生後6週以内の発症が多い），その20％が自然治癒後4年以内にAML（多くはAMKL）に進展する．クローン性解析の結果から，このTAMという病態は単クローン性疾患，すなわち腫瘍性疾患であることが示されている（一過性白血病（TL）とも呼ばれるゆえんである）[7]．

TAMで認められる芽球は骨髄穿刺標本上で細胞質に空胞を有するなど巨核芽球に類似する形態を示し，MPO染色陰性で，細胞表面マーカーでは巨核球系（CD41, CD42, CD61）や赤芽球系（glycophorin A），造血幹細胞関連（CD34），骨髄球系（CD33），リンパ球系（CD7）など多彩な抗原を発現する．電子顕微鏡では血小板ペルオキシダーゼ（PPO）反応陽性像を認めることができる[8]．骨髄芽球の比率は0～87％と症例によって様々である[9]．

7）先天性骨髄不全症候群

骨髄不全を引き起こす幾つかの先天性症候群（congenital bone marrow failure syndrome）が知られている．これらの症候群の患者では，経過とともにMDS様の骨髄像を呈することがあり[10]，さらには骨髄中

表1 | TAMの臨床像のまとめ（文献6より）

病像		頻度
比較的よくみられる病態	肝腫大	～60％
	脾腫大	35～40％
	黄疸	13～16％
	心嚢水	12～16％
	胸水	9～16％
	呼吸窮迫	～10％
	出血傾向	9～10％
	腹水	8％
時にみられる病態	肝線維症	7％
	胎児水腫	6～7％
	腎機能障害	4～6％
	発疹	5％
TAMとは無関係な病態	Down症に伴う奇形	50～70％

の芽球増加とともにMDSやAMLに進展するリスクが高いことが知られている[11]．また他の悪性腫瘍発生のリスクも高いものもある．各々下記のような特徴を有する．

a）Fanconi貧血

常染色体劣性または伴性劣性遺伝の形式をとる先天性疾患で，血球減少症，皮膚色素沈着，低身長，特徴的顔貌，橈骨異常などを伴う．現在13の原因遺伝子群が見出されている．これらの遺伝子がコードする蛋白は複合体を形成してゲノム安定化の機能をもつため，MDS, AMLや悪性腫瘍の発症リスクが高いと考えられている．

b）先天性角化症 dyskeratosis congenita（DC）

皮膚色素沈着，爪甲異形成，口腔粘膜白板症を3主徴とする．テロメアの維持に関与する遺伝子群の異常がみつかっている．骨髄では造血細胞の異形成がみられ，MDSやAMLに進展することがある．

c）周期性好中球減少症 cyclic neutropenia

約21日周期で好中球減少が起こる稀な先天性疾患で，好中球エラスターゼをコードする*ELANE2*遺伝子あるいはG-CSF（granulocyte-colony stimulating factor）受容体をコードする*CSF3R*遺伝子の突然変異を伴うことが知られている．MDSやAMLの発症リスクが高いとされるが稀である．

2．骨髄性腫瘍の治療後の病態

AMLの場合，治療前には10^{12}個レベルの白血病細胞が体内に存在し，治療後，血液学的寛解に達してもなお10^9個レベルの白血病細胞は残存するとい

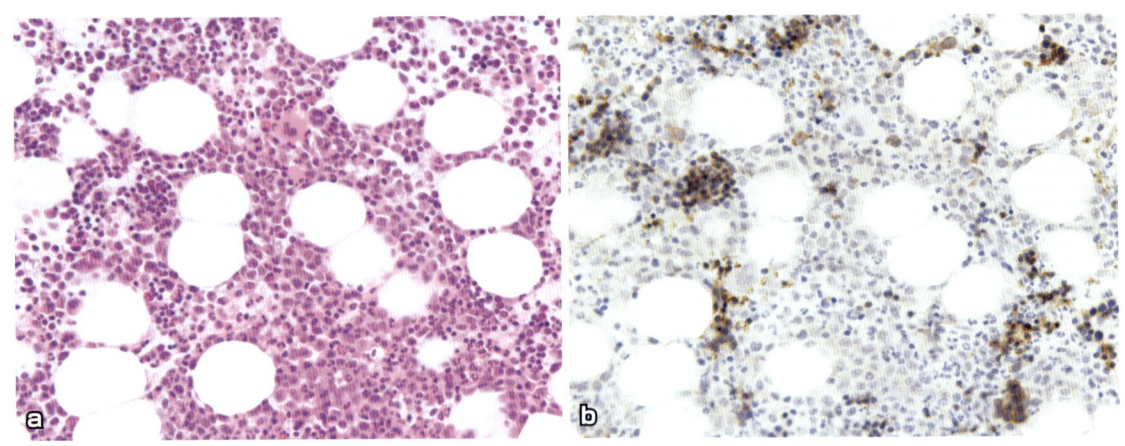

図3 | 炎症を伴う症例の骨髄
a：HE染色．b：CD71免疫染色．幼若な顆粒球系細胞の増加が認められる（a）が，赤芽球島の形成は保存されている（b）．

われている．組織学的にはこの状態でも微小残存病変 minimal residual disease（MRD）として芽球を認めることがある．白血病細胞が 10^6 個レベル以下になると PCR 等の鋭敏な検出法を用いても白血病細胞の残存は検出されず，いわゆる分子寛解が得られたことになる．

また治療後初期には骨髄中の M/E 比は上昇している（治療に対しては赤芽球系細胞の感受性がより高い）が，治療後の造血回復期になると，赤芽球系細胞の増殖がより早く起こるため，M/E 比は低くなることが多い[12]．その後，正常の骨髄球系細胞の造血が回復し，この時期には幼若な骨髄球系細胞がみられるため，病的な芽球の増加（再発）との鑑別が重要である．

3. 骨髄性腫瘍との鑑別を要する病態

1）G-CSF治療後，G-CSF産生腫瘍

G-CSF 投与による治療後や G-CSF 産生腫瘍症例では，血中 G-CSF 高値によって末梢血に芽球を含めた幼若細胞の出現を伴うことがある．治療や原疾患との関連に注意しておく必要がある．

2）反応性変化

いわゆる類白血病反応 leukemoid reaction を起こす病態でも末梢血あるいは骨髄で幼若な骨髄球系細胞が認められることがある（**図3**）．癌の骨髄転移，感染症（粟粒結核，百日咳，伝染性単核球症，流行性耳下腺炎など），熱傷，薬物アレルギーなどを鑑別する必要がある．

3）栄養障害その他によって起こる骨髄異形成

ビタミン B_{12} 欠乏は，巨赤芽球性貧血を起こし，病理組織所見上 MDS との鑑別が問題となることは他章で述べられているとおりであるが，重症例では汎血球減少症，脾腫，末梢血中の赤芽球や幼若な骨髄球系細胞の出現を伴うことがある[13]．葉酸欠乏でも巨赤芽球性貧血が起こり，銅欠乏や亜鉛欠乏でも MDS 様の骨髄細胞の成熟障害像が出現することがあるが，芽球の出現はみられない．

毒物としてはアルコール過飲，ヒ素，薬剤としてはメトトレキセートやアザチオプリン，免疫抑制剤，抗生剤などでも造血細胞の異形成がみられることあるが，通常芽球増加は起こらない．また，一部の薬剤や放射線治療などに付随して治療関連白血病や MDS を起こすことがあるのはよく知られている[14,15]．

感染症では，ヒトパルボウイルス B19 感染による巨大前赤芽球出現，ヒト免疫不全ウイルス（HIV）感染による巨赤芽球様変化，ヒトヘルペスウイルス-6（HHV-6）感染による造血細胞異形成などが知られているが，やはり芽球の増加は伴わない．

関節リウマチ rheumatoid arthritis（RA）や全身性エリトマトーデス systemic lupus erythematosus（SLE）など幾つかの自己免疫性疾患でも MDS 様の病態を示すことがあるが，造血細胞に異形成を伴うことは少なく，芽球の増加もみられない[11]．

〈北川昌伸〉

文　献

1) Valent P, Horny HP, Bennett JM et al：Definitions and standards in the diagnosis and treatment of the myelodysplastic syndromes：Consensus statements and report from a working conference. Leuk Res 31：727-736, 2007
2) Valent P, Horny HP：Minimal diagnostic criteria for myelodysplastic syndromes and separation from ICUS and IDUS：update and open questions. Eur J Clin Invest 39：548-553, 2009
3) Wimazal F, Fonatsch C, Thalhammer R et al：Idiopathic cytopenia of undetermined significance (ICUS) versus low risk MDS：the diagnostic interface. Leuk Res 31：1461-1468, 2007
4) Schroeder T, Ruf L, Bernhardt A et al：Distinguishing myelodysplastic syndromes (MDS) from idiopathic cytopenia of undetermined significance (ICUS)：HUMARA unravels clonality in a subgroup of patients. Ann Oncol 21：2267-2271, 2010
5) Hitzler JK, Zipursky A：Origins of leukaemia in children with Down syndrome. Nat Rev Cancer 5：11-20, 2005
6) Roy A, Roberts I, Vyas P：Biology and management of transient abnormal myelopoiesis (TAM) in children with Down syndrome. Semin Fetal Neonatal Med 17：196-201, 2012
7) Miyashita T, Asada M, Fujimoto J et al：Clonal analysis of transient myeloproliferative disorder in Down's syndrome. Leukemia 5：56-59, 1991
8) Eguchi M, Ozawa T, Sakakibara H et al：Ultrastructural and ultracytochemical differences between megakaryoblastic leukemia in children and adults. Analysis of 49 patients. Cancer 70：451-458, 1992
9) Massey GV, Zipursky A, Chang MN：A prospective study of the natural history of transient leukemia (TL) in neonates with Down syndrome (DS)：Children's Oncology Group (COG) study POG-9481. Blood 107：4606-4613, 2006
10) Leguit RJ, van den Tweel JG：The pathology of bone marrow failure. Histopathology 57：655-670, 2010
11) Steensma DP：Dysplasia has a differential diagnosis：distinguishing genuine myelodysplastic syndromes (MDS) from mimics, imitators, copycats and impostors. Curr Hematol Malig Rep 7：310-320, 2012
12) Khalil F, Cualing H, Cogburn J et al：The criteria for bone marrow recovery post-myelosuppressive therapy for acute myelogenous leukemia：a quantitative study. Arch Pathol Lab Med 131：1281-1289, 2007
13) Halfdanarson TR, Walker JA, Litzow MR et al：Severe vitamin B12 deficiency resulting in pancytopenia, splenomegaly and leukoerythroblastosis. Eur J Haematol 80：448-451, 2007
14) Leone G, Pagano L, Ben-Yehuda D et al：Therapy-related leukemia and myelodysplasia：susceptibility and incidence. Haematologica 92：1389-1398, 2007
15) Godley LA, Larson RA：Therapy-related myeloid leukemia. Semin Oncol 35：418-429, 2008

表1 | 低形成骨髄病変の病理組織学的鑑別診断

	再生不良性貧血	低形成性MDS	低形成性白血病	二次性
cellularityの均一性	不均一	やや均一	均一	不均一
背景の膠様変性	−/+	−	−	+
赤芽球島形成	明瞭・独立	やや不明瞭	不明瞭	明瞭・独立
巨赤芽球様変化	−	+	−	−/+
分化型顆粒球	減少	正常/やや減少	減少	正常
肥満細胞	増加	少数	増加	少数
成熟巨核球	消失	減少	減少	正常
小型・微小巨核球	−	+	+	−
CD34陽性芽球	−	+	++	−
p53陽性細胞	−	+	+/−	−
赤芽球のHbF発現	−	+	−	−

□：診断価値の高い所見.

4. 低形成骨髄病変の病理組織学的鑑別診断

　低形成骨髄病変は，塗抹細胞でほとんど細胞がみられない検体でも，生検やクロット標本では一定の観察が可能である．組織学的な幾つかの指標から，代表的な低形成骨髄病変の鑑別は可能であり，簡単に表1にまとめた[10]．

（伊藤博文）

文　献

1) Hartsock RJ, Smith EB, Petty CS : Normal variations with aging of the amount of hematopoietic tissue in bone marrow from the anterior iliac crest. a study made from 177 cases of sudden death examined by necropsy. Am J Clin Pathol 43 : 326-331, 1965
2) Friebert SE, Shepardson LB, Shurin SB et al : Pediatric bone marrow cellularity : are we expecting too much? J Pediatr Hematol Oncol 20 : 439-443, 1998
3) 伊藤雅文：再生不良性貧血．小澤敬也（編）：最新医学別冊　新しい診断と治療のABC 72．最新医学社，2011，pp31-38
4) Bohm J : Gelatinous transformation of the bone marrow : the spectrum of underlying diseases. Am J Surg Pathol 24 : 56-65, 2000
5) 伊藤雅文：薬剤性造血器障害　病理．病理と臨床 27 : 733-739, 2009
6) Choi JW, Fujino M, Ito M : F-blast is a useful marker for differentiating hypocellular refractory anemia from aplastic anemia. Int J Hematol 75 : 257-260, 2002
7) Nagai K, Kohno T, Chen Y et al : Diagnostic criteria for hypocellular acute leukemia : a clinical entity distinct from overt acute leukemia and myelodysplastic syndrome. Leukemia Res 20 : 563-574, 1996
8) Osuji N, Beiske K, Randen U et al : Characteristic appearances of the bone marrow in T-cell large granular lymphocyte leukemia. Histopathology 50 : 547-554, 2007
9) Ito M, Kim J, Choi JW et al : Prevalence of Intravascular Large B-cell Lymphoma with Bone Marrow Involvement at Initial Presentation. Int J Hematol 77 : 159-163, 2003
10) 伊藤雅文：低形成骨髄．病理形態学キーワード．病理と臨床 28（臨増）: 334-335, 2010

第3部 鑑別ポイント

III. 骨髄線維化をきたす骨髄の鑑別

はじめに

骨髄の線維化 myelofibrosis は白血球浸潤，持続性の炎症，筋線維芽細胞 myofibroblast の増殖に伴う病的な変化である[1]．その原因は多様だが，巨核球の過剰なターンオーバーあるいは障害，アポトーシスによって放出される液性因子が関与する場合が多い．細網線維の増加は可逆的で，原疾患の改善により線維化の改善も期待することができる．骨髄線維化をきたす主な疾患を表1に示す[2]．原発性骨髄線維症 primary myelofibrosis（PMF）以外で骨髄線維化がみられる場合が二次性骨髄線維症である．我が国における二次性骨髄線維症の基礎疾患の約90%は悪性腫瘍である．その内訳では骨髄異形成症候群 myelodysplastic syndromes（MDS）が31%と多く，本態性血小板血症 essential thrombocythemia（ET）15%，真性赤血球増加症 polycythemia rubra vera（PV）12%，慢性骨髄性白血病 chronic myelogenous leukemia（CML）10%，急性骨髄性白血病 acute myeloid leukemias（AML）8%，急性リンパ芽球性白血病 acute lymphoblastic leukemia（ALL）6%，悪性リンパ腫5%，転移性癌4%と続く[3]．additional sex comb-like（*ASXL1*）遺伝子変異が PMF と二次性骨髄線維症との鑑別に有用とする報告もある[4]．これらの疾患の鑑別の要点について以下に概説する．

1. 骨髄増殖性腫瘍（MPN）

CML，ET，PV，PMF は骨髄線維化に巨核球が関与する代表的疾患で，その臨床像や病理組織像は互いにオーバーラップする．

CML 例の30%で診断時に様々な程度の骨髄線維

表1 | 骨髄線維化をきたす疾患の鑑別診断

腫瘍性	非腫瘍性
骨髄増殖性腫瘍	膠原病，血管炎
原発性骨髄線維症	自己免疫疾患
慢性骨髄性白血病	放射線・中毒・化学療法
真性赤血球増加症後骨髄線維症	骨髄壊死・骨折，骨生検部位からの修復
全身性肥満細胞症	慢性感染症（HIV，肉芽腫性炎症）
急性巨核芽球性白血病	代謝性骨疾患
骨髄線維症を伴う急性汎骨髄症	ビタミン D 欠乏症
骨髄線維化を伴う骨髄異形成症候群	代謝異常症
リンパ系腫瘍	副甲状腺機能亢進症
有毛細胞性白血病	Paget 病
その他の悪性リンパ腫	腎性骨異栄養症
骨硬化性骨髄腫	骨大理石症
リンパ芽球性白血病/リンパ腫	灰色血小板症候群
悪性腫瘍の骨髄転移	

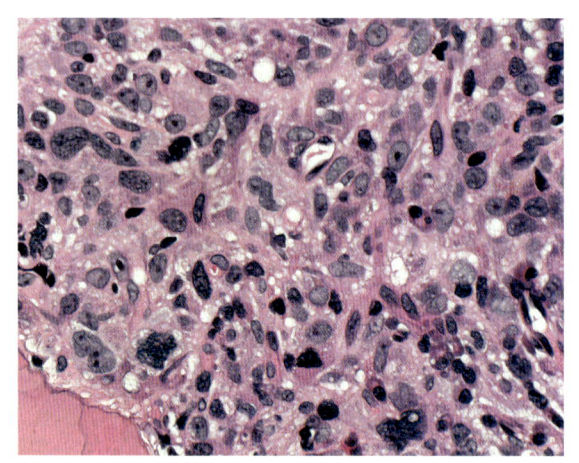

図1 │ AMKL（骨髄生検，HE染色）
異型の強い大型腫瘍細胞のびまん性増殖を認める．

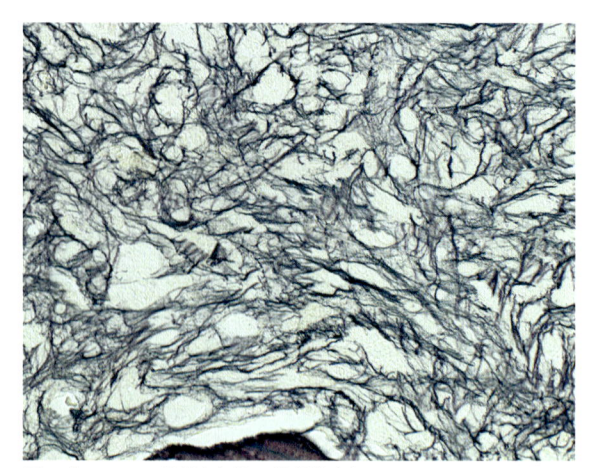

図2 │ AMKL（骨髄生検，鍍銀染色）
びまん性に細網線維の増生を認める（MF2相当）．

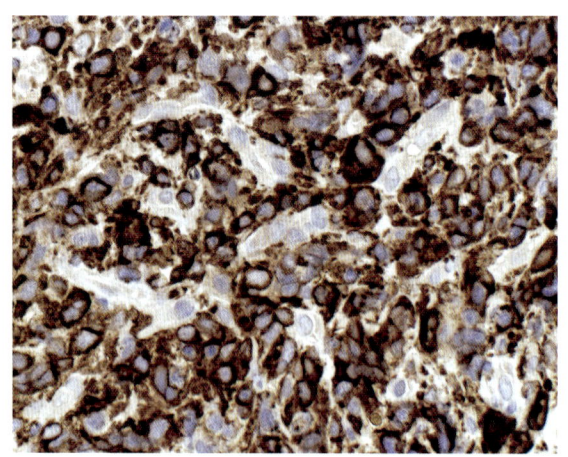

図3 │ AMKL（骨髄生検，CD41免疫染色）
腫瘍細胞は巨核球マーカーCD41陽性である．

化を認める．骨髄線維化は巨核球数と関連し，また予後に関わる．診断には BCR-ABL1 融合遺伝子の検出が最も重要である．形態学的には CML の巨核球は小型である．ET では PMF など他の MPN とは異なり，骨髄細胞密度は正常または軽度過形成にとどまり，骨髄線維化の程度も軽い．しかし ET として診断，治療されてから骨髄線維化をきたす例も時にある．PV では赤芽球増殖が優勢な時期，造血3系統の増殖が目立つ時期，さらに PMF と区別しがたい spent phase と段階的に進行する．PV では巨核球は大型で成熟した形態を示す．ET と同様に，診断，治療されてから骨髄線維化をきたす例があり，そのような場合に PMF と区別することは困難である．

全身性肥満細胞症 systemic mastocytosis は造血幹細胞に由来する肥満細胞性腫瘍である．腫瘍細胞は骨髄で増殖し，増殖部位に骨髄線維化を伴うことから骨髄穿刺が dry tap に終わることも多い．また骨硬化を伴うこともある．腫瘍細胞は紡錘形を呈し，核異型が強い．CD117 および CD25 が陽性で，90％の例で c-kit D816V 変異が検出される．診断確定には肥満細胞の二次性増殖を伴う AML などを除外する必要がある．

急性巨核芽球性白血病 acute megakaryoblastic leukemia（AMKL）では巨核芽球の増殖とともに，異型を呈する巨核球の増殖と骨髄線維化を伴うことがある（図1，2）．CD41 や CD61 といった巨核球系マーカーの免疫組織化学的検索が有用である（図3）．

骨髄線維症を伴う急性汎骨髄症 acute panmyelosis with myelofibrosis は AML の特殊な亜型で，造血3系統の増殖と芽球の単調な増殖を伴うが MDS 関連 AML の診断基準を満たさないものをいう．芽球は典型的には CD34 や顆粒球系マーカーを発現するが，巨核球マーカーは陰性のことが多い．PMF と異なり，脾腫や白赤芽球症，骨硬化は目立たない（図4，5）．

MDS の10％で MF1〜2 の骨髄線維化を伴うことが知られている（骨髄線維化を伴う骨髄異形成症候群 MDS with fibrosis）．線維化があるため個々の細胞形態の認識が難しく，芽球の検出には骨髄組織中の CD34 免疫染色が有用である．この線維化は予後に影響し，線維化のない場合よりも IPSS, WPSS カ

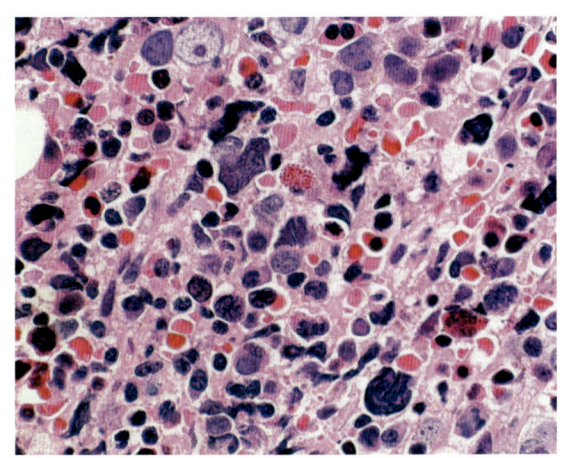

図4 急性汎骨髄症（骨髄生検，HE染色）
多形性に富む腫瘍細胞の増殖を認める．

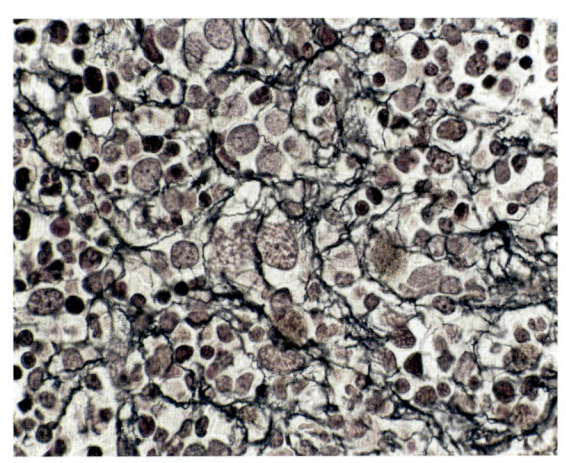

図5 急性汎骨髄症（骨髄生検，鍍銀染色）
MF1相当の骨髄線維化を認める．

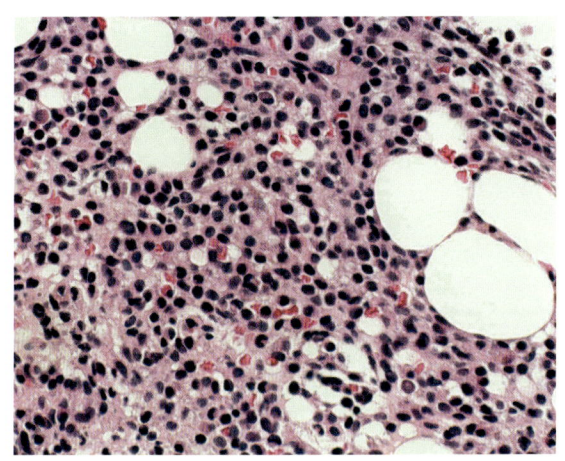

図6 HCL（骨髄生検，HE染色）
hairy cellが骨髄間質にびまん性に増殖しhairy appearanceを呈する．

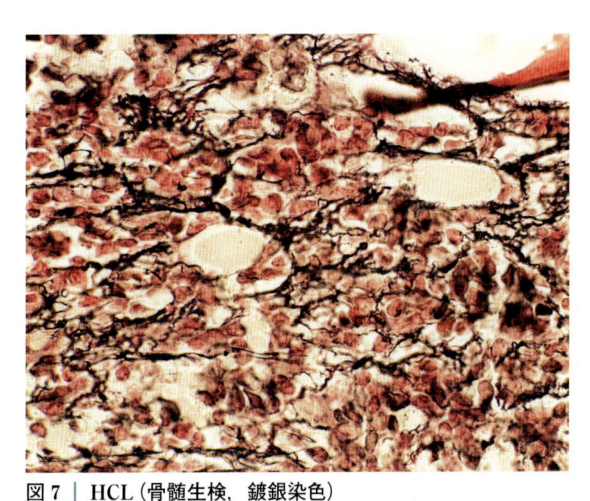

図7 HCL（骨髄生検，鍍銀染色）
細網線維が個々のhairy cellを取り囲んでいる（compartmentalization）．

テゴリーで1段階高いリスクグループに分類される．骨硬化は通常認められない．

2. 悪性リンパ腫・リンパ性白血病

　悪性リンパ腫の臨床病期を決定するために骨髄病理標本をみることは日常的にあることであり，腫瘍浸潤巣に反応性の線維化を伴うことも珍しくない．骨髄穿刺のみではこのような所見を見逃す場合があり，正しく評価するためには骨髄生検が必要となる．
　hairy cell leukemiaの骨髄線維化は白血病細胞（hairy cell）自身の作用による．骨髄では細網線維がびまん性に増殖し，個々のhairy cellを細網線維が取り囲む（図6，7）．骨髄穿刺ではdry tapとなることが多い．
　濾胞性リンパ腫の骨髄浸潤では，腫瘍細胞が骨梁に沿って浸潤するparatrabecular pattern（図8）がよく知られており，その浸潤部位にはしばしば細網線維の増加を伴う（図9）．
　血管免疫芽球性T細胞性リンパ腫angioimmunoblastic T-cell lymphoma（AITL）などの末梢性T細胞性リンパ腫やHodgkinリンパ腫では，血管増殖を伴った浸潤巣に一致して細網線維の増加をみることがある（図10，11）．
　典型的な形質細胞性骨髄腫に骨髄線維化を伴うことは少ない．亜型として骨硬化を伴うものが知られており，これは臨床的に多発神経障害，臓器腫大，内分泌異常，単クローン蛋白血症，皮膚疾患を呈す

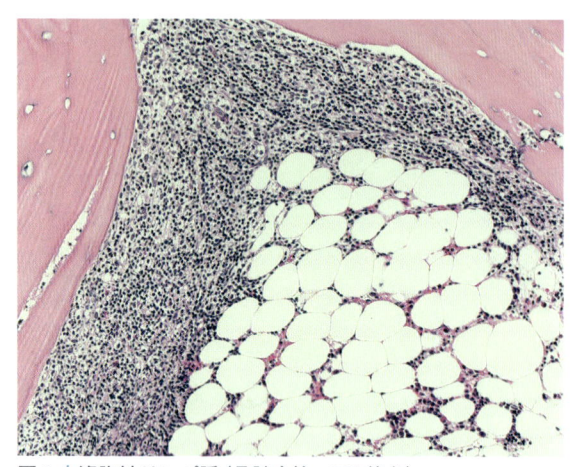

図8 濾胞性リンパ腫(骨髄生検, HE染色)
腫瘍細胞が骨梁に沿って浸潤している(paratrabecular infiltration).

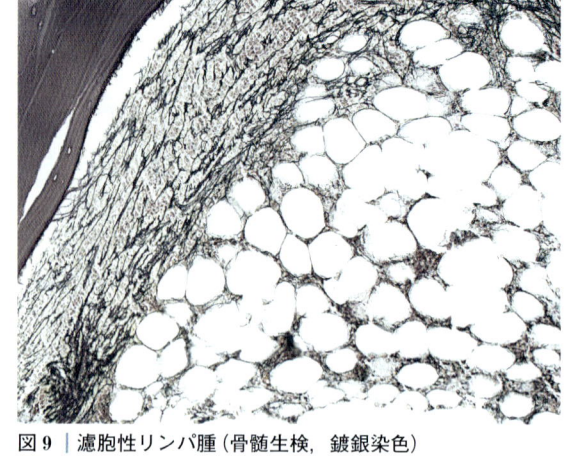

図9 濾胞性リンパ腫(骨髄生検, 鍍銀染色)
腫瘍細胞の浸潤に伴って細網線維が増加している.

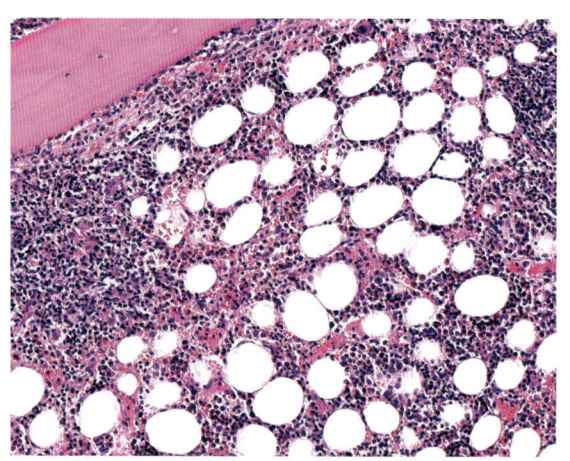

図10 T細胞性リンパ腫(AITL)(骨髄生検, HE染色)
腫瘍細胞の浸潤巣が3ヵ所にみられる.

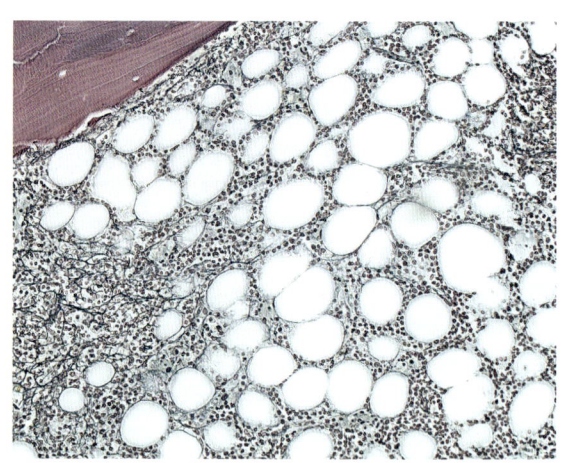

図11 T細胞性リンパ腫(AITL)(骨髄生検, 鍍銀染色)
腫瘍の浸潤巣に一致して線維化を認める.

るところから POEMS 症候群とも呼ばれる.

3. 悪性腫瘍の骨髄転移

　悪性腫瘍の骨髄転移ではしばしば骨髄線維化を伴う. 骨髄にはリンパ管が存在しないため骨髄への転移は全て血行性で, 女性では乳癌, 男性では前立腺癌が重要である. 前立腺癌の転移では骨硬化を示すこともよく知られている. 原発不明癌の転移では肺や消化器原発の可能性が高いが, 悪性黒色腫も忘れてはならない. 小児では横紋筋肉腫や神経芽腫で骨髄転移の頻度が高い.

4. 骨髄線維化をきたす非腫瘍性病態

　全身性エリテマトーデスや全身性強皮症などの自己免疫疾患に骨髄線維化を伴うことがある. また自己抗体陽性でありながら膠原病としての臨床症状を欠き骨髄線維症を伴う例が自己免疫性骨髄線維症 autoimmune myelofibrosis として記載されている[5].

　結核やサルコイドーシス, EBV や HIV などのウイルス感染症でも骨髄の線維化が目立つ場合があり, 注意を要する(**図12, 13**).

　骨折, 骨生検, 骨髄壊死など組織の変性破壊後の修復像としても線維化を認めることがあり, 臨床情報を参考にして診断する. 骨髄壊死の原因には悪性

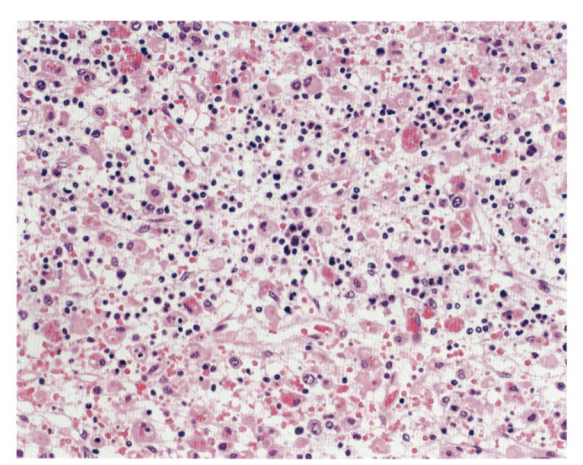

図 12 | 血球貪食症を伴う EBV 感染症の剖検骨髄（HE 染色）
赤血球を貪食した組織球が多数みられる．間質は浮腫状である．

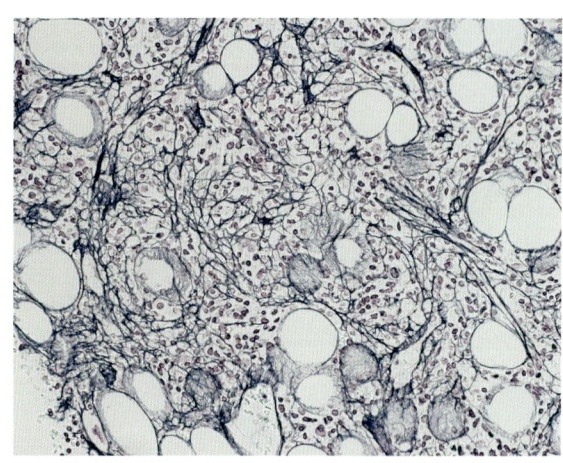

図 13 | 血球貪食症を伴う EBV 感染症の剖検骨髄（鍍銀染色）
細網線維のびまん性増殖がみられる（MF1 相当）．

腫瘍が多いため，異型細胞の有無にかかわらず悪性腫瘍を検索することが必要である．

5. 先天性疾患，代謝異常症，ほか

　灰色血小板症候群は血小板α顆粒が欠乏または欠損して出血傾向を呈する稀な遺伝性疾患である．その血小板は大きく，灰色にみえる．骨髄線維化の原因としては血小板に由来する増殖因子の異常放出が考えられている．その他，骨髄線維化の原因として化学療法後，ベンゼンや放射線への曝露があり，腎性骨硬化症，ビタミン D 欠乏症，副甲状腺機能低下症などでは骨硬化をみる．

（茅野秀一，荒関かやの）

文　献

1) Le Bousse-Kerdiles MC, MArtyre MC, Samson M：Cellular and molecular mechanisms underlying bone marrow and liver fibrosis：a review. Eur Cytokine Netw 19：69-80, 2008
2) Sramek J：Gelatinous transformation and other bone marrow stromal disorders：in Foucar K, Reichard KK, Wilson CS et al (eds)："Diagnostic Pathology. Blood and Bone Marrow", Amirsys, Manitoba, 2012, pp26-29
3) Okamura T, Kinukawa N, Niho Y et al：Primary chronic myelofibrosis：clinical and prognostic evaluation in 336 Japanese patients. Int J Hematol 73：194-198, 2001
4) Ricci C, Spinelli O, Salmoiraghi S et al：ASXL1 mutation s in primary and secondary myelofibrosis. Br J Haematol 156：404-407, 2012
5) Terreri A：Primary myelofibrosis：2012 update on diagnosis, risk stratification, and management. Am J Hematol 86：1018-1026, 2011

第3部　鑑別ポイント

IV. 巨核球の形態異常をきたす骨髄性腫瘍の鑑別

はじめに

　骨髄系細胞の形態異常は種々の造血器腫瘍に認められ，疾患によっては決定的な診断価値を有する．造血細胞の中で特に巨核球の形態異常は組織切片にて比較的観察が容易であり，塗抹標本よりも明確に異常所見をとらえうる場合も少なくない．また巨核球の骨髄内局在異常は組織学的観察によって初めて認識できる所見であり，巨核球系細胞の組織学的な評価は造血器腫瘍の診断に極めて価値が高い．本節では巨核球造血の異常をきたす代表的な骨髄性腫瘍について，巨核球の形態異常の特徴を解説する．

1. 骨髄異形成症候群（MDS）

　骨髄異形成症候群 myelodysplastic syndrome（MDS）は，血球形態異常が診断の重要な要素となる疾患であり，形態異常の正確な評価が求められる．MDSにおける巨核球形態異常の特徴の一つとして，細胞質は成熟しているが細胞のサイズが一般に正常よりも小さく，しばしば低分葉ないし非分葉状の核を有することが挙げられる（図1a, b）．またサイズが正常な巨核球でも，核は低分葉で濃染したものが目立つ．このような正常大から小型で低分葉核または非分葉核を有する巨核球は，MDSの一病型である5q⁻症候群［WHO分類のMDS with isolated del(5q)に相当］にて特徴的に多数出現するが，この病型に特異的な所見ではなく，他のMDS病型でも多様な形態異常を示す異型巨核球とともに認められる．このような小型巨核球 small megakaryocyte は小型で

あっても成熟した巨核球の細胞質を有しており，他の系統の血球よりも有意に大きな細胞であることから同定は比較的容易である．しかし微小巨核球 micromegakaryocyte と呼ばれる巨核球は成熟巨核球としての形態的特徴を備えながら，細胞のサイズが他の系統の血球と同等（直径7〜15μm程度；前骨髄球と同程度かそれ以下）で単核ないし2分葉核を有する巨核球で，通常のHE染色組織切片では同定困難な細胞である．種々の造血器腫瘍に出現するが，MDSにおいて最も診断価値が高い指標とされている．塗抹標本にて微小巨核球には血小板産生を示す微細な顆粒が細胞質に多数みられ（図2a），電顕では細胞質に多数のα顆粒（中心部に電子高密度の芯構造をもった顆粒で，血小板特殊顆粒とも呼ばれる）と血小板分離膜が認められ，血小板ペルオキシダーゼ platelet peroxidase（PPO）反応が核周囲腔と粗面小胞体に陽性を示す（図2b）．組織学的に微小巨核球を同定するには，免疫組織化学による巨核球関連抗原（CD41，CD42b，CD61など）の証明が不可欠である（図2c）．

　MDSでは成熟した大型の巨核球にも種々の形態異常がみられる．微小巨核球とともに診断価値が高いとされている形態異常として，分離円形多核巨核球が挙げられる．正常な巨核球では多様な形をした分葉核がみられるが，MDSにおける分離円形多核巨核球では円形核が互いに離れて散在性に存在するのが特徴である（図3a, b）．以上のほかに，奇怪な形状の核を有する巨核球や細胞質内顆粒が減少した異型巨核球もMDSにてしばしばみられる．

　血球の形態異常のみならず，巨核球の局在様式の

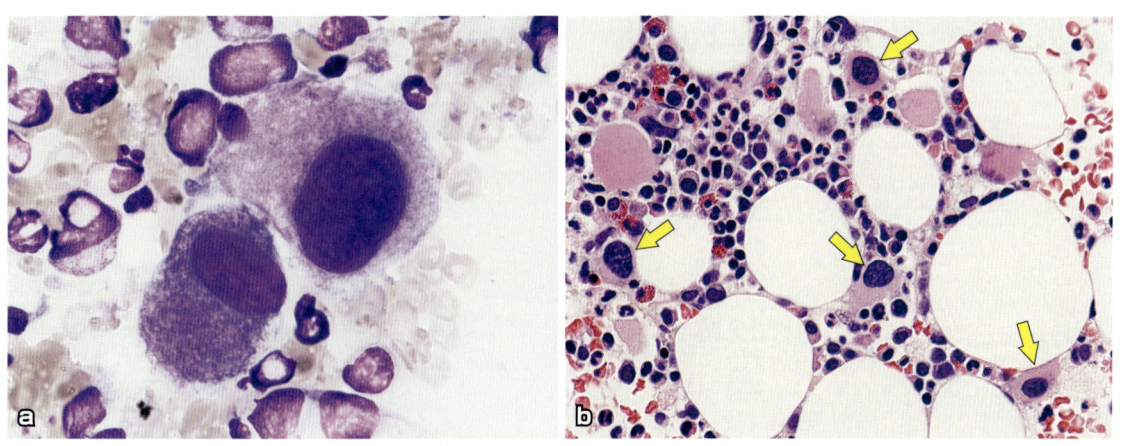

IV. 巨核球の形態異常をきたす骨髄性腫瘍の鑑別   209

図1 | MDS（5q⁻症候群）にみられる非分葉核巨核球
a：骨髄塗抹細胞像．非分葉核を有する小型巨核球が2個みられる．細胞質は成熟しており，微細な顆粒が多数みられる．
b：骨髄組織像．非分葉核を有する小型巨核球（矢印）が増加している．

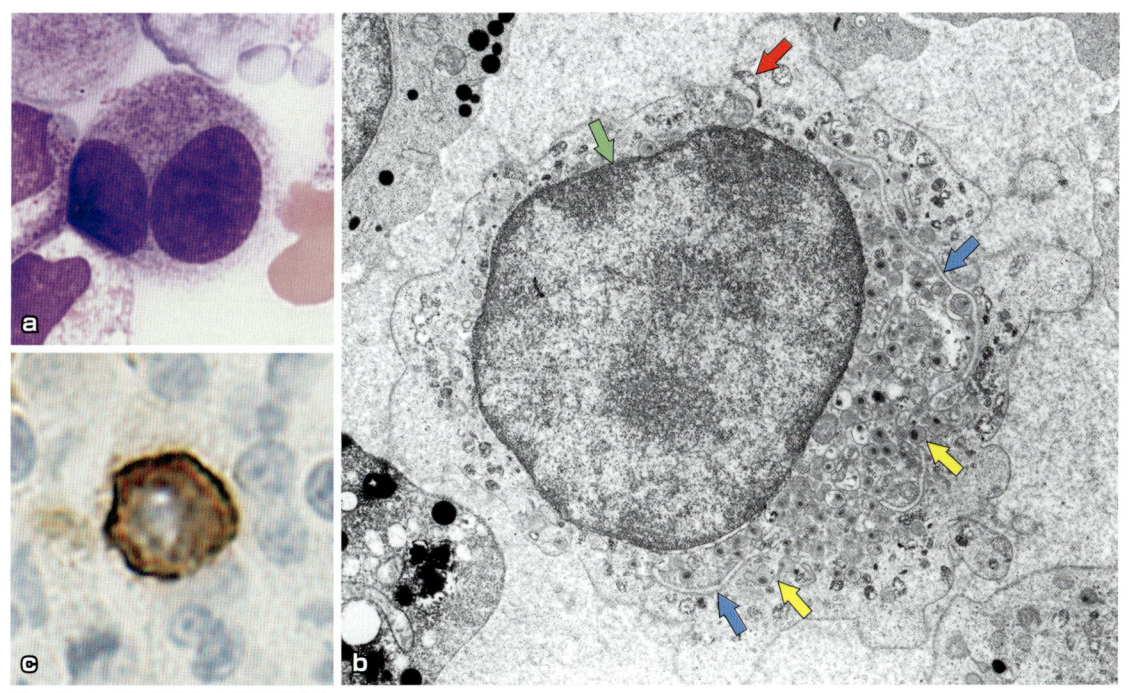

図2 | MDSにみられる微小巨核球
a：骨髄塗抹細胞像．b：電顕像．細胞質にはα顆粒（黄矢印）と血小板分離膜（青矢印）がみられ，核周囲腔（緑矢印）と粗面小胞体（赤矢印）にPPO陽性所見が認められる．c：CD42b免疫染色．骨髄組織切片における微小巨核球を同定できる．

異常もMDSの診断には重要な指標である．正常な造血では巨核球は静脈洞の近くないしこれに面した造血巣内部に散在性にみられるが，MDSでは骨梁に近接した部にしばしば認められ，類洞内にみられる場合もある．また巨核球の大きな集簇形成もMDSでしばしばみられる所見である．2～3個の巨核球が疎に集簇する所見は正常造血巣でも時にみられるが，これよりも多数の巨核球からなる密な集簇形成は異常な所見といえる．

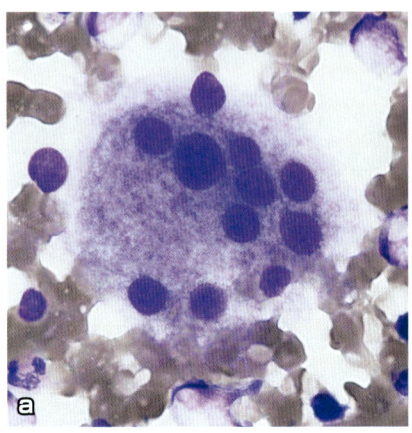

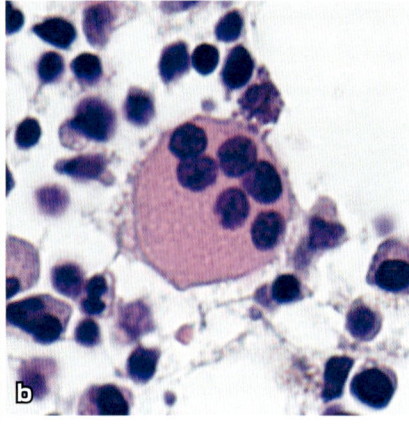

図3 | MDSにみられる分離円形多核巨核球
a：骨髄塗抹細胞像．分離した多数の円形核がみられる．
b：骨髄組織像．

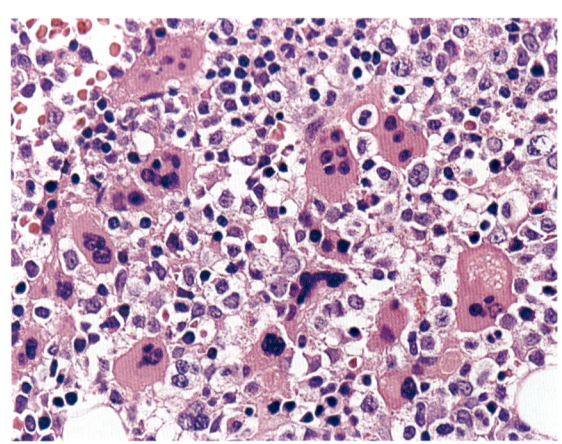

図4 | 骨髄異形成関連変化を伴うAMLの骨髄組織像
芽球の増殖を背景に多数の異型巨核球がみられる．

3. 骨髄異形成関連変化を伴う急性骨髄性白血病

　急性白血病において成熟した骨髄系細胞の形態異常は急性骨髄性白血病 acute myeloid leukemia（AML）と急性リンパ性白血病 acute lymphoblastic leukemia（ALL）の鑑別の指標となる．2系統以上の骨髄系成熟細胞の50％以上に形態異常を伴うAML，あるいはMDSないしMDS/MPNからovert AMLに転化した症例は，現在のWHO分類第4版に従うとAML with myelodysplasia-related changesと診断される（第3版では"AML with multilineage dysplasia"に相当）．組織学的に多数の成熟巨核球に形態異常がみられる急性白血病の場合には，本疾患の可能性がある．芽球に混在してみられる巨核球は大きさが多様で，過分葉・低分葉あるいは非分葉でクロマチンが増量した核を有するものがしばしばみられ，微小巨核球や分離円形多核巨核球も認められる（図4）．

2. 骨髄異形成/骨髄増殖性腫瘍（MDS/MPN）

　骨髄異形成/骨髄増殖性腫瘍 myelodysplastic/myeloproliferative neoplasms（MDS/MPN）の範疇に属する疾患として慢性骨髄単球性白血病，若年性骨髄単球性白血病，*BCR-ABL1*陰性非定型慢性骨髄性白血病，分類不能型MDS/MPNが含まれ，いずれにも血球形態異常が種々の程度にみられるが，個々の疾患に特徴的といいうる巨核球形態異常は報告されておらず，巨核球の形態異常はみられない症例もある．

4. 骨髄増殖性腫瘍（MPN）

　骨髄増殖性腫瘍 myeloproliferative neoplasm（MPN）において血球形態異常は診断に必須の条件ではないが，疾患ごとに巨核球形態や分布に特徴的な異常所見がみられることから[1-4]，WHO分類では各疾患の診断基準に組織学的所見も取り入れられている．各疾患の特徴とされている巨核球の組織学的所見を以下に要約する．ただし，これらの所見は疾患特異性に問題があり，専門家の間でも組織学的診断に完全な一致はみられないという指摘もあり[5]，診

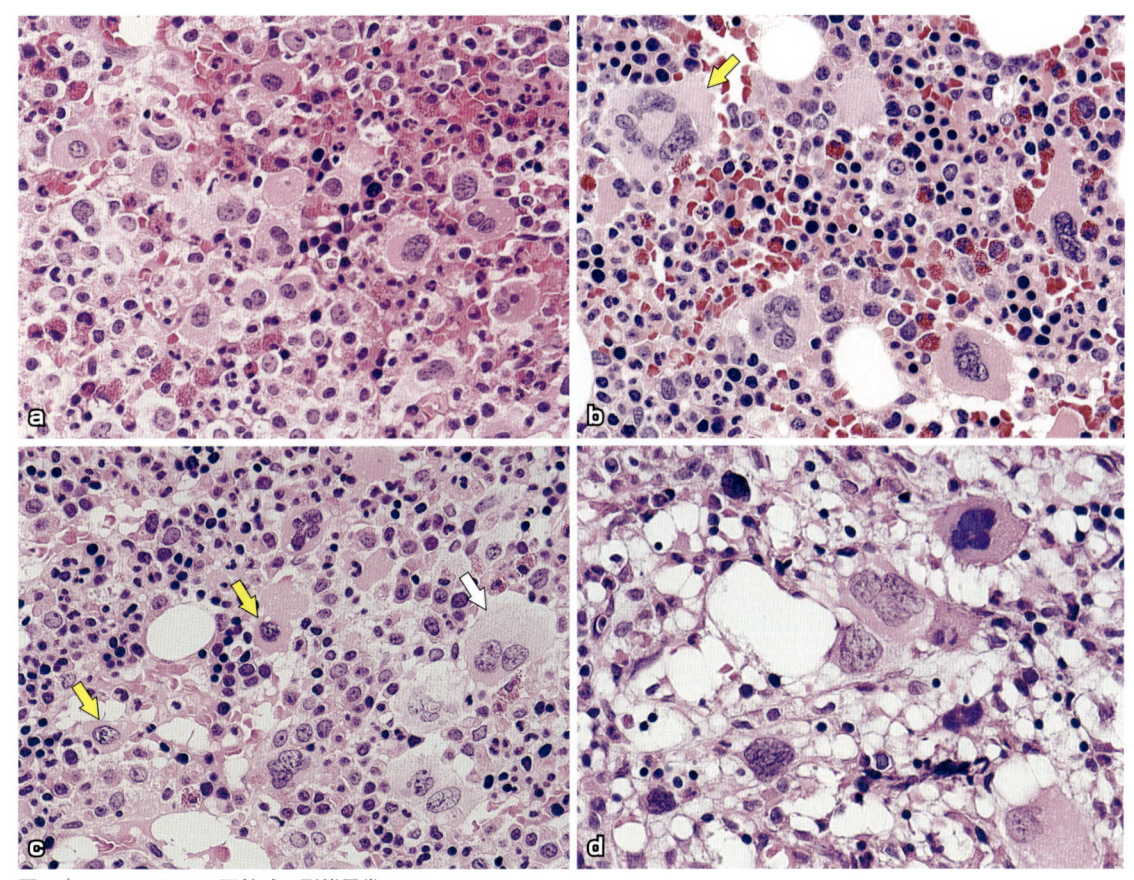

IV. 巨核球の形態異常をきたす骨髄性腫瘍の鑑別　211

図 5 | MPN における巨核球の形態異常
a：CML．単核または二核を有する小型巨核球の増加が認められる．b：ET．大型の巨核球が増加しており，雄鹿の角状の過分葉核を有する巨大な巨核球（矢印）もみられる．c：PV．大型（白矢印）〜小型（黄矢印）の大小多様な巨核球がみられる．異型は目立たない．d：PMF．濃染核や奇怪な雲形の核を有する N/C 比の高い大型異型巨核球が増加している．

断に利用する際には注意が必要である．

1）BCR-ABL1 陽性慢性骨髄性白血病（CML）

BCR-ABL1 陽性慢性骨髄性白血病 chronic myelogenous leukemia（CML）では，骨髄は顆粒球系細胞の優位な増殖によって占められるが，巨核球系もしばしば過形成性で，低分葉核ないし非分葉核を有する小型巨核球（"dwarf megakaryocyte"と形容される）が増加することが特徴である（図 5a）．MPN の他の病型にみられるような巨大な異型巨核球とは形態が異なるので鑑別診断の指標となる．小型巨核球は微小巨核球とは異なる細胞であり，微小巨核球は通常 CML ではみられない．微小巨核球がみられる場合には CML 以外の診断を考えるべきである．CML の巨核芽球性急性転化の場合には，しばしば奇怪な形態の成熟巨核球が巨核芽球とともに出現する．

2）本態性血小板血症（ET）

本態性血小板血症 essential thrombocythemia（ET）では，骨髄の巨核球は常に増加するが，骨髄は正形成ないし中等度程度の過形成にとどまることが特徴である．巨核球の平均サイズは増加しており，大型巨核球"large megakaryocyte"および正常よりも著しく大きな巨大巨核球"giant megakaryocyte"が多数認められる（図 5b）．巨核球の細胞質は成熟しており，核の分葉は増加する．深く分葉した雄鹿の角"staghorn"状と形容される過分葉核を有する巨核球も ET の特徴である．核クロマチンは正常であり，原発性骨髄線維症 primary myelofibrosis（PMF）にみられるような濃染核を有する細胞は多くない．また真性多血症 polycythemia vera（PV）の巨核球に比較してサイズの多様性は少なく，微小巨核球の増加はみられない．巨核球はびまん性に骨髄内に分布する点

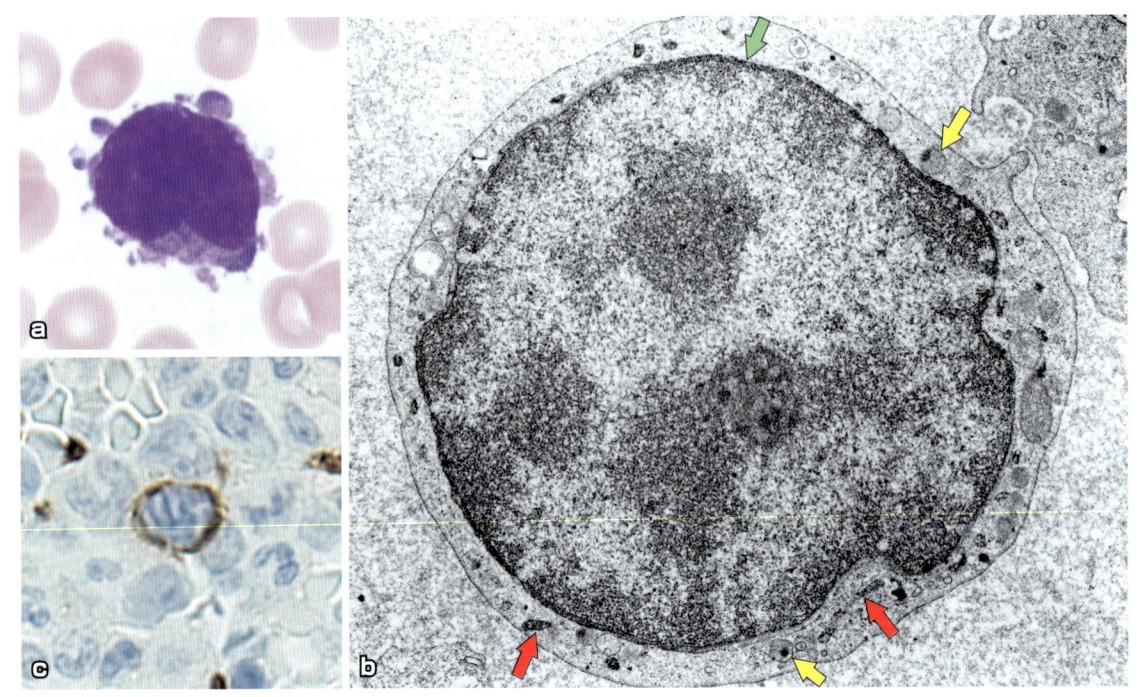

図6 | AMKLにみられる巨核芽球
a：骨髄塗抹細胞像．巨核芽球の特徴である細胞突起 cytoplasmic bleb が多数みられる．b：電顕像．PPO反応が核周囲腔（緑矢印）と粗面小胞体（赤矢印）に陽性で，少数のα顆粒（黄矢印）も認められる．c：CD42b免疫染色．組織切片における巨核芽球を同定できる．

もETの特徴であり，疎な集簇はしばしばみられるが，密な集簇形成は通常みられない．

3）真性多血症（PV）

真性多血症（真性赤血球増加症）polycythemia vera（PV）では，骨髄に赤芽球とともに巨核球系細胞も種々の程度に増加する場合が多い．この際に大型の成熟巨核球から著しく小型の未熟な巨核球まで大小様々な巨核球が混在し，著明な多形性 "pleomorphism" を示す点がPVの特徴である（図5c）．巨核球のサイズは核の分葉とともに増加し，正常な分葉を示す巨核球とともに深く分葉した過分葉核を有する大型巨核球も混在する．類洞や骨梁の周囲に巨核球の密な集簇形成がしばしばみられるが，PMFのような奇怪な形態の異型核を有する巨核球は少ない．

4）原発性骨髄線維症（PMF）

原発性骨髄線維症 primary myelofibrosis（PMF）では，骨髄の巨核球に数の増加とともに顕著な形態異常と局在様式の異常がみられることが特徴である．巨核球のサイズや形態は多様で，大型の巨核球が多くみられるが，小型の巨核球も混在する．核は腫大してN/C比は増加し，クロマチンは異常な凝集を示す．雲形 "cloud-like"，球根形 "bulbous"，風船形 "balloon-shaped" などと形容される異様な形をした低分葉核を有する巨核球が多数出現することがPMFの特徴である（図5d）．微小巨核球や裸核巨核球も増加する．こうした異型巨核球は前線維化期 prefibrotic stage と呼ばれるPMFのごく早期にも出現するため，他のMPNとの有効な鑑別点となる．線維化期 fibrotic stage になると異型巨核球がしばしば密で大きな集簇を形成し，骨梁周囲や拡張した類洞内にみられるなど異常な局在様式を示し，線維化の進行に伴って巨核球の形態異常はより顕著になる．

5．急性巨核芽球性白血病（AMKL）

急性巨核芽球性白血病 acute megakaryoblastic leukemia（AMKL）は巨核芽球 megakaryoblast が優位に増殖する疾患であるが，組織像は多様で，形態異常を示す種々の成熟段階の巨核球も同時に増加する症例があり，これらの異型巨核球の同定はAMKL

の診断の一助となりうる．巨核芽球は巨核球系と判定しうる最も未熟な細胞である．塗抹標本において巨核芽球は特徴の乏しい芽球形態を示し，骨髄芽球との確実な鑑別は難しい．cytoplasmic bleb と呼ばれる細胞突起が巨核芽球の特徴とされているが，巨核芽球に特異的ではなく，他の所見も総合して判定する必要がある（**図 6a**）．免疫学的表現型の解析または電顕にて初めて確実な同定が可能となる．電顕では僅かでも巨核球の特徴であるα顆粒や血小板分離膜を認めるか，電顕細胞化学にて PPO 陽性反応を証明することで同定できる（**図 6b**）．PPO は粗面小胞体と核周囲腔が陽性で，Golgi 装置とα顆粒は陰性であることでミエロペルオキシダーゼ myeloperoxidase（MPO）と区別できる．巨核芽球を HE 標本にて組織学的に同定することは困難であり，免疫組織化学にて芽球における巨核球関連抗原（CD41，CD42b，CD61 など）の発現を証明する必要がある（**図 6c**）．

（宮内　潤）

文献

1) Thiele J, Kvasnicka HM, Diehl V : Initial (latent) polycythemia vera with thrombocytosis mimicking essential thrombocythemia. Acta Haematol 113 : 213-219, 2005
2) Thiele J, Kvasnicka HM, Diehl V : Standardization of bone marrow features - does it work in hematopathology for histological discrimination of different disease patterns? Histol Histopathol 20 : 633-644, 2005
3) Gianelli U, Iurlo A, Vener C et al : The significance of bone marrow biopsy and $JAK2^{V617F}$ mutation in the differential diagnosis between the "early" prepolycythemic phase of polycythemia vera and essential thrombocythemia. Am J Clin Pathol 130 : 336-342, 2008
4) Thiele J, Kvasnicka HM, Mullauer L et al : Essential thrombocythemia versus early primary myelofibrosis : a multicenter study to validate the WHO classification. Blood 117 : 5710-5718, 2011
5) Wilkins BS, Erber WN, Bareford B et al : Bone marrow pathology in essential thrombocythemia : interobserver reliability and utility for identifying disease subtypes. Blood 111 : 60-70, 2008

V. 赤芽球増加をきたす骨髄性腫瘍の鑑別

1. 巨赤芽球性貧血と赤芽球増加を伴う骨髄異形成症候群（MDS）の鑑別

汎血球減少で骨髄が過形成である場合（無効造血），しばしば問題となるのが，骨髄異形成症候群 myelodysplastic syndrome（MDS）と巨赤芽球性貧血 megaloblastic anemia の鑑別である[1]．両者の鑑別は，血液中のビタミン B_{12}，葉酸値の測定による．多くの場合，測定前に骨髄標本が病理部に提出されるので，診断に苦労する．無理をせず，検査所見を統合して診断をつけることが肝要である．

1) 巨赤芽球性貧血

DNA 合成障害により，赤芽球系，顆粒球系，巨核球系，いずれの系列にも変化が認められる．骨髄が過形成で末梢血は貧血と好中球減少を示すいわゆる無効造血の状態で，大球性貧血を示す．骨髄では類円形細胞質を有する巨赤芽球が多数みられる（図 1a, b）．巨赤芽球は，核網が繊細で核小体が目立ち，未熟な細胞にみえ，慣れていないと白血病細胞と見間違うことがある．通常の骨髄芽球にすれば大きすぎることに注意する．全例で過形成骨髄であり，赤芽球系の異常のみならず，顆粒球，巨核球にも異常が認められる．骨髄標本でも巨大後骨髄球や核の過分葉が目立つ好中球を確認できるが，過分葉の巨核球が目立つことも MDS との鑑別に役立つ．巨赤芽球性貧血はほとんどの赤芽球に巨赤芽球様変化を認める．

2) 巨赤芽球様変化を示す MDS

MDS では非腫瘍性クローンの混在があり巨赤芽球が存在しても巨赤芽球性貧血ほど目立たないことが多い（図 2a）．しかし，巨赤芽球様変化が強くみられ骨髄塗抹標本でも巨赤芽球性貧血との鑑別が困難となる場合がある（図 2b）．好中球の過分葉は MDS でもみられるが，小型・微小巨核球（巨核球同定のための CD42b などの免疫染色が必要），環状鉄芽球がみられる場合には MDS を疑う．また CD34 陽性芽球の増加（>2%）や p53 陽性細胞の増加（>10%）は MDS を示唆する．赤芽球島形成が不良であることも MDS を示唆する（図 3）．

2. 二次性赤血球増加症と真性赤血球増加症との鑑別

JAK2 遺伝子変異群（JAK2-V617F および JAK2-exon 12 変異）は真性赤血球増加症 polycythemia vera（PV）における陽性率が 95% 以上であることから，二次性赤血球増加症 secondary polycythemia と PV との鑑別は JAK2 遺伝子変異群の有無によって可能である[2]．まず，末梢血における JAK2-V617F 変異を，次いで血清エリスロポエチン erythropoietin（EPO）値を測定する．JAK2-V617F 陽性で血清 EPO 値低値であれば PV と診断できるので，骨髄検査は必須の検査ではない．血清 EPO 値が正常値以上の場合は，造血 3 系統が増殖を示すことを確認するため，骨髄生検が施行される．一方，JAK2-V617F 陰性で血清 EPO 値が低値であれば骨髄検査を行うと同時に JAK2-exon 12 変異のスクリーニングが行われる．

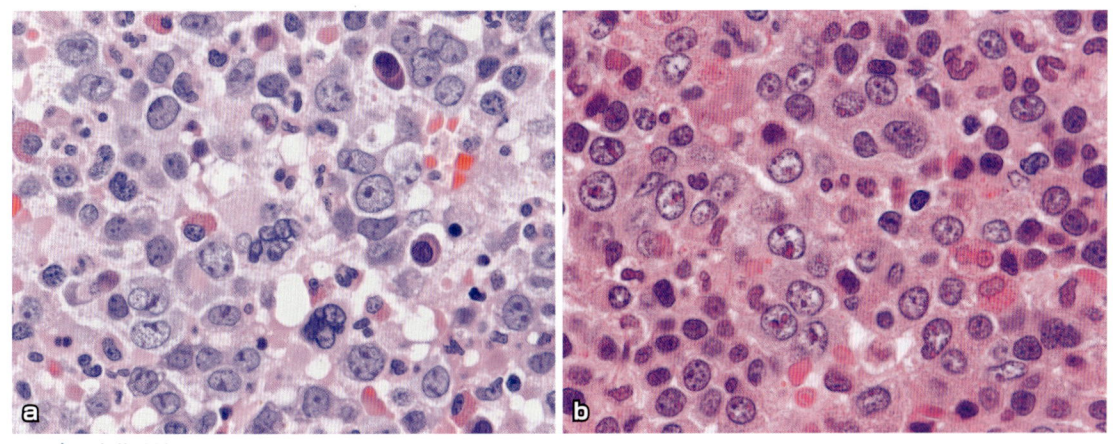

図1｜巨赤芽球性貧血
a：ビタミン B_{12} 欠乏（悪性貧血），b：葉酸欠乏．

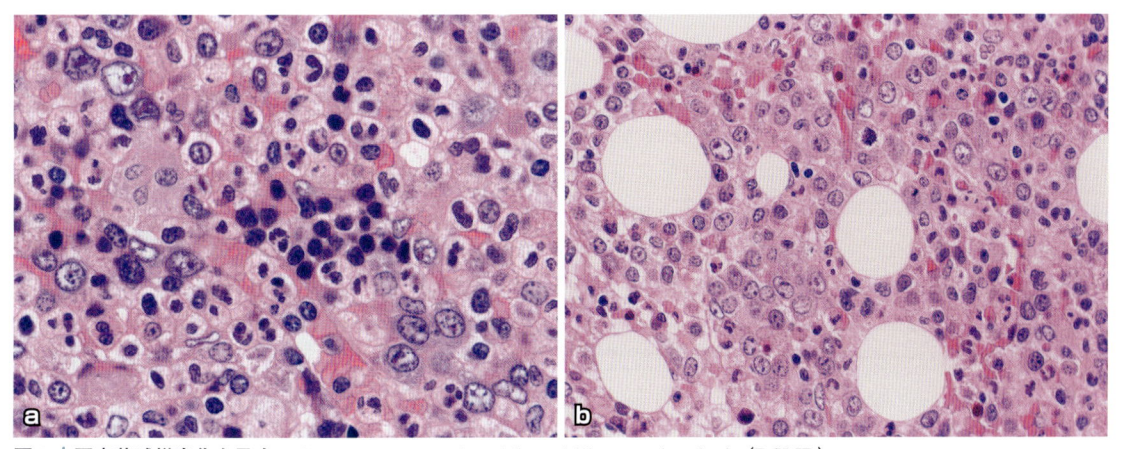

図2｜巨赤芽球様変化を示す refractory cytopenia with multilineage dysplasia（RCMD）
a よりも b が強い巨赤芽球様変化を示しており，巨赤芽球性貧血との鑑別はビタミン B_{12} や葉酸値を測定しないと困難である．

JAK2-exon 12 変異が検出されない場合は，EPO 受容体変異による先天性赤血球増加症も鑑別に挙がる．IAK2-V617F 陰性かつ血清 EPO 値が正常値以上の場合には，二次性赤血球増加症や先天性赤血球増加症の可能性が高い．

1）二次性赤血球増加症

EPO の増加が原因で赤血球が増加する病態である．原因には，高地での生活，低酸素血症になる心疾患や慢性閉塞性肺疾患 chronic obstructive pulmonary disease（COPD）などの呼吸器疾患，事故や外科手術による失血，酸素との結合力が強いヘモグロビンの保有（Hb Chesapeake や Hb Kempsey），EPO 産生性の腎癌や肝癌，褐色細胞腫や副腎腫瘍，テストステロン高値などがある．また，EPO の転写因子である hypoxia inducible factor（HIF）や HIF の分解に必要な von Hippel-Lindau（VHL）遺伝子の生殖細胞変異が原因となる先天性赤血球増加症も知られている．骨髄は，細胞密度は正形成からやや過形成の赤芽球系過形成であり，赤芽球島形成が目立つ（図4）．

2）真性赤血球増加症（PV）

PV では JAK2 の恒常的活性化による3系統全ての造血細胞の増加，いわゆる汎骨髄症 panmyelosis がみられる．骨髄生検の意義は，3系統全ての造血細胞の増加を確認することだけであるが，組織像は本態性血小板血症や原発性骨髄線維症とは明らかに異なる（第2部 I-2「真性赤血球増加症」を参照）．JAK2-exon 12 変異の症例では，赤芽球造血の亢進が著明で巨核球の形態異常やクラスター化がほとん

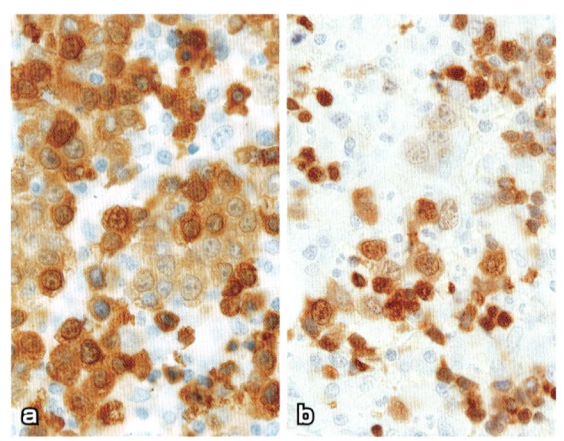

図3 | 巨赤芽球性貧血(a)とMDS, RCMD(b)のcarbonic anhydrase-1 (CA-1)の免疫染色
RCMDでは赤芽球島形成が不良である．

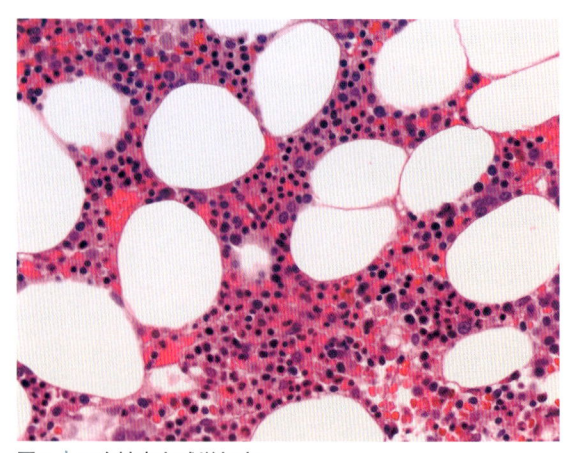

図4 | 二次性赤血球増加症
赤血球数592万/μL，白血球数4,390/μL，血小板数14.5万/μL．EPO 12.4mIU/mL．*JAK2*遺伝子変異なし．

ど認められないといわれている．WHO分類(2008)では，PVをその進行時期に従って，prepolycythemic PV, classical PV, post-polycythemic PVの3段階に分け，その組織学的特徴が詳しく記載されている．

a) prepolycythemic PV

この時期はPVの診断基準を満たしていない時期であり，後方視的に診断されるか，あるいは骨髄生検レポートによって示唆されているだけである．骨髄は，赤芽球系と顆粒球系造血細胞の増加といろいろな形をした巨核球の増加がある．赤血球増加，脾腫がみられる．

b) classical PV

血球3系統の増殖像が特徴で，骨髄細胞密度(F/C比)は平均1/4程度にまでの過形成骨髄である(**図5a**)．骨髄生検標本では，通常疎であるはずの骨梁近傍領域に細胞増殖像がみられる．赤芽球系の増殖は芽球の増加を伴わず，骨髄球系の形態異常はない．巨核球は，骨梁付近に疎に集簇する傾向があり，大きさや成熟度は様々である(**図5b**)．核は，通常の分葉もしくはやや深く切れ込んだ分葉を示すものが大半で，異形成を示す巨核球は少数である．血小板過剰産生像もみられる．細網線維染色では約80％の症例で正常であるが，初診時の病期によっては中程度の線維化がみられる．鉄染色は陰性である．

c) post-polycythemic PV

PVの80％には線維化を認めないが，残り20％には様々な程度の線維化を認める．線維化を示すものは，線維化が進むにつれて巨核球に異型がみられるようになる．

3. 赤芽球が骨髄有核細胞の50％以上を占める骨髄性腫瘍の鑑別

赤芽球が50％以上を占める骨髄性腫瘍(myeloid neoplasms with erythroid predominance)の分類は，もともと意見の分かれるところである．2008年のWHO分類では，まず抗癌剤や放射線の使用後に発症するtherapy-related myeloid neoplasm, あるいは特定の遺伝子変異を有するAML with recurrent cytogenetic abnormalitiesが優先される．これに該当しない場合には，骨髄細胞中の芽球比率によって分類する．**表1**にみられるように，まず骨髄芽球が全細胞数の20％以上であればAMLであるが，骨髄細胞に異形成を伴うことが多いので大抵AML with myelodysplasia-related changes(AML-MRC)となる．もし20％以下であれば，非赤芽球系細胞に対する骨髄芽球の比率によって分類される．すなわち非赤芽球系細胞に対する骨髄芽球の比率が20％以上であればacute erythroid leukemia (AEL), M6a (erythroleukemia)であり，20％以下であればMDS, refractory cytopenia with multilineage dysplasia(RCMD)またはRAEB with erythroid predominance (RAEB-E)と診断される．RAEB-EとAELは形態的に非常に類似しその違いは芽球と赤芽球のカウントに依存しているので，染色性のよい塗抹標本で500細胞以上を正確に数えるのが原則である[3]．

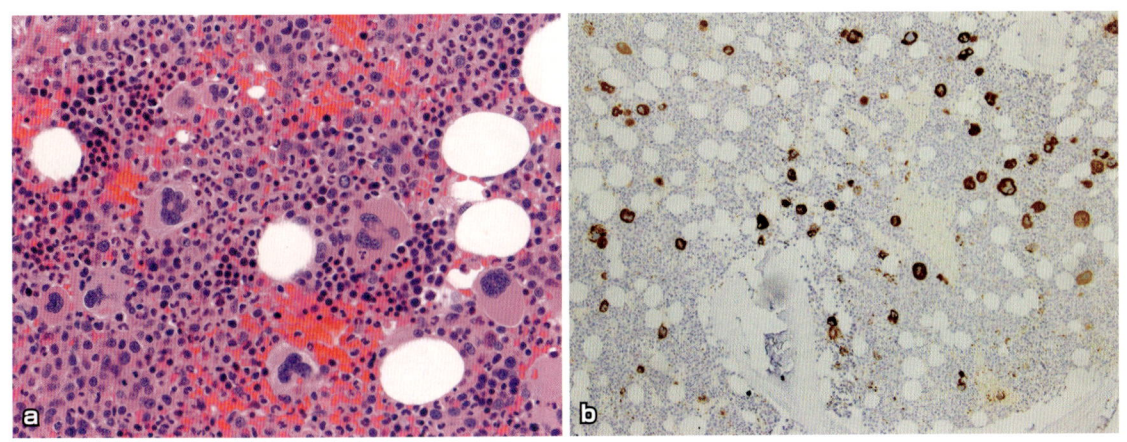

図 5 | 真性赤血球増加症（PV）
a：HE 染色．b：CD42b 免疫染色．赤血球数 789 万/μL，白血球数 19,530/μL，血小板数 30.9 万/μL，EPO 5.5mIU/mL，JAK2 遺伝子変異あり．

表 1 | WHO 分類 2008 年版　赤芽球が 50％以上を占める場合の鑑別診断

骨髄中の赤芽球	末梢血/骨髄所見	その他の所見	診　断
50％以上	芽球が末梢血あるいは骨髄の全有核細胞の 20％以上	骨髄異形成関連の変化を有する AML の診断基準に合致する場合	骨髄異形成関連の変化を有する AML
赤芽球系幼若細胞が 80％以上を占め，成熟傾向に乏しい	骨髄芽球はあっても少ない	顆粒球成分はあっても少ない	純赤血病 M6b
50％以上	芽球が末梢血で 20％未満，骨髄の全有核細胞の 20％未満	芽球が骨髄中の非赤芽球系細胞*の 20％以上	急性赤白血病 M6a
50％以上	芽球が末梢血で 20％未満，骨髄の全有核細胞の 20％未満	芽球が骨髄中の非赤芽球系細胞の 20％未満	骨髄異形成症候群（RAEB その他の病型）

＊：非赤芽球系細胞とは，全骨髄有核細胞から赤芽球，リンパ球，形質細胞を差し引いたものである．

1）赤白血病，M6a

　病理医に赤芽球増加（≧50％）を伴う骨髄性腫瘍の組織標本が送られてきた場合，まず問題となるのは，病理切片上で赤芽球の増加が認識できるか否かである．異形成を有する赤芽球を無理に HE 標本のみで同定しようとせず，塗抹標本やパラフィン切片で使える赤芽球系マーカー（CD71，E-cadherin，carbonic anhydrase-1，spectrin，glycophorin A/C，hemoglobin A/F）を用いた免疫染色で，赤芽球を確認するのが無難である．CD34 の免疫染色による骨髄芽球の切片上での同定は，芽球比率の大まかな判定に役立つが，塗抹標本における芽球を必ずしも反映しているわけではない．芽球比率のわずかな違いによって診断が異なり，患者はそれにより異なった治療法が選択されるかもしれないので，必ず塗抹標本の分類を参照することが必要である．

　多数の症例の解析から赤芽球増加（≧50％）を伴う骨髄性腫瘍では，芽球の比率よりも染色体核型が予後に重要であることが判明しており，染色体分析は必須である[4]．複雑核型を有する赤白血病 erythroleukemia（**図 6a，b**）と正常核型の赤白血病を比較すると，前者で 3 系統の異形成が強い傾向がある．また，TP53 変異が複雑核型と相関することが知られている（**図 6c**）．環状鉄芽球は RAEB-E と AEL でしばしば認められるが，臨床症状あるいは予後には影響しない．

2）純赤血病，M6b

　純赤血病 pure erythroid leukemia は，骨髄細胞の 80％以上が異形成を示す幼若赤芽球であり，骨髄芽球の増加がほとんどみられないものをいう[5]．組織標本では核小体が目立つ大型細胞が多数を占めている（**図 7a**）．CD71 や glycophorin などの赤芽球系マーカーが陽性である（**図 7b**）．塗抹標本では，細胞

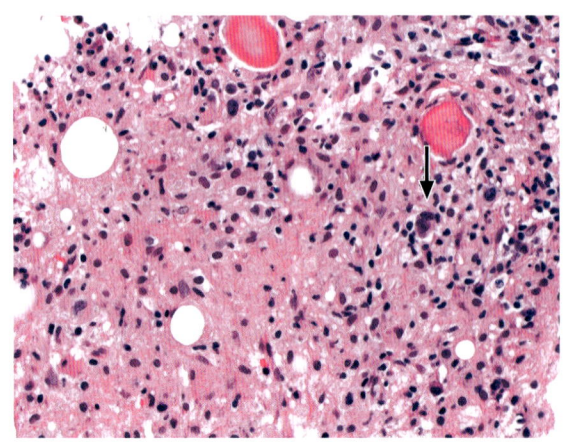

図1 | Hodgkinリンパ腫（73歳，男性）
血清HTLV-1は陰性．弛緩熱持続し，縦隔，頸部リンパ節腫大がみられた．CRPが著明に上昇し，結核症が疑われた．血球貪食症候群も合併した．生検標本では低形成髄であり，高度な組織球の浸潤と線維化を伴う結節型病変が認められ，その中に少数の巨細胞（矢印）と小型リンパ球の浸潤がみられた．

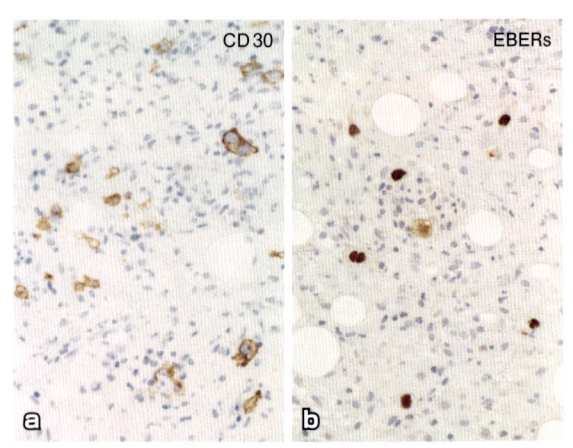

図2 | Hodgkinリンパ腫
a：CD30陽性の巨細胞．大型細胞が散見される．b：ISHにてEBERs陽性大型核を認める．本例の巨細胞はCD15も陽性であり，Hodgkinリンパ腫の浸潤を示す．

2. 各種悪性リンパ腫の骨髄浸潤様式

1) Hodgkinリンパ腫（HL）（図1, 2）

　欧米ではHodgkinリンパ腫 Hodgkin lymphoma（HL）の5〜15％超に骨髄浸潤がみられるとされている[7]．日本では初診時の浸潤は5％もみられないが，再発時に骨髄に進展してくる．HLの小児例は骨髄浸潤が少なく，40歳を超えると増加傾向にある．結節性リンパ球優位型では骨髄浸潤は稀である．古典型の混合細胞型，リンパ球減少型で骨髄浸潤が多くみられ，結節型の浸潤を特徴とし，萎縮した骨梁，高度な膠原線維化が高率にみられる．組織球の反応が強く，小型リンパ球とともに巨細胞が散見される．またリンパ球減少型では高度な膠原線維化と大型腫瘍細胞のみの浸潤のことがある．CD30，CD15，Epstein-Barr virus encoded RNAs（EBERs）陽性の巨細胞があればHLを考える．鑑別疾患としては原発性骨髄線維症があるが，この疾患では大型化した異型巨核球の高度な増加を認める．

2) 成熟B細胞リンパ腫

a) Bリンパ球性白血病（B-CLL）/小リンパ球性リンパ腫（SLL）

　Bリンパ球性白血病 B-chronic lymphocytic leukemia（B-CLL）/小リンパ球性リンパ腫 small lymphocytic lymphoma（SLL）では，末梢血に5,000/μL以上の異型小型リンパ球が出現することが診断基準である．骨髄浸潤は必発であり，間質型，結節型，びまん型，その混在型がみられ，骨梁周囲型はみられない．非びまん型は予後良好で，びまん型は予後が不良である[1]．小〜中型のリンパ球の浸潤であり，リンパ形質細胞リンパ腫，濾胞辺縁帯リンパ腫や濾胞性リンパ腫との鑑別は難しい．マーカー的にCD5，CD23が陽性で，CD10，cyclin D1は陰性であることが特徴であり，細胞形質により鑑別がなされる．浸潤リンパ節病変でみられる大型細胞化は骨髄ではあまりみられない．

b) リンパ形質細胞リンパ腫（LPL）

　リンパ形質細胞リンパ腫 lymphoplasmacytic lymphoma（LPL）は，臨床的にマクログロブリン血症の状態が圧倒的であり，骨髄浸潤は必発である．小〜中型リンパ球と形質細胞の混在が特徴であり，多発性骨髄腫とはリンパ球が混在する点で異なる．浸潤形式は間質型，びまん型が多く，骨梁周囲型が時にみられ，結節型は少ない．細胞質内（C）IgM，CD20，CD79aは陽性であり，CD5は陰性である．稀にCD23が陽性である．多発性骨髄腫では，間質型と結節型のことが多く浸潤型が異なる．

c) 脾濾胞辺縁帯リンパ腫（図3）

　脾濾胞辺縁帯リンパ腫 splenic marginal zone lymphomaは，日本にはごく少ない疾患である．欧米ではB細胞リンパ腫の約1％にみられ，C型肝炎感染患者に多くみられる．脾腫とともに白血化が高率であり，骨髄浸潤は必発で結節型増殖を示すことよりB-CLLとの鑑別が必要である[8]．細胞学的には辺縁

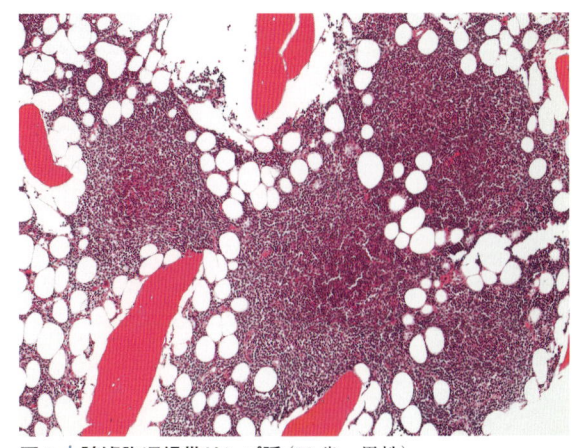

図3 脾濾胞辺縁帯リンパ腫（78歳，男性）
末梢血には異常リンパ球の浸潤なく，貧血，脾腫がみられた．骨髄生検では，骨梁間に結節型に小〜中型リンパ球の浸潤を認める．CD5，CD10陰性CD20陽性であり，脾濾胞辺縁帯リンパ腫を考えた．

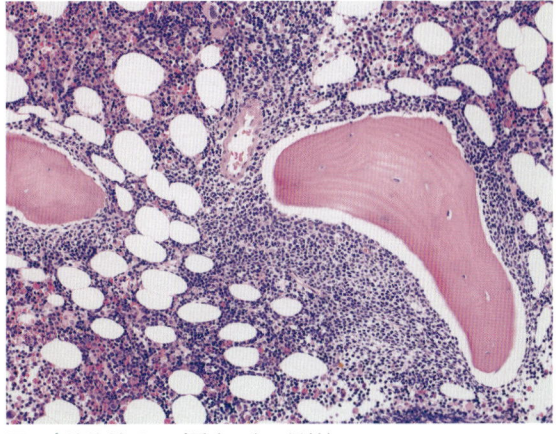

図4 濾胞性リンパ腫（44歳，男性）
倦怠感，発熱で来院．白血球22,000/μLで成熟リンパ球が70％認められた．肝脾腫あり．骨髄生検にて骨梁周囲型に浸潤する中細胞型異常リンパ球の病変がみられる．

帯B細胞の特徴を有し，表面(S)IgMが陽性，CD5，CD10，CD23は陰性である．B-CLLには認めない7q21-32の欠損（機能等は不明）がcomparative genomic hybridization (CGH)で特徴的である．

d) 節外性濾胞辺縁帯リンパ腫（MALTリンパ腫）

節外性濾胞辺縁帯リンパ腫 mucosa-associated lymphoid tissue (MALT) lymphomaは，粘膜関連リンパ装置に発生し，欧米でも消化管に多くみられるが，初診時に30％の症例で全身に2ヵ所以上の病変があるとされている．欧米では15〜40％の症例で骨髄に結節型浸潤を示す[8]．日本では経過中に再発として他部位の病変をみることがあるが，骨髄への浸潤はごく稀である．

e) 濾胞性リンパ腫（FL）（図4, 5）

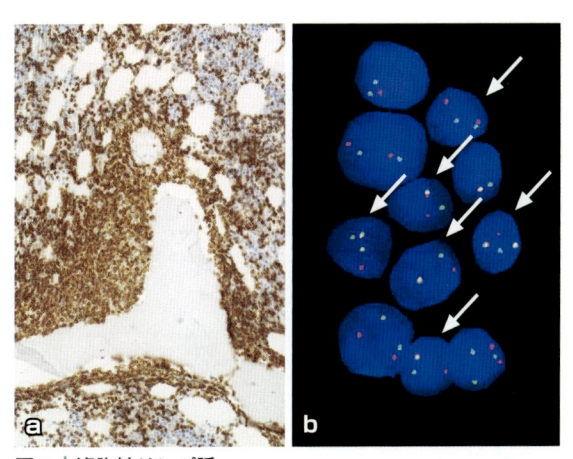

濾胞性リンパ腫 follicular lymphoma (FL)は，近年増加傾向の著しい疾患である．FLはリンパ濾胞の細胞が腫瘍化したもので，大部分が中細胞型と大細胞型リンパ球で構成されるgrade 2, 3Aである．FLの40〜50％以上が骨髄に浸潤し，線維化を伴い中型リンパ球が骨梁周囲型に増殖する．この浸潤様式は腫瘍細胞の大きさや浸潤の大きさにかかわらず濾胞性リンパ腫のことが多い．FLの中でgrade 1は骨髄に浸潤しやすい[9]．消化管，特に十二指腸に多くみられるFLはgrade 1が多いが，骨髄浸潤は少ない．FLの白血化例では，骨梁周囲型がなくびまん型浸潤がみられB-CLL，急性Bリンパ芽球性白血病/リンパ腫（B-ALL/LBL）等との鑑別が難しい．FLではCD10，Bcl2，Bcl6陽性であり，CD5，CD23，TdT

図5 濾胞性リンパ腫
a：CD20陽性細胞を示す．b：穿刺標本で行ったFISHでは，IGH-BCL2融合遺伝子は半分以上の細胞（矢印）に認められた．濾胞性リンパ腫の白血化の例である．

は陰性であり，t(14;18)(q32;q21)が特徴的である．FLでは正常反応性リンパ濾胞とは異なり骨梁周囲に病変がみられるが，正常とは異なる機能の間質細胞が腫瘍病巣をつくっている可能性がある[10]．穿刺では病巣が出にくいため，生検が不可欠である．

f) マントル細胞リンパ腫

マントル細胞リンパ腫 mantle cell lymphomaは，リンパ節，消化管，脾臓等全身に浸潤する予後不良の悪性リンパ腫である．骨髄浸潤は約70％，白血化は30％にみられる．細胞学的に中型，中〜大型でクロマチンが粗で芽球様形態を示し，単調な増殖を示

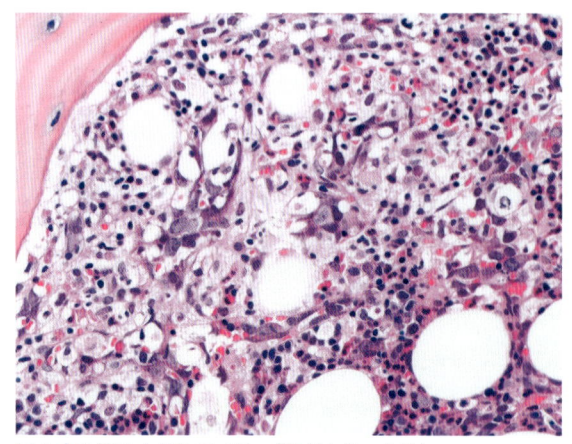

図6 | 血管内大細胞Bリンパ腫（46歳，女性）
両下肢のしびれと倦怠感で来院．血小板減少と血清LDHの上昇がみられた．骨髄検査にて骨梁周囲に軽度線維化と核小体が明瞭な異型大型核の細胞が血管内に索状に認められる．3系統の造血は保たれている．

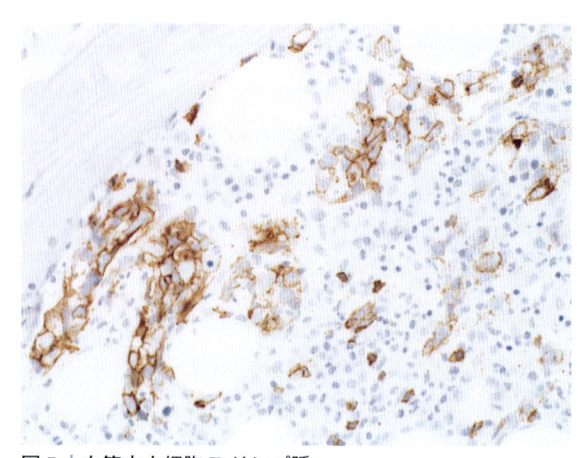

図7 | 血管内大細胞Bリンパ腫
大型リンパ球はCD20に陽性で索状に配列している．静脈洞型浸潤を示す．本例はCD20，CD5，MUM1陽性で，CD3，CD10，cyclin D1は陰性であった．

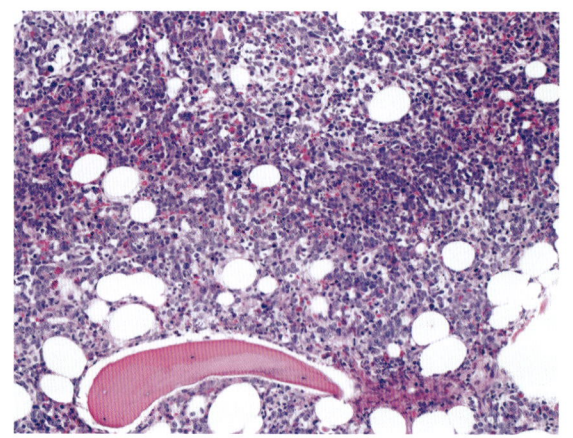

図8 | 骨髄原発びまん性大細胞リンパ腫（65歳，女性）
末梢血に異型細胞が出現．急性白血病を疑い骨髄生検が行われた．中～大型で核小体不明瞭な細胞がびまん型に浸潤している．細胞形質は，CD20，MUM1が陽性，TdT，CD5，cyclin D1，CD10，Bcl6は陰性である．特異的な染色体異常は認めない．R-CHOP療法に抵抗性であった．

し介在する小リンパ球が少ない．芽球型ではより大型であることよりびまん性大細胞型B細胞リンパ腫 diffuse large B-cell lymphoma（DLBCL）との鑑別は難しい．骨髄浸潤は結節型，間質型，びまん型，骨梁周囲型の順にみられる．CD5，cyclin D1，MIB1が陽性で，CD23，TdTは陰性である．B-ALL/LBLとの鑑別が必要である．cyclin D1とIgH遺伝子部位の転座であるt(11;14)(q13;q32)が特徴的である．

g）びまん性大細胞型B細胞リンパ腫（DLBCL）

本型は全悪性リンパ腫内で最も多い型である．骨髄浸潤は，年齢，performance status（PS），病期やLDHとともに予後を決める大きな要素である．続発性骨髄浸潤は米国では16％に浸潤を認めているが[9]，日本では比較的少ない．浸潤形式では，びまん型が多く，結節型や間質型がみられる．

以下にはDLBCLの特殊型を示す．

（1）血管内大細胞型B細胞リンパ腫（IVLBCL）（図6，7）

本型は全身性疾患で神経症状，巣症状，頭痛，呼吸不全，紅斑等とともに血球減少症が症状としてみられ，血球貪食症候群を引き起こす[11]．本疾患は大多数の例で骨髄浸潤がみられる．骨髄には，静脈洞内に大型の異常リンパ球が浸潤するため索状の浸潤像がみられる．腫瘍細胞はCD20に陽性であるが，CD34陽性血管内皮を探すことにより血管内浸潤が確定できる．CD5は約30％に陽性であるが，cyclin D1は陰性である．穿刺組織でも可能であるが，生検をともに行うことが大切である．

（2）骨髄原発DLBCL（図8）

他部位に病変がなく骨髄にのみびまん性に大型リンパ腫細胞の浸潤を認める．時に高度な壊死や中程度の線維化が認められる．Martinezら[12]は19例の骨髄原発B細胞リンパ腫を検討し，4例がFLで，他15例がDLBCLとしている．後者の形質はCD5，CD10陰性で，MUM1陽性の非胚中心germinal cen-

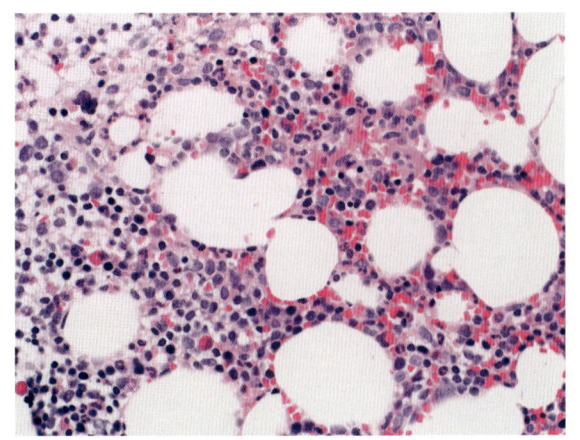

図9 | T大顆粒細胞白血病（69歳，女性）
2年前より末梢血リンパ球の増加があり，CD3，CD8，TIA1陽性，CD56陰性のTリンパ球であった．骨髄生検では，正常造血は保たれ，クロマチンが単調に淡く卵円形核で軽度のくびれがある異常リンパ球が間質型に浸潤してみられる．TCR遺伝子の再構成あり．関節リウマチの既往はないが，のちに変形性関節症や子宮内膜癌に罹患した．

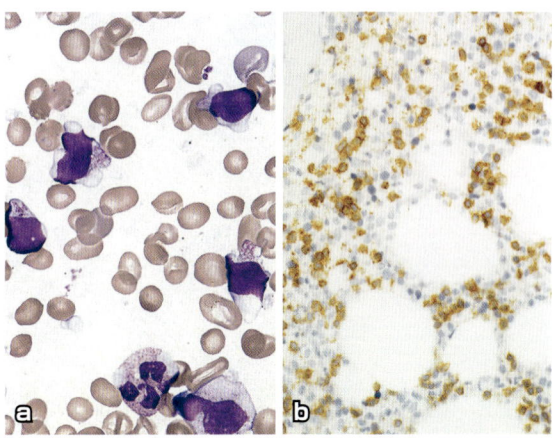

図10 | T大顆粒細胞白血病
a：骨髄塗抹標本に散見される細顆粒を細胞質内に有するLGL．b：CD8陽性T細胞が骨梁間に散見される間質型浸潤を示す．

ter(GC)細胞の形質を有する例が多い．浸潤はびまん型であり，結節型を伴う例がある．大部分の例が白血球減少と貧血を認め，43%に血小板減少がみられる．50%生存期間は約1.5年であり予後不良な疾患である．

(3) Burkittリンパ腫 (BL)

本型の骨髄浸潤は15〜30%の患者にみられ，あっても白血化をきたさない．以前いわれていたB-ALL，L3は稀であり，現在は分類にない．回盲部に大きな腫瘤を形成する例で稀に白血化がみられ，Burkitt白血病と呼ばれる．免疫不全関連BLでは骨髄浸潤がみられる．骨髄病変は結節型，びまん型であり，starry sky appearance（星空像）をきたす．鑑別はB-ALL/LBL，芽球型マントル細胞リンパ腫，中間型を伴うDLBCLが上がる．c-Myc領域の8q24の部位の転座が特異的でありt(8;14)(q24;q32)が最も多い．CD20，CD10，Bcl6陽性で，CD34，TdT，CD5，Bcl1，Bcl2が陰性である．MIB1標識率が95%以上と高率である．組織学的な所見に加え同形質が認められたものを本型とする．

3) 成熟T細胞，T/NK細胞リンパ腫

a) T大顆粒細胞白血病（図9，10）

T大顆粒細胞白血病 T-large granular lymphocytic (T-LGL) leukemiaは，T細胞性が大部分であり，稀にNK細胞型がある．半数弱は関節リウマチ，Still病など自己免疫疾患を合併している．反応性LGL増多症がみられるが，TCR遺伝子再構成を確認し鑑別する．経過が緩徐で，予後良好な疾患である．好中球減少症，稀に赤芽球癆をきたす．CD3，CD8，TIA1が陽性であり，CD4，CD56は陰性である[13]．骨髄浸潤は斑状型増殖を含む間質型であり，静脈洞内型もみられる．浸潤が認識できない例がある．大部分は間質型浸潤が高度になりびまん型に移行する．正常造血は保たれる．血球貪食症候群を稀に併発する．日本のT-CLLの大部分はT-LGL白血病である．

b) 侵攻NK細胞白血病（図11〜13）

侵攻NK細胞白血病 aggressive NK cell leukemiaは，小児期より若年期に多いが，老年期までみられる疾患で，臨床像として不明熱，肝機能障害と血球貪食症候群で来院する．中〜大型の異常リンパ球が貪食組織球とともに間質型に浸潤する．正常造血細胞は保たれている．1〜2週間の経過で異常リンパ球が増加してくる．CD3，TIA1，granzyme B，CD56陽性，CD4，CD8陰性，EBERsは陽性である．治療にもかかわらず1〜2ヵ月以内に死亡する重篤な疾患である．

c) 小児期EBV陽性Tリンパ増殖性疾患

小児期EBV陽性Tリンパ増殖性疾患 EBV-positive T-cell lymphoproliferative disease of childhoodは，小児期，青年期に多くみられるが，稀に壮年以降にもみられる．侵攻NK細胞白血病と酷似する疾患で，臨床像として不明熱，肝機能障害と血球貪食

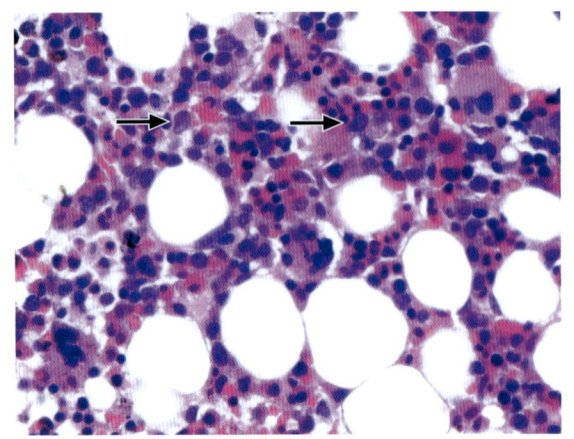

図11 | **侵攻NK細胞白血病（21歳，男性）**
2ヵ月前より発熱．汎血球減少症，血球貪食症候群を疑われ，骨髄穿刺がなされた．正形成髄であり，矢印のような大型卵円形でくびれのある核の異常細胞が散見される．3系統の造血細胞は比較的保たれている．

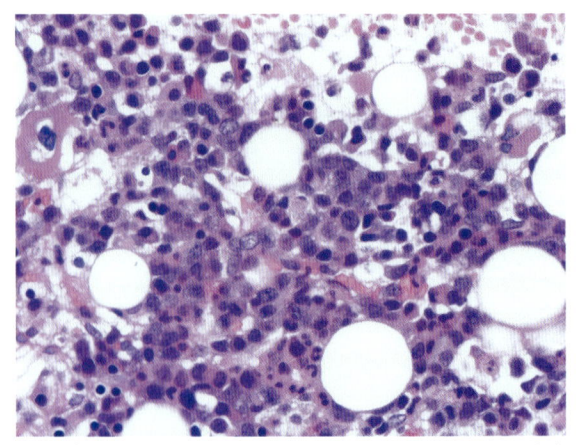

図12 | **侵攻NK細胞白血病：前出患者の1週間後の骨髄穿刺標本**
大型卵円形でくびれがある異常リンパ球様細胞が集簇し，結節型浸潤を示す．

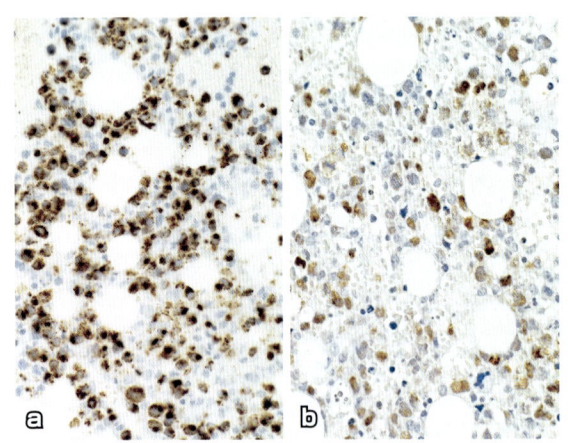

図13 | **侵攻NK細胞白血病**
a：granzyme B反応．腫瘍細胞がgranzyme Bを多く有するときは細胞傷害性も高いと推測される．本例は，CD3, CD56, TIA1, granzyme Bに陽性である．**b**：EBERsの in situ hybridization（ISH）．多数の腫瘍細胞がEBVに陽性である．

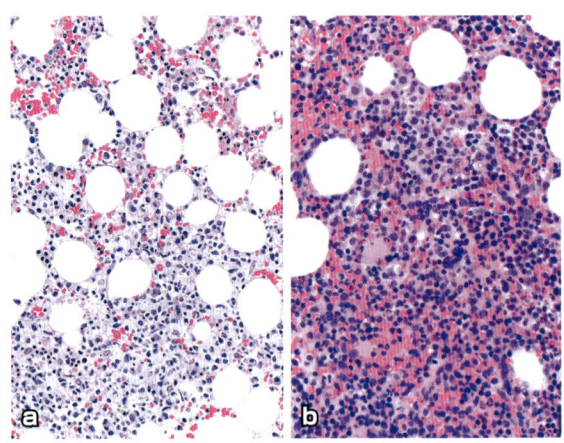

図14 | **成人T細胞性白血病/リンパ腫**
a：64歳，女性．発熱，全身リンパ節腫大で来院．白血球は28,000/μLで分葉状異常リンパ球が36％にみられた．骨髄は正形成髄で3系統の造血は保たれており，中，大型の異常リンパ球の斑状型浸潤が下方にみられた．**b**：93歳，女性．末梢血に異常リンパ球の増加，高カルシウム血症を認め，骨髄穿刺を行った．赤芽球島がみられるが，びまん型の異常リンパ球の浸潤を認める．ATL/Lでは稀な浸潤形式である．

症候群で来院する．中〜大型の異常リンパ球が組織球とともに間質型に浸潤する．CD3, CD8, TIA1陽性で，CD4, CD56陰性，EBERsに陽性である[14]．DNA合成阻害薬であるエトポシドが効果的である．適切な化学療法がなされないと1〜2ヵ月以内に死亡する重篤な疾患である．現在では，小児例は骨髄移植まで行い完全寛解例を多数認めている．上2つの疾患と臨床的に類似する疾患として肝脾型T細胞リンパ腫が挙がる．本腫瘍細胞は中細胞型で静脈洞内型浸潤形式を示す．細胞形質は，CD3, TIA1, CD56陽性，CD8陰性/陽性，CD4陰性でEBERsは陰性である．

d）成人T細胞性白血病/リンパ腫（ATL/L）（図14〜16）

成人T細胞性白血病/リンパ腫 adult T-cell leukemia/lymphoma（ATL/L）は，リンパ節を主座とし白血化をきたす．初診時の骨髄浸潤は腫瘍細胞が認められない例が多くある．免疫染色を行うと間質型浸潤の例があり，CD3, CD4陽性T細胞が多く散見される．明確な浸潤例では斑状型浸潤が多く，3系統

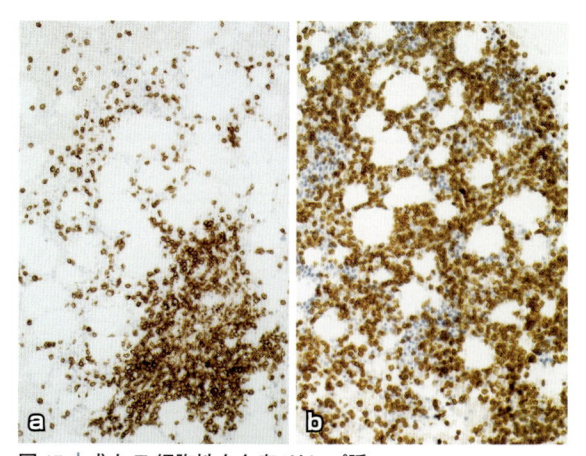

図15 | 成人T細胞性白血病/リンパ腫
a：CD3陽性Tリンパ球の間質型と斑状型浸潤がみられる. ATL/Lに多く認められる浸潤形式である. b：びまん型のリンパ腫の浸潤を示す.

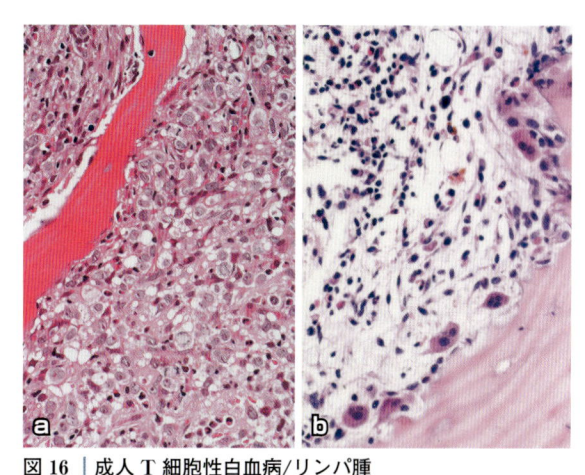

図16 | 成人T細胞性白血病/リンパ腫
a：65歳, 男性. 白赤芽球性貧血あり, 骨髄増殖性腫瘍が疑われた. 骨髄では線維化を伴う大型の異常リンパ球の結節型集簇を認め, 骨梁の吸収像がみられた. ATL/L, ALC型である. b：53歳, 女性. 末梢血に異常リンパ球の増加, 高カルシウム血症を認め来院. 骨髄生検にて骨梁周囲の線維化, 破骨細胞の出現を認めたATL/L例である.

の造血は比較的保たれた状態である[15]. CD3, CD4は腫瘍細胞によく反応するが, CD25, CCR4は斑状型の状態では陽性細胞が少ないことがある. 斑状型浸潤とともに軽度の腫瘍細胞浸潤, 軽度線維化と骨梁の萎縮を伴う骨梁周囲型浸潤がみられる. 通常記載される破骨細胞を伴う骨萎縮の頻度は高くない. びまん型は少なく, 再発時の骨髄で周囲の造血が抑制され, 斑状型浸潤が大きくなり, 次第にびまん型になる. ATL/Lの中にはCD30陽性未分化大細胞 anaplastic large cell (ALC) 型があり, 線維化を伴い, 結節型あるいはびまん型に浸潤をきたす. ALC型では白血化は少ない.

e) 血管免疫芽球型T細胞リンパ腫 (AITL) (図17, 18)

血管免疫芽球型T細胞リンパ腫 angioimmunoblastic T-cell lymphoma (AITL) では, 初診の浸潤は軽微であることが多い. AITLは, ATL/Lと類似し斑状型の浸潤を示し, 淡明な胞体を有する中型, 大型の異常リンパ球の浸潤が特徴的である. 多数の組織球, 好酸球, 形質細胞の出現と血管反応, 線維化を伴う. 腫瘍細胞の割合を指標とするⅠ～Ⅲ群の組織分類は予後を反映する. 腫瘍細胞形質はCD3, CD4, 時にPD-1, CD10, CXCL13が陽性である. 再発時の骨髄では斑状型浸潤が明確に大きくなり結節型になる.

f) 未分化大細胞リンパ腫 (ALCL)

anaplastic lymphoma kinase (ALK) 陽性, 陰性例を含む未分化大細胞リンパ腫 anaplastic large cell lymphoma (ALCL) が検討され, 骨髄浸潤は15～22％にみられ, 結節型浸潤がみられると報告されている[15,16]. ALCLの小細胞型では, 間質型骨髄浸潤と白血化がみられる. Damm-Welkら[17]はALK陽性ALCL 80例の骨髄を検討し38例 (48％) においてnucleophosmin (NPM) /ALK癒合遺伝子をリアルタイムPCRで確認し, 浸潤を遺伝子レベルで認めている. 細胞形質はCD4, CD25, CD30, TIA1が陽性であり, CD3, TCR-βF1は1～2割の例で認めるのみである. TCR遺伝子再構成は半数以上の例に認められず, T, NK, null細胞の性格を有した未熟な腫瘍細胞であることが強く推測されている. 骨髄には腫瘍細胞は可視的ではないが, 腫瘍の芽がある可能性がある.

まとめ

通常の診断において遭遇する疾患群を主に説明した. B細胞リンパ腫とT, T/NK細胞リンパ腫の浸潤は基本的に異なり, 前者は骨梁周囲型, 結節型, びまん型がみられる. 骨梁周囲型は濾胞性リンパ腫の特徴像であり, B-CLL等と異なる増殖像を示す. また, 骨髄原発B細胞リンパ腫があることを念頭におく必要がある. 神経症状等特徴的な全身症状を示し悪性リンパ腫が疑われる場合, 静脈洞内型浸潤を示すIVLBCLを鑑別に挙げ検討する必要がある.

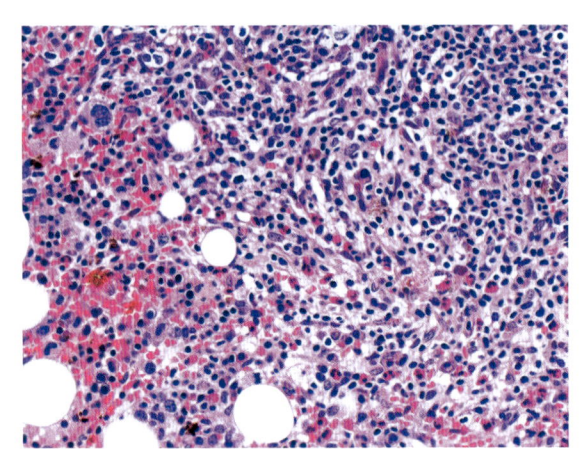

図17 | 血管免疫芽球型 T 細胞リンパ腫（69歳，女性）
全身リンパ節腫脹，発熱で来院．高γグロブリン血症，白血球減少，好酸球出現，貧血がある．骨髄では3系統の造血は保たれている．小型，中型リンパ球の浸潤が斑状型にみられた．血管反応と好酸球の浸潤がみられ，初期（Ⅰ群）AITL の骨髄浸潤に合う所見である．

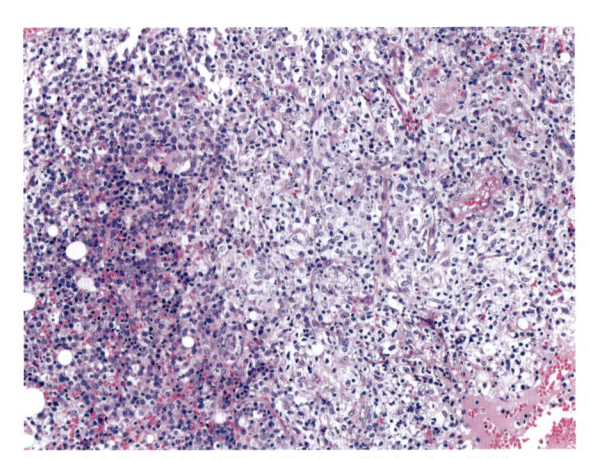

図18 | 血管免疫芽球型 T 細胞リンパ腫（56歳，男性）
全身リンパ節腫大，肝脾腫，高γグロブリン血症，貧血があった．骨髄穿刺にて正常の造血が高度に低下し，淡明な胞体を有した大型，中型リンパ球が広い範囲に結節性に浸潤増殖している．進行型（Ⅲ群）の AITL の所見である．

T-LGL 白血病を示すが関節リウマチ患者や赤芽球癆例で合併してみられることを念頭におき診断する必要がある．血球貪食症候群を伴い間質型，斑状型浸潤を示す侵攻 NK 細胞白血病，CD8 陽性 T-LPD は日週単位の診断が求められる．ATL/L を含め T，T/NK 細胞リンパ腫は間質型を基本として限局的な斑状型浸潤を示し，病期が進行すると徐々に結節型，びまん型に移行する．

病理医は，臨床医の診断，フローサイトメーターのデータを参考に免疫染色や FISH を行い，適切な診断を行うことが大切である．

〔竹下盛重，山田　梢，中山吉福〕

文　献

1) Bain BJ, Clark DM：Lymphoproliferative disorders. in Wilkins BS（ed）："Bone Marrow Pathology", Wiley-Blackwell, Oxford, 2010, pp300-420
2) Wilkins BS, Oscier D：Lymphoma. in Wickramasinghe SN, McCullough J（ed）："Blood and Bone Marrow Pathology", Churchill Livingstone, Edinburgh, 2003, pp405-429
3) 石井源一郎，張ヶ谷健一：悪性リンパ腫の骨髄浸潤の評価．病理と臨床 19：1202-1221, 2001
4) 定平吉都：悪性リンパ腫の骨髄浸潤の診断手順．わかりやすい骨髄病理診断学，西村書店，2008, pp199-212
5) Isaacson PG, Chott A, Ott G et al：Enteropathy-associated T-cell lymphoma. Swerdlow SH, Campo E, Harris NL et al（ed）："WHO Classification of Tumours of Haematopoietic and Lymphoid Tissues", 4th ed, IARC Press, Lyon, 2008, pp289-291
6) Naemi K, Brynes RK, Reisian N et al：Benign lymphoid aggregates in the bone marrow：distribution patterns of B and T lymphocytes. Hum Pathol 44：512-520, 2013
7) Tripodo FV, Rizzo C, Stella A et al：Bone marrow biopsy in Hodgkin's lymphoma. Eur J Haematol 73：149-155, 2004
8) Daniel AA, Tracy IG：Bone marrow biopsy involvement by non-Hodgkin's lymphoma frequency of lymphoma types, patterns, blood involvement, and discordance with other sites in 450 specimens. Am J Surg Pathol 29：1549-1557, 2005
9) Kent SA, Variakojis D, Peterson LC：Comparative study of marginal zone lymphoma involving bone marrow. Am J Clin Pathol 117：698-708, 2002
10) Guilloton F, Caron G, Menard C et al：Mesenchymal stromal cells orchestrate follicular lymphoma cells niche through the CCL2-dependent recruitment and polarization of monocytes. Blood 119：2556-2567, 2012
11) Murase T, Yamaguchi M, Suzuki R et al：Intravascular large B cell lymphoma（IVLBCL）. Blood 109：478-485, 2007
12) Martinez A, Ponzoni M, Agastinelli C et al：Primary bone marrow lymphoma：An uncommon extranodal presentation of aggressive non-Hodgkin lymphomas. Am J Surg Pathol 36：296-304, 2012
13) Osuji N, Beiske K, Randen U et al：Characteristic appearances of the bone marrow in T-cell large granular lymphocyte leukaemia. Histopathology 50：547-554, 2007
14) Young KH, Zhang D, Malik JT et al：Fulminant EBV-driven CD8 T-cell lymphoproliferative disorder following primary acute EBV infection：A unique spectrum of T-cell malignancy. Int J Clin Exp Pathol 1：185-197, 2008
15) Dogan A, Morice W：Bone marrow histopathology in peripheral T-cell lymphomas. Br J Haematol 127：140-154, 2004
16) Weinberg OK, Seo K, Arber DA：Prevalence of bone marrow involvement in systemic anaplastic large cell lymphoma. Hum Pathol 39：1331-1340, 2008
17) Damm-Welk C, Busch K, Burkhardt B et al：Prognostic significance of circulating tumor cells in bone marrow or peripheral blood as detected by qualitative and quantitative PCR in pediatric NPM-ALK-positive anaplastic large cell lymphoma. Blood 110：670-677, 2007

第3部　鑑別のポイント

VII. 免疫組織化学による造血器腫瘍の鑑別

1. 骨髄標本における免疫組織化学（IHC）の意義

　造血器腫瘍の診断において，腫瘍細胞の免疫学的形質を知ることは必須である．骨髄穿刺吸引材料のフローサイトメトリーでの検索は，しばしば末梢血による希釈の影響を受けやすく，ドライタップの場合など，骨髄細胞が得られない場合がある．一方，従来フローサイトメトリーでしか検出できなかった抗原が，ほとんどパラフィン包埋切片の免疫組織化学 immunohistochemistry（IHC）でも可能となっており，また，骨髄生検および吸引クロット標本の IHC による検索では，表面抗原，細胞質内抗原，核内抗原と幅広く検索でき，腫瘍細胞，造血細胞，間質細胞など様々な細胞について，陽性細胞の形態や染色パターンを確認できる利点がある．さらに，パラフィンブロックで保存されているので後日改めて検索できる利点もある．したがって，骨髄生検と骨髄吸引クロットの検索に IHC を加えると骨髄塗抹標本やフローサイトメトリーの欠点を補うことができ，診断精度が向上する．
　病理医に求められているのは，IHC を経済効率よく取り入れることで病理診断の客観性を高め，臨床科に正確な病理診断を返却することである．各施設においては，骨髄生検あるいは吸引クロットの IHC が日常的に可能となるような体制を整えることが大切である．

2. 骨髄生検および吸引クロット標本の固定

　骨髄標本で診断をつける場合には，個々の骨髄細胞が判定できる切片が作製できているかが重要であるが，これは固定液や脱灰液の種類に大きく左右される．それぞれの抗体の種類のみならず，固定液や脱灰法の違いによって抗原賦活化の有無や方法が異なることに注意する必要がある．骨髄標本では，形態と抗原性の保持のために，10〜20％緩衝ホルマリン固定液，B5固定液，Bouin固定液など各施設で様々な固定液が使用されている[1]．

3. 骨髄病理診断に用いられる抗原

　まず，骨髄組織標本については骨髄細胞の系統が HE 染色では判別できない場合には，系統特異的マーカー lineage-specific marker[2] を用いた IHC を行う．また，病態や予後を反映する抗体も適宜用い，総合的な観点から標本を観察する．

1）造血幹細胞抗原

　多能性造血幹細胞 multipotent hematopoietic stem cell は，自己複製能と分化能を有する細胞で，骨梁周囲あるいは血管周囲のニッチ niche（至適造血微小環境）において，その未分化性が保持される．造血刺激が加わると，それぞれの系統の前駆細胞へと分化し，造血因子に反応して増殖・分化・成熟する．ヒトの造血幹細胞が有するマーカーは，CD 34，CD 117（KIT），CD 123，CD 133，CD 184 などがあ

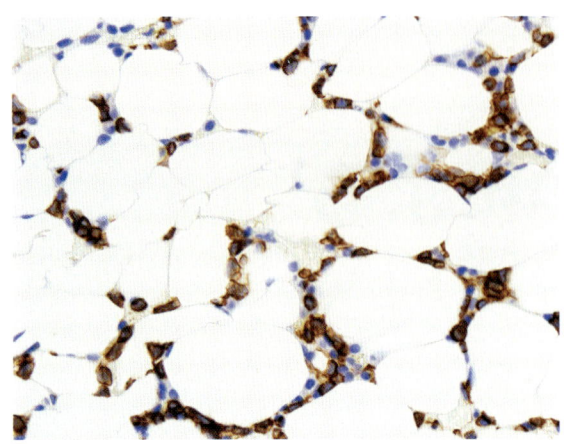

図1 | AML with myelodysplasia-related change の化学療法後における CD34 陽性芽球の残存

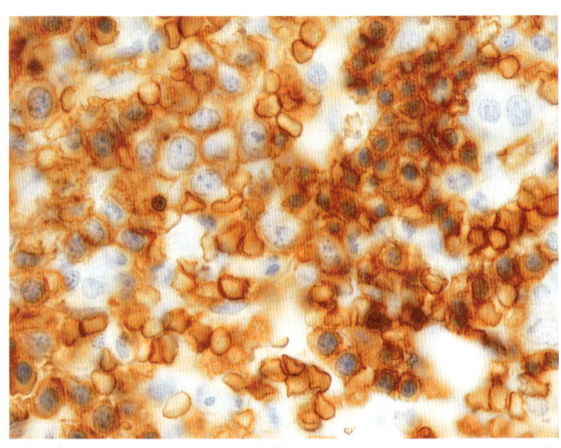

図2 | 自己免疫性貧血の骨髄標本における glycophorin C 免疫染色
赤芽球のみならず赤血球も陽性である.

る．正常骨髄の CD34 の IHC では，細動脈血管内皮や静脈洞内皮が染色され，造血細胞は高倍率視野で1個程度しか染色されない．全有核細胞中で2%を超えた場合には腫瘍性疾患を疑って精査が必要である．一方，骨髄芽球とは骨髄塗抹標本で定義されるものであり，これは必ずしも CD34 陽性であるとは限らない．多くの場合，単芽球や巨核芽球は CD34 陰性である．

急性白血病においては，リンパ球系，顆粒球系いずれにおいても30%程度に発現しており，CD34 の IHC は診断・再発の判定に極めて有用である（図1）．また，骨髄異形成症候群 myelodysplastic syndrome（MDS）や慢性骨髄増殖性腫瘍 myeloproliferative neoplasms（MPN）における大まかな芽球の割合やその増加を知ることができる．ただし，抗体に QBEND10 を使用した場合には，症例によっては巨核球系細胞にも陽性となる．この巨核球の CD34 陽性所見は MDS や MPN で頻度が高くなるといわれている．

KIT は，造血幹細胞，造血前駆細胞，前赤芽球および急性骨髄性白血病 acute myeloid leukemia（AML），MDS や MPN における骨髄球系芽球に陽性である．T-lymphoblastic lymphoma/leukemia でも陽性となることがあるが，慢性骨髄性白血病 chronic myeloid leukemia（CML）の急性転化 blastic crisis における芽球の KIT 陽性所見は，通常 myeloid crisis を示唆する．CD184（CXCR4）は，細胞膜を7回貫通する G 共役受容体で，CXC ケモカインの一つである stromal cell-derived factor-1（SDF-1）がリガンドで，造血幹細胞の骨髄へのホーミングに関与する．

2）白血病幹細胞抗原

悪性腫瘍においても無限に自己複製を行う細胞が存在し，不均等分裂により一部は分化し通常の腫瘍細胞となるという癌幹細胞の概念がある．この癌幹細胞は，通常の癌細胞とは異なり，正常幹細胞と類似した特性を有しており，抗癌剤や放射線に対する抵抗性，癌の再発・転移に重要な役割を果たしているようである．AML の幹細胞画分は，$CD34^+$，$CD38^-$，aldehyde dehydrogenase 1（ALDH1）$^+$に存在する．現在，白血病幹細胞を特異的に見出すマーカーの検索が精力的に行われている．

3）赤芽球系抗原

パラフィン切片の IHC に使用できる分化抗原は様々であるが，それぞれに特徴があるので，目的別に用いるのが賢明である．赤芽球の細胞膜抗原としては CD71，glycophorin，spectrin（膜裏打ち蛋白質）がある．細胞質内抗原としては，hemoglobin（Hb），carbonic anhydrase-1（CA-1）がある．また，細胞核に陽性となるものとしては，WRN がある．これらの抗原が赤芽球系分化のどの段階で発現されるか知っておく必要がある[3]．glycophorin は赤芽球造血の比較的早期段階から細胞膜に発現するが，赤血球も染色されるので赤芽球の陽性所見が見難くなる点が欠点である（図2）．spectrin は我々が初めてパラフィン切片での赤芽球の同定に応用した抗原であるが[4]，IHC 用のモノクローナル抗体が市販されてい

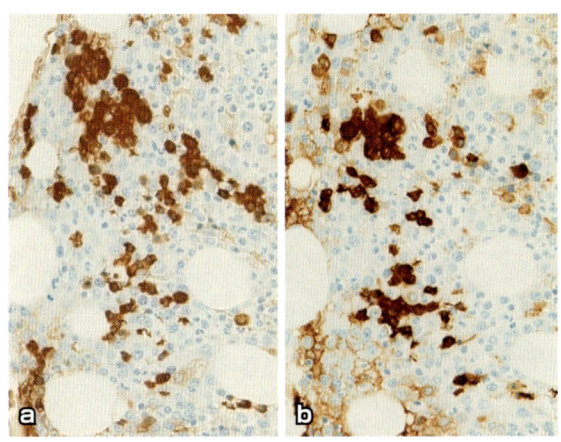

図 3 | MDS, RCMD における赤芽球の免疫染色
a：carbonic anhydrase-1（CA-1）免疫染色．b：hemoglobin F（HbF）免疫染色．

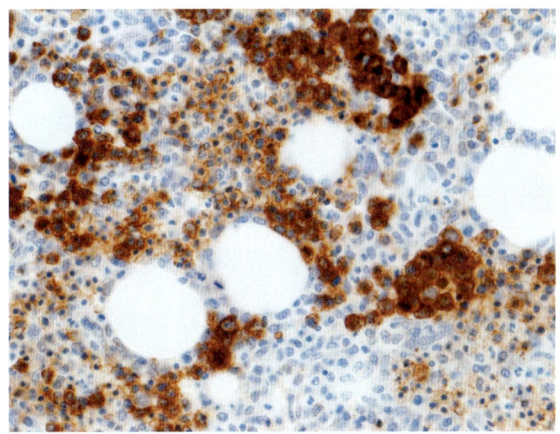

図 4 | 赤白血病（正常核型）における CD71 免疫染色

る．CA-1 は，特に Bouin 固定の標本において，MDS の組織診断の際に問題となる巨赤芽球・多核赤芽球の同定や赤芽球島の形成不全の同定にも役立つ．hemoglobin F（HbF）は，髄外造血巣や赤芽球造血が著明に亢進する場合に赤芽球系細胞に発現することが知られているが，MDS において赤芽球に高頻度に発現し，再生不良性貧血では発現がほとんど認められないことから両者の鑑別に有用であることが報告されている（図 3a, b）[5]．CD71（transferrin receptor）は，赤芽球のみならず単球系白血病細胞やその他の腫瘍で陽性となることがある．しかし，赤血球が染色されないので実用的である（図 4）．ごく最近，α-hemoglobin-stabilizing protein が CD71 よりも優れた免疫組織化学的マーカーとして報告された[6]．

4）血小板・巨核球系抗原

パラフィン切片の巨核球の同定に役立つ抗体には，factor VIII-related antigen（vWF），CD31，CD41（GpIIb/IIIa），CD61（GpIIIa），CD42b（GpIb）などがある[7]．我々の経験では，CD41 や CD61 の染色性は症例により不安定であるが，CD42b は固定条件などに左右されず安定した結果が得られる（図 5a）．また，CD42b は von Willebrand factor（vWF）（factor VIII-related antigen）よりも幼若な巨核球系細胞に陽性となり，巨核球・血小板の細胞膜や細胞質が陽性で，血清との反応がないために染色性が鮮明である．このため，特に血小板血栓の同定・確認にも有用である．MDS の診断の鍵となる微小巨核球 micromegakaryocyte や単核巨核球の同定には，CD41，CD61，CD42b，factor VIII-related antigen いずれも有用であることが報告されている（図 5b, c）．このうち CD42b は，CD41 や CD61 よりも比較的分化した巨核球系細胞から発現し巨赤芽球が染色されないはずなので最も適切と考えられる．CD42のみならず CD41 や CD61 に対する抗体を使って急性巨核芽球性白血病 acute megakaryoblastic leukemia を免疫染色しても，パラフィン切片では芽球が染色されない場合がある（図 6a, b）．

5）顆粒球系抗原

骨髄系（非リンパ系）の有用なマーカーは myeloperoxidase（MPO）である．MPO は骨髄芽球以降の幼若顆粒球～成熟顆粒球および単球に陽性で，白血病細胞が骨髄系であることを示すのに有効である（図 7a, b）．CD33（gp67 or siglec-3）の IHC もフローサイトメトリーと同様に AML や骨髄肉腫 myeloid sarcoma に陽性と報告されている[8]．lysozyme や CD15 は顆粒球系と単球系の双方に陽性である．顆粒球系を単球系から区別するには，顆粒球系と肥満細胞のみが陽性となる naphthol ASD chloroacetate esterase の酵素細胞化学や，顆粒球系は陰性で単球系に陽性となる非特異的エステラーゼの酵素細胞化学，あるいは PG-M1，CD163，CD14 の IHC を行う．NK 細胞や細胞傷害性 T リンパ球に陽性の TIA-1 は，骨髄の顆粒球系細胞にも陽性となる（図 8a〜f）．

6）単球/マクロファージ抗原

代表的なマーカーとして CD68 があるが，CD68

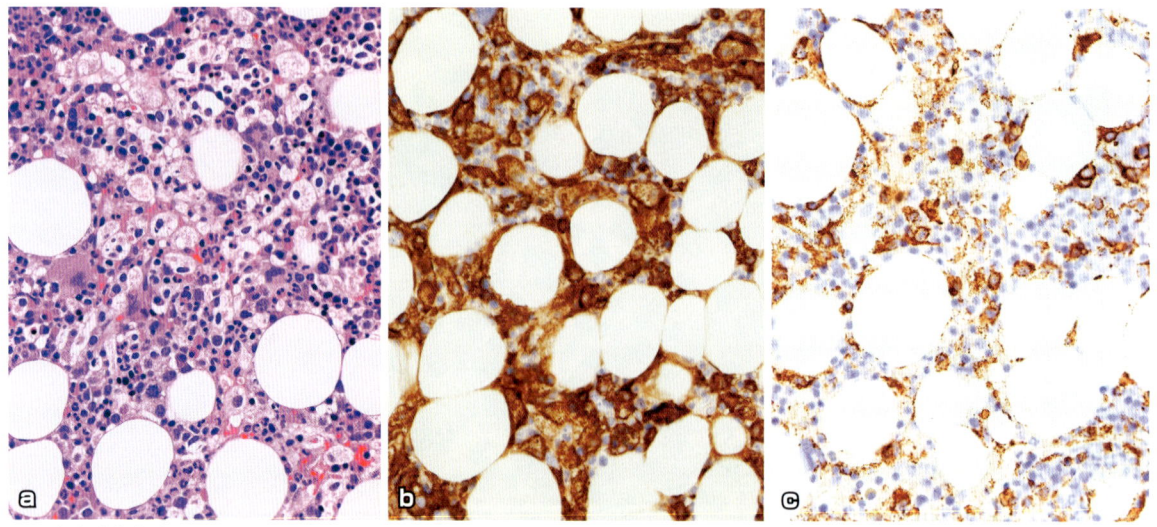

図9 | 血球貪食症候群
a：HE染色．b：CD163免疫染色．c：CD68(PG-M1)免疫染色．多数の間質マクロファージが陽性で丸くなってみえる．

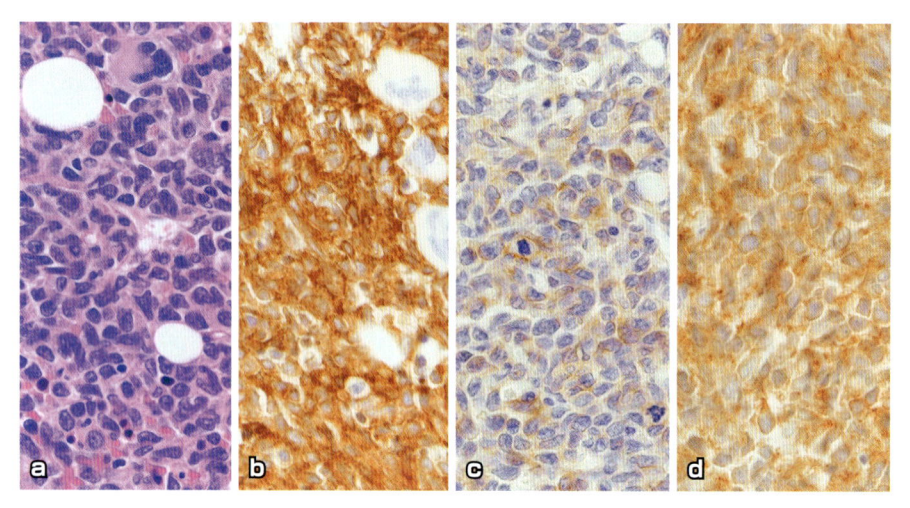

図10 | 芽球性形質細胞様樹状細胞腫瘍
a：HE染色．
b：CD4免疫染色．
c：CD56免疫染色．
d：CD123免疫染色．

球と間違うことがあるので，CD31やS1PR1に対する抗体で確認するとよい．細網細胞のマーカーとして知られているものにはnerve growth factor receptor(NGFR)やCD10がある．骨梁の表層細胞(骨芽細胞)におけるCD56の発現は，内因性コントロールとして使える．

9) 造血因子，造血因子受容体

腫瘍に伴う好中球増加が，腫瘍から産生されるG-CSFが原因であることを証明する場合の一つの方法として，腫瘍のG-CSFの免疫染色がある．これがどれほどの特異性があるかは不明であるが，腫瘍細胞が産生していることを *in vivo* で確認できる利点があり，これをG-CSF産生腫瘍の診断基準の一つに挙げるものもいる．

CD123は，IL-3受容体α鎖で，ヒトでは，plasmacytoid dendritic cell(DC)と好塩基球に高発現している．低レベルでは，単球，好酸性顆粒球，myeloid DC，造血前駆細胞にも発現している．芽球性形質細胞様樹状細胞腫瘍 blastic plasmacytoid dendritic cell neoplasm(BPDCN)では，強陽性となる(**図10a〜d**)．CMMoLではCD123陽性DCの増殖結節が認められる報告がある．しかしCD123はBPDCNに特異的なマーカーではなく，AMLにも免疫組織化学

的に陽性となることがあるので注意が必要である.

10) 転写因子

Bリンパ球の分化に重要な役割を果しているPAX5はパラフィン切片でも検出でき, CD79aよりもB-cell typeのALLに特異的であると報告されているが, 約40％のAML with t (8 ; 21) にも陽性である.

11) シグナル伝達蛋白質

近年, 造血細胞における細胞内シグナル伝達の詳細が明らかになり, 腫瘍化に関与するシグナル蛋白のIHCが診断および治療効果の判定に有用であることが報告されている. *JAK2*遺伝子変異がみつかる真性赤血球増加症などのMPNでは, その下流にあるSTAT5の恒常的活性化がみられる. リン酸化を受けたSTAT5のチロシン残基に対する抗体を用いたIHCにより, その活性化状態を知ることができ, 赤芽球や巨核球の核に陽性所見がみられる. STAT3は造血器腫瘍よりも上皮系腫瘍で活性化していることが多い. 近年, JAKやSTATの活性化阻害剤が多数開発されつつあり, 今後, 腫瘍細胞のSTAT3やSTAT5の恒常的活性化の有無を *in situ* で検討することが, 治療方針決定に役立つ可能性がある.

12) 染色体転座に関連する抗原

後述するように, AMLにおいてPMLやCBFbeta-MYH11融合蛋白質のIHCの報告がある.

13) 遺伝子変異に関連する抗原

2008年のWHO分類の造血器腫瘍では遺伝子変異に基づく分類が取り入れられたが, 日本の多くの施設において日常的に遺伝子解析を行うことは困難である. そこで, 造血器腫瘍においても遺伝子変異をIHCによって知る方法が模索されている. すなわち, 遺伝子変異に基づく蛋白質の機能ドメインの異常が蛋白質の細胞内での分布あるいは代謝異常を引き起こす場合, この異常を免疫組織化学的に検出することで遺伝子変異のスクリーニング検査とするものである. *TP53* (*p53*) 変異は他分野においてよく知られたものであるが, 造血器腫瘍では比較的頻度が低い. AMLにおけるnucleophosmin (NPM) の分布異常はその例である[10]. さらに, *NPM*や*IDH1*では変異遺伝子産物に対する特異抗体が得られている[11].

4. 各造血器腫瘍におけるIHC

マルチパラメータによるフローサイトメトリーあるいはIHCで免疫学的形質を調べることは, 骨髄腫瘍, 特にAMLの芽球やMDS, MDS/MPN, MPNの芽球転換の芽球の診断にとって必須である. 非常に多種類の抗体が必要であり混合型の白血病を診断する場合には, 表面抗原のみならず細胞質内抗原の検出も必要となる. 免疫学的形質を調べることが大切な場合は, minimally differentiated AMLとALLの鑑別, CMLの急性転化における骨髄性かリンパ性かの鑑別などがある. また遺伝子変異を伴うMDSやAMLの中には特徴的な免疫形質を示すものがあるので, これを決めてやることは, 個々の患者において後のFISHや他の遺伝子検索の指針となる.

1) 骨髄異形成症候群 (MDS)

MDSが疑われる場合, 造血細胞の異形成や異常分布をHE染色やGiemsa染色のみで判別することは困難で, IHCを併用する場合が多い[12].

a) MDSにおけるIHCの利点

・MPO染色によって, abnormal localization of immature precursors (ALIP) と幼若赤芽球のクラスターとの鑑別ができる.
・CA-1やglycophorin C染色で, 赤芽球島の形成異常や赤芽球の巨赤芽球性変化の確認, 多核赤芽球と巨核球との鑑別ができる.
・CD42b染色によって, 小型巨核球・単核巨核球・micromegakaryocyteを容易に同定できる.
・CD34やKIT染色によって芽球を同定でき, AMLへの進展をモニターできる.
・*TP53*変異はMDSの14％程度に認められ, 複雑核型と相関し予後不良因子となる. また, 治療関連MDSに陽性頻度が高い.

b) 低形成MDSと再生不良性貧血の鑑別

低形成MDSでは, 造血細胞の異常分布, 巨核球の異形成 (特に微小巨核球 micromegakaryocytes), 顆粒球系の異常 (骨髄芽球の増加, 異形成), 環状鉄芽球の増加, およびクローナルな染色体異常がみられる. 免疫組織化学的には, CD34陽性芽球, CD42b陽性の小型巨核球, HbF陽性の赤芽球が同定される. 再生不良性貧血は, 骨髄の造血低下によってもたらされるもので, 骨髄の細胞密度は通常30％以下, 残存する血球成分はリンパ球, 形質細胞, 肥満細胞などが主体である. しばしば赤芽球系造血

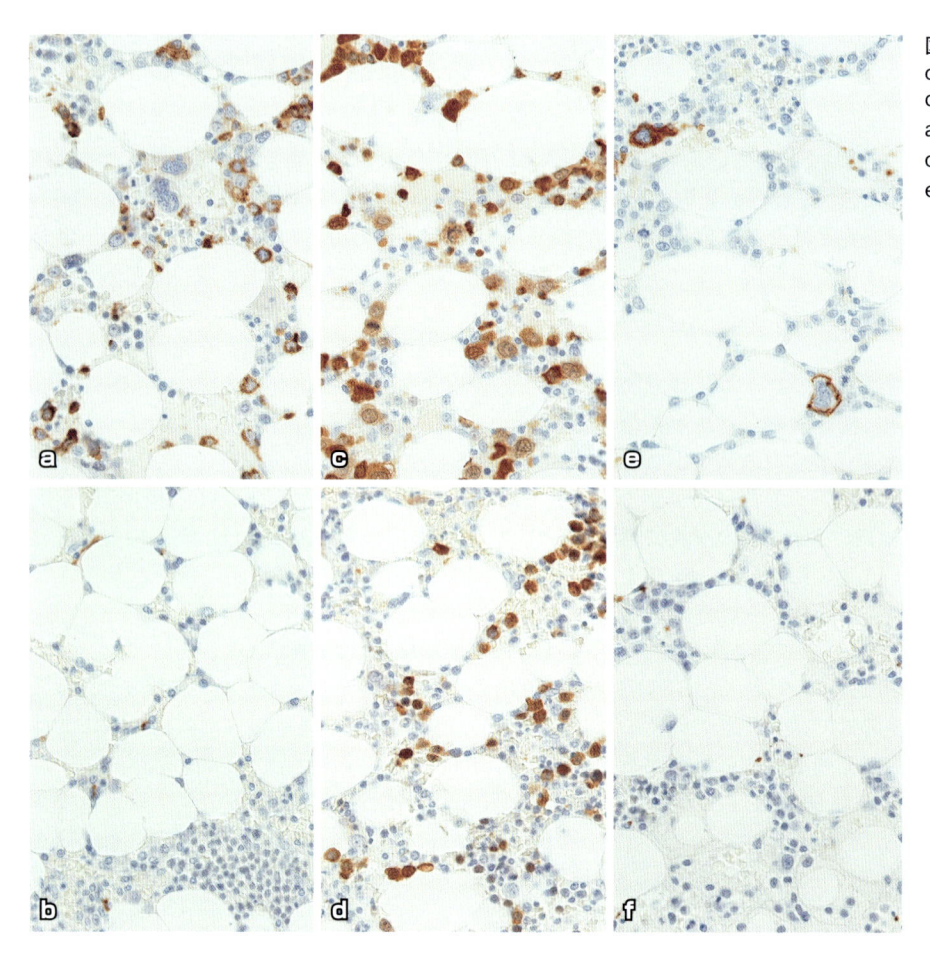

図11 | MDS, RCMD (a, c, e)と再生不良性貧血(b, d, f)の鑑別
a, b：CD 34 免疫染色.
c, d：CA-1 免疫染色.
e, f：CD 42b 免疫染色.

巣が散在性に残存している場合があるが，CD 34 陽性芽球，CD 42b 陽性の巨核球はほとんど同定されない（図11a〜f）（第3部Ⅱ「骨髄低形成をきたす骨髄性腫瘍の鑑別」を参照）．

2）急性骨髄性白血病（AML）

急性白血病の診断にはこれまで FAB 分類が使用されてきたが，これは骨髄吸引による骨髄塗抹標本とフローサイトメトリーのデータに基づいている．2008年の WHO 分類においては，これに加えて染色体検査と一部の遺伝子変異解析が必須である．生細胞の染色体分析ができない場合には，吸引クロットのホルマリン固定・パラフィン包埋切片を用いた FISH で遺伝子再構成を解析することもできる．免疫染色により遺伝子変異を予測することも，一部の施設で行われている．

a）PML

acute promyelocytic leukemia with t (15；17)／PML-RARαの腫瘍細胞は，抗 PML モノクローナル抗体（PG-M3）によって核が微細顆粒状に染まり，一方，正常の造血細胞の核は極少数の斑点として染まるので，両者を区別できるという報告がある[13]．

b）CBFbeta-MYH11 融合蛋白質

AML with inv (16)（p13.1q22）あるいは t (16；16)（p13.1；q22），CBFB-MYH11；FAB 分類では AML-M4Eo は異常な好酸球の増加で特徴づけられるが，core binding factor beta（CBFbeta）-MYH11 [smooth muscle myosin heavy chain（SMMHC9）] 融合遺伝子に由来する蛋白質の C 末に対するウサギ抗体を使用した免疫染色では，全ての AML-M4Eo で核に微細顆粒状の陽性所見が得られ，他の AML では核の陽性所見は得られないという[14]．

c）nucleophosmin 1（NPM1）変異
TOPICS ①を参照．

d）IDH1 R132 変異
isocitrate dehydrogenase（IDH）はクエン酸回路に

おいて，NADP⁺のNADPHへの変換を介して，イソクエン酸からα-ケトグルタル酸（α-KG）を産生する酵素で，IDH1〜3の3種類が存在する．遺伝子変異は，*IDH1* R132，*IDH2* R140，R172残基にみられる．*IDH1*遺伝子変異はAMLの約6％，*IDH2*遺伝子変異は約9％に認められる．*IDH1* R132変異はグリオーマに高頻度にみられるが，これを変異遺伝子に由来する蛋白質に特異的な抗体によるIHCで検出することができる[15]．

e）*TP53*（*p53*）変異
TOPICS②を参照．

f）急性リンパ芽球性白血病/リンパ腫（ALL/L）とAMLの鑑別

造血器において骨髄系myeloidとは，リンパ球系ではない細胞を指す．また，顆粒球・単球系細胞に対して用いられることもある．MPO陽性は骨髄系を示唆するが，骨髄芽球や単球芽はMPOを欠いており，MPO陰性だからといって骨髄系ではないとはいえない．KITはAMLに陽性となりやすいが，急性リンパ芽球性白血病 acute lymphoblastic leukemia（ALL）でも陽性の場合がある．CD13，CD33もAMLに特異的ではない．CD79aやterminal deoxynucleotidyltransferase（TdT）もALLに特異的とはいえない[8]．例えば，AML with t（8；21），AML with t（15；17），AML with inv（16）はBリンパ球関連抗原を発現する．また，*FGFR1*変異を有する白血病，CMLの急性転化，MDS関連白血病，治療関連白血病の芽球は，様々な系統のマーカーを発現する．時にCMLの急性転化時には，リンパ系か骨髄系かが問題となる（図12a〜f）．系統不明な急性白血病 acute leukemias of ambiguous lineage（急性未分化型白血病 acute undifferentiated leukemia と混合形質性急性白血病 mixed phenotype acute leukemia が含まれる）の診断の場合には，フローサイトメトリーや酵素細胞化学による検索を追加し，慎重に検討する必要がある．

g）急性単芽球性白血病と芽球性形質細胞様樹状細胞腫瘍（BPDCN）の鑑別

急性単芽球性白血病とBPDCNはいずれも皮膚に発生あるいは浸潤する傾向があり，これらの鑑別に苦労することが多い．IHCでは，CD4，CD56，CD123，CD163などがうまく染色されているかどうかが鍵となるので，IHCに陽性コントロールが必須といえる．骨髄での急性単芽球性白血病の特徴はしばしば，核小体が明瞭で，大型リンパ球や骨髄腫細

> **TOPICS ①IHCによる変異*NPM1*遺伝子異常を伴う急性骨髄性白血病 AML with mutated *NPM1* の診断**
>
> nucleophosmin 1（NPM1）は，核小体に存在する蛋白質で，エクソン12での遺伝子変異が，染色体正常核型を示すAMLの50〜60％（急性単球性白血病の80〜90％）にみられる[10]．この変異を有する患者は導入療法によく反応し，予後良好を示唆する変異として知られている．このAML with mutated *NPM1*は，provisional entityとして2008年のWHO分類に取り入れられた．全ての*NPM1*遺伝子異常では，C末端における移行シグナル領域の変異をきたし，核小体から核のみならず細胞質にも移行するようになる．この細胞質内蓄積をIHCによって検出することができる．現在市販されているモノクローナル抗体は，核に存在する正常アーレに由来するNPM1と異常アーレに由来するNPM1を区別できないが，核と細胞質の双方が陽性となるので，変異を推測できるというものである．この場合，芽球のみならず赤芽球や巨核球にも細胞質の陽性所見が認められることがあるようである．しかし，この細胞質の染色は，B5で固定されEDTAで脱灰された骨髄生検標本で，アルカリホスファターゼ・赤発色ではうまく検出できるようであるが，DAB・茶褐色では細胞質の陽性染色像はわかりにくい．また，塗抹標本では変異とは相関しないことが報告されており，標本の状態や抗体の希釈率，抗原賦活化の条件によって左右される．すでに変異型*NPM1*に特異的な抗体も報告されている[11]．

胞にみえることがある．フローサイトメトリーではしばしばCD4，CD56，CD123陽性，CD34陰性となり，同様の免疫学的形質を示すBPDCNとの鑑別が難しいが，lysozymeが陽性であり，またCD123もIHCでは陰性であることが多い．鑑別に重要な点は，BPDCNはperoxidaseやlysozymeが陰性であり，酵素化学でも非特異的エステラーゼが陰性であることである．また，BPDCNはCD123の発現が強く，IHCでも容易に明らかな陽性所見が得られるが（図10a〜d），急性単芽球性白血病細胞のIHCでは陰性か弱いことが多い．それでも紛らわしい場合

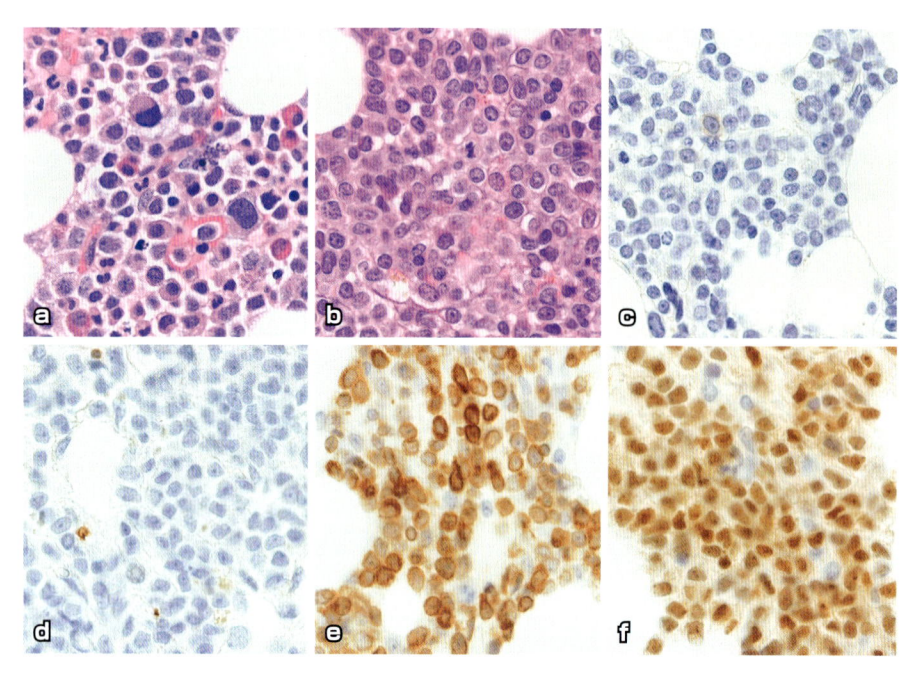

図12 | CMLの急性転化
a：HE染色．急性転化前で顆粒球が主体を占める．
b：HE染色．急性転化による芽球の増殖．
c：KIT免疫染色．
d：CD3ε免疫染色．
e：CD79a免疫染色．
f：TdT免疫染色．

には，フローサイトメトリーを用いて，形質細胞様樹状細胞のマーカーであるBDCA-2（CD303）とBDCA-4（CD304）を染色するとよいようである[16]（第2部IX「芽球性形質細胞様樹状細胞腫瘍」を参照）．

h）急性単球性白血病と組織球性肉腫の鑑別

今日の単球・マクロファージの概念からすれば，組織に固着するマクロファージの特異的マーカーがない限り，急性単球性白血病との鑑別はIHCからでは困難であり，腫瘍細胞の形態や臨床的事項から鑑別するしかない．すなわち，組織球性肉腫 histiocytic sarcoma（HS）の腫瘍細胞は大型で（>20μm），多形性に富み（多核細胞がみられる），骨髄では斑状の増殖を示し，末梢血には出現しにくく，局所性の増殖を示す．いわゆる悪性リンパ腫の増殖に類似する．一方，急性単球性白血病は比較的均一な腫瘍細胞からなり，核は類円形や腎臓形をしている．末梢血，骨髄をびまん性に侵す全身性の疾患である．しかし，単球・マクロファージの分化図から明らかなように，両者の中間系のような増殖形態を示すものが存在し，急性単球性白血病とHSが一連のスペクトラムに属する腫瘍であることが想定される．実際，急性単球性白血病が骨髄でpattyな増殖様式を示す症例が報告されている．

i）急性塩基性白血病と肥満細胞性白血病の鑑別

肥満細胞白血病 mast cell leukemia は骨髄塗抹標本で骨髄有核細胞の20％以上を占める場合に診断され，極めて稀なタイプである．IHCでは，mast cell tryptase，KIT，CD25，CD30が陽性である（図13a, b）．急性好塩基性白血病 acute basophilic leukaemia はWHO分類第3版で新たに加わったAMLで，KIT，CD25が陽性となることがあるので，確定診断には好塩基球顆粒に特異的な単クローン抗体である2D7によるIHCが有用と報告されている[17]．

5．骨髄肉腫の診断

骨髄肉腫 myeloid sarcoma（MS）は髄外にできる骨髄系腫瘍で，病理医が取扱うことが多い（第2部VII「骨髄肉腫」を参照）．AML，MDS，MPN，MDS/MPNの経過中，あるいは髄外再発として認められることが多く，稀に骨髄病変に先行したり，単独で発症することもある．MSが疑われた場合には，HE染色のみでは悪性リンパ腫を含む small round cell tumorとの鑑別が困難で，様々なマーカーに対するIHCが必須である[8]（図14）．WHO分類では特に細かい分類はなされていないが，IHCによってこれを granulocytic，monocytic，myelomonocytic，megakaryocytic，erythroblastic sarcoma に分けることが

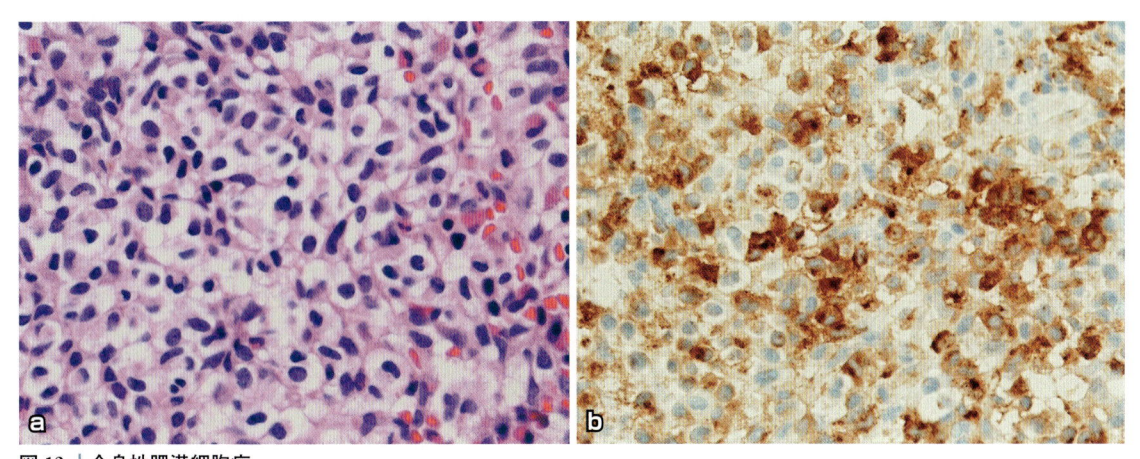

Ⅶ. 免疫組織化学による造血器腫瘍の鑑別　237

図13 ｜ 全身性肥満細胞症
a：HE染色．b：tryptase免疫染色．

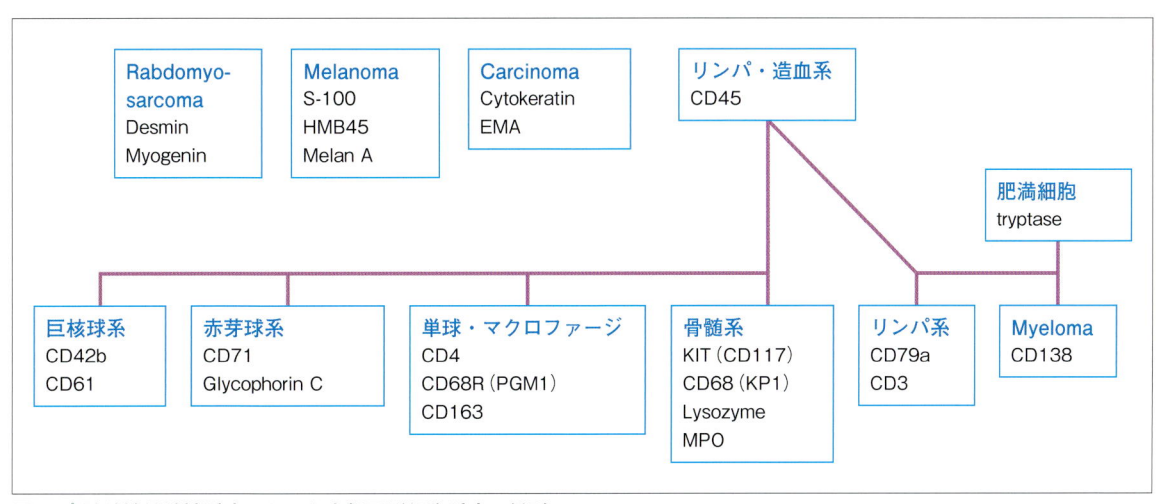

図14 ｜ 髄外性骨髄性腫瘍からみた小類円形細胞腫瘍の鑑別

できる．しばしば遭遇するものは，AML with t(8；21)；*RUNX1-RUX1T1* によるいわゆる granulocytic sarcoma で CD34 と MPO が陽性となる（**図15a～c**）．この中で erythroblastic sarcoma は，CD45⁻，CD34⁻，MPO⁻，lysozyme⁻，CD68⁻ であり，赤芽球系マーカーを適用しない限り診断困難である．骨髄肉腫は臨床的取扱いも不明確であり，今後はWHO 分類に沿った形で染色体や遺伝子分析が行われるであろう．

6．骨髄病理標本の診断のために準備すべき抗体

日進月歩のこの分野においては，各方面から有用な抗体に関する情報を入手し，各施設に合った条件でまずこれらを使ってみることが病理検査室における骨髄性腫瘍診断の第一歩といえる．最後に，我々が日常的に染色している抗原を**表1**にまとめたので参考にしていただきたい．

(定平吉都)

文　献

1) 定平吉都：骨髄組織標本の免疫染色．定平吉都（編）：わかりやすい骨髄病理診断学—吸引クロット，生検組織の見方—．西村書店，2008, pp27-41
2) Vardiman JW, Porwit A, Brunning RD et al：Introduction and overview of the classification of the myeloid neoplasms. in Swerdlow SH, Campo E, Harris NL et al (eds)："WHO Classification of Tumours of Haematopoietic and Lymphoid Tissues", IARC Press, Lyon, 2008, pp18-30
3) 秋山　隆，定平吉都：各臓器，疾患で用いられる抗体とその応用：骨髄．病理と臨床 25（臨増）：170-176, 2007
4) Sadahira Y, Kanzaki A, Wada H et al：Immunohistochemi-

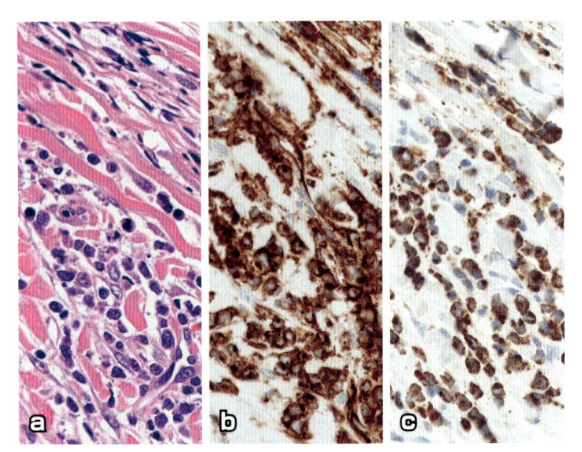

図 15 | 軟部における骨髄肉腫
a：HE 染色．b：CD 34 免疫染色．c：MPO 免疫染色．

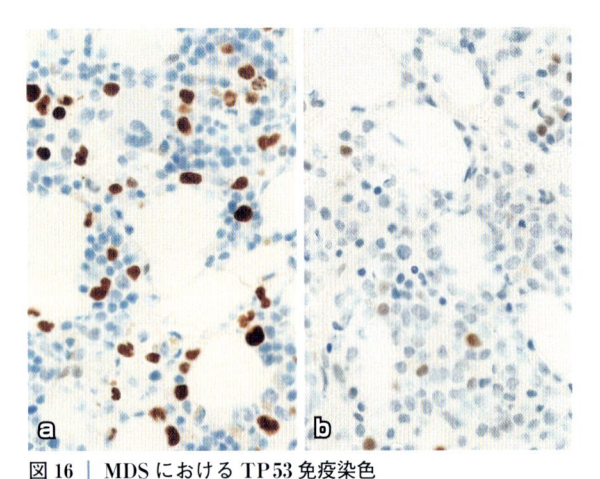

図 16 | MDS における TP 53 免疫染色
a：*TP53* 変異および複雑核型を示す RCMD．b：*TP53* 変異がなく正常核型の RCMD．

②造血器腫瘍における *TP53*（p53）変異

TP53 は細胞周期を調節する転写因子の一つで，癌抑制遺伝子として働く．*TP53* 遺伝子変異には様々なものが知られているが，ナンセンスコドンやフレームシフトによるストップコドンが生じる結果 truncated 蛋白ができ，DNA 結合ドメインの異常が生じるため，TP53 の標的遺伝子でありかつ TP53 をユビキチネーションに導く *MDM2* の転写が低下する．その結果，TP53 が処理されず核内に蓄積するため，IHC で陽性となるという機序が想定されている．*TP53* 変異は，異形成に関連する染色体の複雑核型と強い相関があり，予後不良因子である．北川らは，MDS の 14 ％に TP53 の蛋白質レベルでの発現異常が免疫組織化学的に見出されることを報告しており，白血病への進展との関連性を指摘している．また最近では，low grade の MDS においてすでに *TP53* の変異がみられるものがあり，これらの症例は白血病へ進展する率が高いことが報告されている[18]．このような症例について TP53 の免疫染色を行うと，TP53 に強陽性の細胞が初期には 3 ％程度みられるが，白血化すると 60 ％に増加することが示されている．我々の検索でも，TP53 が赤芽球系を主体に，顆粒球系，巨核球系に強陽性となる場合には，複雑核型を示す MDS 関連疾患であることが判明している．骨髄標本で注意すべきは，wild type の TP53 が少数の細胞（＜2 ％）に薄く染まっている場合でも，これを陽性としてしまうことである（**図 16a, b**）．また，抗体の希釈を誤ると陽性率が著しく高くなるので，免疫染色には必ず陰性および陽性コントロールが必要である．

表 1 | 造血器腫瘍の IHC に取り揃えるべき抗体

対応抗原	目 的
CD 34	芽球の同定
KIT	芽球．特に CD 34 陰性の骨髄芽球の同定
CD 42b	巨核球．特に微小巨核球の同定
CD 71	赤芽球．特に巨赤芽球様変化，赤芽球島形成異常の同定
MPO	骨髄系細胞の同定
CD 163	単球・マクロファージの同定
tryptase	肥満細胞の同定
p 53	*TP53* 変異を示唆

cal identification of erythroid precursors in paraffin embedded bone marrow sections : spectrin is a superior marker to glycophorin. J Clin Pathol 52 : 919-921, 1999
5) Choi JW, Fujino M, Ito M : F-blast is a useful marker for differentiating hypocellular refractory anemia from aplastic anemia. Int J Hematol 75 : 257-260, 2002
6) Raess PW, Paessler ME, Bagg A et al : α-Hemoglobin-stabilizing protein is a sensitive and specific marker of erythroid precursors. Am J Surg Pathol 36 : 1538-1547, 2012
7) Dunphy CH : Applications of flow cytometry and immunohistochemistry to diagnostic hematopathology. Arch Pathol Lab Med 128 : 1004-1022, 2004
8) Hoyer JD, Grogg KL, Hanson CA et al : CD33 detection by immunohistochemistry in paraffin-embedded tissues. Am J Clin Pathol 129 : 316-323, 2008
9) Akiyama T, Sadahira Y, Matsubara K et al : Immunohistochemical detection of sphingosine-1-phosphate receptor 1 in vascular and lymphatic endothelial cells. J Mol Histol 39 : 527-533, 2008
10) Falini B, Mecucci C, Tiacci E et al : Cytoplasmic nucleophosmin in acute myelogenous leukemia with a normal karyotype. N Engl J Med 352 : 254-266, 2005
11) Gruszka AM, Lavorgna S, Consalvo MI et al : A monoclonal antibody against mutated nucleophosmin 1 for the molecular diagnosis of acute myeloid leukemias. Blood 116 : 2096-2102, 2010
12) 定平吉都：MDS（骨髄異形成症候群）の病理組織像．臨床検査 56 : 1349-1354, 2012
13) Falini B, Flenghi L, Fagioli M et al : Immunocytochemical diagnosis of acute promyelocytic leukemia (M3) with the monoclonal antibody PG-M3 (anti-PML). Blood 90 : 4046-4053, 1997
14) Zhao W, Claxton DF, Medeiros LJ et al : Immunohistochemical analysis of CBFbeta-SMMHC protein reveals a unique nuclear localization in acute myeloid leukemia with inv (16) (p13q22). Am J Surg Pathol 30 : 1436-1444, 2006
15) Byers R, Hornick JL, Tholouli E et al : Detection of IDH1 R132H mutation in acute myeloid leukemia by mutation-specific immunohistochemistry. Appl Immunohistochem Mol Morphol 20 : 37-40, 2012
16) Garnache-Ottou F, Feuillard J, Ferrand C et al : Extended diagnostic criteria for plasmacytoid dendritic cell leukaemia. Br J Haematol 145 : 624-636, 2009
17) Horny HP, Sotlar K, Stellmacher F et al : The tryptase positive compact round cell infiltrate of the bone marrow (TROCI-BM) : a novel histopathological finding requiring the application of lineage specific markers. J Clin Pathol 59 : 298-302, 2006

第4部

臨床との連携

第4部 臨床との連携

I. 造血器腫瘍の画像診断

はじめに

　造血器悪性腫瘍において画像診断が重要となる疾患は，主に悪性リンパ腫と多発性骨髄腫である．近年の画像診断技術の進歩によって，診断や病期の決定のみならず治療効果判定や予後予測に至るまで幅広い知見が集積されてきており，造血器腫瘍領域でもその重要性が増してきている．特筆すべきは，^{18}F-FDG（fluorodeoxyglucose）を用いた PET（positron emission tomography）（FDG-PET）や PET/CT（positron emission tomography and computed tomography）が診療に広く取り入れられるようになった点である．本節ではこれらの疾患における各種画像検査の特徴と有用性について述べたい．

1．悪性リンパ腫

　悪性リンパ腫の確定診断は，免疫組織化学的な手法を含めた病理組織診断が必須であり，画像所見のみから悪性リンパ腫の病変かを断定することは，いかなる最新の画像検査法をもってしても困難である．悪性リンパ腫における治療前の画像検査の目的は，病期を診断することと治療効果の評価のために治療前の病変の広がりと，その大きさを把握することにある．また同時に，偶発的な感染症や各臓器における悪性腫瘍などの器質的疾患の有無を確認することも画像検査の役割である．

1）病期診断

　悪性リンパ腫はリンパ節以外にも様々な臓器・組織に発生する．特に本邦で頻度の高い非 Hodgkin リンパ腫は 20〜40％が節外発生といわれている．また，病理組織型も多数存在し，それを反映して画像所見も様々である．このような背景から悪性リンパ腫と診断された症例であっても，病期診断に重要な臓器や，思いがけない部位に病変が疑われた場合には，画像所見のみでは判断が難しく生検が必要となる場合がある．悪性リンパ腫の病期診断において中心的な役割を担っているのは CT である．近年の X 線 CT 機器の進歩は著しく，マルチスライス CT の普及によって短時間での全身撮影が可能となった．通常，体幹部を中心に，必用に応じて頭頸部や四肢を含めて撮影する．撮影は，特に禁忌がない限り造影剤を用いることが推奨される．造影剤の使用により脈管系とリンパ節の区別，肝脾臓内の病変の検出が容易となる．CT や MRI（magnetic resonance imaging）でリンパ節病変を評価する場合は，通常，腫大リンパ節の大きさで判断される．造血器腫瘍取扱い規約などでは最大径が 1.5cm 以上の場合を異常と定義しているが，正常とされるリンパ節の大きさは部位によって異なるため，正常サイズの場合でも周囲に複数のリンパ節腫大を伴っている場合などは病変である可能性がある[1]．注意すべきは，中枢神経系や骨髄，頭頸部領域では CT による病変描出が困難なことが多く，これらの領域では MRI による画像診断が優れている．

　MRI は放射線被曝はないが，CT に比べて撮影時間が長く，体幹部に関しては得られる情報が少ない．しかし，中枢神経病変や骨髄病変，頭頸部領域の病変の描出力に優れ，CT では明瞭に描出できない小

図1 | 悪性リンパ腫の全身骨MRI
67歳，女性，びまん性大細胞型B細胞性リンパ腫．

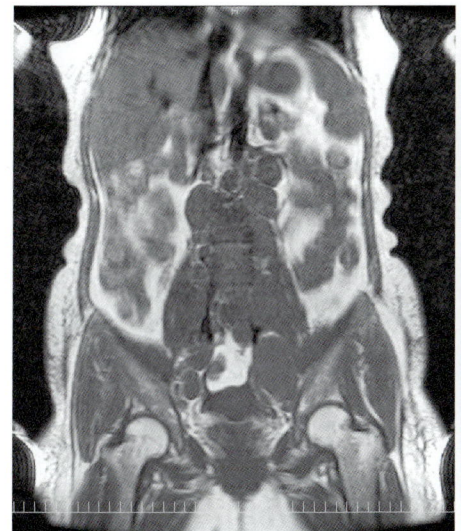

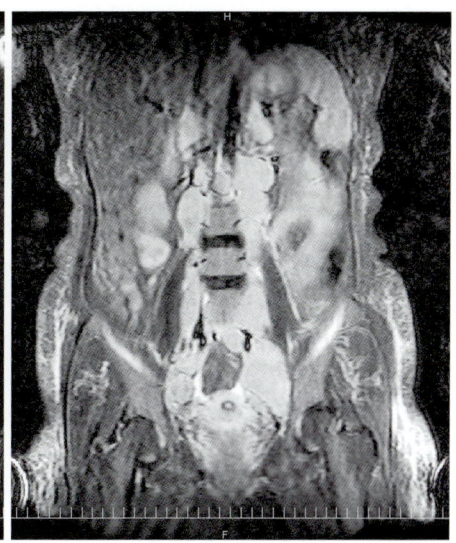

病変を検出することが可能である．特に，全身骨の骨髄病変について評価できる点が有用である．通常，骨髄病変の評価は両側または片側の腸骨からの骨髄穿刺・生検で行われるが，これは穿刺した局所の評価にすぎず，全身の骨髄病変の有無を評価したとは言い難い．この乖離した評価を補うべく，我々の施設では全身骨MRI（whole-body MRI）をルーチンに実施している[2]（図1）．最近では，悪性リンパ腫における全身MRI拡散強調画像diffusion-weighted MRIの有用性が注目されており，PETのような機能的画像としての役割が期待されているが，その評価は未だ定まっていない[3]．

FDG-PETは組織のブドウ糖代謝を診断基準にしていることから，CTやMRIでは診断に苦慮するような正常サイズのリンパ節病変や節外病変の検出に優れている．2002（平成14）年から保険診療として認可され，2005（平成17）年から製薬メーカーによるFDGの保険診療用供給が開始されて以降，我が国の医療現場に急速に普及してきている．最近ではPETとCTが一体化したPET/CTが主流であり，診断精度の向上によって治療方針にも影響を与えている．PETは今や悪性リンパ腫診療においては欠かせない画像検査となりつつあるが，診断の上で注意するべき点として，悪性リンパ腫の組織型によってFDG集積の程度が異なる点である．一般的に，びまん性大細胞型B細胞リンパ腫 diffuse large B-cell lymphoma（DLBCL）などの高悪性度リンパ腫 aggressive lymphomaではFDGの集積が高く，MALTリンパ腫などの低悪性度リンパ腫 indolent lymphomaでは集積が低い傾向にある（図2）．International Working Group（IWG）によって2007年に策定された改訂International Workshop Criteria（IWC）では，悪性リンパ腫を組織型によってroutinely FDG avidな悪性リンパ腫（通常FDG-PETで集積が認められるリンパ腫，DLBCL，Hodgkinリンパ腫，濾胞性リンパ腫，マントル細胞リンパ腫からなる）と，variably FDG avid（症例によりFDG集積が異なる強度を示しうる悪性リンパ腫で，routinely FDG avid以外の組織型からなる）に分けて，FDG-PETの有用性や実施時期などを示している（表1）[4]．Raananiらによると，悪性リンパ腫症例においてCTで検出できずPET/CTで検出できた病変の部位としては，正常サイズのリンパ節のほか，肝，脾，骨，皮膚などの節外病変が挙げられている[5]．また，PET/CTを実施していれば，病期診断のために造影CTを追加する必要性は低いとされている．一方で，中枢神経病変はPETでは描出不能であり，骨髄浸潤についてもPETよりもMRIのほうが診断精度が優れているとされている．したがって，悪性リンパ腫の病期診断においては，PET/CTによる全身のスクリーニングを行うと同時に，必要に応じてMRIによる局所的診断を相補的に用いるのが有用である．

2）治療効果判定

悪性リンパ腫の治療効果判定は1999年以降，IWGによって策定された国際ワークショップ規準

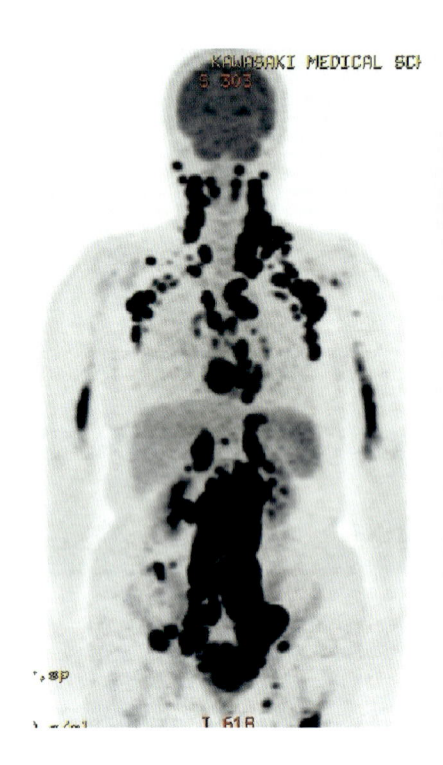

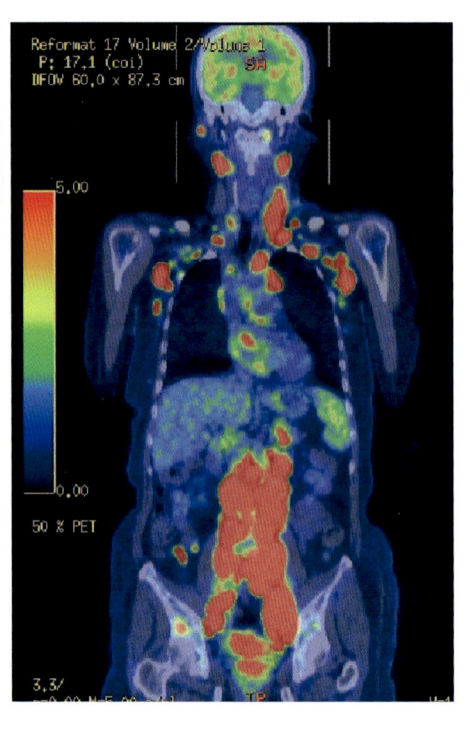

図2 | 悪性リンパ腫のFDG-PET/CT
67歳，女性，びまん性大細胞型B細胞性リンパ腫．

（IWG criteria）が用いられてきた[6]．評価方法としては主にCTによる治療前後の腫瘍サイズの変化を二方向積和（sum of the products of the greatest diameters：SPD）で計測し，効果を判定するものであった．しかし，臨床的には治療後に縮小した残存病変を認めることがしばしば経験され，CT画像所見のみではそれが治療後の瘢痕組織なのか残存腫瘍であるのかを鑑別することは困難であった．そのため，IWG criteriaには完全奏効 complete remission（CR）には至らないものの，75％以上縮小した病変の残存を認める場合，不確定完全奏効 complete remission uncertain（CRu）というカテゴリーが定められていた．PETは高分解能をもった代謝機能画像であるため，このような残存病変が瘢痕組織であるのか viable な腫瘍細胞であるかを鑑別することが可能である．このような背景から，PETが悪性リンパ腫の治療後の効果判定に用いられるようになり，2007年にIWG criteriaも改訂されることとなった[4]．改訂された治療効果判定基準（改訂IWC）は従来の腫瘍サイズの計測に加えて，FDG-PET，免疫組織化学的検査，フローサイトメトリーの所見を追加したものとなっている．大きな改訂点としては前述のCRuのカテゴリーは廃止され，PETの所見を加えることによってCRかPR（部分寛解）かに区別するようになったこと

である．実際に，Juweidらによる aggressive lymphomaの症例を対象とした検討では，以前のIWG criteriaよりも改訂IWCのほうがより正確に無病生存期間を反映していたとされている[7]．

改訂IWCによると，治療効果判定時のFDG集積の有無の判断は視覚的評価で十分であり，SUV（standardized uptake value）によるカットオフ値の設定は必要ないとされている．具体的には2cm以上の病変に関しては縦隔の血液プールへの集積より高ければ陽性と判定し，2cm以下の病変に関しては病変周囲のバックグラウンドより高い集積であれば陽性と判断する．治療効果判定のPETの撮影時期については，化学療法後の場合，終了後最低3～8週間あけて撮影するべきとしている．放射線治療後の場合は炎症性変化が強くなるため，治療終了後8～12週間での撮影を勧めている．治療実施中に撮影したPETによる効果判定をその後の治療判断に用いることは，改訂IWCでは推奨されておらず（**表1**），臨床試験として用いられるべきである．このようなPETはinterim PETと呼ばれ，Hodgkinリンパ腫とDLBCLにおいて，標準的化学療法を2～3コース実施した後のinterim PETがその後同じ治療を継続した場合の予後予測に有用であると報告されている[8,9]．これを受けて，interim PETの結果でその後の治療法を変更

表1 | 悪性リンパ腫の臨床試験において推奨されるPET（PET/CT）撮影の時期（文献4より改変）

		組織型	治療前	治療中	治療効果判定	治療後の経過観察
routinely FDG avid		DLBCL	○	臨床試験段階	◎	×
		Hodgkinリンパ腫	○	臨床試験段階	◎	×
		濾胞性リンパ腫	△	臨床試験段階	△	×
		マントル細胞リンパ腫	△	臨床試験段階	△	×
variably FDG avid		その他の高悪性度リンパ腫	△	臨床試験段階	▲	×
		その他の低悪性度リンパ腫	△	臨床試験段階	▲	×

◎：推奨される．○：推奨されるが必須ではない．△：推奨されないが，奏効率が評価項目の臨床試験に限り推奨．▲：推奨されないが，奏効率が評価項目の臨床試験でPETに集積がみられる場合に限り推奨．×：推奨されない．

する層別化治療を取り入れた前方視試験が国内外で実施されている．

2．多発性骨髄腫

多発性骨髄腫における画像診断は，これまで全身骨X線撮影や^{99m}Tcを用いた骨シンチグラフィーによる骨病変の評価，MRIによる脊髄損傷の評価および骨髄内腫瘍性病変の評価，CTによる髄外病変のスクリーニングなどが用いられてきた．多発性骨髄腫の診断自体は，血清中または尿中のM蛋白の同定と骨髄中の異型な形質細胞の増加によってなされるが，腎障害や骨病変など多彩な症状を呈するため，様々な診療科を受診する場合が多い．中でも腰痛などを主訴に整形外科を受診した際，単純X線検査で病的骨折を指摘され診断されるケースも少なくない．また近年では，骨髄腫の領域でもPETの有用性が明らかになってきており，臨床の場に積極的に導入されつつある．

1）単純X線検査

単純X線検査は，骨髄腫の臨床病期分類法であるDurie and Salmon分類にも取り入れられている基本的な骨病変の評価法である[10]．広く普及した方法であるため，International Myeloma Working Group（IMWG）のガイドラインでは骨髄腫診断時の骨病変評価の"gold standard"とされている[11]．しかし，感度や特異度は他の画像検査に比して低く，読影者の能力に依存することや治療効果の判定には適さないなどの問題点がある．

2）X線CT検査

CT撮影時間の短縮により，全身骨の評価にしても場合によっては単純X線検査よりも短時間で撮影が可能になってきた．解像度も改善され，感度，特異度ともに単純X線検査のそれを上回る．特に体幹骨の描出に優れており任意方向の断層面の表示や三次元画像の構成も可能で，骨折のリスク評価が容易である．また，骨病変のみならず軟部組織の評価も同時に実施できる．放射線治療や外科手術を実施する際には必須の検査である．注意すべきは，骨髄腫患者は顕在的・潜在的に腎機能障害を併発しているため，造影剤は原則使用するべきではない．

3）MRI

悪性リンパ腫の項でも述べたとおり，MRIは全身骨髄の全体像を把握できる有用な検査法である．診断のために実施される骨髄穿刺検査が局所の病変の評価にすぎないのは周知のとおりである．MRIは正常骨髄と骨髄腫病変を，その描出パターンからある程度区別することができるため，全身の骨髄像全体を評価可能である（図3）．

IMWGのガイドラインでは骨髄腫の呈するMRI画像のパターンは5通りとされている[11]．①少数の形質細胞浸潤のため正常な骨髄と同様のパターン，②巣状浸潤パターン，③均質なびまん性浸潤パターン，④巣状とびまん性浸潤の組み合わせパターン，⑤"salt-and-pepper"と呼ばれる脂肪の介在した不均一な浸潤パターンである．①の正常骨髄類似パターンは骨髄腫患者の約30％にみられ，Durie and Salmon分類stageⅠ期の患者では50～75％，stageⅢ期でも約20％がこのパターンを呈するとされる．このようなパターンの場合は腫瘍量が比較的少ないとされ，組織学的検査（骨髄生検など）では形質細胞の割合は全体の20％未満である場合が多い．②の巣状浸潤パターンは骨髄腫細胞が局所的に腫瘍を形成している場合にみられ，約30％がこのパターンを呈するとされる．病変部骨髄はT1強調像でlowに，T2強調像

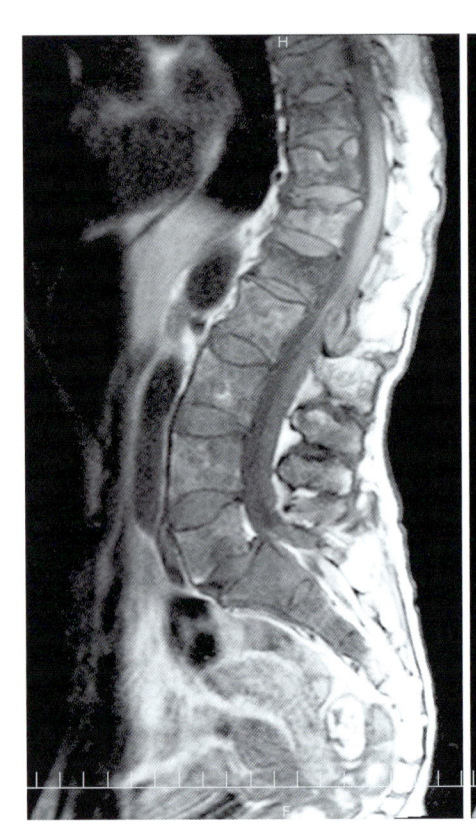

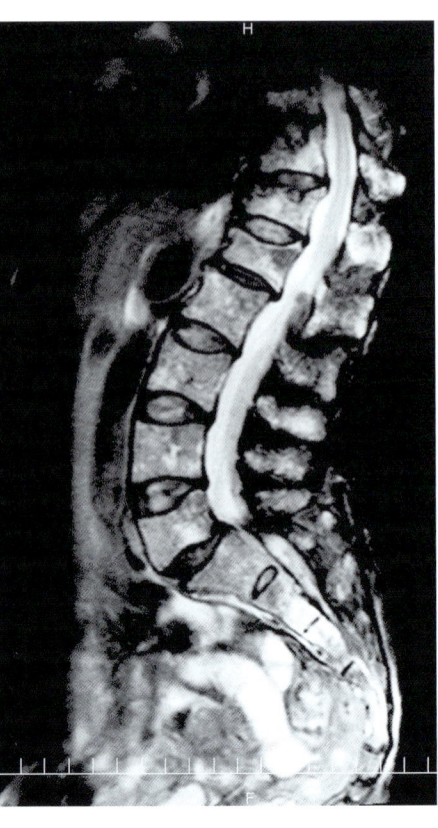

図3 | 多発性骨髄腫のMRI
67歳，女性，IgD-λ型．

で high に描出される．③のびまん性浸潤パターンは椎体全体にわたって骨髄腫細胞が浸潤した状態で，椎体全体が T1 強調像で low に，T2 強調像で high に描出される．④の巣状とびまん性浸潤の組み合わせパターンは約 10％の患者にみられ，びまん性浸潤パターンの所々に腫瘍状の病巣が描出される．⑤の"salt-and-pepper"パターンを呈する患者は全体の約 3〜5％とされ，T1 および T2 強調像で骨髄は不均一なまだら状に描出される．しかし，STIR（short TI inversion recovery）などでは hyper-intense な病変は認めず，少数の腫瘍細胞（＜20％）を含んだ造血組織と脂肪組織がまだら状に隣接し合った像と解釈されている．総じて，①と⑤のパターンの場合は②③④のパターンに比して腫瘍量が少ないと判断される．このような特徴から，MRI は症例によっては治療効果判定に適しているとされている．また，MRI が多発性骨髄腫と MGUS（monoclonal gammopathy of undetermined significance）との鑑別に有用であるとする報告もある．MGUS は 3g/dL 未満の M 蛋白血症を認めるものの，骨髄中の形質細胞は 10％未満で，骨病変や貧血，腎障害などの症状を呈さない疾患群である．MGUS は原則，経過観察でよいが，し

ばしば初期の骨髄腫との鑑別が困難である．Bellaïche らは，MGUS 患者（n＝24）と骨髄腫患者（n＝44）の胸腰椎 MRI の比較検討で，MGUS 群では全例 MRI 画像に異常を認めなかったが，骨髄腫群では大多数の症例（86.4％）に異常を認めたと報告している[12]．別の研究では，MGUS を含む M 蛋白血症を呈した患者において骨髄の MRI 画像を評価したところ，19％の患者で異常がみられた．骨髄 MRI で異常がみられなかった患者群は，異常を認めた群に比して骨髄腫への進行期間が有意に長く（平均観察期間 30ヵ月），特別な治療を要しなかったと報告されている[13]．しかしながら，骨髄の MRI 像は年齢や鉄動態，アミロイド沈着や反応性の骨髄増殖などに影響されるため，単独での評価は特異性を欠く．組織学的評価と併せて検討することが重要である．

4) ^{18}F-FDG-PET

1990 年代に入り，他の悪性腫瘍の診断と同様に骨髄腫においても FDG-PET の有用性が報告されてきた（**図4**）．骨髄腫における PET の診断能は，感度 85％，特異度 90〜95％程度とされているが，ガイドラインでは診療のルーチン検査に用いるのではなく，

図4 | 多発性骨髄腫のFDG-PET/CT
67歳，女性．IgD-λ型．

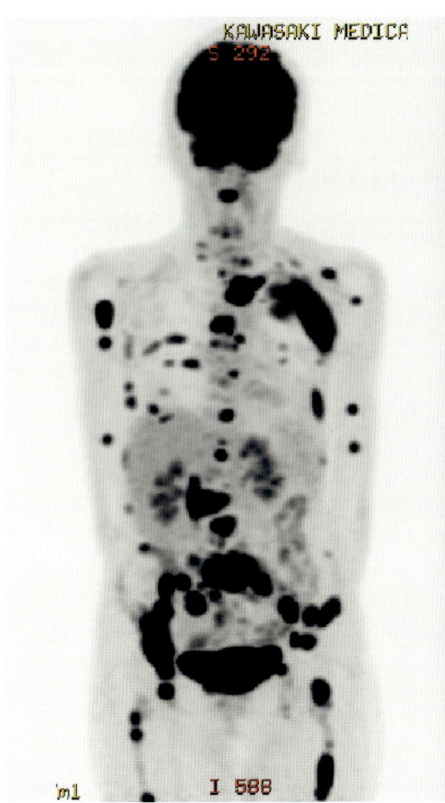

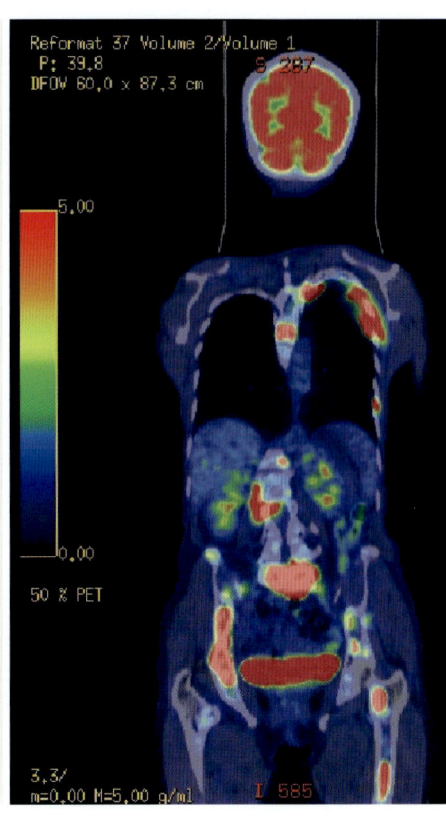

症例を限定した臨床試験の形でさらなる検討がなされるべきとされている[11]．骨髄腫における PET 検査の意義については，米国で行われた様々な腫瘍における FDG-PET の有用性調査 National Oncology PET Registry（NOPR）study において，興味深い報告がなされている[14]．この研究で実施された全 40,863 回の FDG-PET 検査のうち，1,784 回が骨髄腫に対する検査であったが，担当医の 48.7％が PET の結果を受けて骨髄腫患者の治療方針を変更したと回答している．これは全癌種の中で最も高い割合であった．また，骨髄腫は PET 以前に他の画像診断を必要とした割合も 61.3％と最も高かった．すなわち，骨髄腫は他の癌種よりも高い頻度で画像検査を必要としながらも，PET 検査が追加されたことで約半数の症例の治療方針が変更されたと解釈される．したがって，骨髄腫では PET 検査が他の画像検査では得られにくい情報を提供できる可能性が他癌種よりも高いことを示唆している．また，PET が骨髄腫の予後予測に有用であるという報告もある．Bartel らは，239 人の骨髄腫患者を対象にした前向き試験で，PET 陽性の病変数が 4 個以上であることが強い予後不良因子であることや，自家移植後に PET が陰性となることがその後の予後と相関することを報告している[15]．

これまで述べてきたような MRI や PET で得られた骨髄腫における知見は，病期分類にも影響を与えている．これまで用いられてきた Durie and Salmon 分類は，貧血の程度や M 蛋白量といった骨髄腫の生物学的側面と全身の骨病変を評価するといった解剖学的側面を組み合わせた，臨床的に優れた評価法であった．しかし，全身の骨病変の評価は単純 X 線検査に基づいて判断されるため，定量性に欠け評価の客観性に問題があった．そこで従来の Durie and Salmon 分類に，MRI または PET/CT による画像診断を追加した Durie and Salmon plus 分類が提唱されている（表2）[16]．

おわりに

造血器悪性腫瘍の領域，特に悪性リンパ腫と多発性骨髄腫における画像診断は，昨今の画像診断技術の進歩により，診断的役割だけでなくより多くの意義をもつようになってきた．ことに MRI や PET/CT による臨床研究は日進月歩で新しい知見を生み出し

表2 | Durie and Salmon plus 分類（文献 1, 16 より改変）

病　期	病　期	PET または MRI 所見
I期　以下の全てを満たす 　・ヘモグロビン＞10g/dL 　・血清カルシウム≦12mg/dL 　・骨X線が正常（骨スケール0）または孤立性形質細胞腫のみ 　・M蛋白量が少ない 　　（IgG＜5g/dL，IgA＜3g/dL，尿中 Bence Jones 蛋白＜4g/日） II期　IでもIIIでもないもの III期　以下の1つ以上を満たす 　・ヘモグロビン＜8.5g/dL 　・血清カルシウム＞12mg/dL 　・骨融解が広範囲である（骨スケール3） 　・M蛋白量が多い 　　（IgG＞7g/dL，IgA＞5g/dL，尿中 Bence Jones 蛋白＞12g/日）	MGUS	全て陰性
	無症候性骨髄腫 　I期A	単発の形質細胞腫，または病変が限局している
	症候性骨髄腫 　I期B 　II期A/B 　III期A/B	局所病変数 0～4 局所病変数 5～20 局所病変数 ＞20
	※従来の Durie and Salmon 分類に加えて，PET または MRI による画像所見を評価し，up-staging する．	

亜分類A：血清クレアチニン＜2.0mg/dL かつ画像所見で髄外病変を認めない．
亜分類B：血清クレアチニン≧2.0mg/dL または画像所見で髄外病変を認める．
骨スケール 0：正常，1：骨粗鬆症，2：骨融解，3：多発性骨融解病変

つつあり，さらには PET/MRI などの新たなデバイスも登場してきている．臨床に携わる医師にはこれらの画像検査の長所と短所を理解し，必要に応じて使い分けができる知識が必要とされている．

（近藤敏範，杉原　尚）

文　献

1）日本血液学会・日本リンパ網内系学会（編）：悪性リンパ腫・効果判定規準．造血器腫瘍取扱い規約，金原出版，2010．pp141-149
2）定平吉都（編）：悪性リンパ腫の骨髄浸潤の評価．わかりやすい骨髄病理診断学．西村書店，2008．pp190-198
3）Lin C, Luciani A, Itti E et al：Whole-body diffusion-weighted magnetic resonance imaging with apparent diffuse large B-cell lymphoma. Eur Radiol 20：2027-2038, 2010
4）Cheson BD, Pfistner B, Juweid ME et al：Revised response criteria for malignant lymphoma. J Clin Oncol 25：579-586, 2007
5）Raanani P, Shasha Y, Perry C et al：Is CT scan still necessary for staging in Hodgkin and non-Hodgkin lymphoma patients in the PET/CT era? Ann Oncol 17：117-122, 2006
6）Cheson BD, Horning SJ, Coiffier B et al：Report of an international workshop to standardize response criteria for non-Hodgkin's lymphomas. NCI Sponsored International Working Group. J Clin Oncol 17：1244-1253, 1999
7）Juweid ME, Wiseman GA, Vose JM et al：Response assessment of aggressive non-Hodgkin's lymphoma by integrated International Workshop Criteria and fluorine-18-fluorodeoxyglucose positron emission tomography. J Clin Oncol 23：4652-4661, 2005
8）Hutchings M, Mikhaeel NG, Fields PA et al：Prognostic value of interim FDG-PET after two or three cycles of chemotherapy in Hodgkin lymphoma. Ann Oncol 16：1160-1168, 2005
9）Haioun C, Itti E, Rahmouni A et al：[18F] fluoro-2-deoxy-D-glucose positron emission tomography (FDG-PET) in aggressive lymphoma：an early prognostic tool for predicting patient outcome. Blood 106：1376-1381, 2005
10）Durie BGM, Salmon SE：A clinical staging system for multiple myeloma. Cancer 36：842-854, 1975
11）Dimopoulos M, Terpos E, Comenzo RL et al：International myeloma working group consensus statement and guidelines regarding the current role of imaging techniques in the diagnosis and monitoring of multiple myeloma. Leukemia 23：1545-1556, 2009
12）Bellaïche L, Laredo JD, Lioté F et al：Magnetic resonance appearance of monoclonal gammopathies of unknown significance and multiple myeloma. The GRI Study Group. Spine 22：2551-2557, 1997
13）Vande Berg BC, Michaux L, Lecouvet FE et al：Nonmyelomatous monoclonal gammopathy：correlation of bone marrow MR images with laboratory findings and spontaneous clinical outcome. Radiology 202：247-251, 1997
14）Hillner BE, Siegel BA, Shields AF et al：Relationship between cancer type and impact of PET and PET/CT on intended management：findings of the mational oncologic PET registry. J Nucl Med 49：1928-1935, 2008
15）Bartel TB, Haessler J, Brown TL et al：F18-fluorodeoxyglucose positron emission tomography in the context of other imaging techniques and prognostic factors in multiple myeloma. Blood 114：2068-2076, 2009
16）Durie BGM：The role of anatomic and functional staging in myeloma：description of Durie/Salmon plus staging system. Eru J Cancer 42：1539-1543, 2006

II. MDSにおけるリスク分類

はじめに

骨髄異形成症候群 myelodysplastic syndromes（MDS）は，後天的に出現した異常な造血幹細胞が年余にわたって増殖しつつ異形成を伴う血球への分化を繰り返した結果，造血系のほぼ全体が異常クローンに置換される造血障害である．無効造血のために成熟血球が減少してしばしば骨髄不全に陥る一方，異常クローンの質的変貌によって急性骨髄性白血病 acute myeloid leukemia（AML）へ移行しやすい前白血病性格を併せもつ予後不良の骨髄疾患である．

本節ではMDSの予後予測ならびに治療方針の決定にとって重要な情報となるリスク分類について紹介する．

1. MDSにおけるリスク分類の意義

1982年にMDSのFrench-American-British（FAB）分類[1]が提唱され，体系だった病型区分が示された．本分類5病型のうちで，不応性貧血 refractory anemia（RA）および環状鉄芽球を伴う不応性貧血 refractory anemia with ringed sideroblasts（RARS）は低リスクMDSとされ，AML移行のリスクは高くないが，出血や感染症，つまり骨髄不全による死亡の危険に常に曝されており，厚生科学研究・特発性造血障害調査研究班平成9年度調査報告によると，成人患者では生存期間中央値5年前後である．refractory anemia with excess blasts（RAEB），RAEB in transformation（RAEB-t），chronic myelo-monocytic leukemia（CMML）の3病型は高リスクMDSとされ，大多数の症例が早期にAMLへ移行するため，結果としてこれらの病型の生存期間中央値は1年前後と算定されている．

FAB病型区分の基盤は骨髄中の芽球比率であり，芽球比率が高い症例ではAML移行のリスクが高いことは容易に推察できるが，中にはRARSでも早期にAMLに移行する例がある．特に複雑核型異常があると予後が悪い．結局MDS全体はおそらく多様な疾患単位の集合からなると思われ，個々の症例の予後をFAB病型のみで予測するのはかなり困難である．

骨髄染色体核型が独立した予後因子となることが明らかにされるにしたがって，病型には必ずしもとらわれずに予後予測因子を患者ごとに算出してリスク評価を行い，それに応じた治療戦略を立てるほうが実際的であるとの結論が得られた．そこで幾つかの予後予測あるいはリスク評価システムが考案された．その中には単施設において考案されたものもあるが，本稿では国際的に通用する代表的な3つの予後スコアリングシステムを以下に提示する．

2. IPSS

1997年にGreenbergらは，International MDS Risk Analysis Workshop（IMRAW）でのMDS患者816例の集計データを基に，MDSにおける骨髄中の芽球比率，骨髄染色体核型のリスク区分，そして血球減少の程度をそれぞれスコア化したものを治療方針決定の指標する国際予後スコアリングシステム Interna-

表1 | International Prognostic Scoring System (IPSS)（文献2より改変）

	スコア				
	0	0.5	1.0	1.5	2.0
骨髄中芽球(%)	<5	5〜10	−	11〜20	21〜30
核型のリスク区分	Good	Intermediate	Poor		
血球減少	0/1	2/3			
核型のリスク区分	Good：正常核型，−Y，del(5q)，del(20q)のいずれか Poor：7番染色体異常，3つ以上の核型異常を伴うもの Intermediate：GoodでもPoorでもないもの				
血球減少	ヘモグロビン濃度<10g/dL，好中球数<1,800/μL，血小板数<10万/μL ただし，末梢白血球数>12,000を呈するCMMLを除く				
判定	Low	Intermediate-1	Intermediate-2	High	
スコア	0	0.5〜1.0	1.5〜2.0	≧2.5	

表2 | WHO Classification-based Prognostic Scoring System (WPSS)（文献4より改変）

ポイント	0	1	2	3
WHO分類病型 (第3版)	RA, RARS 5q- syndrome	RCMD RCMD-RS	RAEB-1	RAEB-2
輸血の必要性	なし	定期的に必要*		
核型のリスク区分(IPSSと同じ)	Good	Intermediate	Poor	
リスク	Very low	Low	Intermediate	High	Very high
スコア	0	1	2	3〜4	5〜6

*：少なくとも濃厚赤血球1単位を8週ごとに必要．

tional prognostic scoring system (IPSS) を提唱した（**表1**）[2]．このリスク分類は主に白血病移行に関する予後推定と適切な治療方針をとるための有用な指標となり，今日に至るまで国際標準の評価法として定着してきた．IPSS 4区分における生存期間中央値は60歳未満と60歳以上で異なるが，Low（低リスク）の場合60歳未満は約12年で60歳以上は約5年，Intermediate-1（Int-1，中間リスク-1）の場合60歳未満は約5年で60歳以上は約3年，Intermediate-2（Int-2，中間リスク-2）の場合60歳未満は約2年で60歳以上は約1年，High（高リスク）の場合60歳未満，60歳以上にかかわらず半年以下とされている．

本システムは診断時点でその後の自然経過における予後予測を対象としており，診断後に病状が変化した際の予後を推定することはできない．またFAB分類に則っていることからRAEB-t，つまり骨髄中の芽球比率20〜30%の例も評価対象であること，一方末梢血芽球比率を考慮していないこと，さらに重度の好中球減少や血小板減少による重篤な骨髄不全の生命予後を適正に評価できない等の問題点があった．

3. WPSS

1999年に論文誌上で，続いて2001年に成書として，リンパ造血器系の腫瘍性疾患を細胞起源を軸に統合的に分類したWorld Health Organization (WHO) 分類 第3版が発表され，MDSもこの中で新たな病型区分とともに提示された[3]．2005年に発表されたWHO classification-based prognostic scoring system (WPSS)（**表2**）[4]はこのWHO分類 第3版を基礎としており，本病型がそのままスコア化されている．骨髄染色体核型についてはIPSSのリスク区分をそのまま踏襲しているが，新たな指標として赤血球輸血依存性の有無が加えられた．WPSSは病状の変化にも対応しており，経過中の各時点においてそれ以降の予後予測に有用であることが検証された．

しかしながら本システムは幾つかの問題点を包含

表3 | Revised IPSS (IPSS-R) における染色体核型のリスク区分（文献7より改変）

サブグループ	核型	生存期間 （中央値；年）	25％ AML 移行までの期間（中央値；年）
Very good（4％）	del（11q），-Y	5.4	到達せず
Good（72％）	normal，del（5q），del（12p），del（20q），double including del（5q）	4.8	9.4
Intermediate（13％）	del（7q），+8，iso（17q），+19，any other single or double independent clones	2.7	2.5
Poor（4％）	inv（3q）/t（3q）/del（3q），-7，double including -7/del（7q），complex：3 abnormalities	1.5	1.7
Very poor（7％）	complex：more than 3 abnormalities	0.7	0.7

表4 | IPSS-R における予後スコア値（文献7より改変）

予後変数	0	0.5	1	1.5	2	3	4
染色体異常区分	Very good		Good		Intermediate	Poor	Very poor
骨髄芽球比率（％）	≦2		>2〜<5％		5〜10％	>10％	
ヘモグロビン濃度（g/dL）	≧10		8〜<10	<8			
血小板（×10³/μL）	≧100	50〜<100	<50				
好中球絶対数（/μL）	≧800	<800					

リスク	Very low	Low	Intermediate	High	Very high
スコア	≦1.5	>1.5〜3	>3〜4.5	>4.5〜6	>6

している．WHO 分類 第3版は既に旧式で事実上もはや用いられておらず，現在は WHO 分類 第4版[5]が時流になっているということ，次に赤血球輸血依存性については，優れた鉄キレート療法が開発された結果，輸血依存性が当初指摘されたほどの予後不良因子とならない可能性がでてきたことである．

このような事情をかかえながらも，WPSS はしばしば活用されており，米国 National Comprehensive Cancer Network（NCCN）の MDS 治療に関するガイドラインでは2012年版，ごく最近発表された2013年版（Version 2）[6]のどちらにも，IPSS と WPSS リスク分類が併記された形で治療ストラテジーが示されている．

4. Revised IPSS (IPSS-R)

IPSS，WPSS ともに優れた予後予測システムであったが上述の問題点があったことから，IPSS の改訂作業が本邦を含む11ヵ国からなる国際共同研究グループ International Working Group for Prognosis in MDS（IWG-PM）によって推進され，revised IPSS（IPSS-R）としてごく最近誌上発表された[7]．この予後予測システムは MDS 登録7,012症例のデータを基礎として構築されたもので，特筆すべきは骨髄染色体核型のリスク区分を表3に示すごとく詳細な5つの区分としたことであり，AML 移行の予測が従来よりも正確になるものと期待される．さらに骨髄芽球比率，ヘモグロビン濃度，血小板数，好中球絶対数，以上5つのパラメータを予後因子としてスコア化している（表4）．

骨髄芽球比率については，従来の5％および10％でのリスク区分に加えて2％を境にスコアが変わる点が重要で，芽球比率の正確な算定が求められることになる．血球減少の評価も従来の IPSS の場合よりも細かい区分となった．血小板数は5万/μL という現実的な出血リスクに合った区分が追加され，また好中球絶対数は IPSS の場合の1,800/μL から大きく引き下げられて800/μL となり，実際の感染症

発症リスクを想定したものとされた．

　上記の5つのパラメータを合算した数値を最終的に以下の5つのリスク群に分けている．各リスク群の生存期間中央値および25% AML移行までの期間中央値はそれぞれ，Very low：8.8年および算出できず，Low：5.3年および10.8年，Intermediate：3.0年および3.2年，High：1.6年および1.4年，Very high：0.8年および0.73年であり，特にHigh以上の群では極めて予後不良となっている．

　IWG-PMの症例コホートを従来のIPSSと今回のIPSS-Rにあてはめてみると，IPSSにおけるLowのうち96%がIPSS-RにおけるVery lowまたはLowに該当したのに対して，IPSSにおけるIntermediate-1はそのうち51%がIPSS-RにおけるVery lowまたはLowに該当したが，残る49%はIPSS-RのIntermediate以上に相当した．さらにIPSSにおけるIntermediate-2ではそのうち75%がIPSS-RにおけるHighまたはVery highに該当した．したがってIPSSにおいて指摘されていた幅広い中間リスク群が比較的明瞭に低リスク群あるいは高リスク群に再分配されたとみなすことができよう．

　なお付加的な予後因子として，年齢，performance status，血清フェリチン，血清LDH，β_2-マイクログロブリンが，AML移行には影響しないが生存期間に影響する因子であると指摘されている．

おわりに

　FAB分類を出発点としてMDSの病型分類は変遷を遂げてきたが，個々の患者の予後を適切に予測するためにはむしろ病型横断的なリスク分類が求められる．そこでIPSSが提唱以来永らく重用されてきたが，ごく最近発表されたIPSS-Rはさらに詳細なリスク分類を提示している．当面はIPSS-Rの検証が世界的に進められていくと思われるが，MDS発症と病態形成の分子基盤が続々と解明され，また生命予後を変え得る新規治療法の開拓と相まって，MDSのリスク分類は将来さらに変更されていくことが予想される．

（通山　薫）

文　献

1) Bennett JM, Catovsky D, Daniel MT et al：Proposals for the classification of the myelodysplastic syndromes. Br J Haematol 51：189-199, 1982
2) Greenberg P, Cox C, LeBeau MM et al：International scoring system for evaluating prognosis in myelodysplastic syndromes. Blood 89：2079-2088, 1997
3) Brunning RD, Bennet JM, Flandrin G et al：Myelodysplastic syndromes. in Jaffe ES, Harris NL, Stein H et al (eds)："WHO Classification of Tumours. Pathology & Genetics. Tumours of Haematopoietic and Lymphoid Tissues", IARC Press, Lyon, 2001, pp61-73
4) Malcovati L, Porta MG, Pascutto C et al：Prognostic factors and life expectancy in myelodysplastic syndromes classified according to WHO criteria：a basis for clinical decision making. J Clin Oncol 23：7594-7603, 2005
5) Brunning RD, Orazi A, Germing U et al：Myelodysplastic syndromes. in Swerdlow SH, Campo E, Harris NL et al (eds)："WHO Classification of Tumours of Haematopoietic and Lymphoid Tissues", IARC Press, Lyon, 2008, pp87-107
6) National Comprehensive Cancer Network：NCCN Clinical Practice Guidelines in Oncology. Myelodysplastic syndromes. Version 2, 2013（http：//www.nccn.org/professionals/physician_gls/f_guidelines.asp）
7) Greenberg PL, Tuechler H, Schanz J et al：Revised international prognostic scoring system for myelodysplastic syndromes. Blood 120：2454-2465, 2012

第4部 臨床との連携

III. 急性骨髄性白血病における リスク分類

はじめに

　近年，急性骨髄性白血病 acute myeloid leukemia（AML）の予後は，分子標的薬を含めた抗腫瘍薬の開発，補助療法（抗生剤，抗真菌剤，成分輸血など）の進歩，造血幹細胞移植の普及などによって改善していることはよく知られているとおりである．AMLの分類についてこれまで示してきたように，新WHO分類ではAMLを染色体異常，遺伝子異常の所見を取り入れて整理・分類し，新たな観点からの予後予測システムの整備に向けた戦略が練られている．日本を含め全世界で多施設共同研究が行われ，新しい分類・情報を用いたAMLのリスク評価の層別化が試みられ，その規模は拡大し続けている．時代とともに新たな染色体・遺伝子異常が見出され，また新たなプロトコールを用いた治療が行われているため，それに対応した新たなデータが年々付け加えられていくことになる．したがって，AMLのリスク分類の仕方そのものもそのたびごとに検討が加えられることになるため，現時点で確定した分類法というものはありえない．本節では，AMLのリスク分類の基本的な予後因子として取り上げられることの多い染色体・遺伝子の異常のデータを基に，層別化の実際についてまとめることにする．

1. 染色体核型を基本とした層別化

　AMLの治療に関して全世界で数多くの臨床試験が実施されており，試験結果の解析から，様々な予後因子が報告されている．その数は膨大なものであり，全ての情報を網羅することは到底できないが，特定の染色体核型，遺伝子異常，患者年齢，初発時白血球数，WHO分類，FAB分類，血球細胞の形態異常，二次性白血病などの因子が取り上げられている．その中でも強力な予後因子の一つとして染色体核型がある．歴史的には Southwest Oncology Group/Eastern Cooperative Group（SWOG/ECOG）の基準（**表1**）[1] や Medical Research Council（MRC）の基準（**表2**）[2] が有名で，長くAMLの臨床試験に用いられてきた．

　染色体核型に基づく分類では，正常染色体核型を中心に数多くの症例が中間群に分類されるが，実際にはこの中間群は均一な集団ではなく，様々な場合が存在するため，中間群をさらに詳細に予後分類する試みが行われている．例えば，*FLT3*（Fms-like tyrosine kinase 3）遺伝子の傍膜貫通領域の一部が重複している *FLT3-ITD*（FLT-3-internal tandem duplication）変異やチロシンキナーゼ領域に起こる変異である *FLT3-KDM*（FLT-3-kinase domain mutation）の存在は予後不良因子であることが知られている．これに対して，*C/EBPA*（CCAAT enhancer binding protein alpha）遺伝子の変異は予後良好因子とされており，また，*NPM1*（nucleophosmin 1）遺伝子変異は *FLT3* 遺伝子変異を伴わなければ予後良好因子と考えられている．t(8;21) や inv(16)/t(16;16) を有する予後良好群についても，*KIT* の変異や *FLT3-KDM* があるとやや予後が不良となることが知られている．NCCN では染色体核型の変化に遺伝子異常を少し加味した基準をガイドラインとして発表している（**表3**）[3]．

表1 | Southwest Oncology Group (SWOG)：染色体核型によるAMLのリスク分類基準（文献1より）

Risk status	染色体核型	およその頻度
予後良好群	inv(16)/t(16;16)/del(16q) t(15;17) 上記については付加的異常の有無を問わない t(8;21) ただしdel(9q)や複雑核型を伴わないこと	20%
中間群	正常核型 +8 +6 -Y del(12p)	46%
予後不良群	del(5q)/-5 -7/del(7q) 3q, 9q, 11q, 20q, 21q, 17pの異常 t(6;9) t(9;22) 複雑核型（3個以上の異常）	30%
不明群	他の全ての型の核型異常	4%

表2 | Medical Research Council (MRC)：染色体核型によるAMLのリスク分類基準（文献1,2より）

Risk status	染色体核型	およその頻度
予後良好群	inv(16)/t(16;16)/del(16q) t(15;17) t(8;21) 上記については付加的異常の有無を問わない	21%
中間群	正常核型 11q23の異常 +8 del(9q) del(7q) +21 +22 その他，予後良好群にも不良群にも属さない 全ての型の核型異常	62%
予後不良群	del(5q)/-5 -7 3qの異常 複雑核型（5個以上の異常）	17%

その他にも高齢者向けのMRC基準[4]や小児向けの基準（Children's Oncology Group：COG）を用いた臨床試験もある．

2. 日本におけるAMLのリスク分類

日本ではAMLに対して成人白血病研究グループ（Japan Adult Leukemia Study Group：JALSG）によるプロトコールが広く用いられている．SWOGやMRCによるリスク分類が染色体核型によるものであるのに対して，JALSGスコアリングシステムは染色体核型に加え，年齢，初診時白血球数などの情報も加味して，より精細な分類を行おうとしているのが特徴である（表4）[5]．JALSGの分類を基にした日本での臨床研究も数多くなされ，新たな情報が積み重ねられている．リスクを層別化した上でリスク別にどのような治療を行うのが最善であるかが徐々に明らかになりつつある．

表3 | NCCNによるAMLのリスク分類ガイドライン（文献3より）

Risk status	染色体核型	遺伝子異常
予後良好群	inv(16) t(8;21) t(15;17) 上記については付加的異常の有無を問わない	正常核型におけるNPM1のみの異常
中間群	正常核型 +8 t(9;11) その他，予後良好群にも不良群にも属さない全ての型の核型異常	inv(16), t(8;21)におけるKIT異常
予後不良群	複雑核型（5個以上の異常） −5 −7 5q− 7q− 11q23の異常（t(9;11)を除く） inv(3) t(3;3) t(6;9) t(9;22)	正常核型におけるFLT3-ITDのみの異常

3. APLとDown症候群に伴うAMLの予後予測因子

　AMLの約10％を占める急性前骨髄球性白血病acute promyelocytic leukemia（APL）（FAB分類のM3）はall-trans retinoic acid（ATRA）を用いた特異的な分化誘導療法により飛躍的に治療成績が向上したため，予後予測，リスク分類について他のAMLとは区別して扱われることもある．APLの初発時の予後予測因子としては，白血球数と血小板数が知られている．予後良好群（白血球数≦10,000/μL，血小板数≧40,000/μL），中間群（白血球数>10,000/μL，血小板数<40,000/μL），予後不良群（白血球数>10,000/μL）に分類して，予後予測群別に治療法を変える試みも行われている．治療開始後は，地固め療法後の微小残存病変 micro-residual disease（MRD）（RT-PCR法によって検出）が再発の予測上重要であることが示されている．MRD陽性が連続的に検出された場合は無治療で放置すると血液学的な再発を生じることが知られている．

　また，AML全体の10〜15％を占めるDown症候群（21番染色体のトリソミー）に伴うAMLでは強度の低い化学療法でも長期生存が得られることが知られており，やはり他のAMLとは別に扱われることが多い．従来Down症候群に伴うAMLは基本的に通常のAMLと同じ治療を行っており，寛解導入率，生存率，再発率などにおいてDown症候群を伴わない通常のAMLより成績がよい傾向にあった．しかし，治療関連副作用が多い傾向にもあり，問題点も指摘されている．また，Down症候群に伴うAMLの白血病細胞はシタラビン（ピリミジン系代謝拮抗剤のシトシンアラビノシド系化合物）に対して特に感受性が高いことが明らかになりつつある．そこで通常のAMLに治療に比較して治療強度を弱めた治療を行うことによって良好な成績が得られたとの報告もある．日本でも，Down症候群に伴うAMLや骨髄異形成症候群myelodysplastic syndromes（MDS）に特化した化学療法によって良好な治療成績が得られている．

4. 染色体核型の異常を基本としたリスク分類の各論

1）予後良好群

a) t(8；21)（第2部Ⅵ-1も参照）

　成人AML（APL以外）で最も頻度の高い型の一つである（染色体異常を伴うAMLの7〜8％）．性染色体の欠失や9番染色体の長腕欠損，8トリソミーなどの染色体異常を合併することがある．21q22に存在するRUNX1（AML1またはCBFAとも呼ばれる）遺伝子と8q22に存在するRUNX1T1（ETO，MTG8，CBFAT1とも呼ばれる）遺伝子の融合が起こること

表4 | AMLのリスク分類（JALSGスコアリングシステム）（文献5より）

項目	基準	点数
骨髄中のMPO陽性の芽球比率	>50%	+2
年齢	≤50歳	+2
初診時　白血球数	≤20,000/μL	+2
FAB分類病型	M0, M6, M7以外	+1
全身状態	Performance status[*] 0, 1, 2	+1
寛解導入必要回数	1	+1
染色体異常核型	t(8;21)あるいはinv(16)どちらか1つ	+1
Risk status		合計点数
予後良好群		+8～+10
中間群		+5～+7
予後不良群		0～+4

[*]：Performance status（日本臨床腫瘍研究グループ，Japan Clinical Oncology Group：JCOGによる）
0：全く問題なく活動できる．発症前と同じ日常生活が制限なく行える．
1：肉体的に激しい活動は制限されるが，歩行可能で，軽作業や座っての作業は行うことができる．例：軽い家事，事務作業．
2：歩行可能で，自分の身の回りのことは全て可能だが，作業はできない．日中の50％以上はベッド外で過ごす．
3：限られた自分の身の回りのことしかできない．日中の50％以上をベッドか椅子で過ごす．
4：全く動けない．自分の身の回りのことは全くできない．完全にベッドか椅子で過ごす．

によって白血病が起こると考えられている．形態学的には，FAB分類のM2の像を呈する．t(8;21)を伴うAMLは予後良好で，完全寛解complete remission (CR)率が高く，CRの期間も長い．全生存率overall survival (OS)もよく，特にシタラビンを基本とする寛解後療法が有効である．CRは87％で得られ，3年無病生存率disease-free survival (DFS)が60％，3年生存率は65％とするデータがある[6]．生存率に悪影響がある因子として血小板減少(28×10^9/L)，白血球増加(25.4×10^9/L)，Y染色体の欠失を挙げている．他のデータもほぼ同様であるが，予後を悪くする因子として，年齢が高いことやKIT遺伝子の突然変異も挙げられている．全生存率の改善という観点からは，アロや自家の造血幹細胞移植（hematopoietic stem cell transplant：HSCT）はあまり有効ではなく，高用量のシタラビン投与を基本とした寛解後療法がよいとされている．

b) inv(16)/t(16;16)（第2部Ⅵ-1も参照）
de novo AMLの4～9％を占める．何れの型もsmooth muscle myosin heavy chainをコードするMYH11遺伝子とCBFB遺伝子との融合遺伝子を形成するという点では共通した機序によって起こる白血病である．形態像はFAB分類のM4Eoを呈することが多い．CR率が高く，予後は良好である．CR率は89％，3年無病生存率は58％，3年生存率は74％で，白血球増加，高齢，KIT遺伝子の突然変異は予後不良因子とされる[6]．t(8;21)のAMLと同様，HSCTは生存率を向上させず，シタラビンを基本とする寛解後療法が有効である．

c) t(15;17)（上記APLの項，第2部Ⅵ-1も参照）
t(15;17)(q22;q12)型のAMLはAML全体の5～8％を占める．形態像はFAB分類のM3またはM3 variantに相当する．この型の転座では17q12に存在するretinoic acid factor alpha (RARA)遺伝子と15q22に存在するpromyelocytic leukemia gene (PML)遺伝子が融合遺伝子を形成する．臨床的には播種性血管内凝固disseminated intravascular coagulation (DIC)を合併しやすいことで知られている．この型の白血病に対してはall trans retinoic acid (ATRA)による分化誘導療法が有効であるが，約20％の症例では白血病細胞にCD56の発現が認められ，予後不良因子となる．付加的遺伝子異常としてFLT3遺伝子の異常もみられるが(40％)，予後についての影響ははっきりしていない．

2) 中間群

a) 正常核型

正常核型のAMLは中間群に分類されるが，合併する遺伝子異常は様々であり，均一な集団とはいえない．この型のAMLに伴う遺伝子レベルでの異常

表5 | 正常核型の AML の遺伝子異常（文献7より）

遺伝子	特徴
NPM1	癌遺伝子あるいは癌抑制遺伝子機能を有する核内蛋白をコードする． 正常核型 AML の 25〜35％に認める．予後良好因子．
FLT3	チロシンキナーゼの受容体をコードする． 変異によって蛋白の持続的活性化が起こり，白血病化につながる． 　ITD（internal tandem duplication）：28〜34％　予後不良因子 　TKD（tyrosine kinase domain mutation）：11〜14％　予後に与える影響は不明
MLL	5〜11％ 寛解期間短縮，再発率上昇，無病生存率低下，全生存率低下，の予後不良因子となる．
CEBPA	顆粒球系細胞の分化に関わる転写因子． 正常核型 AML や 9q 欠失 AML に多い． CR 率高く，無病生存期間，全生存期間も延長させる予後良好因子となる．
KIT	4番染色体上にあり，チロシンキナーゼ受容体をコードする． core binding factor 関連の AML の 30％くらいにみられるが，正常核型を含め他の型の AML では比較的稀． KIT に変異があると予後不良因子となる．
NRAS	細胞分化やアポトーシスの機構を制御する膜関連蛋白． 正常核型 AML の 9〜14％，core binding factor 関連の AML の 40％近く，inv（3）型 AML の 25％にみられる． 未だ予後との関連は不明．
WT1	正常核型 AML の 10％程度に変異がみられる． 未だ予後との関連は不明．

と各々の特徴を表5に示す[7]．

b) t（9；11）（第2部Ⅵ-1，後述の MLL 再構成型の転座の項も参照）

11q23 に存在する MLL 遺伝子と 9p22 に存在する MLLT（AF9）（ALL1 fused gene from chromosome 9 protein）遺伝子との融合遺伝子が形成されることによって起こる白血病である．しばしば若齢で発症し（中央値 38〜40 歳），貧血や血小板減少の程度は軽く，骨髄外（肝，脾，リンパ節，皮膚など）への浸潤傾向がみられるのが特徴である．FAB 分類上は M4 や M5 が多い．この型は 11 番染色体や MLL 遺伝子の異常を伴う他の AML よりは予後はよく，中間群とされる．

c) 8 トリソミー

8 番染色体上の遺伝子の過剰発現によって白血病が起こると推測されるが詳細は不明である．形態学的には FAB 分類の M5a や M5b を呈する．中間群とされることが多いが，予後不良群に入れる分類もある．8 トリソミー単独の AML の 3 年全生存率は，①45 歳以上，②髄外病変あり，③8 トリソミーのみられる分裂中期細胞が 80％以上，の場合には 13％，上記のうち 2 項目を満たす場合には 36％，1 項目のみを満たす場合には 55％とされる[8]．

d) 11 トリソミー，13 トリソミー

予後に与える影響はあまり顕著ではないが，詳細は不明である．13 トリソミーでは FAB 分類の M0 の像を呈することが多いとされる．

3) 予後不良群

a) 複雑核型

複雑核型とは，骨髄細胞で 3 種類以上の染色体異常がある AML を指すことが多い（SWOG など）．ただし，inv（16）/t（16；16），t（8；21），t（15；17），t（9；11）は含まない．t（9；21）（p22；q23）や 11q23 についての均衡型転座も含まないとする立場もある．AML 全体の中での複雑核型の頻度は約 10〜12％で，年齢とともにその比率は高くなることがわかっている．MRC によれば，5 種類以上の染色体異常は 55 歳以下では 6％であるのに対し，55 歳より上では 13％，60 歳以上では 18％とされている．この型の AML は予後が悪く，再発率が高く，無病生存率や全生存率も悪い．複雑核型の AML の多くの患者が 60 歳以上だが，CR 率は低く，通常の強化誘導治療では 10〜40％程度で，ほとんどの患者は再発し，3 年全生存率は 0〜6％である．

b) inv（3）/t（3；3）（第2部Ⅵ-1も参照）

3q21 に位置する RPN1 遺伝子と，同様に 3 番染色体長腕（3q26）に存在する EVI1 遺伝子が関与した転座および逆位が多い．この型の AML は貧血を呈することが多く，白血球数は正常〜増加，血小板数

は増加～正常である．形態学的に赤芽球系，巨核球の異形成がみられ，微小巨核球も出現する．FAB分類ではM3以外何れの型もありうるが，M1が多く，M2は少ないとする報告もある[9]．予後は不良で化学療法に対する反応は悪く，CRが得られてもすぐに再発することが多く，無病生存率や全生存率も短い．強化療法を行っても1年以上の全生存が得られることは稀である．

c) t(6;9)（第2部VI-1も参照）

6p23に存在するDEK遺伝子と9q34に存在するNUP214遺伝子との融合によって起こる．t(6;9)では70～85％と高頻度にFLT3-ITD変異を伴う．この型のAMLの予後は悪いが，DEK-NUP214によるものなのかFLT3-ITDの影響なのかは不明である．形態像はFAB分類のM2を呈することが多いが，M1やM4の場合もある．CRは通常の化学療法で50％程度しか得られず，得られたとしても早期に再発する．診断からの生存期間の中央値は1年未満である．したがって，この型のAMLでは無病生存期間や全生存期間を改善する可能性のあるHSCTの適応を考える必要がある．

d) t(8;16)およびinv(8)

t(8;16)はt(8;16)(p11;p13)の均衡型転座で，AMLの0.5％と数は少なく，形態学的にはFAB分類のM4，M5aあるいはM5bを呈するde novo AMLのほか，悪性腫瘍に対する化学療法や放射線治療などの後の二次性AMLとしても起こる．8p11にはMOZ (monocyte acute leukemia zinc finger)（MYST histone acetyltransferase 3 (MYST3)とも呼ばれる）遺伝子があり，ヒストンのアセチル化に関わる酵素である核内蛋白をコードする．転座相手の遺伝子は16p13に位置するCREB-binding proteinという核内遺伝子をコードする遺伝子で，発生，細胞分化や細胞動態などに関与する．t(8;16)のAMLは小児にみられる通常型と成人型とがある．貧血，血小板減少に加え白血球数は増加しており，肝，脾，リンパ節，皮膚などへの髄外浸潤もみられる．DICを併発することあり，予後は非常に悪く，強化誘導療法を行っても致死的なことが多い．inv(8)はt(8;16)で異常を起こす遺伝子と同じ遺伝子が関わっており，MYST3遺伝子とTIF2遺伝子の融合遺伝子によって，融合した核内蛋白が産生される．予後はt(8;16)と同様に不良である．

e) t(3;5)

AMLの1％未満にみられ，若齢発症のMDSにもみられる．t(3;5)(q25;q35)が多く，5番染色体上のNPM (nucleophosmin)遺伝子と3番染色体上のMLF1 (myeloid leukemia factor 1)遺伝子が融合する．融合蛋白は核内，特に核小体内に存在し，顆粒球系細胞の発達や分化に関わると考えられている．この型のAMLは比較的若齢発症が多く（中央値36歳），多系統の血球系細胞の異形成を伴い，FAB分類のM4やM5を呈することが多い．強化療法を行っても予後不良であり，同種造血幹細胞移植（アロHSCT）治療も考える必要がある．

f) MLL再構成型の転座[t(6;11)，t(11;19)，t(10;11)など]

11q23のMLL (mixed-lineage-leukemia)遺伝子に関わる染色体異常はAMLの4～10％にみられる．小児AMLに限れば40～50％，成人のde novo AMLでは5％．成人の二次性AML（化学療法とくにトポイソメラーゼII阻害剤による治療関連AML）の80％を占める．11q23の融合相手は80種以上が知られている．MLL遺伝子は発生過程や造血における遺伝子発現を正に制御する核内蛋白をコードするが，機能の全貌は明らかにされてはいない．形態学的には，FAB分類のM2，M4あるいはM5の像を呈する．t(9;11)（中間群の項で前出）以外のMLL遺伝子関連染色体異常は予後不良で，CR率が低く，無病生存期間や全生存期間も短いため，アロHSCTの対象となりうる．

g) t(9;22)

t(9;22)(q34;q11)型のAMLはAML全体の1％程度にみられる．CMLにみられることがよく知られているフィラデルフィア染色体と同じく，BCR-ABLが形成され，コードする蛋白は高いチロシンキナーゼ活性を示す．この型がde novoのAMLなのか，CMLに由来するAMLなのかは不明である．予後不良群には含めない分類もある．

h) 7モノソミーと7番染色体欠失

7モノソミー(-7)および7番染色体長腕の欠失(7q⁻)は単独染色体異常としてはAMLの約4～5％にみられる．それ以外に他の型の染色体異常と合併してみられることが多く複雑核型でもよくみられる．アルキル化剤などの癌原性物質に対する曝露に関連してみられることが多く，MDSでもこの型の異常がみられる．7番染色体上の癌抑制遺伝子としてHIC (human 1-mfa domain containing)遺伝子が白血病化の機序に関連する候補として挙がっているが，詳細な機構については未だ不明である[10]．また，7q⁻に

ついても *EZH2*（polycomb repressive complex 2 のサブユニットでヒストンメチルトランスフェラーゼ活性をもつ蛋白をコードし，epigenetic な遺伝子発現調節に関与していると考えられている）遺伝子が注目されている[11]．

i）5番染色体欠失と5モノソミー

5モノソミー（-5）および5番染色体長腕の欠失（5q⁻）は染色体異常を伴う AML の 6〜9% を占める．7モノソミー（-7）および7番染色体長腕の欠失（7q⁻）の場合と同じくアルキル化剤などに曝露された後に発症する患者が多く，MDS でもみられることはよく知られている．AML では他の染色体異常と合併してみられることが多い．5モノソミーの AML は予後不良であるが，5q⁻の AML の予後については一致した見解がなく，中間群に分類されることもある．

（北川昌伸）

文　献

1) Slovak ML, Kopecky KJ, Cassileth PA et al：Karyotypic analysis predicts outcome of preremission and postremission therapy in adult acute myeloid leukemia：a Southwest Oncology Group/Eastern Cooperative Oncology Group Study. Blood 96：4075-4083, 2000
2) Grimwade D, Walker H, Oliver F et al：The importance of diagnostic cytogenetics on outcome in AML：analysis of 1,612 patients entered into the MRC AML 10 trial. The Medical Research Council Adult and Children's Leukaemia Working Parties. Blood 92：2322-2333, 1998
3) O'Donnell MR, Abboud CN, Altman J et al：Acute myeloid leukemia. J Natl Compr Canc Netw 10：984-1021, 2012
4) Grimwade D, Walker H, Harrison G et al：Medical Research Council Adult Leukemia Working Party. The predictive value of hierarchical cytogenetic classification in older adults with acute myeloid leukemia（AML）：analysis of 1065 patients entered into the United Kingdom Medical Research Council AML11 trial. Blood 98：1312-1320, 2001
5) 栗山一孝，吉田真一郎，今西大介 他：JALSG における AML の化学療法―スコアリングシステムを用いた予後判定―．臨床血液 39：98-102，1998
6) Schlenk RF, Benner A, Krauter J et al：Individual patient data-based meta-analysis of patients aged 16 to 60 years with core binding factor acute myeloid leukemia：a survey of the German Acute Myeloid Leukemia Intergroup. J Clin Oncol 22：3741-3750, 2004
7) Marchesi F, Annibali O, Cerchiara E et al：Cytogenetic abnormalities in adult non-promyelocytic acute myeloid leukemia：a concise review. Crit Rev Oncol Hematol 80：331-346, 2011
8) Schaich M, Schlenk RF, Al-Ali HK et al：Prognosis of acute myeloid leukemia patients up to 60 years of age exhibiting trisomy 8 within a non-complex karyotype：individual patient data-based meta-analysis of the German Acute Myeloid Leukemia Intergroup. Haematologica 92：763-770, 2007
9) Testoni N, Borsaru G, Martinelli G et al：3q21 and 3q26 cytogenetic abnormalities in acute myeloblastic leukemia：biological and clinical features. Haematologica 84：690-694, 1999
10) Woo KS, Kim KE, Kim KH et al：Deletions of chromosome arms 7p and 7q in adult acute myeloid leukemia：a marker chromosome confirmed by array comparative genomic hybridization. Cancer Genet Cytogenet 194：71-74, 2009
11) Ernst T, Chase AJ, Score J et al：Inactivating mutations of the histone methyltransferase gene EZH2 in myeloid disorders. Nat Genet 42：722-726, 2010

第4部　臨床との連携

IV. 造血器腫瘍における治療効果判定（分子標的治療を含む）

1. 造血器腫瘍における治療の変遷

　化学療法の有効性が初めて報告されたのは，葉酸拮抗剤による急性白血病の治療である．アルキル化剤など種々の抗腫瘍効果を有する治療が開発され，そのコンビネーションなど種々のトライアルが行われ，ある程度の効果を上げてきたが完治は困難であった．造血器腫瘍の治療に決定的な変化を与えたものは，造血幹細胞移植と分子標的治療の開発といえる．造血幹細胞移植は，有効な免疫抑制剤の開発，骨髄以外の造血幹細胞ソースの開拓，感染症対策，移植環境の整備などにより，実験的医療から標準的医療へと変化し，造血幹細胞移植が完治を目指す場合の一つの重要な治療法となっている．
　一方，造血器細胞の腫瘍化の分子メカニズムの解明から，その根幹部分に対する選択的治療の開発により，分子レベルでの完全寛解すら得られるようになってきた．このような時代背景から，病理診断に要請される治療効果の判定は，従来の腫瘍細胞の単純な残存の評価だけでなく，場合によっては分子マーカーの評価が必要である．

2. リンパ腫（リンパ増殖症）の治療効果判定

1）B細胞リンパ腫

　B細胞リンパ腫は抗CD20抗体であるリツキサンが治療に組み込まれ，従来最も有効性が高いことが示されてきたCHOPレジメンによる治療と比較しても，有意な治療効果を示すことが明らかとなってきた[1]．B細胞リンパ腫の病理診断では，治療選択のために免疫染色でCD20蛋白の発現を同定することが重要な事項となっている．骨髄におけるリンパ腫浸潤は病期評価で検討され，治療後に骨髄のみが評価対象病変の場合を除き通常は検討の対象とならない．リンパ腫の骨髄再発や再発時の再評価では，骨髄での検討が必要となる．
　低悪性度B細胞リンパ腫は，骨梁（海綿骨）下に集簇増生を呈する特徴があるが（図1），治療後はこの特徴的所見を示さない場合が多くみられる．B細胞リンパ腫の多くは結節集簇性に骨髄浸潤を呈するが，治療後は必ずしもこの所見をとらず，小型集塊や索状浸潤（白血病パターン）など初発とは異なる浸潤パターンがしばしばみられる（図2）．免疫染色で初発時のマーカーを指標として検討する必要がある．
　リツキサン治療後の再発症例で，CD20蛋白の消失する症例が報告されている[2]．この場合，CD79aのような別のB細胞マーカーを用いて評価することが必要であり，CD20蛋白の有無は治療選択にとって極めて重要であり，報告すべき必須の情報である．
　血管内大細胞型B細胞リンパ腫 intravascular large B-cell lymphoma（IVL）は，骨髄で診断される可能性の高い疾患である．本邦例ではしばしば血球貪食を呈することや，CD5発現が高頻度でみられる[3]．通常のびまん性大細胞型B細胞リンパ腫 diffuse large B-cell lymphoma（DLBCL）と比較して中枢神経再発が高頻度であり，治療レジメンの変更が検討されるので，通常のDLBCLの浸潤との鑑別が重要となる．IVLは再発病変の評価が通常のDLBCLと異なり難しい場合が多い．リンパ節浸潤が乏しく，

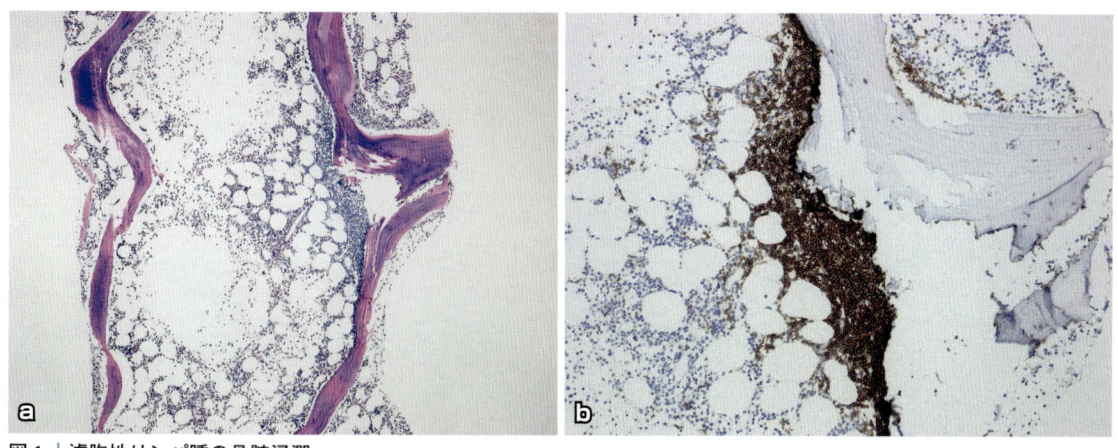

IV. 造血器腫瘍における治療効果判定（分子標的治療を含む）　　261

図1 | 濾胞性リンパ腫の骨髄浸潤
a：HE染色，b：CD20免疫染色．骨梁に沿って腫瘍細胞の増生を認める．

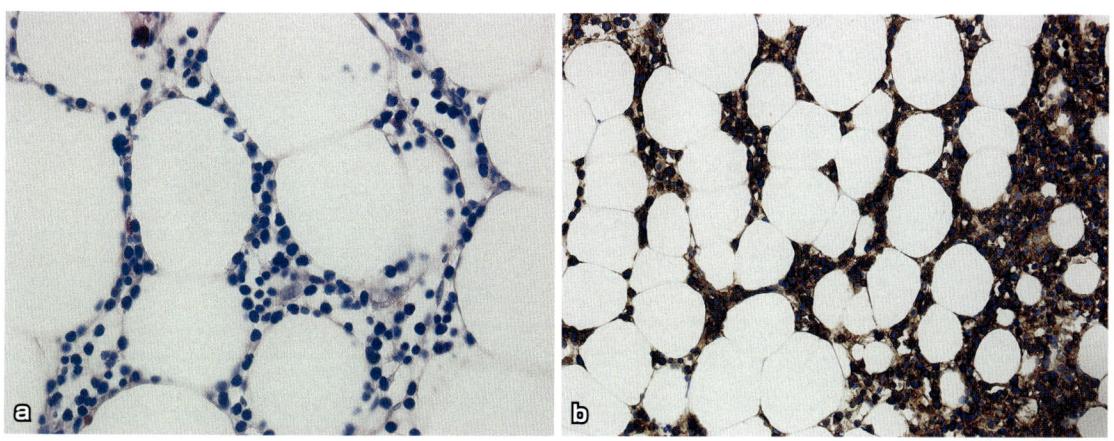

図2 | 濾胞性リンパ腫治療後，白血病パターンの再発
a：HE染色，b：CD20免疫染色．

骨髄や中枢神経に多くの場合は腫瘤を形成しない増殖パターンを呈する特徴があり，腫瘍細胞量が極めて少ない症例も多くみられる（**図3**）．骨髄でのみ診断可能な場合も多く，血球貪食がみられる場合は腫瘍細胞が極めて少ない場合も想定して評価が必要である．

2）T細胞リンパ腫

末梢性T細胞リンパ腫 peripheral T-cell lymphoma（PTCL）の骨髄浸潤は，B細胞リンパ腫と比べ診断困難な場合が多い．PTCL, NOSの多くは肉芽腫様病変を形成し浸潤する（**図4**）．リンパ節同様に好酸球や形質細胞浸潤を伴い，類上皮細胞の反応を伴う場合もみられる．免疫染色を加えても腫瘍細胞の同定が難しい場合がしばしばあり，治療後の残存病変評価が難しい．

通常，PTCL, NOSは再発でも肉芽腫様病変を形成するので，その有無は重要な指標となる．肉芽腫様病変がみられた場合は，初発リンパ腫のマーカーを頼りに評価を加えるが，EBV関連リンパ腫の場合は，評価の安定しているEBER-1（Epstein-Barr virus-encoded RNA-1）が，有力なマーカーとなる（**図5**）．

成人型T細胞白血病・リンパ腫 adult T-cell leukemia/lymphoma（ATL）では，PTCL, NOSと異なり肉芽腫病変や血球貪食の頻度が低く，浸潤や微小残存病変の評価がHE染色では難しい場合が多い．免疫染色でCD3, CD4, CD25の組み合わせにより，

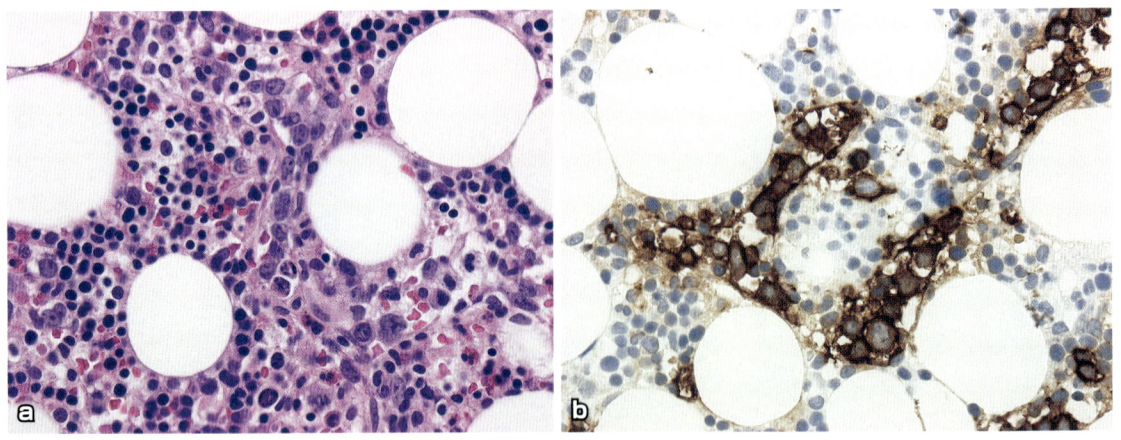

図 3 | 血管内びまん性大細胞型リンパ腫（IVL）治療後再発
a：HE 染色．b：CD 20 免疫染色．腫瘍細胞が少数の場合で免疫染色による同定が必要である．

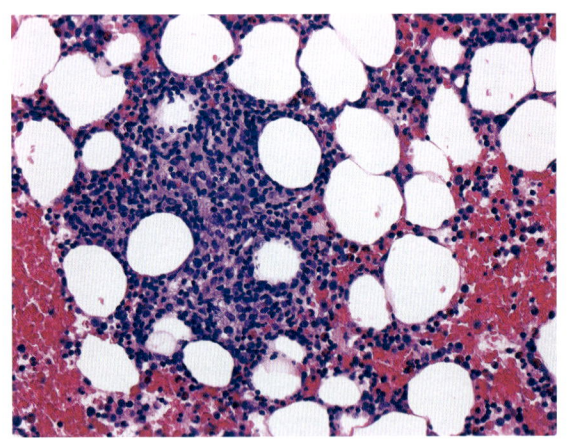

図 4 | T 細胞リンパ腫治療後再発（HE 染色）
治療後の肉芽腫形成病変では腫瘍細胞の同定が難しい．

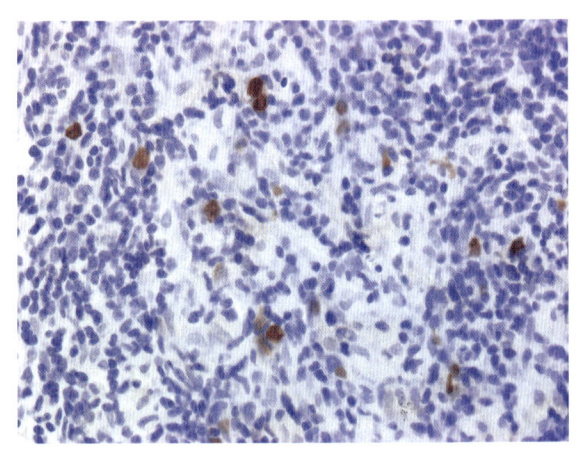

図 5 | 図 4 と同一症例（EBER-1 ISH 法）
腫瘍細胞は EBER-1 が陽性であり，再発と診断可能である．

ATL 細胞は評価可能である（図 6）．抗 CCR4 抗体療法が保険適用となり[4]，治療後の効果判定は重要であるので，肉芽腫病変やリンパ球集簇が明らかではない場合でも免疫染色での確定が必要である．

3）Hodgkin リンパ腫

Hodgkin リンパ腫（HL）の骨髄浸潤は，PTCL 同様に線維化や肉芽腫形成が特徴的である．骨髄浸潤症例では血球貪食を呈することも知られている．HL の浸潤評価には肉芽腫があれば浸潤ありとされた時期もあったが，診断価値を有する Hodgkin 細胞を証明することが今日では必須とされる．骨髄浸潤では，リンパ節のような定型的な巨細胞出現がみられない場合が多く，CD 30 を主体とする免疫染色で確定が必要である．治療後早期では肉芽腫が残存する場合があり，免疫染色での評価は必須である（図 7）．

3．多発性骨髄腫

多発性骨髄腫 multiple myeloma は，慢性の経過をとり，完治が困難な血液腫瘍である．確定診断がすなわち治療適応とならない点は，その他の造血器腫瘍と異なる．治療後の残存病変評価はしばしば困難で，免疫グロブリン軽鎖の単クローン性を示すことが確定診断に有用である．免疫グロブリン蛋白の免疫染色ではよくコントロールされた免疫染色で評価が可能であるが，免疫グロブリン遺伝子を用いた ISH (*in situ* hybridization) 法はバックグラウンドの

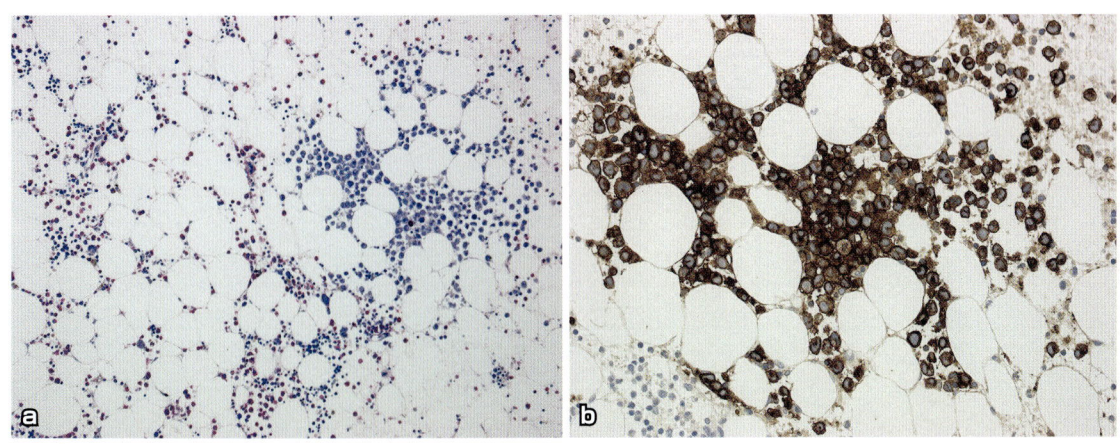

Ⅳ．造血器腫瘍における治療効果判定（分子標的治療を含む）

図6 | **ATL 治療後再発**
a：HE 染色，b：CD 25 免疫染色．腫瘍細胞の小集簇は CD 25 陽性細胞からなり，診断の特異性が高い．

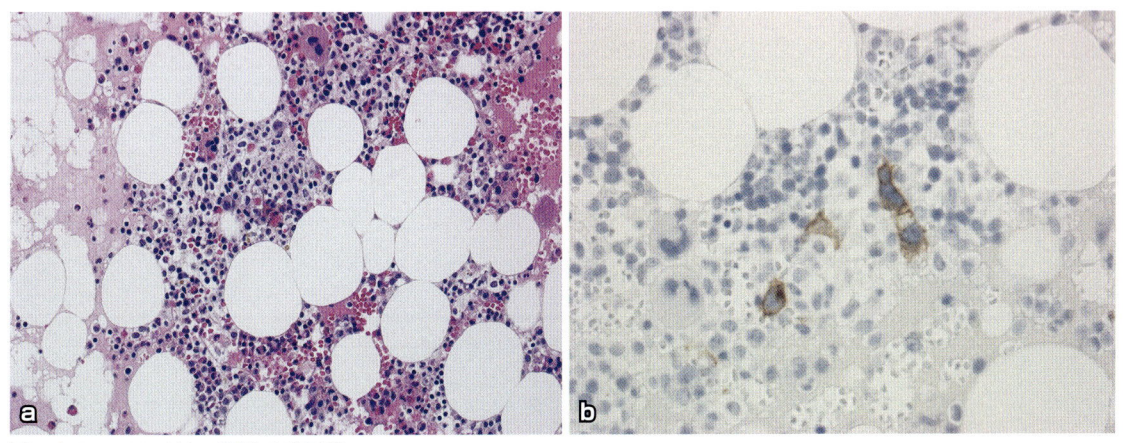

図7 | **Hodgkin リンパ腫治療後再発**
a：HE 染色，b：CD 30 免疫染色．わずかであるが肉芽腫病変を認め，免疫染色で Hodgkin 細胞の同定が診断に重要である．

ノイズがほとんどないため，少数の腫瘍細胞例でも評価が可能である（図8）．再発骨髄腫の治療は，単純な腫瘍量だけではなくその他臨床的要件の総合により決定されるので，病理診断では再発の有無と残存病変の程度を記載するのがよい．また，増殖パターンが腫瘤形成型から白血病型に変化する場合がある（図9）．種々の予後不良な遺伝子変異が示されており，p53，cyclin D1 などは免疫染色でも評価可能で，残存病変の有無の評価には有用であるが，免疫染色結果と予後は必ずしも相関しない．

腫瘍細胞の同定には，CD 38 や CD 138 が有用である．CD 138 の免疫染色は同時にアミロイドを染色するのでアミロイド症の評価にも有用である（図10）．

完治が困難な血液腫瘍であるが，様々な治療法が試みられている．完治を目指す治療としては，同種骨髄移植が唯一の可能性のある治療法である．化学療法，自家骨髄移植，同種骨髄移植と連続して行うトライアルも進行している．自家移植目的で採取された骨髄における腫瘍細胞の残存や，自家移植後の残存病変は，同種移植後の再発に関与するので的確に評価する必要がある．

4．急性白血病

1）急性骨髄性白血病

分子マーカーを有する急性骨髄性白血病 acute myeloid leukemia（AML）では，定量的 RT-PCR 法などで残存病変や早期再発の診断が試みられている[5]．

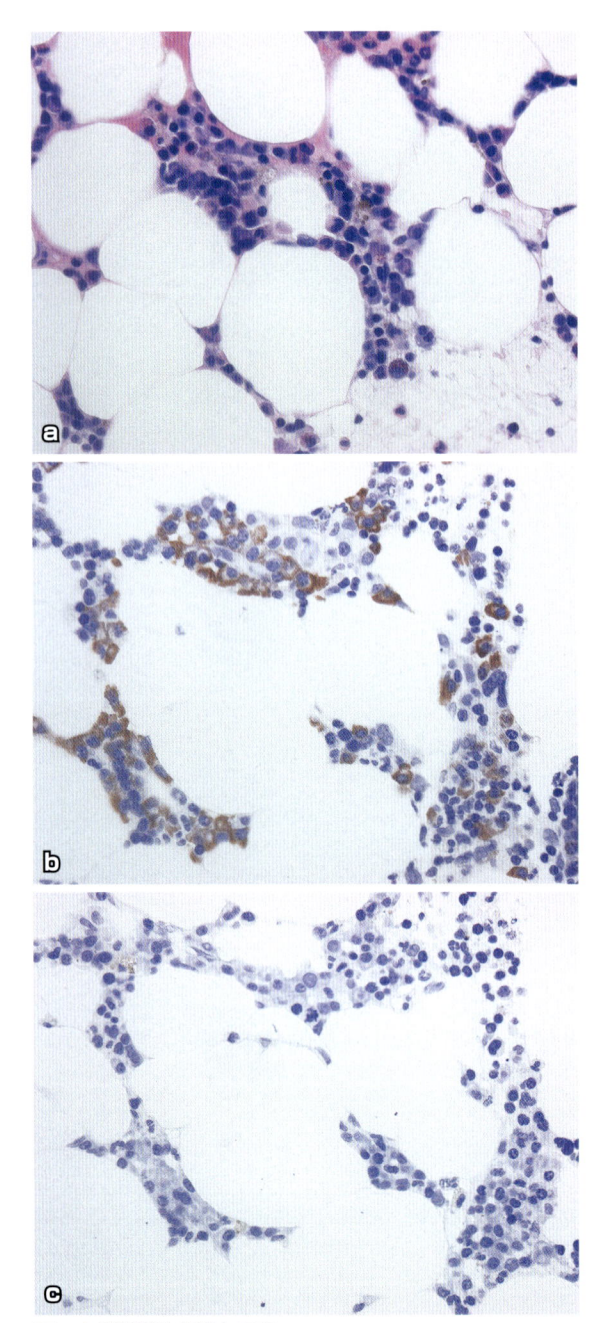

図8 | 骨髄腫治療残存病変
a：HE染色，b：λ ISH法，c：κ ISH法．治療後の骨髄腫は腫瘍性集簇を呈さない場合がある．免疫グロブリン軽鎖の単クローン性により確定診断可能であるが，ISH法は特異度が高い．

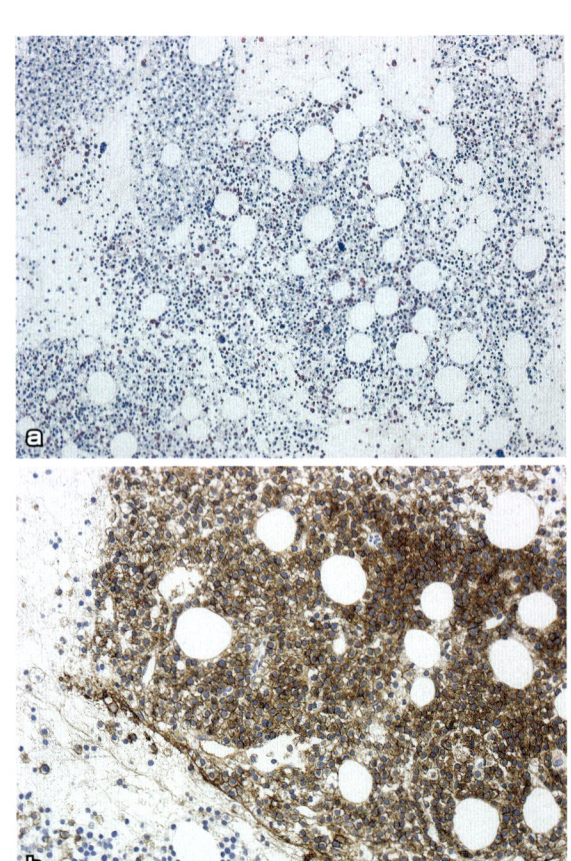

図9 | 骨髄腫治療後，白血病パターンの増生
a：Giemsa染色．b：CD56免疫染色．びまん性に腫瘍細胞の増生を呈し，通常の骨髄腫でみられる腫瘍性集簇が消失する．形質細胞性白血病ではCD56の発現を強くみる場合が多い．

しかし，適当な分子マーカーのない症例も多く，その診断には形態診断が重要となる．化学療法後は再生に伴う正常造血のimmature precursor cellの増加を認め，残存病変の形態診断は難しい（**図11**）．骨髄病理組織学では，白血病細胞の浸潤様式を把握する ことが重要である．多くのAMLでは，治療後においては白血病細胞がcellularityの低いadipo-vascular nicheに相当する領域に浸潤する特徴を示す．この浸潤形態を呈するAMLの多くはCD34陽性細胞からなり，免疫染色での同定が可能である（**図12**）．急性前骨髄球性白血病 acute promyelocytic leukemia（APL）に代表される分化型AMLの多くは集簇増生を呈し，分化の同期する細胞集簇としてとらえることが可能で，組織学的にも微小残存病変や早期再発の診断は可能である（**図13**）．現在は分子マーカーを用いた診断が一般的であるが，適当な分子マーカーがない場合には，組織診断での残存病変評価は感度は高く有用な診断方法である．

骨髄の検体では，腫瘍細胞が局在性を呈し観察さ

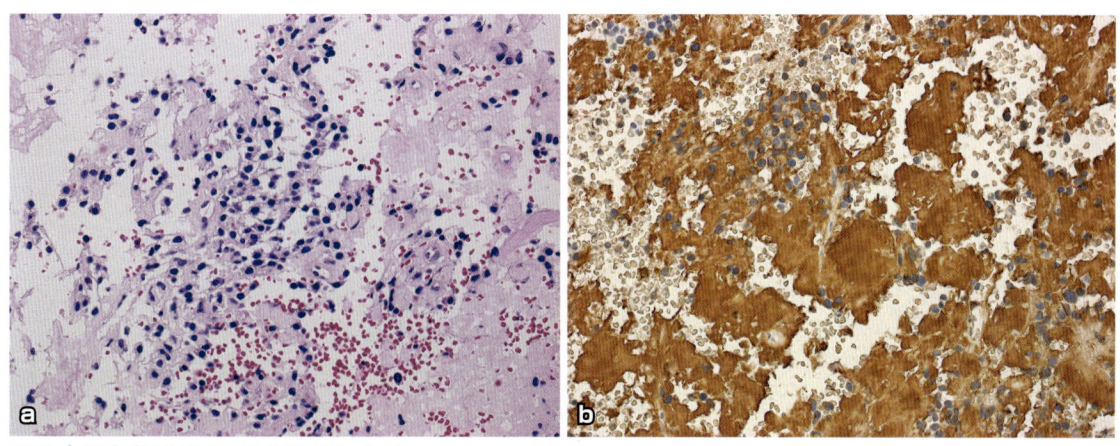

図10 骨髄腫に合併したアミロイドーシス
a：HE 染色．b：CD 138 免疫染色．CD 138 は形質細胞とアミロイドを同時に染色する．

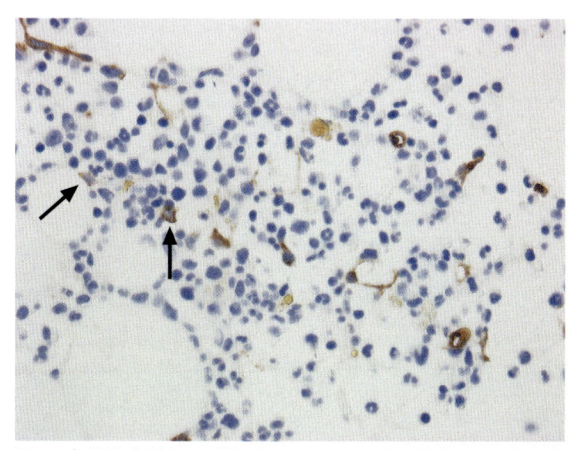

図11 化学療法後に増加する CD 34 陽性細胞（CD 34 免疫染色）
散在性に CD 34 陽性細胞がみられる（矢印）．

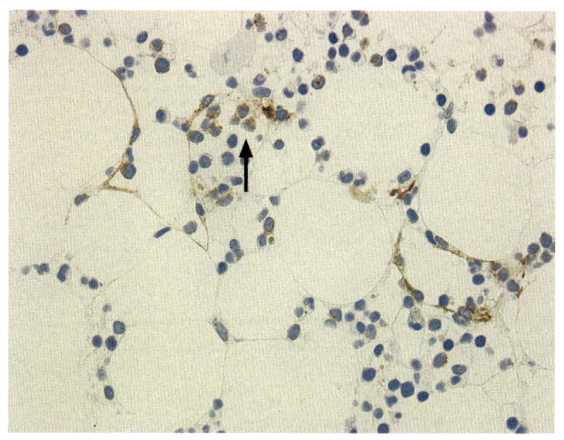

図12 AML 治療後微小残存病変（CD 34 免疫染色）
血管内に CD 34 陽性細胞の小集簇を認める（矢印）．

れる場合があり，組織 FISH 法による腫瘍細胞の同定は，可能な方法であるが実用性は低い．

2）all-trans-retinoic acid（ATRA）による APL の分化誘導療法

極めて悪性度の高い AML として恐れられてきた APL は，ATRA による分化誘導療法によりその治療は一変した[6]．その責任遺伝子である *PML-RARA* が同定され，診断的価値の高い分子マーカーである．投与された ATRA は，白血病細胞上に存在する retinoic acid receptor と結合し，分化誘導シグナルが作動する．分化停止状態で増殖する白血病細胞は分葉核球まで分化し，アポトーシスにより死滅する．組織学的には，その過程をトレースが可能で，ATRA の投与開始後には異型核型を呈する分化型顆粒球に分化し，核は濃縮，断片化して消失する（図 14）．

顆粒形成が不良で単芽球様の形態を呈する variant form の APL では，ATRA 治療により細胞質内顆粒が増加しいったん通常の APL の形態を経て，その後は分化誘導，アポトーシスの経路をとる．

3）急性リンパ芽球性白血病

急性リンパ芽球性白血病 acute lymphoblastic leukemia（ALL）の多くは白血病細胞が明瞭な腫瘍性集簇を呈する．ほとんどの ALL が TdT（terminal deoxynucleotidyl transferase）をマーカーとして発現するため，集簇する芽球の同定は免疫染色で容易である．この特徴は微小残存病変や治療後の再発でも保持さ

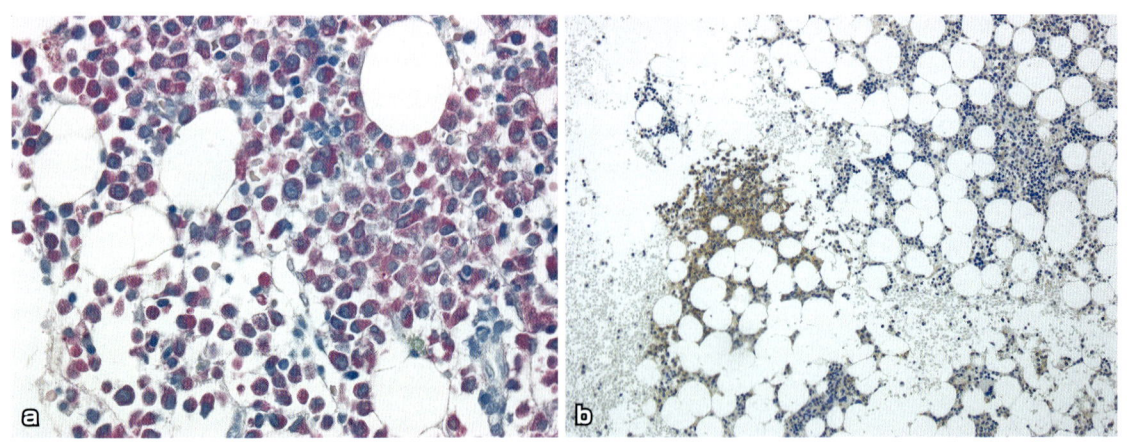

図13 | 急性前骨髄球性白血病（APL）治療後再発
a：AS-D Giemsa 染色，b：CD33 免疫染色．APL の腫瘍細胞は集簇性に増生し，分化型細胞からなるため立ち上がりの顆粒球と鑑別が必要である．均一の分化型細胞からなり，CD33 陽性である．

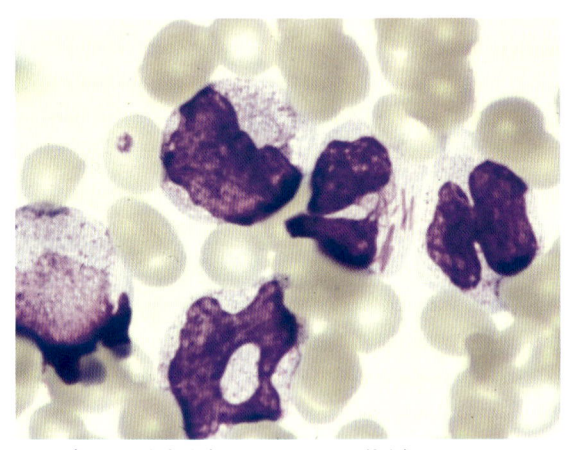

図14 | APL 治療後（Wright-Giemsa 染色）
ATRA 投与後白血病細胞は分化を呈するが，Auer 小体は残存する．

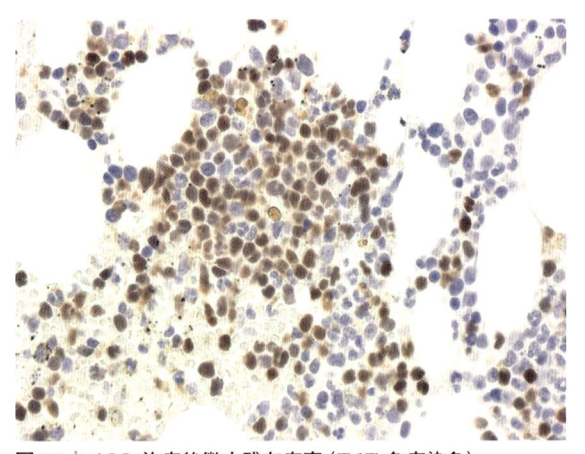

図15 | ALL 治療後微小残存病変（TdT 免疫染色）
ALL 治療後微小残存病変は，TdT 陽性細胞の集簇性増生で容易に評価できる．

れる．hematogone との鑑別には集簇性が重要である（図15）．ALL では様々な分子マーカーの発現がみられ，分子レベルでの評価ができない症例では組織学的な経過観察が重要である．

4）微小残存病変の組織診断

化学療法後の骨髄は，再生に伴う生理的芽球の増加がみられ，白血病細胞との鑑別が難しい．生理的芽球は，骨髄にほぼ均一に分布し，3個以上の芽球集簇を伴うことは稀である．白血病細胞は，白血病のタイプにより ALL や APL のように集簇を呈する群と，血管脂肪細胞間隙に増生する群とがある．いずれも不均衡な分布様式を呈し，3個以上の芽球集簇は診断価値が高い所見と考えられる．

5）急性白血病における微小残存病変探索の意義

造血幹細胞移植や分子標的治療により多くの急性白血病で完治が期待できるようになったが，実際は再発寛解を繰り返す例が多い．微小残存病変の評価や早期再発の診断は，白血化した段階と異なり，少ない腫瘍量での臨床的対応が可能である．移植後免疫反応による抗腫瘍効果 graft versus leukemia（GVL）を期待するためには，できるだけ少ない腫瘍量での対応により高い効果を期待できる．

移植後免疫反応で直接抗腫瘍効果を発揮するリンパ球は CD8 陽性の細胞障害性 T 細胞である．免疫抑制の解除や，ドナーリンパ球輸注 donor lymphocytes infusion（DLI）により，ドナー由来の免疫が増強され抗腫瘍効果を発揮する．免疫染色で CD8 陽

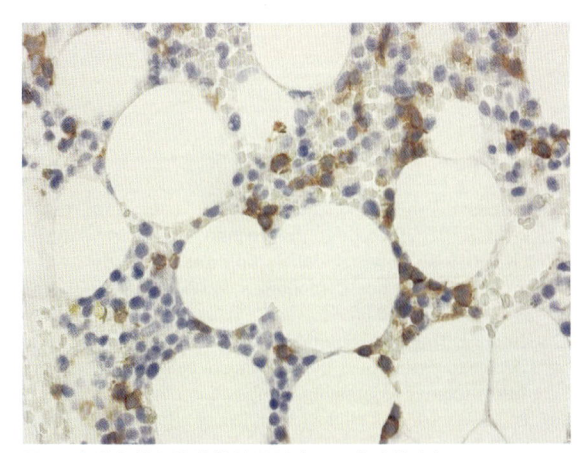

図16 造血幹細胞移植後骨髄（CD8免疫染色）
造血幹細胞移植後骨髄では，CD8陽性Tリンパ球は移植片対白血病反応 graft vs leukemia（GVL）を呈する．

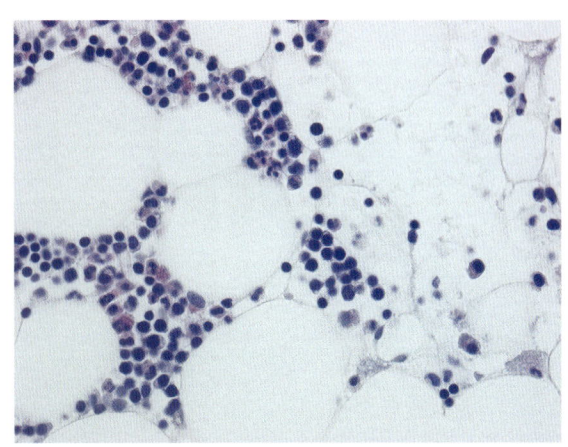

図17 CML グリベック投与後1ヵ月（HE染色）
グリベック投与後は，cellularity の低下，好酸球，マクロファージの増加が軽度みられる．治療後初期ではアポトーシスが目立つ．

性リンパ球の評価が可能である（**図16**）．

5．分子標的療法の効果判定

選択的チロシンキナーゼ阻害剤による慢性骨髄性白血病 chronic myelogenous leukemia（CML）の治療は，その治療法を一変させたといえる．グリベックに始まった分子標的治療は，移植以外に完治が望めなかった CML に分子レベルでの完全寛解の可能性をもたらした．また，同じ分子異常を有するフィラデルフィア染色体を伴う ALL（Ph 陽性 ALL）も，この治療の併用によりその治療成績は画期的な向上がもたらされた．

病理組織学的に，グリベックの投与により高度過形成を呈する CML は主体である分化型顆粒球を減らすことにより，次第にその cellularity は低下し，増加した成熟巨核球は減少，赤芽球島の回復を認める．好酸球は軽度増加し，細胞質のやや広いマクロファージの増加を認める[7]．組織学的には，1ヵ月後にはもはや CML と呼べる像はなくなり，形態的には寛解となる．分子レベルでは *BCR-ABL* 遺伝子は残存し，分子マーカーの追跡によりその治療効果は判定される．治療後早期の骨髄では，アポトーシスの残存がしばしば観察され，持続的投与により分子レベルでの寛解が得られる場合にはその所見はほとんど観察されない（**図17**）．しばしば，高度な低形成となり二次性の造血障害を呈する場合がある．

T315I に代表される *BCR-ABL* 遺伝子変異は，グリベックに対する抵抗性を有することが知られている．形態的には特徴はないが，治療介入後の骨髄で cellularity の低下が明らかではなく，顆粒球過形成が保たれた場合には変異についての検討が必要である．新規薬剤の開発により，種々の変異は対処が可能となっているが，薬剤感受性の極めて低い変異はいまだに克服できない．

6．化学療法後の造血障害

種々の化学療法では，高度な低形成骨髄となり造血細胞がほとんど観察されない時期を経て，造血は回復する．最も低形成の時期は，骨髄にはマクロファージ，形質細胞，リンパ球のみが残存する造血細胞数が nadir の状態となる（**図18**）．この時期は，易感染状態でありしばしば重症感染症が発症し，マクロファージに多数の血球貪食が観察される場合がある．

造血細胞の回復は，赤芽球，顆粒球はそれぞれ独立した造血細胞の集簇で始まり，初期は分化の同期を認める．顆粒球回復の初期は分化の同期する幼若顆粒球がみられるため，組織学的には白血病細胞の残存と鑑別が問題となる．治療前の白血病マーカーは保たれることが多く，それらを指標に評価が必要である．一般的に，造血回復が進み cellularity が高い造血細胞の集団には白血病細胞の残存をみることはなく，白血病細胞の多くは，低形成の領域や正常造血とは独立してみられる．

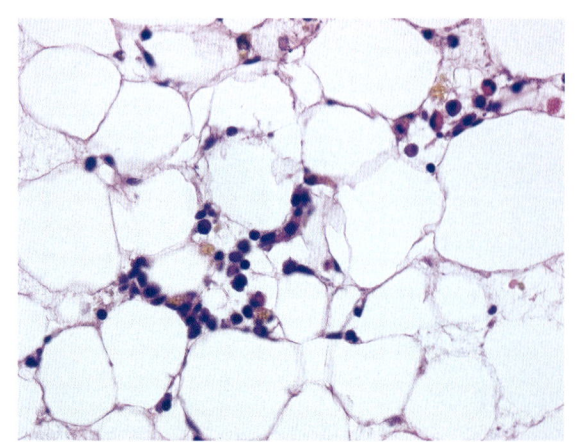

図18 | 白血病治療後遷延性造血障害(nadir)(HE染色)
化学療法後には高度な低形成骨髄で,マクロファージ,リンパ球,形質細胞のみが残存し,造血の立ち上がりが悪い場合があり,しばしば造血障害は遷延する.

7. 新規薬剤による変化

今後種々の治療法が開発される.従来の化学療法剤とは異なる視点で創薬された薬剤が臨床現場に登場する可能性が高い.組織学的には,単純に腫瘍細胞の有無を評価するだけではなく,その作用機序に基づいた造血組織の変化にも検討を加える必要がある.

〈伊藤雅文〉

文　献

1) Feugier P, Van Hoof A, Sebban C et al : Long-term results of the R-CHOP study in the treatment of elderly patients with diffuse large B-cell lymphoma : a study by the Groupe d'Etude des Lymphomes de l'Adulte. J Clin Oncol 23 : 4117-4126, 2005
2) Hiraga J, Tomita A, Sugimoto T et al : Down-regulation of CD20 expression in B-cell lymphoma cells after treatment with rituximab-containing combination chemotherapies : its prevalence and clinical significance. Blood 113 : 4885-4893, 2009
3) Ito M, Kim J, Choi JW et al : Prevalence of Intravascular Large B-cell Lymphoma with Bone Marrow Involvement at Initial Presentation. Int J Hematol 77 : 159-163, 2003
4) Ishida T, Ueda R : CCR4 as a novel molecular target for immunotherapy of cancer. Cancer Sci 97 : 1139-1146, 2006
5) Buccisano F, Maurillo L, Del Principe MI et al : Prognostic and therapeutic implications of minimal residual disease detection in acute myeloid leukemia. Blood 119 : 332-341, 2012
6) Tallman MS, Anderson JW, Schiffer CA et al : All-trans-retinoic acid in acute promyelocytic leukemia. N Engl J Med 337 : 1021-1028, 1997
7) Thiele J, Kvasnicka HM, Schmitt-Graeff A et al : Effects of the tyrosine kinase inhibitor imatinib mesylate (STI571) on bone marrow features in patients with chronic myelogenous leukemia. Histol Histopathol 19 : 1277-1288, 2004

第4部 臨床との連携

V. 放射線障害と造血器腫瘍

はじめに

我々は日常生活の中で自然放射線に加え，医療，放射線業務，原発事故等からの人工的な放射線にも曝されながら生活している．一定量以上の放射線に被曝すると発癌のリスクが高まることは広く知られているが，被曝による白血病発症の過剰リスクは種々の癌のなかで飛び抜けているため，放射線による癌の主なものといえば白血病ということになる．本節では放射線により増加する造血器腫瘍について概説する．

1．放射線と生体への影響

1）電離放射線

電離作用を有する放射線は電離放射線と呼ばれ，電離性を有していない可視光などの非電離放射線とは区別して扱われる．電離放射線は生体破壊作用が大きいので健康被害を論じる場合はこれに関連した説明が主になる．電離放射線にはα線，β線，γ線，X線，中性子線，陽電子線，重イオン線などが含まれる．医療用に用いられるX線が有名であるが，原子爆弾からは主にγ線と中性子線，iodine-131 (^{131}I) や cesium-137 (^{137}Cs) からはβ線やγ線，plutonium-240 (^{240}Pu) からはα線が放出される．電離放射線の量を表すときには，単位物質あたりのエネルギー吸収線量を用いる．1 gray（Gy）は 1 kg の物質が1ジュールのエネルギーを吸収した場合に相当する．ただし同じ線量であってもα線とX線・β線・γ線では生物学的影響が異なるため，被曝量を表すためには放射線の種類により係数（X線・γ線・β線は 1，α線は 20）を掛け補正した量である sievert（Sv）が用いられる．

2）電離放射線の細胞レベルでの影響

電離放射線の生体への障害作用はいずれも電離作用によって細胞内 DNA を傷害することによって引き起こされる．傷害機序は，電離作用によって DNA 鎖が直接的に傷害される場合と，電離作用によって生成されたフリーラジカルや過酸化水素，イオン対によって間接的に傷害される場合の2種がある．低線量の low-linear energy transfer（LET）放射線の 100 mGy の照射により少なくとも 1 細胞あたり 100 回の DNA に対する oxidative damage の瞬間が生じるが，内訳は〜100 個の単鎖 DNA 切断と，〜4 個の二重鎖 DNA の切断 double strand break（DSB）となる[1]．これらの傷害の 60〜70％は間接的傷害により，30〜40％は直接的傷害によるとされている[2]．ちなみに 1 日に 1 細胞あたりに細胞内で発生する活性酸素種 reactive oxygen species（ROS）は〜10^9 ROS とされていて[3]，これにより生体では 1 日あたり 10^6 個の oxidative DNA 傷害，1 細胞あたり 10^5 個の単鎖 DNA 切断，1 細胞あたり 0.1 個の DSB が生じることになる[4]．

3）DNA 傷害の修復機構

電離放射線による DNA の構造変化は発生後放置されるわけではなく，修復が行われる．塩基の傷害，脱塩基部位（apurinic/apyrimidinic sites；プリンやピリミジン塩基が欠失した DNA 部位）や単鎖 DNA

切断は base excision repair と SSB（single-strand break）repair pathway により修復を受けるが，修復が正確でない場合，遺伝子変異の原因となりうる．DSB はクロマチンの高次構造を変化させるため，染色体異常につながりやすいとされている．DSB の修復には非相同末端結合修復 non-homologous end joining（NHEJ）（主に G1 期の修復に用いられる）や相同組み換え修復 homologous recombination（HR）（S 期や G2 期の修復に用いられる）が使用されるが，NHEJ は修復時にエラーが生じやすい[5,6]．一般的にヒトの細胞であれば 200 mGy までの線量だと 24 時間以内に修復されるとされているが[7]，複雑な DSB が起こった場合，DNA が近接して複数箇所切断された場合，あるいはヘテロクロマチンの部分が切断された場合等には修復がされないままになることがある．もし修復されないまま細胞分裂した場合，ゲノムの安定性が損なわれる可能性があるが，このような事態の発生を避けるため細胞は DNA damage checkpoint と呼ばれる細胞周期内の細胞分裂状態を監視するシステムをもっている．DNA damage checkpoint の最も重要な蛋白が ataxia-telangiectasia mutated（ATM）と p53 である．ATM は二重 DNA 鎖切断を関知すると活性化し p53 を含む下流蛋白をリン酸化する蛋白で，p53 は細胞死や細胞周期を調節する種々の転写因子群の活性化能をもつ癌抑制遺伝子である．

4）DNA 傷害シグナルの増幅機構

最近，細胞は低線量被曝によって生じる低頻度の DSB に対しても，洗練された修復システムをもっていることが明らかになってきている．DNA 傷害シグナルが蛋白複合体形成を介して増幅されることが明らかになっているが，特にこのシステムは DNA 傷害の回数が少ない場合に重要な働きをする．ヒストン H2AX（ヒストン H2A の一つ）の ATM 依存性リン酸化は蛋白の相互作用を引き起こし，結果として DSB された周囲の数メガベースのクロマチンの H2AX がリン酸化されることになる[8]．

5）電離放射線の個体レベルでの影響

放射線障害には大きく2種類存在する．①一定の線量以上の被曝（閾値）で必ず生じる影響＝確定的影響．②一定の確率でしか発生しない影響＝確率的影響である．確率的影響は個々人レベルでは「発生する」・「発生しない」の二者択一になるが，被曝者集団においては発生率の増加という形で検出される．急性放射線症（骨髄障害，皮膚障害等）は確定的影響に分類されるのに対し，白血病などの放射線誘発癌は確率的影響に分類される．これまでわかっている範囲では放射線誘発癌に特異的なマーカーが存在しないことから，個々の症例で放射線によってできた癌ということを証明することは極めて困難である．ある癌の発生率が「被曝していない集団」より「被曝した集団」のほうが高いと思われた場合，発生率の上昇が放射線によるものと結論づけるためには，年齢，性別，遺伝的背景，生活集団等の背景を一致させても同じ結果が得られるかどうか，また発生率の増加が線量依存性であるかどうかの検証を行わなくてはならない．実験的・理論的には線量と発癌頻度には明らかな相関関係があるといわれていて，特に高線量の放射線と発癌の因果関係については確立されている．ただしヒトにおける低線量被曝（＜200 mSv）の影響は必ずしも明らかにされておらず，放射線の影響に関する国連科学委員会（UNSCEAR）report 2008 は，原爆被爆者の解析を含むいかなる研究においても 100 mSv 以下の急性被曝で成人の癌発生率が上昇するという確証は示されていないとしている．

2．放射線による造血器腫瘍の発症リスク

人体に対する放射線の影響には被曝直後に起こる早期のものと，その後時間が経過してから起こる晩期のものの2つに大別され，再生不良性貧血は早期の障害に，白血病などの腫瘍は後者に分類される．放射線による発癌に関するデータの多くは広島と長崎の原爆被爆者の調査から得られたものであるが，原爆が投下されてから3年後に白血病患者の増加がみられたのをきっかけに 1950 年に血液疾患の症例登録システム（Open City Study；OCS）が，また 1958 年には放射線影響研究所 Radiation Effects Research Foundation（RERF）による固形癌を含む長期間の放射線被曝による健康調査（Life Span Study；LSS）が開始されている．

特定の集団において放射線被曝により増加した発癌リスクを計る物差しとして過剰相対リスク excess relative risk（ERR）が用いられるが，原爆被爆後白血病の ERR は 1950 年代早期から上昇がみられた後徐々に低下したのに対し，固形癌の発症は 1970 年代早期から上昇し始め，現在もその傾向は持続している．

1) 白血病

被曝者を対象としたLSSコホート研究により，被曝線量依存性に白血病の発症リスクが高まること，白血病発症リスクと被曝年齢に有意な相関があることが示されている．

1976年に作られた白血病分類（FAB分類）を用いてLSSコホートの180例の白血病症例を再分類したところ，17例が急性リンパ性白血病（ALL），88例が急性骨髄性白血病（AML），18例が慢性骨髄性白血病（CML），3例が慢性リンパ性白血病（CLL），30例が成人T細胞白血病（ATL）であり[9]，OCSコホート493例を同様に再分類したところALLが13.4％，AMLが39.9％，CMLが22.4％，CLLが0.8％，ATLが8.6％であったと報告されている[10]．AMLの中ではM2（29.6％）とM1（24.7％）が最も多くみられ，M3（16.0％）やM4（12.4％）がそれに続いて頻度が高かったが，非被曝者にみられるAML患者の病型の頻度と有意差は認められていない．またこれらのデータを用い，ALLとCMLの過剰相対リスクはAMLより大きいこと，ATLとCLLに関しては被曝による過剰リスクが認められないこと，ALLとCMLは過剰リスクのピークが被曝後早期に認められること，AMLの過剰リスクのピークはALLやCMLより遅れて出現すること，などが明らかにされた．

1994年にはPrestonらがLSSコホートの1950〜1987年までのデータを再分類し解析を行っている[11]．この報告では白血病237例の被曝線量をDS86に基づき推測，その数値を用いて推定被曝線量による過剰絶対リスクexcess attributable risk（EAR）とERRが算出されている（EARは10,000人中1Svあたり1年間に白血病を余分に発症する人数．ERRは最低線量を被曝した対象のリスクを1とした場合のSvあたりの相対リスクを表す）．この1994年の報告が原爆被爆者の白血病発生頻度の最新版となるため，以下にその概要を紹介する．

a) 線量と白血病全体での発症リスク

白血病全体でみると，被曝線量が増加すると白血病発症リスクは非線形に上昇する（図1）．上昇した発症リスクは時間が経過すると下降する．

EARは性別，被曝年齢，被曝後経過時間と関係がみられる．①若年男性は被曝後5〜10年の間高いEARをもっている，②高齢男性は若年男性ほどリスクが高くならないもののリスクの減少のスピードが若年者より緩やか，③女性のリスクは一般的には男性より低い傾向にあるが，高齢女性のリスクは時間

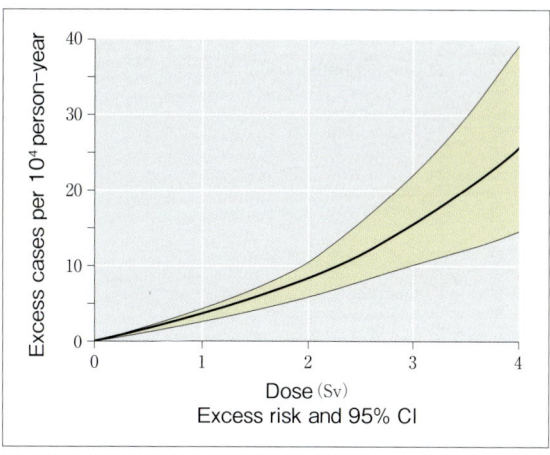

図1 ｜ 白血病全体における線量と発症リスク（EAR）の関係
（文献11より）

が経過しても減少しない，とされている（図2）．

b) ALL

線量依存性にALLの発症リスクは有意に高くなる（P<0.001）．10歳以下で被曝した場合が最もEARが高く，高齢女性の場合が最も低くなる．図3に男性・女性別の被曝年齢が10, 25, 40歳の場合の1SvあたりのEARを示す．

c) AML

線量依存性にAMLの発症リスクは有意に高くなる（P<0.001）．被曝年齢が若いと平均EARは高くなるが，時間経過とともにリスクは減少していく．これに対し被曝年齢が20歳以上の場合，時間が経過してもEARは変わらないか（被曝時年齢40歳），むしろ上昇傾向が認められる（被曝時年齢25歳）（図4）．ALLと異なり性別はEARと関係しない．

なおRichardsonらが2000年までのLSSデータを用い白血病による死亡のリスクを解析しているが，それによるとAMLによる死亡のERRは被曝10年後のみならず55年後にもピークがみられるとしている[12]（図5）．

d) CML

発症のEARは線量依存性に増加するが，被曝時年齢はリスクとは無関係であったとされている．経時的にリスクは急激に減少していく．

e) ATL

放射線被曝とATL発症は無関係であると確認されている．

f) CLL

症例数が少なく，解析されていない．

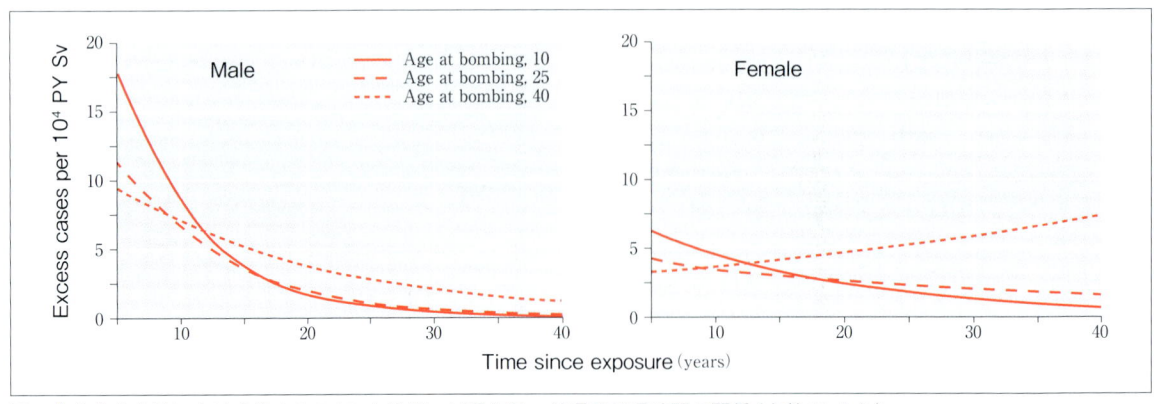

図2 | 白血病全体における発症のEARと性別，被曝年齢，被曝後経過時間の関係（文献11より）

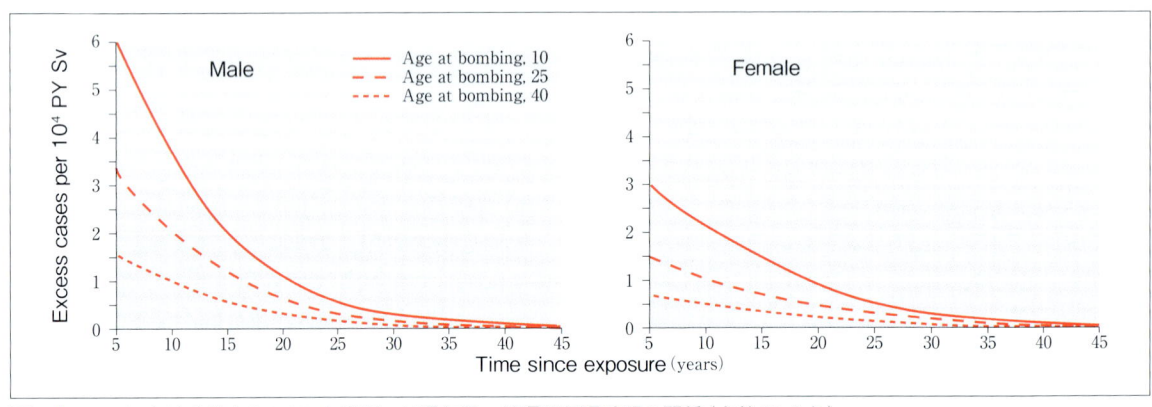

図3 | ALLにおける発症のEARと性別，被曝年齢，被曝後経過時間の関係（文献11より）

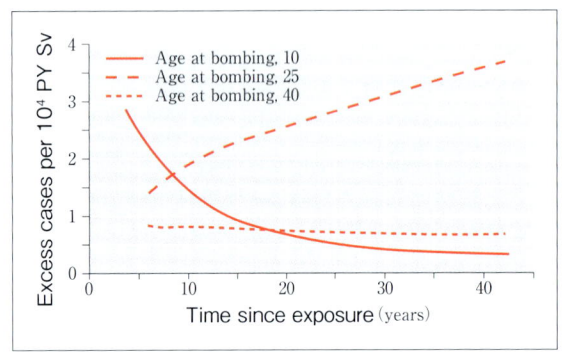

図4 | AMLにおける発症のEARと被曝年齢，被曝後経過時間の関係（文献11より）

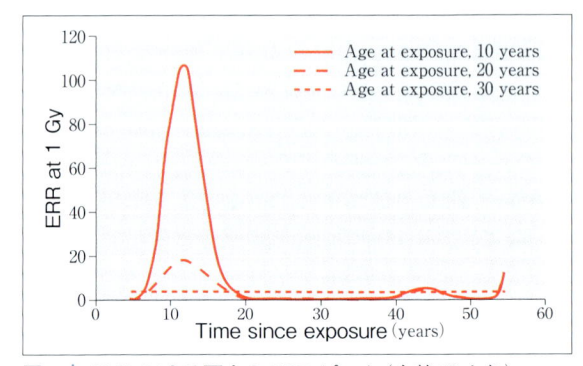

図5 | AMLによる死亡のERRピーク（文献12より）

2）骨髄異形成症候群（MDS）

骨髄異形成症候群 myelodysplastic syndrome（MDS）は，1982年にFABグループにより明確に定義された疾患であるため，最近まで被曝との関係に関して十分な解析が行われていなかった．Iwanagaらは長崎市のOpen Cityコホート（NOC）とLSSコホートを用いて検討を行い，NOCのデータからはMDS罹患率は被曝距離と逆相関関係にあること，LSSのデータからは被曝線量がMDS発症の強いリスクファクターであることを示した[13]．被曝距離と被曝線量の影響は高リスクMDS・低リスクMDS問わず認められてはいるが，高リスクMDSでその影響が強くみられることが示唆されている．また1925年以降に生まれたグループはそれ以前に生まれたグ

ループより MDS のリスクが 1.75 倍であった．図 6 に骨髄が受けた線量と MDS の ERR の関係を示す．

3）MGUS（monoclonal gammopathy of undetermined significance）

形質細胞疾患と放射線被曝との因果関係についてはこれまで一定の知見は得られていなかったが，Iwanaga らが長崎の被爆者を対象に検討を行っている[14]．52,525 人のコホート中に 1,082 人の MGUS 症例が確認されていて，20 歳以下で被爆した集団では，1.5km 以下で被爆した人は 3.0km 以遠で被爆した人と比較して人 MGUS 罹患率が有意に高かった（1.4 倍）．また 0.1 Gy 以上被爆した集団は 0.01 Gy 被爆した集団より MGUS の罹患率が有意に高かった（1.7 倍）．20 歳以上で被爆した集団にはこのような傾向は認められていない．ただし MGUS から多発性骨髄腫への進展に関しては，被曝線量との相関は認められていない．

おわりに

原爆放射線が幾つかの血液腫瘍を発症させたのは明らかである．被曝線量と白血病や MDS のリスクに有意な相関が観察されており，放射線が白血病や MDS の直接の原因となることが示されている．しかしながら性別や被曝年齢により発症リスクが異なることや，白血病と MDS で発症に要する時間が異なるという事実は，放射線による血液腫瘍の発症メカニズムの複雑さを物語っているものと考えられる．被曝から 45 年経過しても MDS の発症リスクと AML による死亡の相対リスクの増加が持続していることを考えると，放射線による造血器腫瘍リスクは一生涯持続する可能性があり，今後とも被曝者の追跡調査とともに詳細な基礎研究が必要である．

（対馬秀樹，宮﨑泰司）

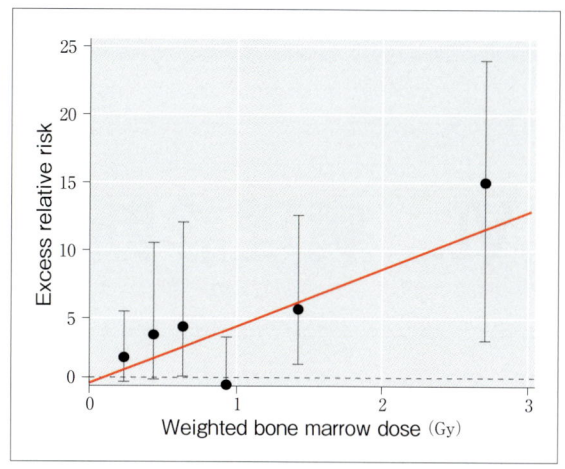

図 6 ｜ 骨髄が受けた線量と MDS の ERR の関係（文献 13 より）

文　献

1) Ward JF：DNA damage produced by ionizing radiation in mammalian cells：identities, mechanisms of formation, and repairability. Prog Nucl Acid Res Mol Biol 35：95-125, 1988
2) Hall EJ, Giaccia AJ（eds）：Radiobiology for the Radiologist, 6th ed, Lippincott Williams & Wilkins, Philadelphia, 2006
3) Beckman KD, Ames BN：The free radical theory of aging matures. Physiol Rev 78：547-581, 1998
4) Pollycove M, Feinendegen LE：Radiation-induced versus endogenous DNA damage：possible effect of inducible protective responses in mitigating endogenous damage. Hum Exp Toxical 22：290-306, 2003
5) Jeggo PA：Risks from low dose/dose rate radiation：what an understanding of DNA damage response mechanisms can tell us. Heath Phys 97：416-425, 2009
6) Mullenders L, Atkinson M, Paretzke H et al：Assessing cancer risks of low-dose radiation. Nat Rev Cancer 9：596-604, 2009
7) Rothkamm K, Löbrich M：Evidence for a lack of DNA double-strand break repair in human cells exposed to very low x-ray doses. Proc Natl Acad Sci USA 100：5057-5062, 2003
8) Bonner WM, Rondon CE, Dickey JS et al：GammaH2AX and cancer. Nat Rev Cancer 8：957-967, 2008
9) Matsuo T, Tomonaga M, Bennett JM et al：Reclassification of leukemia among A-bomb survivors in Nagasaki using French-American-British（FAB）classification for acute leukemia. Jpn J Clin Oncol 18：91-96, 1988
10) Tomonaga M, Matsuo T, Carter RL et al：Differential effects of atomic bomb irradiation in inducing major leukemia types：analyses of open-city cases including the Life Span Study cohort based upon update diagnostic systems and the dosimetry system 1986（DS86）. RERF TR 9-91：1-26, 1993
11) Preston DL, Kusumi S, Tomonaga M et al：Cancer incidence in atomic-bomb survivors. Part Ⅲ. Leukemia, lymphoma and multiple myeloma, 1950-1987. Radiat Res 137：S68-S97, 1994
12) Richardson D, Sugiyama H, Nishi N et al：Ionizing radiation and leukemia mortality among Japanese Atomic Bomb Survivors, 1950-2000. Radiat Res 172：368-382, 2009
13) Iwanaga M, Hsu WL, Soda M et al：Risk of myelodysplastic syndromes in people exposed to ionizing radiation：a retrospective cohort study of Nagasaki atomic bomb survivors. J Clin Oncol 29：428-434, 2011
14) Iwanaga M, Tagawa M, Tsukasaki K et al：Relationship between monoclonal gammopathy of undetermined significance and radiation exposure in Nagasaki atomic bomb survivors. Blood 113：1639-1650, 2009

VI. 病理診断報告書の記載法

はじめに

　臨床医が組織を採取し，これを病理医が診断し報告書を作成することは，疾患の最終診断につながる重要な作業である．しかし，骨髄標本の病理診断に関しては，診断基準の中に病理所見が十分取り入れられておらず，現場の病理医にとって，診断報告書の作成はしばしば悩ましいものとなっている．本節では，部分的にではあるが徐々に使われ始めている造血器腫瘍のWHO分類に従って，病理診断報告書を適切に作成するためのポイントを記載する．

1．造血器腫瘍の病理診断における骨髄生検の重要性

　2008年のWHO分類には，形態学のみならず，臨床症状，細胞遺伝学および分子生物学が取り入れられており，造血器腫瘍の診断には，末梢血，骨髄吸引，骨髄生検の，形態学的，免疫学的および分子細胞遺伝学的解析が必要である[1]．骨髄吸引材料からは，塗抹標本，フローサイトメトリー，染色体分析，遺伝子検索が行われている．一方，日本の多くの施設では骨髄生検を積極的に行っている施設は少なく，吸引クロット標本を生検標本の代用として使用していることが多い．しかし，WHO分類ばかりでなく，骨髄検体とその診断報告書に関する国際的ガイドライン[2]でも，吸引クロットの組織学的検索に関する記載はない．WHO分類に従って報告書を作成するには，骨髄生検標本を免疫染色や組織化学など様々なテクニックを用いて詳細に解析することが必要である．2008年のWHO分類では，骨髄生検の所見が診断のカギとなる，低形成骨髄異形成症候群 hypoplastic myelodysplastic syndrome（hypoplastic MDS）や線維化を示す骨髄異形成症候群 MDS with fibrosis（MDS-F）が暫定病型 provisional entity として記載されている．すなわち，hypoplastic MDS を診断するためには厳密な細胞密度の判定が，またMDS-F を診断するためには線維化の grading が必要である．また，巨核球の増減・形の判定・分布状態が，再生不良性貧血や骨髄増殖性疾患との鑑別に極めて有用と考えられている．これを受けて，最近，MDSの診断においても骨髄生検をすべきであるとする報告が出された[3]．造血器腫瘍の診断に病理医が関与するという意味からも，病理医の方から骨髄生検を積極的に行うよう臨床医に働きかけるべきである．骨髄生検の病理診断報告について，ICSH（International Council for Standardization in Hematology）のガイドラインには，表1のような内容を記載することが推奨されている[2]．

2．診断の実際

1）病理医の心構え

① 骨髄標本に対して苦手意識をもたないようにする．
② 骨髄はダイナミックに絶えず変動しているので，患者の状態を電子カルテや病理診断システムなどで十分調べる習慣をつける．
③ 末梢血や骨髄の情報は可能な限り収集する．塗抹標本をみないでクロット標本や生検標本の診断報告書を作成せざるをえない場合もあるが，診断に

表1 | 骨髄生検標本の診断報告書に含まれるべき内容（文献2より改変）

- 採取部位
- 標本の長さ
- 標本の肉眼的評価と適切性の判断
- 細胞密度（％）
- 骨梁の状態（異常がある場合）
- 骨髄細胞の分布，数，形態，分化段階（赤芽球系造血細胞，骨髄球系造血細胞，巨核球系造血細胞）
- 造血細胞以外の細胞の数，分布（リンパ球，形質細胞およびマクロファージ）
- 異常細胞の有無
- 細網線維染色による線維化の程度
- 免疫染色（特にCD34陽性芽球の割合について）
- 組織化学（特にベルリンブルー染色による鉄沈着の程度）
- FISH，PCRなどの特殊検査
- 総括（所見のまとめ，診断，鑑別診断，塗抹標本との相関）

表2 | 注目すべき臨床（患者）情報

初診か否か	
年齢・性	若年者と高齢者では細胞密度や分類に著しい差がある．
家族歴	先天性骨髄不全症候群の有無（Fanconi貧血，先天性角化症，先天性赤血球異形成貧血，Diamond-Blackfan貧血，単球減少性免疫不全症候群）．
既往歴	癌の再発や二次発癌，リンパ腫の既往（staging中か否か），骨髄移植の有無，血球貪食症候群の有無，消化器疾患・肝硬変・腎透析の有無，骨髄採取の有無．
治療歴	抗癌剤や放射線照射による治療関連骨髄性腫瘍，EPOやG-CSFなど造血因子の投与，ミコフェノール酸モフェチル免疫抑制剤，抗菌薬（コトリモキサゾール，イソニアジド，ピラジナミド，クロラムフェニコール），ヒ素，鉛．
栄養状態	ビタミンB_{12}，葉酸，亜鉛，銅欠乏，慢性アルコール中毒，神経性食思不振症の有無．
感染症	ヒトパルボウイルス，ヒト免疫不全ウイルス感染．

直接関わっていない病理医が塗抹標本の結果と独立して診断報告書を作成しても，誤診の確率が高まるのみである．

④ 適切に作製された標本をみる．これを行うには，検査技師の技術力の向上，臨床医や技師との密な連絡，精度管理体制の整備が必要である．

⑤ 当然のことながら，WHO分類を覚えておくことも必要である．

⑤ 結果を迅速に返却する．骨髄塗抹標本の結果は1日で得られているので，返却に1週間もかかると臨床医は結果をみない可能性がある．

2）患者情報の取得

病理診断報告書の作成に先立って必要なものは，まず正確な患者の臨床情報である．それには，臨床医の依頼紙への記載が十分である必要があるが，病理医も電子カルテを細かくチェックすることを習慣づけることが大切である．患者の臨床情報について，注目すべきポイントを表2にまとめた．末梢血や骨髄の塗抹標本のデータ，染色体検査，フローサイトメトリーのデータは，電子カルテあるいは病理診断システムからいつでも入手できるような体制にすべきである．

3）病理診断報告書の作成

病理診断報告書を表1に従って作成するが，肉眼所見は必要があれば依頼用紙のほうに切り出し時に記入している．米国の幾つかの施設が具体的な記載例をウェブ上で公開しているので参考になる．

a）病理診断

WHO分類に従って診断できる場合には，診断名を記載すればよい．しかし，実際にはWHO分類に基づいた免疫染色・染色体分析・遺伝子検索には時間がかかるため，診断に至るまでの時間はなく，所見を集約した形で記載するしかないのが現状である．習慣として細胞密度もこの欄に記載することが多い．例えば，hypercellular marrow for age, consistent with acute myeloid leukemia や normocellular

症例：57歳，男性．

□ 胸骨の骨髄穿刺吸引

Nucleated cell count (NCC) $50.1 \times 10^4/\mu L$ (15-20), Megakaryocyte count $638.9/\mu L$ (50-150), Ring sideroblast 14.3%, M：L：E ratio ＝ 0.28：0.15：1 (3：1：1).

Differential count：myeloblast type I 3.2%, myeloblast type II 1.0%, N. promyelocyte 1.4%, N. myelocyte 7.0%, N. metamyelocyte 2.0%, N. band form 1.2%, N. segmented form 1.0%, Eosinophil 0.4%, Basophil 1.4%, Monocyte 1.2%, Lymphocyte 8.4%, Plasma cell 2.4%, Proerythroblast 3%, Basophilic erythroblast 0.6%, Polychromatic erythroblast 33.8%, orthochromatic erythroblast 32.4%.

Comment：moderate megaloblastic changes, micromegakaryocytes, karyorrhexis of erythroblasts, polynuclear erythroblasts, giant band form and metamyelocytes (**写真1**)

赤芽球は69.8%，芽球はNCC中4.2%，non-erythroid cell (NEC) 中21.3%で，WHO分類のacute erythroid leukemia, erythroleukemiaに分類される．

□ 病理診断

これは骨髄塗抹標本をみないで作成されたものである．解説も含めて参考にしていただきたい．

Hypercellular marrow with erythroid predominance, suggestive of myelodysplastic syndrome or erythroleukemia

【HE染色】

検体は骨髄の吸引クロット[1]および生検[2]組織です．クロットは，末梢血の混入が強くみられます．

生検組織では，F/C[3]は1/8の著しいhypercellular marrow[4]です(**写真2**)．3系統[5]のheterogeneousな造血を認めます．赤芽球系は，数の増加がありますが巨赤芽球様変化[6]が目立ち，赤芽球島形成は不明瞭となっています．巨核球は，成熟した大型巨核球はほとんどみられず，小型巨核球の数がみられます．顆粒球系は，幼若なものから成熟したものまでみられますが，幼若型の割合が多く[7]，成熟型には2分葉核を有するもの[8]が散見されます．

【免疫染色[9]】 CD71 (Santa Crutz, 1：100), CD42b (Chemicon, 1：100), MPO (Dako, 1：1000), CD34 (Immunotech, 1：200), p53 (Dako, DO-7, 1：50)

CD71の免疫染色では赤芽球系の割合が50%を超えています[10]．CD42bの免疫染色ではmicromegakaryocyte[11]が目立ちます．CD34陽性芽球[12]は骨髄細胞の4%前後みられ，一部clusterとして疎に集簇する[13]ところもあります (**写真3**)．また，p53の免疫染色では，約47%の細胞に強陽性[14]で，赤芽球や巨核球の一部にも陽性所見[15]がみられます(**写真4**)．

【ベルリンブルー染色】

鉄染色では沈着はわずかで，Grade 1/0-4[16]です (**写真5**)．

【細網線維染色】

線維化は認められず，Grade 0/0-3[17]です．

以上より，赤芽球増加を伴う[18]骨髄性腫瘍で，芽球の軽度の増加と3系統に異形成を認めることから骨髄異形成症候群が疑われ，骨髄塗抹標本(**写真2**)のNECに占める芽球の割合次第では赤白血病の可能性もあります[19]．またp53の染色性からは複雑核型有する予後不良群が示唆されます．染色体の結果[20]をご確認ください．

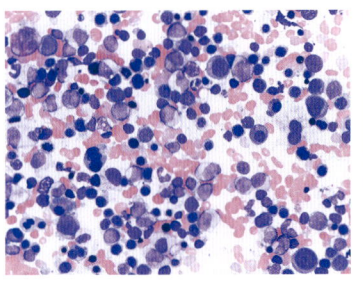

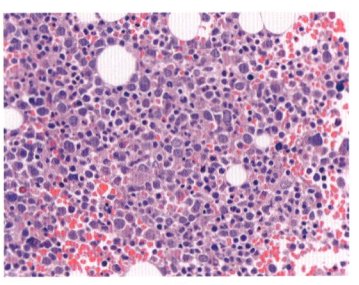

写真1

写真2

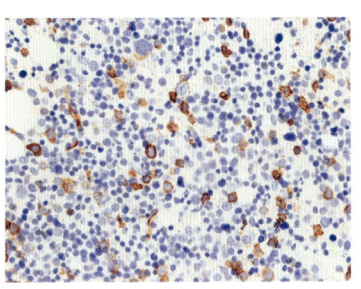

写真3

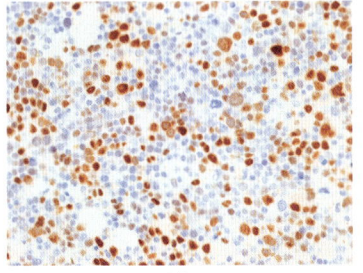

写真4

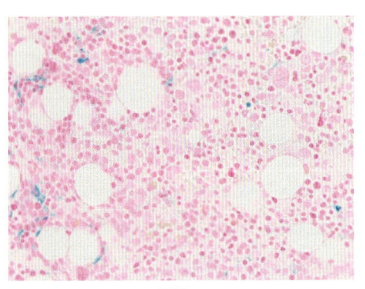

写真5

図1 病理診断報告書の一例 (解説参照)

【図1の解説】
1. クロット clot とは，吸引した骨髄（aspirate）に抗凝固剤を入れずに固めたもの．
2. 生検は，trephine biopsy あるいは core biopsy などと記載される．
3. 細胞密度を表したもので脂肪（F）/造血細胞（C）比．F/C はもともと骨髄塗抹標本に使われるものである．細胞密度は，造血細胞の比率（％）で表すことも多い．
4. 細胞密度は必ず記載する．
5. 3系統とは，赤芽球系 erythrocytic，巨核球系 megakaryocytic，顆粒球/単球系 myelomonocytic のこと．
6. 巨赤芽球に類似する細胞のことであるが，生検組織で見極めるのは難しい．大型類円形核を有する細胞が cluster としてみられると判別しやすいが，免疫染色で赤芽球系であることを確認している．
7. 顆粒球系で分葉核を示す成熟好中球が少なく幼若型が多い場合は，成熟障害 maturation arrest，すなわち無効造血を示唆する．
8. これは，pseudo-Pelger-Huët 細胞（myelodysplasia の重要な証拠）を疑わせる．
9. CD71，CD42b，MPO，CD34，p53 は川崎医科大学病理部で MDS の免疫染色セットとして使用しているものである．
10. 赤芽球の割合が50％を超えると，芽球の比率は非赤芽球系細胞（NEC）に対する割合（％）となり，これが20％超えると急性赤芽球性白血病 acute erythroid leukemia の中の赤白血病 erythroleukemia に分類される（第3部V「赤芽球増加をきたす骨髄性腫瘍の鑑別」を参照）．本例は赤芽球は69.8％，芽球は4.2％（NEC 中21.3％）で，WHO 分類の急性赤芽球性白血病，赤白血病 erythroleukemia に分類された．
11. micromegakaryocyte は微小巨核球と訳される．本来，塗抹標本での用語であり前骨髄球よりも小さいものをいう．パラフィン切片でも免疫染色で同定できるが，小型巨核球との区別は難しい．
12. パラフィン切片での芽球の同定は，CD34に対する免疫染色による．しかし，CD34陽性芽球が塗抹標本での芽球に一致するわけではない．塗抹標本での芽球は，骨髄芽球，単芽球，巨核芽球などを含んでおり，単芽球や巨核芽球は CD34陰性である．KIT（CD117）はやや広範な芽球に陽性となるので，CD34と KIT を染色することもある．
13. 芽球が cluster としてみられる場合には腫瘍性疾患が疑われる．
14. p53の免疫染色の判定には注意が必要である．通常，核が強く染色されるものを陽性とする（第3部Ⅶ「免疫組織化学による造血器腫瘍の鑑別」を参照）．
15. MDS の場合，p53が芽球とともに異形成を示す3系統の造血細胞に陽性となる．これは複雑核型と相関する．
16. Lundin の分類．第1部Ⅱ「成人の骨髄病理標本の評価」を参照．
17. ヨーロッパ分類．第1部Ⅱ「成人の骨髄病理標本の評価」を参照．
18. この場合の赤芽球増加とは，正常値より多いということではなく，赤芽球が骨髄細胞の50％を超えた場合をいう．
19. 赤芽球が50％を超えているか否かは塗抹標本で数を数えないと正確には判定できない．パラフィン切片で造血細胞を定量的に判定するには時間と労力がかかる．
20. 通常，染色体の結果や遺伝子異常の結果は病理診断報告書返却の時点では出ていない．
結果は，43, XY, -3, del(5)(q?), -7, inv(9)(p12q13), add(15)(p11.2), -20[2]/43, sl, add(18)(q21)[13]/44, sdl1, add(2)(q11.2), +18[2] であった．

marrow, no morphologic and immunohistochemical evidence of leukemia などである．

b）肉眼所見

採取部位，固定液，標本の長さ，標本の肉眼的評価と標本としての適切性の判断を記載するが，自施設では記載していない．ピットフォールの一つは，既往の骨髄採取部位から再度骨髄が採取される場合であり，組織学的に異物型肉芽腫や泡沫細胞が出現する．

c）クロット標本と生検標本（HE 標本）の所見

クロット標本と生検標本が提出されている場合には，生検標本の所見を主体に記載している．細胞密度，骨梁の状態，骨髄細胞の分布，数，形態，分化段階（赤芽球系造血細胞，骨髄球系造血細胞，巨核球系造血細胞，リンパ球，形質細胞およびマクロファージ），異常細胞の有無を記載する．これらの見方については，第1部Ⅱ「成人の骨髄病理標本の評価」を参考していただきたい．組織学的検索が塗抹標本よりも優れているとされる，細胞密度と巨核球についてのコメントは必ず記載すべきである．細胞密度は，過形成，低形成，正形成に分類するが，患者の年齢，採取法，採取場所によって異なるので注

意が必要である．ヨーロッパでのコンセンサスは，20～30歳で60～70％，40～60歳で40～50％，70歳以上で30～40％が正形成である[4]．一方，WHO分類のhypoplastic MDSの低形成に関しては，70歳以下で30％以下，70歳以上で20％以下ということである．過形成に関しては，70％以上を過形成としているようである．巨核球では，数の増減と形態異常（第3部Ⅳ「巨核球の形態異常をきたす骨髄性腫瘍の鑑別」を参照），および分布状態を判定する．

d）免疫染色

客観的判定法である免疫組織化学を追加するとレポートの信頼性が増す[5]．免疫組織化学は，骨髄生検のみが判断材料となるようなドライタップの場合（言い換えれば病理医が形態診断を任される場合）には非常に重要な検査となるので，日頃から臨床科とよく相談し，必要な抗体を取り揃え，抗体の反応性を熟知しておく必要がある．第3部Ⅶ「免疫組織化学による造血器腫瘍の鑑別」で詳細に記載したように，系統特異的 lineage specific な抗体を取り揃えておく必要がある．特に芽球の同定のためのCD34や，光学顕微鏡では判定困難である微小巨核球 micro-megakaryocyte の同定のための CD61 あるいは CD42b は必須である．また，例えばCD43がリンパ球のみならず多くの骨髄系細胞と反応することや，リゾチームが単球/マクロファージのみならず顆粒球細胞にも陽性であることなど，抗体の反応性や抗原分布を知らないと誤診することがある．さらに，買い替えが必要なこともある．

e）鉄染色

骨髄の鉄沈着の程度の評価は，ベルリンブルーBerlin blue 染色で行う．BainらがTakkunenらの骨髄塗抹標本の grading を針生検標本に応用したものや，Lundin らのものがある（第1部Ⅱ「成人の骨髄病理標本の評価」を参照）．組織における鉄沈着の推定や環状鉄芽球の有無について記載する．

f）特殊染色

線維化は細網線維染色で判定する．細網線維は黒色の細い線維として，膠原線維は赤褐色の太い線維として染まる．線維化の判定に，細網線維染色に加えてMasson染色による膠原線維の同定も行われていることが多いが，必須ではない．線維化の程度を評価するには，Manoharan分類やヨーロッパ分類が使われているが，WHO分類にはヨーロッパ分類が採用されている（第3部Ⅲ「骨髄線維化をきたす骨髄の鑑別」を参照）．また，PAS染色を巨核球や異常赤芽球の同定に用いたりすることもある．

g）細胞遺伝学的検査

通常は Giemsa バンディング（G-banding）による染色体分析が骨髄採取時に行われている．稀に，Giemsa バンディングでは染色体異常を検出できないこともあるが，このような場合にはSKY（spectral karyotyping）法を行うと異常を検出できることがある．また，FISH法も頻用されるので，見方を知っておく必要がある．WHO分類を施行するうえでの重要な問題点は，Giemsa バンディングの結果が返却されるまで1～4週間かかり，結果が出るころには患者の治療が始まっていることである．

h）分子生物学的検査

WHO分類では診断に必須の検査項目であるにも関わらず保険収載されているものが少ない点が問題である．病理医も，融合遺伝子の検出のためのRT-PCRやFISH法，骨髄増殖性腫瘍や急性骨髄性白血病の診断のための遺伝子変異解析（第2部Ⅵ-1「頻度の高い遺伝子異常を伴う急性骨髄性白血病」を参照）を理解しておかなければならない．通常の施設では外部へ検査を委託すると思われるので，結果が病理にも返却されるような手続きをとっておくようにするか，電子カルテで閲覧できるような体制を整えておく必要がある．短時間に複雑な遺伝子解析が可能な時代であるが，日常診療で行えるような段階ではない．遺伝子再構成や遺伝子変異に基づく蛋白質の変化を免疫染色でとらえることが，診断に応用されているケースもある（第3部Ⅶ「免疫組織化学による造血器腫瘍の鑑別」を参照）．

i）所見のまとめ

鑑別診断や臨床所見との相関について必要であれば記載する．直接，疾患の予後予測に役立つ所見，例えば線維化の程度や芽球の増減については，既往検査の標本と比較することが大切である．そのためには，病理診断システムで既往検査の結果が一覧できることが望ましい．

4）診断報告書の返却

自施設では病理診断報告書を電子カルテにアップロードするとともに，臨床医が閲覧しない場合のことを考慮し，電子カルテの"to do"機能を用いて依頼医師にメールの形でも通知している．組織像をデジタル画像として電子カルテに添付することが，臨床医と病理医の信頼関係を高める可能性がある．

5）追加報告

フローサイトメトリー，染色体 G-banding，FISH，PCR，変異解析などの特殊検査について必要あれば追加報告する．これらは臨床科のほうに結果が返却され電子カルテに添付されているが，病理診断報告書にもまとめて記載することで，再検の際に役立つ．

6）他施設へのコンサルト

自施設で解決できない症例の場合，日本病理学会コンサルテーションシステムなどを通じて，エキスパートにコンサルテーションを依頼する．造血器腫瘍の場合には，未染色標本（≧10枚）と骨髄の塗抹標本やフローサイトメトリーの結果を添付するようにする．当然，記載する患者情報はできる限り詳しいほど良い．

7）病理診断報告書の一例

図1に，筆者らが日常の場で診断した骨髄の病理診断報告書を提示し解説を加えているので，参考にしていただきたい．

（物部泰昌，定平吉都）

文　献

1) Vardiman JW, Porwit A, Brunning RD et al：Introduction and overview of the classification of the myeloid neoplasms. in Swerdlow SH, Campo E, Harris NL et al (eds)："WHO Classification of Tumours of Haematopoietic and Lymphoid Tissues", IARC Press, Lyon, 2008, pp18-30
2) Lee SH, Erber WN, Porwit A et al：International council for standardization in hematology. ICSH guidelines for the standardization of bone marrow specimens and reports. Int J Lab Hematol 30：349-364, 2008
3) 荒関かやの，松田　晃，通山　薫 他：本邦における骨髄不全症候群診断のための検査に関する実態調査．厚生労働科学研究費補助金難治性疾患克服研究事業特発性造血障害に関する調査研究班．臨床血液 53：691-697, 2012
4) Thiele J, Kvasnicka HM, Facchetti F et al：European consensus on grading bone marrow fibrosis and assessment of cellularity. Haematologica 90：1128-1132, 2005
5) 定平吉都：骨髄組織標本の免疫染色．定平吉都（編）：わかりやすい骨髄病理診断学―吸引クロット，生検組織の見方―．西村書店，2008, pp27-41

欧文索引

A

abnormal localization　127
abnormal localization of immature precursors (ALIP)　42, 101, 114
acute basophilic leukemia　172, 236
acute erythroid leukemia (AEL)　170, 216
acute lymphoblastic leukemia (ALL)　45, 265, 271
acute megakaryoblastic leukemia (AMKL)　145, 162, 171, 180, 181, 182, 193, 204, 212
acute monocytic leukemia (AMoL)　139, 236
acute monocytic/monoblastic leukemia　161, 169
acute myelofibrosis　119
acute myeloid leukemia → AML をみよ
acute myelomonocytic leukemia (AMML)　139, 161, 167
acute panmyelosis with myelofibrosis (APMF)　119, 172, 204
acute promyelocytic leukemia (APL)　138, 167, 264
acute promyelocytic leukemia and M3 variant　161
additional sex comb-like (*ASXL1*)　203
adipo-vascular niche　264
adult T-cell leukemia/lymphoma (ATL/L)　224, 261
adventitial reticular cell　41
aggressive NK cell leukemia　223
all-trans-retinoic acid (ATRA)　265
AML (acute myeloid leukemia)　134, 148, 159, 176, 190, 200, 234, 249, 263, 271
AML M6　102
AML (megakaryoblastic)　145
AML, NOS (not otherwise)　159
AML with eosinophilia　138
AML with maturation　161, 166
AML with minimal differentiation　166
AML with minimal evidence of myeloid differentiation　161

AML with mutated *CEBPA*　146
AML with mutated *NPM1*　145
AML with myelodysplasia-related changes (AML-MRC)　148, 210, 216
AML with prominent erythroid differentiation　161
AML with trilineage myelodysplasia (AML/TMDS)　148
AML without maturation　161, 166
AML1-ETO 転座　135
anaplastic large cell lymphoma (ALCL)　225
angioimmunoblastic T-cell lymphoma (AITL)　205, 225
aplastic anemia (AA)　126, 196
apoptosis　98
ASD 染色　19
atypical chronic myeloid leukemia (aCML)　85, 192
Auer 小体　99
autoimmune myelofibrosis　206
Azan 染色　20

B

B 細胞マーカー　26
B 細胞リンパ腫　260
B リンパ球性白血病 (B-CLL)　220
BCR-ABL　31
BCR-ABL 遺伝子変異　267
BCR-ABL1 陰性非定型慢性骨髄性白血病 (aCML)　85
BCR-ABL1 キメラ遺伝子　55
BCR-ABL1 陽性 CML　52, 211
BDCA (blood dendritic cell antigen)-2　187
BDCA-4　187
bFGF (basic fibrogrowth factor)　65
blast　36, 190
blastic plasmacytoid dendritic cell neoplasm (BPDCN)　177, 185, 232, 235
bone marrow stromal cell　121
Bouin 液　34
Bouin 固定　19

Burkitt リンパ腫　223

C

C/EBPA（CCAAT enhancer binding protein alpha）遺伝子　253
CAE 染色　165
carbonic anhydrase-1（CA-1）　216
CBFB-MYH11　135, 168
CBFB-MYH11 融合蛋白質　234
CD3　225
CD4　187, 225
CD4⁺CD56⁺ hematodermic neoplasm　185
CD5　260
CD8　223
CD11c　25
CD13　25
CD14　25
CD15　220
CD19　26
CD20　26, 222
CD22　26
CD25　77
CD30　26, 220
CD33　25
CD34　36, 89, 102, 127, 165, 176, 228
CD38　26
CD41　25
CD42b　61, 229
CD45　25
CD55　26
CD56　26, 187
CD59　26
CD68　89, 176
CD71　61, 217, 229
CD117　76, 165
CD123　89, 232
CD163　38, 89, 231
CD184　228
CD303　187
CD304　187
CEBPA（CCAAT/enhancer-binding protein alpha）　134, 146
cellularity　11, 196
childhood myelodysplastic syndromes（childhood MDS）　126, 192

chloroma　176
chronic eosinophilic leukemia（CEL）　79
chronic eosinophilic leukemia（CEL），NOS　80
chronic myeloid leukemia（CML）　52, 192, 267, 271
chronic myelomonocytic leukemia（CMML）　85, 192
chronic neutrophilic leukemia（CNL）　56, 163
chymase　76
CLA　187
codon 816（D816V）変異　77
congenital bone marrow failure syndrome　193
congenital dyserythropoietic anemia（CDA）　131
congenital leukemia　47
CT（computed tomography）　242
cutaneous mastocytosis（CM）　74
cyclic neutropenia　193

D

DEK　142
DEK-NUP214　142
Diamond-Blackfan 貧血（DBA）　131
diffuse large B-cell lymphoma（DLBCL）　222, 260
disseminated intravascular coagulation（DIC）　6, 138
Döhle body　56
donor lymphocytes infusion（DLI）　266
double strand break（DSB）　269
Down 症に伴う白血病　129
Down 症候群　180, 193
Down 症候群関連骨髄性白血病（ML-DS）　180, 182
Down 症候群関連骨髄増殖性疾患　180
dwarf 型巨核球　40
dyskeratosis congenita（DC）　131, 193

E

EBER-1（Epstein-Barr virus-encoded RNA-1）　261
EBV 関連リンパ腫　261
EBV-positive T-cell lymphoproliferative disease of childhood　223
EBV-TR（Epstein-Barr virus-terminal repeat）　33
EDTA（ethylenediamine tetraacetic acid）脱灰　18
ELA2 遺伝子　132
ENL（eleven-nineteen leukemia）遺伝子　48
erythroblastic island　38
erythroleukemia　170, 216, 217
erythropoietin（EPO）　214

essential thrombocythemia（ET） 70, 192, 211
ETV6-RUNX1 融合遺伝子 48
EVI1 144
extracellular matrix（ECM） 64

F

F/C ratio 12, 35
^{18}F-FDG-PET 246
FAB（French-American-British）分類 97, 134, 160, 249
faggot cell 139
Fanconi 貧血 130, 193
FGFR 遺伝子異常 79
FGFR1 変異 235
fibrotic phase 63
FIP1L1-PDGFRA（F/P）融合遺伝子 79, 84
FISH（fluorescence *in situ* hybridization）法 19, 23, 28
FITC（fluorescein isothiocyanate） 23
flow cytometry 23, 159
FLT3（FMS-like tyrosine kinase 3） 32, 134
FLT3 変異 143
FLT3-ITD（FLT3-internal tandem duplication） 143, 253
FLT3-KDM（FLT3-kinase domain mutation） 253
FLT3-TKD（FLT3-tyrosine kinase domain） 143
follicular lymphoma（FL） 221
forward scatter（FSC） 24

G

G 分染法 27, 278
G-CSF 232
G-CSF 産生腫瘍 37, 194
G-CSF 治療後 194
GATA1 遺伝子 182
gelatinous transformation 130, 197
giant proerythroblast 38
Giemsa 重染色法 19
Giemsa 染色 19
glycophorin A/C 217
Gomori 染色 66
graft versus leukemia（GVL） 266
grenz zone 185

H

hairy cell leukemia 205
HbF（fetal hemoglobin） 38, 127, 200
HE 染色 19
hematogone 45
HLA-DR 166
Hodgkin リンパ腫 220, 262
hypoplastic AML（hypoAML） 200
hypoplastic leukemia 190
hypoplastic MDS 101, 199

I

IDH1 R132 変異 234
idiopathic cytopenia of undetermined significance（ICUS） 99, 122, 190
idiopathic dysplasia of undetermined significance（IDUS） 122, 190
idiopathic hypereosinophilic syndrome（HES） 79
idiopathic thrombocytopenic purpura（ITP） 132
imatinib 35, 56
immunohistochemistry（IHC） 227
in situ hybridization（ISH）法 262
infantile leukemia 47
International Prognostic Scoring System（IPSS） 98, 249
intravascular large B-cell lymphoma（IVLBCL） 219, 222, 260
inv（3）（q21；q26.2） 144
inv（3）/t（3；3） 257
inv（8） 258
inv（16）（p13.1q22） 135
inv（16）/t（16；16） 253, 256
isolated del（5q） 102

J

JAK2（Janus kinase 2）遺伝子 58, 62
JAK2 変異 58, 70, 163
JAK2 exon 12 214
JAK2 V617F 31, 68, 73, 122, 214
Japan Adult Leukemia Study Group（JALSG） 254
juvenile myelomonocytic leukemia（JMML） 46, 85, 90, 192

K

kinase domain mutation（KDM） 143
KIT（CD 117） 76, 134, 165, 228
Kostmann 症候群 132
KP-1 230

L

Leder 法 19
leukemoid reaction 194
leukoerythroblastosis 63
Life Span Study 270
lineage-specific marker 227, 278
lymphoplasmacytic lymphoma（LPL） 220
lysozyme 89

M

M 0 161, 166
M 1 161, 166
M 2 161, 166
M 3 138, 161, 167
M 3 variant 138, 161
M 4 139, 161, 167
M 4 Eo 138
M 5 139, 161, 169
M 6 161, 170
M 7 162, 171
MAL1（megakaryocytic acute leukemia）遺伝子 48
MALT（mucosa-associated lymphoid tissue）リンパ腫 221
Manoharan 分類 43
mantle cell lymphoma 221
mast cell 74, 197
mast cell leukemia（MCL） 75, 236
mastocytosis 74
May-Grünwald-Giemsa 二重染色 10
MDS（myelodysplastic syndrome） 97, 126, 176, 190, 203, 208, 214, 233, 249, 272
MDS 関連染色体異常 149
MDS 分類不能型（MDS-U） 122
MDS/MPN（myelodysplastic/myeloproliferative neoplasm） 85, 192, 210
MDS with 5q deletion 120, 121

Medical Research Council（MRC）の基準 253
megakaryoblast 212
megaloblastic anemia 214
megaloblastic change（left shift） 199
metachromatic granule 75
micromegakaryocyte 99, 196, 208
microresidual disease（MRD） 255
microvessel density（MVD） 41
mixed lineage leukemia 162
mixed phenotype acute leukemia（MPAL） 24, 48
MKL1 145
MLL（mixed lineage leukemia）遺伝子 48, 139
MLL 再構成型の転座 258
MLLT（*AF9*：ALL1 fused gene from chromosome 9 protein）遺伝子 139
MLLT3-MLL 139, 166, 168, 169
monoclonal gammopathy of undetermined significance（MGUS） 273
MPL W 151 L/K 68
MRI（magnetic resonance imaging） 242
multiple myeloma 262
MxA 187
myeloblast 190
myelodysplasia 148
myelodysplastic syndromes → MDS をみよ
myelofibrosis 203
myeloid and lymphoid neoplasms with abnormalities of *PDGFRA* 80
myeloid and lymphoid neoplasms with *FGFR1* 80
myeloid leukemia associated with Down syndrome（ML-DS） 180
myeloid neoplasms with abnormalities of *PDGFRB* 80
myeloid proliferations related to Down syndrome 180
myeloid sarcoma 176, 236
myeloperoxidase（MPO） 25, 165, 176, 229
myeloproliferative neoplasm（MPN） 58, 176, 190, 192, 203, 210

N

naphthol AS-D chloroacetate esterase 染色 19, 176
National Comprehensive Cancer Network（NCCN） 251
niche 42, 227
non-homologous end joining（NHEJ） 270
nonspecific esterase（NSE） 165
NPM（nucleophosmin） 32, 134

NPM1（nucleophosmin 1）遺伝子　145，234，253
NUP214　142

O

Open City Study　270
OTT（one twenty two）　48

P

17p欠失　102
*p53*遺伝子　103
panmyelosis　215
paroxysmal nocturnal hemoglobinuria（PNH）　101
PAS（periodic acid-Schiff）染色　21
PAS陽性　218
PAX5　233
PCR（polymerase chain reaction）　23，30，31
PDGF（platelet-derived growth factor）　63
*PDGFRA*遺伝子異常　79
*PDGFRB*遺伝子異常　79
peripheral T-cell lymphoma（PTCL）　261
PET（positron emission tomography）　242
PET/CT　242
PG-M1　230
Ph染色体　162
plasma cell　41
plasmacytoid dendritic cell（pDC）　185
platelet peroxidase（PPO）　208
polycythemia vera（PV）　58，192，212，214
post-PV MF　60
prefibrotic phase　63
primary myelofibrosis（PMF）　63，119，192，203，212
promyelocytic leukemia（PML）　138
promyelocytic leukemia（*PML*）-*RARA*　138，167，234，265
provisional entities　134
pseudo Pelger（-Huët）anomaly　99，109，114，126，152
pure erythroid leukemia　170，217
pure red cell aplasia（PRCA）　201

Q

5q欠失を伴うMDS　121

5q⁻　259
5q⁻症候群　126，121，208
7q⁻　258
QBEND10　228

R

RAEB（refractory anemia with excess blasts）　111，126
RAEB with erythroid predominance（RAEB-E）　216
RAEB with fibrosis（RAEB-F）　119
RAEB-1　109，112
RAEB-2　109，112
RARS（refractory anemia with ringed sideroblast）　107，126
RARS-T（refractory anemia with ring sideroblasts associated with marked thrombocytosis）　85
RBM15（RNA-binding motif protein-15）　48，145
RBM15-MKL1　145
refractory anemia with excess blasts → RAEBをみよ
refractory anemia（RA）　104，105
refractory cytopenia of childhood（RCC）　47，126，199
refractory cytopenia with multilineage dysplasia（RCMD）　109，126，215，216
refractory cytopenia with unilineage dysplasia（RCUD）　104
refractory neutropenia（RN）　104，106
refractory thrombocytopenia（RT）　104，106
retinoic acid receptor α（*RARA*）遺伝子　138，167，234，265
revised IPSS（IPSS-R）　251
ring sideroblast　39
RPN1　144
RPN1-EVI1　144
RUNX1　135
RUNX1-RUNX1T1　135，166

S

Schaefer固定液　17
secondary polycythemia　214
serous atrophy　130
severe congenital neutropenia（SCN）　132
Shwachman-Diamond症候群（SDS）　132
side scatter（SSC）　24
single strand break（SSB）　270
small lymphocytic lymphoma（SLL）　220

Southwest Oncology Group/Eastern Cooperative Group（SWOG/ECOG）の基準　253
spectrin　217
splenic marginal zone lymphoma　220
splicing factor 3b subunit 1（*SF3B1*）　39
staghorn-like　39，71
STAT3　233
STAT5　233
stem cell factor（SCF）　130，197
Sudan black B（SBB）　165
systemic mastocytosis　74，204
systemic mastocytosis with an associated clonal hematologic non-mast cell lineage disease（SM-AHNMD）　75

T

T 細胞マーカー　26
T 細胞リンパ腫　261
T 大顆粒細胞（T-LGL）白血病　201，223
t（1；22）（p13；q13）　145
t（3；3）（q21；q26.2）　144
t（3；5）　258
t（6；9）　258
t（6；9）（p23；q34）　142
t（8；16）　258
t（8；21）　253，255
t（8；21）（q22；q22）　135
t（9；11）　257
t（9；11）（p22；q23）　139
t（9；22）　258
t（15；17）（q22；q12）　138
t（16；16）（p13.1；q22）　135
T315I　267

TCL1　187
TdT　166
TEL-AML1（*ETV6-RUNX1*）融合遺伝子　48
The International Working Group for myelofibrosis research and treatment　68
therapy-related AML（t-AML）　155，159
therapy-related myelodysplastic syndrome（t-MDS）　155
therapy-related MDS/myeloproliferative neoplasms（t-MDS/MPN）　155
therapy-related myeloid neoplasms（t-MNs）　155
TIA-1　229
TP53（*p53*）変異　238
transferrin receptor　229
transient abnormal myelopoiesis（TAM）　180，193
transient leukemia（TL）　193
transient myeloproliferative disorder（TMD）　193
tryptase　76，236
tumor growth factor（TGF）β　63
tyrosine kinase（TK）阻害剤　57
tyrosine kinase domain（TKD）　143

V

VHL（von Hippel-Lindau）遺伝子　215

W

WHO 分類（2001 年）　98，159
WHO 分類（2008 年）　98，134，159
WPSS（WHO classification-based prognostic scoring system）　250
Wright-Giemsa 二重染色　10
WT1　134

日本語索引

あ

悪液質　198
悪性黒色腫　206
悪性リンパ腫　205, 219, 242
アザン染色　20
アポトーシス　98, 118
アルキル化剤　155

い

異染性顆粒　75
Ⅰ型芽球　161
一過性骨髄造血異常症（TAM）　180, 193
一過性骨髄増殖性疾患（TMD）　193
一過性白血病（TL）　193
遺伝子検査　30
イマチニブ　35, 56

う，え，お

ウェッジ法　5
エステラーゼ2重染色　168
遠心塗抹法（スピナー法）　5
横紋筋肉腫　206

か

芽球　36, 161, 190
芽球性NK細胞リンパ腫　185
芽球性形質細胞様樹状細胞腫瘍（BPDCN）　177, 185, 232, 235
芽球増加を伴う不応性貧血　→RAEBをみよ

確定的影響　270
確率的影響　270
過形成　196
画像診断　242
顆粒球系コロニー　36
肝炎（肝障害）に合併する小児AA　197
間質細胞　121
環状鉄芽球　20, 39
環状鉄芽球を伴う不応性貧血（RARS）　107, 126

き

偽Pelger（-Huët）核異常　99, 109, 114, 126, 152
偽足　186
逆位　28
急性巨核芽球性白血病（AMKL）　145, 162, 171, 180, 181, 182, 193, 204, 212
急性好塩基性白血病　172, 236
急性骨髄性白血病　→AMLをみよ
急性骨髄線維症　119
急性前骨髄球性白血病（APL）　138, 161, 167, 264
急性単芽球性白血病　37, 235
急性単球性白血病（AMoL）　139, 236
急性リンパ性白血病（ALL）　45, 265, 271
巨核芽球　36, 162, 212
巨核球　39, 277
巨赤芽球性貧血　102, 214
巨赤芽球様変化　100, 152, 199, 214
巨大前赤芽球　38

均衡染色体転座　135

く

くすぶり型白血病　97
グルタールアルデヒド固定液　17
クロット標本　34

け

形質細胞　41
形質細胞様樹状細胞（pDC）　185
形質細胞様樹状細胞腫瘍　37
系統特異的マーカー　227, 278
血管内大細胞型B細胞リンパ腫（IVLBCL）　219, 222, 260
血管免疫芽球型T細胞リンパ腫（AITL）　205, 225
血球形態異常　148
血球貪食　260
血球貪食症候群　102, 201
欠失　28
血小板ペルオキシダーゼ（PPO）　208
血小板由来成長因子（PDGF）　63, 79
血清エリスロポエチン（EPO）　214
原発性骨髄線維症（PMF）　63, 119, 192, 203, 212

こ

5番染色体欠失　259
5モノソミー　259
−5/del(5q)　153
5q欠失を伴うMDS　121

5q⁻　259
5q⁻症候群　121, 126, 208
抗CCR4抗体療法　262
好酸球増加　37, 79
抗腫瘍効果　266
酵素組織化学　159
膠様変性　130, 197
国際予後スコアリングシステム（IPSS）　98, 249
骨髄異形成　148
骨髄異形成関連変化を伴う急性骨髄性白血病（AML/MRC）　148, 210, 216
骨髄異形成/骨髄増殖性腫瘍（MDS/MPN）　85, 192, 210
骨髄異形成症候群 → MDSをみよ
骨髄壊死　206
骨髄芽球　36, 190
骨髄系マーカー　25
骨髄検査　2
骨髄原発DLBCL　222
骨髄生検　2, 274
骨髄線維化　203
骨髄線維化を伴うMDS　102
骨髄線維症を伴う急性汎骨髄症（APMF）　119, 172, 204
骨髄穿刺　2
骨髄増殖性腫瘍（MPN）　58, 176, 190, 192, 203, 210
骨髄組織像（クロット標本）　152
骨髄低形成　196
骨髄塗抹Giemsa標本　149
骨髄肉腫　176, 236
骨髄不全　250
混合形質性（表現型）急性白血病（MPAL）　24, 48
コンサルテーション　279

さ

再生不良性貧血（AA）　126, 196, 233
細胞外器質（ECM）　64
細胞密度　11, 35, 277
細網細胞　41
細網線維染色　42
サザンブロッティング法　32
Ⅲ型芽球　161
酸脱灰　18

し

自己免疫性骨髄線維症　206
脂肪髄　35
若年性骨髄単球性白血病（JMML）　46, 85, 90, 192
11トリソミー　257
13トリソミー　257
17p欠失　102
周期性好中球減少症　193
腫瘍増殖因子（TGF）β　63
純赤血病　170, 217
小児期EBV陽性Tリンパ増殖性疾患　223
小児骨髄異形成症候群　126, 192
小児白血病　46
小児不応性血球減少症（RCC）　47, 126, 199
静脈洞の拡大　66
消耗期　60
小リンパ球性リンパ腫（SLL）　220
小類円形細胞腫瘍　237
神経因性食思不振症　198
神経芽腫　206
侵攻NK細胞白血病　223
真性赤血球増加症（PV）　58, 60, 192, 212, 214

す

髄外造血　67
ストリッヒ法　5
スピナー法　5
スプリット　30

せ

正形成　196
生検標本　34
成熟乖離　101, 112
成人T細胞白血病/リンパ腫（ATL/L）　224, 261

赤芽球　38
赤芽球島　38, 100
赤芽球癆（PRCA）　201
赤白血病　153, 170, 217
節外性濾胞辺縁帯（MALT）リンパ腫　221
線維化　42
線維化期　63
線維化を伴うMDS　129
遷延性造血障害　199
前骨髄球性白血病（PML）　138
染色体逆位　135
染色体検査　27
全身性肥満細胞症　74, 204
前線維化期　63
選択的チロシンキナーゼ阻害剤　267
前単球　36, 161
先天性角化症（DC）　131, 193
先天性骨髄不全症候群　193
先天性白血病　47
前白血病　97
前立腺癌　206

そ

造血幹細胞因子（SCF）　197
造血器悪性腫瘍　242
造血器腫瘍　242
造血器腫瘍取扱い規約（2010）　68
造血細胞比　196
相互転座　28
組織FISH法　19
組織球性肉腫　236

た

胎児型ヘモグロビン（HbF）　38, 127, 200
多血球系異形成を伴う不応性血球減少症（RCMD）　109, 126, 215, 216
脱灰　18
多発性骨髄腫　245, 262
単芽球　36, 161
単鎖DNA切断　269

ち

中心性マクロファージ　38
貯蔵鉄　44
著明な血小板増加症に関連した環状鉄芽球を伴う不応性貧血（RARS-T）　85
治療関連急性骨髄性白血病（t-AML）　155, 159
治療関連骨髄異形成症候群（t-MDS）　155
治療関連骨髄異形成症候群/骨髄増殖性腫瘍（t-MDS/MPN）　155
治療関連骨髄腫瘍（t-MNs）　155
チロシンキナーゼ（TK）阻害剤　57

て

低形成骨髄　196
低形成性 MDS　101, 199, 233
低形成性白血病　190, 200
鉄キレート療法　251
鉄染色　20
鉄沈着　108
電子カルテ　275
電離放射線　269

と

鍍銀染色　20
特発性血小板減少性紫斑病（ITP）　132
特発性好酸球増加症候群（HES）　79
ドナーリンパ球輸注（DLI）　266
トポイソメラーゼⅡ阻害剤　155
塗抹標本　5, 34
8 トリソミー　257
11 トリソミー　257
13 トリソミー　257

な

7 番染色体異常　129
7 番染色体欠失　258

7 モノソミー　153, 200, 258
−7/del（7q）　153
7q⁻　258

に

Ⅱ型芽球　161
二次性 MDS　130
二次性赤血球増加症　214
二次性造血障害　197
二重鎖 DNA の切断（DSB）　269
ニッチ　42, 227
乳癌　206
乳児白血病　47
入道雲様の分葉核　66

は

灰色血小板症候群　207
白赤芽球症　63, 66
播種性血管内凝固（DIC）　6, 138
8 トリソミー　257
白血病の幹細胞　143
パルボウイルス B19 感染　101
汎骨髄症　215

ひ

引きガラス法　5
微小巨核球　99, 126, 152, 196, 199, 208
微小空胞　186
微小血管密度（MVD）　41
微小残存病変（MRD）　255
非線維性コラーゲン　64
非相同末端結合修復（NHEJ）　270
非定型慢性骨髄性白血病（aCML）　85, 192
非特異的エステラーゼ（NSE）　165
皮膚肥満細胞症（CM）　74
肥満細胞　40, 74, 197
肥満細胞症　74
肥満細胞白血病　75, 236
びまん性大細胞型 B 細胞リンパ腫（DLBCL）　222, 260
病理診断システム　275

病理診断報告書　274, 276
脾濾胞辺縁帯リンパ腫　220

ふ

ファゴット細胞　139
ブアン液　34
ブアン固定　19
複雑核型　257
普通染色　10
フローサイトメトリー　23, 159
分化誘導療法　265
分離円形多核巨核球　101
分離多核化　99

へ

米国 NCCN の MDS 治療に関するガイドライン　251
ヘマトキシリン・エオジン染色（HE 染色）　19
ヘマトゴン　45
ヘモジデリン　43

ほ

放射線治療　155
発作性夜間ヘモグロビン尿症（PNH）　101
本態性血小板血症（ET）　70, 192, 211

ま

マクロファージ　40
末梢性 T 細胞リンパ腫（PTCL）　261
慢性好酸球性白血病（CEL）　79
慢性好酸球性白血病（CEL），NOS　80
慢性好中球性白血病（CNL）　56, 163
慢性骨髄性白血病（CML）　52, 192, 267, 271
慢性骨髄単球性白血病（CMML）　85, 192

マントル細胞リンパ腫　221

み，む，め，も

ミエロペルオキシダーゼ（MPO）
　25，165，176，229
未分化大細胞リンパ腫（ALCL）
　225
無顆粒球症　201
無効造血　36，214
免疫グロブリン軽鎖　26
免疫組織化学（IHC）　159，227
5モノソミー　259

や，ゆ，よ

薬剤性造血障害　102，199
融合　28
予後スコアリングシステム　249
ヨーロッパ分類　43

ら，り，る

裸核細胞　66
リツキサン　260

7モノソミー　153，200，258

緑色腫　176
リンパ形質細胞リンパ腫（LPL）
　220
リンパ系マーカー　26
リンパ腫関連血球貪食症候群　201
類白血病反応　194

ろ，わ

濾胞性リンパ腫（FL）　205，221
渡辺の鍍銀染色変法　66

検印省略

腫瘍病理鑑別診断アトラス

造血器腫瘍

定価（本体 15,000円＋税）

2013年5月29日　第1版　第1刷発行
2013年6月27日　　同　　　第2刷発行

編　集　　定平 吉都，北川 昌伸
　　　　　さだひら よしと　きたがわ まさのぶ
発行者　　浅井 宏祐
発行所　　株式会社 文光堂
　　　　　〒113-0033　東京都文京区本郷7-2-7
　　　　　TEL（03）3813-5478（営業）
　　　　　　　（03）3813-5411（編集）

Ⓒ定平吉都，北川昌伸，2013　　　　　　印刷・製本：広研印刷

乱丁，落丁の際はお取り替えいたします．
ISBN978-4-8306-2238-0　　　　　　　　　　　　Printed in Japan

- 本書の複製権・上映権・譲渡権・翻訳権・翻案権・送信にかかわる権利・電子メディア等で利用する権利は，株式会社文光堂が保有します．
- 本書を無断で複製する行為（コピー，スキャン，デジタルデータ化など）は，私的使用のための複製など著作権法上の限られた例外を除き禁じられています．大学，病院，企業などにおいて，業務上使用する目的で上記の行為を行うことは，使用範囲が内部に限られるものであっても私的使用には該当せず，違法です．また私的使用に該当する場合であっても，代行業者等の第三者に依頼して上記の行為を行うことは違法となります．
- JCOPY〈（社）出版者著作権管理機構 委託出版物〉
  本書を複写（コピー）される場合は，そのつど事前に（社）出版者著作権管理機構（電話 03-3513-6969，FAX 03-3513-6979，e-mail：info@jcopy.or.jp）の許諾を得てください．